U0322644

肺癌的治疗方案与临床研究

Lung Cancer：Treatment and Research

主　编　［美］卡伦·L. 雷坎普（Karen L. Reckamp）

主　译　陈　军

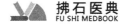
辽宁科学技术出版社
LIAONING SCIENCE AND TECHNOLOGY PUBLISHING HOUSE

拂石医典
FU SHI MEDBOOK

图书在版编目（CIP）数据

肺癌的治疗方案与临床研究/（美）卡伦·L. 雷坎普（Karen L. Reckamp）主编；陈军主译. —沈阳：辽宁科学技术出版社，2020. 1

ISBN 978 - 7 - 5591 - 1428 - 0

Ⅰ. ①肺…　Ⅱ. ①卡…　②陈…　Ⅲ. ①肺癌 - 诊疗 - 研究　Ⅳ. ①R734. 2

中国版本图书馆 CIP 数据核字（2019）第 282416 号

First published in English under the title

Lung Cancer：Treatment and Research

edited by Karen L Reckamp

Copyright © Springer International Publishing Switzerland，2016

This edition has been translated and published under licence from

Springer Nature Switzerland AG.

出版发行：辽宁科学技术出版社

北京拂石医典图书有限公司

地址：北京海淀区车公庄西路华通大厦 B 座 15 层

联系电话：010-57262361/024-23284376

E - mail：fushimedbook@163.com

印 刷 者：中煤（北京）印务有限公司

经 销 者：各地新华书店

幅面尺寸：185mm×260mm

字　　数：499 千字

印　张：20. 25

出版时间：2020 年 1 月第 1 版

印刷时间：2020 年 1 月第 1 次印刷

责任编辑：李俊卿

责任校对：梁晓洁

封面设计：潇　潇

封面制作：潇　潇

版式设计：天地鹏博

责任印制：丁　艾

如有质量问题，请速与印务部联系　联系电话：010-57262361

定　　价：198. 00 元

翻译委员会名单

主　　译　陈　军
副 主 译　刘红雨　李　昕　徐　嵩　董　明　赵洪林
译者名单　（按姓氏笔画为序）

马　力（天津医科大学总医院　肿瘤内科）

任　凡（天津医科大学总医院　肺部肿瘤外科）

任尧尧（天津医科大学总医院　肿瘤内科）

刘仁旺（天津医科大学总医院　肺部肿瘤外科）

刘红雨（天津医科大学总医院　天津市肺癌研究所）

刘明辉（天津医科大学总医院　肺部肿瘤外科）

李　彤（天津医科大学总医院　肺部肿瘤外科）

李　昕（天津医科大学总医院　肺部肿瘤外科）

张文学（天津医科大学总医院　放射治疗科）

张洪兵（天津医科大学总医院　肺部肿瘤外科）

张琳琳（天津医科大学总医院　肿瘤内科）

陈　军（天津医科大学总医院　肺部肿瘤外科）

邵　宜（天津医科大学总医院　肿瘤内科）

赵青春（天津医科大学总医院　肺部肿瘤外科）

赵洪林（天津医科大学总医院　肺部肿瘤外科）

徐晓倩（天津医科大学总医院　健康管理中心）

徐　嵩（天津医科大学总医院　肺部肿瘤外科）

董　明（天津医科大学总医院　肺部肿瘤外科）

译者序

　　肺癌是目前全球以及中国发病率和死亡率最高的恶性肿瘤，其机制研究和药物治疗的进展也日新月异。因此，学习和掌握最新的肺癌诊治理念和知识，不仅对于肿瘤内科医师，而且对于胸外科、放疗科和姑息治疗医师而言，都是十分必要的。

　　我们团队的治疗理念是以外科为主的肺癌综合治理和全程管理。依托于天津市肺癌研究所，我们将外科、内科、放疗科以及体检中心等整合在一起，形成了有自身特色的多学科肺癌诊疗体系。同时，肺癌的多学科治疗也是当前国内外所倡导的先进治疗模式，因此本书的翻译出版，也正顺应了时代的需要。

　　本书涵盖了目前肺癌诊断和治疗所有重要方面的内容，包括最新分期、早期诊断、手术、化疗、放疗、靶向治疗、免疫治疗、耐药后治疗、姑息治疗以及某些特殊人群，如老年患者的治疗等。内容十分丰富，既适合初级年轻医生的入门学习，也方便高年资医生的知识更新和日常工作的资料查阅。

　　翻译的过程本身也是我们学习的过程。由于时间仓促，语言翻译难免有谬误的地方，欢迎读者提出批评指正。最后，感谢团队每一个人利用休息时间对本书翻译的付出和努力，感谢编辑部老师们严谨的修改和审核。希望这本优秀的译著在国内出版后，能够对每一位从事肺癌临床治疗医师有所帮助。

陈军

天津市肺癌研究所　所长

天津医科大学总医院 肺部肿瘤外科　行政主任

2019 年 11 月

目　录

第 1 章
肺癌筛查

Geena X. Wu and Dan J. Raz

摘要

　　肺癌是美国和全世界癌症死亡的首要原因。肺癌的预后与诊断时的分期有关，早期诊断的患者生存期长，因此筛查的目标是在肺癌发展早期、尚可被治疗乃至治愈的阶段就将肿瘤"捕获"。多项研究表明，无论是否进行痰细胞学检查，利用 X 线胸片（chest X–ray，CXR）进行肺癌筛查都无法降低其死亡率。相比之下，美国多中心国家肺癌筛查试验（National Lung Screening Trical，NLST）在连续 3 年使用低剂量计算机断层扫描（low–dose computed tomography，LDCT）对正在吸烟和曾经的高危吸烟者进行筛查后，发现肺癌死亡率降低了 20%。目前尚无来自欧洲的相关试验数据。除了降低死亡率外，利用 LDCT 进行肺癌筛查还为促进戒烟和减少吸烟提供了契机。此外，该筛查还能诊断出可治疗的慢性疾病，从而减少总体疾病负担。肺癌筛查的风险包括过度诊断、辐射暴露和假阳性结果导致的不必要检查以及给患者带来的焦虑和痛苦。然而，降低肺癌死亡率的好处足以抵过筛查风险。目前，大多数卫生组织推荐采用 NLST 所使用的年龄、吸烟史和戒烟时间的标准进行肺癌筛查。虽然我们仍需要更多的研究来明确和了解肺癌筛查在普通人群中的适用性和实用性，但目前的数据支持肺癌筛查是有效的，并且，对于符合条件的受益者，应该进行肺癌筛查。

关键词

　　肺癌；筛查；计算机断层扫描；癌症预防

G. X. Wu，D. J. Raz (✉)
Division of Thoracic Surgery, City of Hope, Duarte, CA, USA
e–mail：draz@coh. org

G. X. Wu
e–mail：Geena. Wu@mihs. org

目录

1　为何要进行肺癌筛查？

肺癌是美国和全世界癌症相关死亡的最常见原因，也是一个全球性的公共卫生问题。据估计，2015 年美国将新增 221 200 例肺癌，158 040 人死于肺癌[1]。2012 年，全球估计有 160 万人死于肺癌[1]。

由于半数以上的患者表现出晚期症状时才被诊断，肺癌的 5 年相对生存率仅为 17.4%。肺癌的预后与诊断时的分期关系密切。Ⅰ期非小细胞肺癌（non - small - cell lung cancer，NSCLC）患者的 5 年总生存率至少为 60%，而Ⅳ期患者的生存率低于 5%[2]。早期肺癌（Ⅰ期）的肿瘤大小也被认为是结节状态的预测因子，也是分期的评估指标[3]。无症状患者中偶然发现的 NSCLC 往往更小、分期更早，且相同分期的总生存率相似[4,5]。而通过筛查发现的肺癌患者 85% 处于Ⅰ期，其 10 年总生存率约为 88%[6]。

肺癌除了发病率和死亡率较高、临床前期较长、早期诊断可提高生存率这些特点外，还具有年龄、吸烟史等可识别的危险因素，并可作为筛查标准。所有这些特征表明，与结肠癌、乳腺癌和宫颈癌等其他恶性肿瘤一样，肺癌筛查可以改善疾病的预后。筛查是否有效取决于是否能降低疾病特异性死亡率和总死亡率。理想情况下，筛查方法应是一种廉价、低危、易得的检测方法。这种检测方法能在疾病未出现症状的早期阶段即具有敏感性和特异性。作为肺癌筛查方法，本章将对伴或不伴痰细胞学分析的 X 线胸片（CXR）和低剂量计算机断层扫描（LDCT）进行阐述。

2　X 线胸片和痰细胞学检查研究

20 世纪 60 年代和 70 年代有 6 项随机对照试验（randomized controlled trials，

RCTs）研究了 CXR 在肺癌筛查中的应用（表 1.1）。虽然大多数试验由于方法学上的缺陷而存在局限性，但这些研究均未明确证实 CXR 可降低肺癌死亡率[7]。伦敦西北部大规模放射服务研究始于 1960 年，这是一项针对 55 023 名年龄在 40 岁或 40 岁以上不同吸烟状态（其中 19% 曾经吸烟，67% 正在吸烟）的男性工人进行的前瞻性试验。其中随机 29 723 人每 6 个月进行一次 CXR 检查，另外 25 300 人作为对照分别在基线和 3 年后接受筛查。经过 3 年的筛查，筛查组肺癌患者可切除肺癌的比例高于对照组（44% vs 29%，P = 0.03），并且肺癌患者 5 年生存率明显高于对照组（23% vs 6%，P < 0.01）。然而，所有肺癌患者的年死亡率在两组间没有显著差异（0.7/1000 人年 vs 0.8/1000 人年）。而筛查组中只有 65% 的肺癌是通过每 6 个月的 CXR 诊断的[8,9]。

　　1964 年，凯撒医疗研究随机抽取 5156 名 35～54 岁参与凯撒基金健康计划的男性和女性，鼓励他们每年进行多项健康检查（包括 CXR）。而作为对照组的另外 5557 名成员，则不鼓励他们进行每年身体检查。通过 16 年的随访，筛查组平均体检 6.8 次，死亡率为 8.6/1000 人年；对照组平均体检 2.8 次，死亡率为 7.6/1000 人年。两组并无统计学差异[10,11]。

　　20 世纪 70 年代，4 项随机对照试验对在男性吸烟者中应用 CXR 和痰细胞学检查筛查肺癌的情况展开了研究。"梅奥肺项目"是第一个研究这两种方法在肺癌筛查中密集使用的项目；在对 10 933 名年龄 45 岁及以上的参与者进行的基线（患病率筛查）CXR 和 3 日混合样本痰细胞学检查时发现 91 例（0.83%）肺癌[12]。在流行病学调查后，4618 名男性被随机分到筛查组（每 4 个月进行一次 CXR 和痰细胞学检查，共为期 6 年），4593 名男性被随机分到对照组（根据常规护理建议每年进行 CXR 和痰细胞学检查）。在 6 年研究期间，筛查组和对照组分别诊断出 206 例和 160 例肺癌新发病例。虽然筛查组肺癌分期更早，可切除性更强，生存率更高，但两组晚期癌症发生率或肺癌死亡率并无差异[13]。而筛查组随访 20 年的死亡率明显高于对照组（4.4/1000 人年 vs 3.9/1000 人年）[14]。该研究的局限性包括将 91 例基线筛查肺癌排除在分析之外，缺乏真正的对照组（作为常规护理的一部分，约一半的对照组接受年度 CXR），筛查组依从性较低（75%）等。此外，筛查组肺癌发病率比对照组高 22%，这可能是由于不完全随机化导致的选择偏倚或过度诊断造成的[15,16]。

　　约翰霍普金斯大学和纪念斯隆·凯特琳癌症中心对在年度 CXR 中增加痰细胞学检查作为补充筛查工具进行了研究。两项研究共招募了 20 427 名 45 岁及以上的吸烟至少 20 包年的男性吸烟者，随机将 10 234 名（5266 名来自霍普金斯和 4968 名来自癌症中心）纳入筛查组，10 233 名（5161 名来自霍普金斯和 5072 名来自癌症中心）纳入对照组。所有参与者均接受基线 X 线和痰细胞学检查，并随访 5～8 年。其中筛查组每 4 个月进行一次双重筛查，而对照组仅进行年度 CXR 检查[17,18]。约翰

表 1.1 利用胸部 X 线（CXR）联合/不联合痰细胞学检查（痰检）进行肺癌筛查的对照试验

研究（年）	研究对象	干预组，人数 对照组，人数	筛查频率和时间	基线肺癌筛查结果，n（%）	肺癌发病结果，n	随访时间（年）	死亡率（/1000 人年）	其他/局限性
伦敦西北部大规模放射服务研究（Northwest London Mass Radiography Service Study）[8,9]（1960）	性别：100%男性 年龄：>40 岁 吸烟：67%正在吸烟，19%曾经吸烟	29 723 人接受 CXR 检查 25 300 人作为对照 对照分别在基线和 3 年后接受筛查	基线，每 6 个月复查，持续 3 年	CXR 组：31（0.1）对照组：20（0.08）	CXR 组：101 对照组：76	3	CXR 组：0.7 对照组：0.8	99%随访 63%依从性好
凯撒医疗研究（Kaiser Permanente Study）[10,11]（1964）	性别：46.7%男性 年龄：35～54 岁 吸烟：17%吸烟	5156 人推荐进行 MHC[a]（CXR）5557 人不推荐进行 MHC（CXR）	年度	NR	NR	16	MHC（CXR）组：8.6 对照组：7.6	随访欠佳，对照组仍有 64%进行多种健康体检
梅奥肺项目（Mayo Lung Project）[12-14,16]（1971）	性别：100%男性 年龄：≥45 岁 吸烟：100%正在吸烟	4618 人接受 CXR 及收集 3 天痰标本 4593 人接受基线及常规护理（年度 CXR 和痰检）	基线，每 4 个月复查，持续 6 年	CXR 组 4 91（0.8）	CXR/痰检组：206 对照组：160	20	CXR/痰检组：4.4 对照组：3.9	88 % 随访，筛查组 75 % 依从性好，对照组 73 % 存在 CXR 过度诊断
Wilde 等[25]（1972）	性别：100%男性 年龄：40～65 岁 吸烟：NR	41 532 人接受 CXR 102 348 人每 18 个月进行 CXR（对照）	基线，每 6 个月复查	CXR 组：54 对照组：68	CXR 组：320 对照组：599	10	CXR 组：0.8 对照组：0.6	非随机试验 对照组失访较多

续表

研究（年）	研究对象	干预组，人数 对照组，人数	筛查频率和时间	基线肺癌筛查 结果，n（%）	肺癌发病 结果，n	随访时间（年）	死亡率（/1000 人年）	其他/局限性
约翰霍普金斯研究（Johns Hopkins Study）[17,19]（1973）	性别：100%男性 年龄：≥45岁 吸烟：100%	5266人接受CXR/痰检 5161人仅接受CXR（对照）	基线，每年复查，持续5~8年	CXR/痰检组：39（0.75）仅CXR组：40（0.78）	CXR/痰检组：194 仅CXR组：202	5~8	CXR/痰检组：3.4 仅CXR组：3.8	98.7%随访 19%在筛查期间退出
纪念斯隆·凯特琳癌症中心研究（Memorial Sloan-Kettering Study）[18,20,21]（1974）	性别：100%男性 年龄：≥45岁 吸烟：100%	4968人接受CXR/痰检 5072人仅接受CXR（对照）	基线，每年复查，持续5~8年	CXR/痰检组：30（0.6）仅CXR组：23（0.5）	CXR/痰检组：146 仅CXR组：155	5~8	CXR/痰检组：2.7 仅CXR组：2.7	99%随访 63%~65%依从性 好
捷克斯洛伐克研究（Czech study）[23,24,84]（1975）	性别：100%男性 年龄：40~64岁 吸烟：100%正在吸烟	3171人接受CXR/痰检 3174人接受基线CXR，同隔4~6年再次行CXR	基线，每半年复查，持续3年，此后每年度复查	19（0.3）	CXR/痰检组：108 对照组：82	15	CXR/痰检组：7.8 对照组：6.8	92.5%依从性好 不完全随机化
前列腺、肺、结直肠和卵巢癌症筛查试验（Prostate, Lung, Colorectal, and Ovarian）[30,31]（1993）	性别：50%男性 年龄：55~74岁 吸烟：10%正在吸烟，42%曾经吸烟	77 445人接受CXR 77 456人接受常规护理（无CXR）	基线，每年复查，持续4年	CXR：126（0.2）	CXR组：1695 对照组：1620	13	CXR：14.0 对照组：14.2	84%~91%依从性 好 过度诊断

ªMHC：多方法健康检查（Multiphasic health checkup）；NR：未统计

霍普金斯大学在筛查组和对照组中分别发现 39 例和 40 例肺癌[17]。此外，在 8 年随访期间，筛查组和对照组分别诊断出 194 例和 202 例肺部恶性肿瘤。筛查组和对照组的死亡率为 3.4/1000 人年 vs 3.8/1000 人年[19]。在纪念斯隆－凯特琳癌症中心的研究中，筛查组和对照组在基线筛查时分别诊断 30 例和 23 例肺癌[20]。两组随后分别诊断 114 例和 121 例肺癌，因此每组均诊断肺癌 144 例。此外，两组的死亡率也相同（2.7/1000 人年）[21,22]。

第四项随机对照试验对来自捷克斯洛伐克的 6364 名 40～64 岁的高危男性吸烟者开展肺癌双筛进行了研究。该试验随机将受试者分为接受初始基线后每半年 CXR 和痰细胞学检查，共为期 3 年（n = 3172），以及只接受基线和 3 年后最终筛查（n = 3174）两组。最初，基线筛查诊断 18 例肺癌。经过 3 年的双重筛查，筛查组和对照组分别发现 39 例和 27 例肺癌[23]。经过 15 年的随访，筛查组和对照组的死亡率分别为 7.8/1000 人年 vs 6.8/1000 人年[24]。这些结果与之前美国三项实验结果相符，即无论是否联合痰细胞学检查，利用 CXR 进行肺癌筛查都不能降低肺癌死亡率，因此并不推荐使用其进行肺癌筛查。

除了六项随机对照试验外，一项于 1972—1977 年在德国开展的大规模非随机对照试验表明每 6 个月接受 CXR 的筛查组（n = 41 532）与每 18 个月接受 CXR 的对照组（n = 102 348）的总体或肺癌死亡率并无显著差异[25]。但与以往的数据相比，近年来（1987—2001 年）的几项病例对照试验证实，无论是否进行痰细胞学检查，CXR 筛查可显著降低死亡率[26-29]。然而，这些非随机研究中选择偏倚的可能性很高。因此必须谨慎解读这些结果。

前列腺、肺、结直肠和卵巢（PLCO）癌症筛查试验是一项三期随机对照试验，其中包括 154 942 名 55～74 岁的参与者进行为期 3 年的年度 CXR 肺癌筛查。参与者的纳入并未考虑与吸烟史相关的风险（其中 51.6% 曾经吸烟）。本研究纳入了女性并从筛查结果中分析患病率（在 5991 例可疑 CXR 中诊断出 126 例肺癌）和发病率[30]。经过 13 年的随访，研究者发现筛查组与对照组在肺癌发病率（20.1/10 000 人年 vs 19.2/10 000 人年）和死亡率（14.0/10 000 人年 vs 14.2/10 000 人年）均无差异。虽然正在吸烟和曾经吸烟者的肺癌发病率（83/10 000 人年 vs 23/10 000 人年）高于不吸烟者（3.1/10 000 人年），但两组间吸烟者的肺癌发病率、死亡率以及肺癌分期并没有显著差异[31]。

在临床试验中 CXR 和痰细胞学检查未能影响肺癌的生存，这可能是因为这些手段无法在瘤体较小、未能发生远处转移时进行诊断。这促使研究者不断探索包括低剂量计算机断层扫描（LDCT）在内的新筛查手段。

3　胸部低剂量 CT 筛查

LDCT 作为一种比 CXR 更灵敏的筛查工具，能够在一次屏息下生成高分辨率图像。全球的研究者开展了几项大型队列研究和随机对照试验评估其在肺癌筛查中的应用[32]。

早期肺癌行动计划（ELCAP）作为一项单臂队列研究，评估了 LDCT 在肺癌早期诊断中的作用。在 1000 名 60 岁及以上无症状吸烟者的初始队列中，所有患者都接受了 CXR 和 LDCT 基线筛查，其中 233 个（23%）可疑病灶由 LDCT 发现，68 个（7%）病灶由 CXR 发现。经研究及确诊后，LDCT 和 CXR 检查分别发现恶性肿瘤 27 例（2.7%）和 7 例（0.7%）[33]。最后 841 例患者中，每 6～18 个月复查 1184 次，共 2 轮，阳性率为 2.5%，其中 8 例接受侵入性活检，7 例诊断为恶性肿瘤。其他关键发现比如在发病率筛查中，假阳性比在患病率筛查中更少。此外，患病率和发病率筛查中，超过 80% 的恶性肿瘤被诊断时为 I 期。

ELCAP 随后在国际上得到扩展（I - ELCAP）并纳入了来自世界多个国家的 31 567 名无症状肺癌高危人群接受基线 LDCT 检查。这些患者年龄在 40 岁或以上，83% 目前或以前吸烟，而其余患者则暴露于二手烟或职业危害，如石棉、铍、铀或氡。基线筛查显示阳性发现 4186 例（13.3%），肺癌 405 例（1.3%）。在 11 年的时间里，每年总共进行 27 456 次筛查，其中有 1460 个阳性结果，最终确诊 74 例肺癌。本研究共检出 484 例肺癌，其中 412 例为临床 I 期（85%）。这些患者的 10 年生存率估计为 88%。在接受手术的亚组中，估计 10 年生存率为 92%[6]。

表 1.2 总结了几项研究利用 LDCT 进行肺癌筛查的随机对照试验结果。由美国国家癌症研究所（National Cancer Institute）资助的国家肺癌筛查试验（NLST）作为其中最大的随机对照研究，对利用 LDCT（干预）和 CXR（对照）进行连续 3 年年度肺癌筛查进行了比较。这项研究招募了来自全美多个医疗中心的 53 454 名高危患者（其中 26 722 名被随机分为干预组，26 732 名被随机分为对照组）。入选标准包括年龄 55～74 岁、正在或曾经吸烟至少 30 包年，且戒烟不足 15 年[34]。

随机分配到干预组的患者接受基线扫描后进行 2 次年度 LDCT 筛查，然后进行临床随访。由于观察到显著的死亡率差异，该研究被提前终止。在基线筛查中，LDCT 和 CXR 阳性检出率分别为 7191 例（27.3%）和 2387 例（9.2%）。研究对大多数经 LDCT（90.4%）和 CXR（92.7%）发现的阳性结果均进行了诊断性随访，包括复查 LDCT（81.5%）或 CXR（85.6%）以及手术（LDCT：4.2%，CXR：5.2%）。该研究 LDCT 组诊断肺癌 292 例（1.1%），CXR 组诊断肺癌 190 例（0.7%）[35]。

表 1.2 利用低剂量 CT（LDCT）进行肺癌筛查的随机对照试验

研究（年）	研究对象/筛查标准	干预组 对照组	筛查频率和时间	基线肺癌筛查结果，n（%）	肺癌发病，n 结果	随访时间（年）	肺癌死亡率	其他
NLST[35,36,75]（2002）	性别：59%男性 吸烟：都吸烟（48%正在吸烟）年龄：55~74岁 吸烟量：≥30包年 戒烟时间：≤15年	26 723人接受LDCT 26 733人接受CXR^a	基线，年度复查，持续3年（被提前终止）	LDCT组：7191例（27.3）阳性结果诊断292例（1.1）对照组：2387例（9.2）阳性结果诊断190例（0.7）	LDCT组：1060 对照组：941	6.5	LDCT组：247/100 000人年 对照组：309/100 000人年 RR 0.8（P=0.04）	Ⅰ~Ⅱ期肺癌占筛查肺癌的70% 肺癌死亡率下降20% 参与者>90%为白人
NELSON[39]（2009）	性别：84%男性 吸烟：都吸烟（55%正在吸烟）年龄：50~75岁 吸烟量：15支/天，>25年或10支/天，>30年 戒烟时间：≤10年	7515人接受LDCT 7907人接受CXR	基线，之后1、2、2.5年筛查	184例（3.0）阳性结果诊断62例（0.9）	LDCT组：463例阳性结果中诊断187例 对照组：NR	8.16	无	Ⅰ期肺癌占筛查肺癌的66% 筛查间期肺癌35例
DLCST[40,41]（2004）	性别：55%男性 吸烟：都吸烟（76%正在吸烟）年龄：50~70岁 吸烟量：≥20包年 戒烟时间：50岁以后戒烟，≤10年	2052人接受LDCT 2052人接受CXR	基线，年度复查，持续5年	179例（8.7）阳性结果诊断17例（0.8）	LDCT组：469例阳性肺结节中诊断52例 对照组：24	5	LDCT组：15（0.73%）对照组：11（0.54%）Log-rank检验 P=0.43	Ⅰ期肺癌占筛查肺癌的68%

续表

研究（年）	研究对象/筛查标准	干预组 对照组	筛查频率和时间	基线肺癌筛查结果，n（%）	肺癌发病结果，n	随访时间（年）	肺癌死亡率	其他
DANTE[42,43]（2001）	性别：100%男性 吸烟：都吸烟（55%正在吸烟） 年龄：60~74岁 吸烟量：≥20包年 戒烟时间：≤10年	1276人接受 LDCT 1196人未接受 LDCT（所有参与者均接受基线CXR，其中68%进行痰检）	基线，年度复查，持续5年	LDCT组：199例（15.6）阳性结果诊断28例（2.2）CXR联合痰检：阳性37例（3.1）阳性结果诊断8例（0.7）	LDCT组：60（4.7%）对照组：34（4.7%）P=0.016	2.8	LDCT组：20（1.6%）对照组：20（1.7%）Log-rank检验P=0.84	I期肺癌占筛查肺癌的65%
MILD[44]（2005）	性别：66%男性 吸烟：都吸烟（77%正在吸烟） 年龄：>49岁 吸烟量：≥20包年 戒烟时间：≤10年	2376人接受 LDCT 1723人未接受 LDCT	1186人每两年筛查1次，1190人每年度筛查	LDCT组：17（0.7）每两年筛查一次：6（0.5）年度筛查：11（0.9）	LDCT组：32 每两年筛查一次：14 年度筛查：18 对照组：NR	6	LDCT组：108.5/100 000人年（每两年筛查一次：108.8，年度筛查：216）对照组：108.5/100 000人年	I期肺癌占筛查肺癌的65%

续表

研究（年）	研究对象/筛查标准	干预组 对照组	筛查频率和时间	基线肺癌筛查结果，n（%）	肺癌发病结果，n	随访时间（年）	肺癌死亡率	其他
LUSI[85,86]（2007）	性别：65%男性 吸烟：都吸烟（62%正在吸烟）年龄：50~69岁 吸烟量：15支/天，>25年或>10支/天，>10年 戒烟时间：10年	2029人接受LDCT 2023人未接受LDCT	基线、年度复查，持续4年	LDCT组：540例（26.6）阳性结果诊断23例（1.1）对照组：NR	LDCT组：35（674/100 000人年）对照组：363/100 000人年	3~6.5	NR 总体死亡率：LDCT组：43 对照组：54 $P=0.26$	I期肺癌占筛查肺癌的72% 筛查间期发现4例间期肺癌 最后1次发病筛查及3次随访正在进行中
ITALUNG[87]	性别：65%男性 吸烟：都吸烟（65%正在吸烟）年龄：55~69岁 吸烟量：≥20包年 戒烟时间：≤10年	1406人接受LDCT 1593人未接受LDCT	基线、年度复查，持续4年	LDCT组：426人（30%）的639个肺结节诊断21例（1.5）	无	NR	无	I期肺癌占筛查肺癌的52%

[a]CXR：胸部X线；cig：吸烟；LC：肺癌；NR：未统计

NLST≥4mm 为阳性发现。该研究没有具体说明如何管理结节或何时进行有创操作，这仍取决于对具体病灶的判断。在 LDCT 基线和发病率筛查中，阳性率为 24.2%，其中 72.1% 进行了诊断性随访（主要为影像学），96.4% 为假阳性。在对照组中，CXR 的阳性率为 6.9%，其中 85% 进行了进一步诊断性随访，94.5% 为假阳性。除了肺部的阳性发现外，LDCT 组和 CXR 组各有 7.5% 和 2.1% 的其他非肺癌的偶然重要临床发现。在第二轮发病率筛查中，对于阳性或偶然发现的诊断性随访明显减少，这是因为在反复筛查后，大多数异常或临床显著发现仍被认为是正常的。

干预组共确诊肺癌 1060 例，其中 LDCT 发现 649 例（61.2%）；对照组确诊肺癌 941 例，其中 CXR 发现 279 例（29.6%）[36]。肺癌的检出率在各个筛查年份都是一致的。经 LDCT 和 CXR 诊断的肺癌 Ⅰ 期和 Ⅱ 期分别占癌症总数的 70% 和 56.7%。此外，92.5% 经 LDCT 诊断和 87.5% 经 CXR 诊断的 Ⅰ 期肿瘤都进行了手术治疗伴或不伴辅助放化疗。在随后的筛查中，LDCT 组出现的转移性情况较 CXR 组更少。此外，LDCT 发现的肺癌以腺癌为主（40%），小细胞肺癌仅占 7.6%，但发现的 SCLC 大部分（87.2%）为 Ⅲa ~ Ⅳ 期[37]。

干预组和对照组的死亡率为 247/10 万人年 vs 309/10 万人年，这说明利用 LDCT 代替 CXR 进行筛查可使肺癌死亡率降低 20%（P = 0.004）。此外，LDCT 使总体死亡率降低 6.7%（P = 0.02）。但排除肺癌后，这一数值下降到 3.2%，并不再具有显著差异（P = 0.28）[36]。

NLST 是唯一得出利用 LDCT 筛查可减低肺癌死亡率结论的随机对照研究。目前，一些欧洲的随机对照试验仍在进行，但是它们似乎没有一个规模大到能表现出死亡率差异。合并分析的数据将可能在未来几年公布[38]。在欧洲的研究中，荷兰和比利时的 NELSON 试验规模最大，共有 15 822 名 50 ~ 75 岁的正在和曾经吸烟者被随机分到 LDCT 筛查组或不筛查组。初步结果显示 196 例肺癌中，有 187 人（3%）来自于 7155 名接受筛查者，其中假阳性 276 例（4%），筛查间期诊断肺癌 35 例。筛查出的肺癌以腺癌（52%）和早期肺癌（Ⅰ ~ Ⅱ 期占 77%）多见，对照组数据未报告[39]。

丹麦肺癌筛查试验（DLCST）是欧洲第二大随机对照试验，包括 4104 名年龄 50 ~ 70 岁之间曾经或正在吸烟者（≥20 包年）随机接受 LDCT 或不进行筛查。基线筛查在 2052 名筛查参与者中仅诊断 17 例（0.83%）肺癌，其中 9 例（53%）为 Ⅰ 期，11 例（65%）进行了手术治疗，其假阳性率为 7.9%[40]。在 5 次筛查后筛查组共确诊肺癌 69 例（年平均检出率 0.67%），对照组确诊肺癌 24 例（P < 0.001）。筛查组中 Ⅰ 期肺癌占确诊病例的 70%（n = 48），这一比例在对照组中为 33%（n = 8）。两组肺癌死亡率和总体死亡率无显著差异（P = 0.428 vs P = 0.059）[41]。

创新影像技术及分子实验研究（DANTE 研究）试验是一项来自意大利的包括

2472 名 60～74 岁正在和曾经吸烟（20 包年）男性的随机研究。所有参与者都接受了基线 CXR 和痰细胞学检查。干预组进行基线和 5 年的年度 LDCT 检查。基线筛查中干预组和对照组肺癌检出率分别为 2.2%（$n = 28$ 例）和 0.67%（8 例）[42]。在中位随访 33 个月后，干预组和对照组分别诊断肺癌 60 例（4.7%）和 34 例（2.8%）（$P = 0.016$）。在这些肺癌病例中，干预组和对照组的 I 期肺癌分别占 54% 和 34%。而两组的肺癌死亡率相当（两组均 $n = 20$，1.6% vs 1.7%）[43]。

最后，意大利多中心肺癌检测（MILD）试验招募了 4099 名年龄在 49 岁及以上的正在吸烟（至少吸过 20 包年）或戒烟不足 10 年的吸烟者。干预组接受两年一次（$n = 1186$）或一年一次的 LDCT（$n = 1190$），而对照组未进行筛查（$n = 1723$）。干预组基线筛查肺癌 17 例，经过 5 年的筛查，这一数字增至 49 例（其中两年一筛 20 例，一年一筛 29 例），I 期肺癌占 63%。对照组诊断肺癌 20 例，但未报告分期分布。根据研究数据，筛查组肺癌发生率高于对照组（$P = 0.025$），但两组筛查组间肺癌发生率相似（$P = 0.24$）。此外，两组筛查组与对照组的肺癌和总体死亡率并无显著差异[44]。然而，一项比较年度 LDCT 组和对照组死亡率的 Meta 分析发现，LDCT 组的肺癌死亡率（RR 1.98，95% CI 1.57～2.50）和全因死亡率（RR 1.80，95% CI 1.03～3.13）均上升。但是该分析由于随机化分组和随访较差，为被认为质量不高，因此这些结果很难解释[45]。

4 LDCT 筛查的优点和缺点

NLST 的数据明确表明，连续三年进行年度 LDCT 筛查可降低肺癌死亡率。由于发现 LDCT 筛查可使死亡率明显降低，该研究被提前终止，研究结果提示，3 年以上的 LDCT 肺癌筛出率比较稳定，可使患者明显受益[36]。虽然欧洲的试验还没有证明肺癌筛查可使死亡率降低，但与传统临床诊断肺癌早期肺癌较少（15% 为 I 期）相比[2]，经筛查发现的早期肺癌（48%～81% 为 I 期）更多[38]。

肺癌早诊早治可以减轻晚期肺癌的疾病负担，然而，这一研究结论尚未报道。将筛查检出的肺癌患者与因伴明显临床症状而就诊的肺癌患者的症状差异进行对照分析，对进一步得出筛查是否能减轻疾病相关症状负担的结论是十分必要的。

此外，早期肺癌的诊断同样影响治疗方案的选择。由于根治性切除和淋巴结清扫仍然是标准治疗术式，所以降低手术并发症发病率和死亡率至关重要。早期筛查发现的肺癌不太需要全肺切除[46]，而更有可能接受电视辅助胸腔镜手术（video - assisted thoracoscopic surgery，VATS），该手术可以减少术后并发症，其治疗效果与开胸手术相似[47-51]。此外，筛查出的外周小肿瘤可采用立体定向体放射治疗（stereotactic body radiation therapy，SBRT）[52]。由于目前早期肺癌可选择 VATS 和 SBRT

作为治疗方案，即使老年人和高危患者也可耐受手术，因此此类人群也应当接受肺癌筛查。

NLST 报告 7.5% 的 LDCT 还可发现非肺癌的临床重大意义阳性结果。这些发现包括慢性阻塞性肺病（COPD）、心血管疾病（根据冠状动脉钙化评分预测）和骨质疏松[53-55]。对这些无症状但临床意义重大的疾病进行治疗，可以预防慢性病加重或急性事件，如心肌梗死或老年性骨折。但我们仍需要进行前瞻性研究分析对于发现和治疗这些偶然发现是否能降低这些疾病的发病率或死亡率。

肺癌筛查也为推动戒烟提供了契机[56]。有研究报道，如果 LDCT 发现异常，筛查参与者非常有可能戒烟；然而，经过长期的随访，LDCT 出现非肺癌的肺部异常的随访者的戒烟率与阴性结果的随访者相似[57]。此外，在肺癌筛查研究中，干预组和对照组的吸烟行为没有明显差异[58,59]。我们应该建议目前正在接受筛查的吸烟者戒烟，并鼓励曾经吸烟的人继续戒烟。事实证明，在肺癌筛查项目中增加戒烟咨询可能会提高其成本效益[60]。

尽管利用 LDCT 进行肺癌筛查有各种优点，但我们仍需要考虑其风险和局限性。首先，虽然 LDCT 对检测肺部异常敏感度高，但它对恶性肿瘤的特异性并不高，因此在肺癌筛查中也表现出较高的假阳性率。假阳性率与定义为阳性结果的结节大小阈值直接相关。NLST 采用 4mm 作为结节大小阈值，而 IELCAP 组的数据显示，若将结节大小阈值提高到 6mm 可使阳性和假阳性率显著下降，并且不会导致肺癌漏诊[61]。这些数据促使美国放射学会（American College of Radiology，ACR）开展和实施了肺部影像报告和数据系统（Lung-RADS）这项工作，以便对 LDCT 筛查报告和筛查结节进行标准化管理[62]。

研究者针对大多数 LDCT 筛查的阳性结果都进行了影像学随访，少数需要侵入性活检或手术[63]。在 NLST 中，大约 1% 未罹患恶性肿瘤的患者接受了针吸或经支气管活检，不到 1% 的患者接受了手术。假阳性结果患者接受侵入性诊断术后 60 天的死亡率和并发症发生率非常低，分别为 0.06% 和 0.36%。然而，由于研究中没有收集有关诊断程序导致的死亡和并发症发生的具体细节，目前该结论尚不明确[36]。

由于需要对所有肺癌筛查的阳性结果进行影像学随访，研究者也重点关注了 LDCT 的辐射暴露风险。虽然 LDCT 每次检查的辐射量仅为 1.5mSv，但在 3 年多的筛查中，由于诊断性正电子发射断层扫描 PET-CT 的额外使用，每位 NLST 参与者接受的辐射量增加到约 8mSv。目前对于肺癌高风险的人群反复胸部辐射暴露的影响尚不清楚，但 LDCT 筛查对降低肺癌死亡率的获益仍超过了额外辐射导致死亡的风险。此外，辐射暴露导致的肺癌罹患风险是一种延迟效应，在筛查开始后 10~20 年才可能会影响参与者[63]。在模型研究基础上，接受肺癌筛查的反复辐射暴露产生的累积风险对年轻参与者影响可能更大。但仍需要更多的研究来进一步了解这种风险，尤其是在 LDCT 筛查持续超过 3 年的情况下[63,64]。

肺癌筛查的另一个潜在危害是过度诊断，或是对临床惰性疾病的检测[65]。这些肿瘤生长缓慢，并不会影响患者的寿命，但不必要的检查和治疗可能会受使患者承担不必要的风险。随机 CXR 和观察性 LDCT 筛查研究估计，13%~27% 的病例可能发生过过度诊断[16,66,67]；然而，NLST 的真实数据需要经过更长时间的随访才能得出。大多数 NSCLC 的自然病程是进行性的，如果不加以治疗，很有可能在 5 年内死亡[68]。因此，通过 LDCT 筛查带来的肺癌死亡率降低的获益仍然比对少数惰性疾病过度诊断的风险重要。

最近有两篇系统综述详细介绍了肺癌筛查对患者焦虑、风险认知和健康相关生活质量（HRQoL）的影响。这些结果是基于 3 个随机对照试验的 13 项研究和 3 个队列研究。在一项分析中，将近一半 NELSON 参与者在等待筛查结果时出现心理压力。这些患者以及那些有肺癌高风险的患者在短期随访中由于结果的不确定性出现了压力，但在长期随访中没有这种情况。相比之下，在 NLST 短期和长期随访中，得到真阳性结果的参与者会出现更严重的焦虑，HRQoL 更差；而那些得到假阳性结果的参与者无论何时都没有表现出更严重的焦虑或较差的生活质量。DLCST 报告说，尽管试验参与者的心理评分结果最终恢复到了基线水平，但在肺癌筛查之后的数年里，这些参与者的心理评分结果仍然较差。有趣的是，DLCST 对照组在所有时间点的得分都比筛查组差。这可能是由于未完全随机化以及对照组对未接受干预的不满造成的参与性偏倚。虽然肺癌筛查似乎不会对试验参与者造成显著的持续焦虑或 HRQoL 不良影响，但仍然有必要研究筛查对一般人群的潜在心理危害[69,70]。

5　LDCT 筛查指南

几大研究组织基于 NLST 的筛查者标准发布了肺癌筛查指南。美国预防服务工作组（USPSTF）建议 55~80 岁目前或曾经吸烟，至少有 30 包年，戒烟时间不足 15 年的人群进行肺癌筛查。各种筛查模型权衡了肺癌筛查降低死亡率的获益与辐射导致的肺癌死亡和过度诊断的潜在危害后，得出具体的筛查年龄、吸烟史和戒烟时间标准。此外，USPSTF 不建议对预期寿命有限或抵触手术治疗的人群进行筛查[71]。

同样，国家综合癌症网络（NCCN）也发布了肺癌筛查指南，相比 USPSTF，NCCN 采用了与 NLST 一样更为严格的年龄标准（55~74 岁）。然而，除了主要肺癌筛查标准（55~74 岁，不少于 30 年包的吸烟史或戒烟不足 15 年），NCCN 还发布了次要筛选标准，包括年龄（50 岁），吸烟史（20 包年）以及其他（除了被动吸烟）

肺癌风险因素。其他危险因素包括氡暴露、职业暴露（如石棉）、癌症病史（头颈部、淋巴瘤、肺癌或其他与吸烟有关的癌症）、COPD 或肺纤维化[72]。

几大研究组织及其肺癌筛查标准见表 1.3。值得注意的是，美国胸外科协会（AATS）将筛查范围扩大到 55～79 岁，吸烟至少 30 包年，并不对戒烟时间再作要求[73]。2015 年初，美国医疗保险和医疗补助服务中心（CMS）对年度 LDCT 肺癌筛查的覆盖范围进行了详细说明。受益人标准为包括 55～77 岁、至少有 30 包年吸烟史，或曾经吸烟，但戒烟不足 15 年的无症状人群。此外，还规定了对提供 LDCT 的机构及放射科医生的要求；包含以上信息的数据在每次筛选时都要被提交到 CMS 批准的注册中心[74]。

表 1.3　主要卫生组织的肺癌筛查标准

肺癌筛查标准	USPSTF[71] (2013)	CMS[74] (2015)	NCCN[72] (2012)		AATS[73] (2012)		其他[23,88,89] 使用 NLST 衍生标准a (2012 - 2013)
			主要标准	次要标准	主要标准	次要标准	
年龄（岁）	55～80	55～77	55～74	50～79	55～79	≥50	55～74
吸烟史（包年）	≥30	≥30	≥30	≥20	≥30	≥20	≥30
戒烟（年）	15	15	15	无	无	无	15
其他标准	–	–	–	其他危险因素b	–	其他危险因素c 或肺癌存活患者d	–

USPSTF：美国预防服务工作组；CMS：医疗保险和医疗补助服务中心；NCCN：国家综合癌症网络；NLST：国家肺癌筛查试验；AATS：美国胸外科协会；a 包括美国癌症协会（ACS），美国胸科医师学会（ACCP），美国临床肿瘤学会（ASCO），美国肺科协会（ALA）；b 癌症病史（尤其是头颈部癌，淋巴瘤，肺癌和其他吸烟相关肿瘤），肺病（COPD，肺纤维化），肺癌家族史，氡暴露，职业暴露；c 累积肺癌发生风险 5 年内增加 5% 的危险因素（COPD 并且 FEV1 <70%，环境/职业暴露，癌症病史/放射治疗史，遗传/家族史）；d 追踪 4 年无肿瘤复发

随着肺癌筛查在一般人群中不断开展，仍有许多问题需要解决。第一个问题是 NLST 使用的标准是否适用于试验之外人群。据报道，试验人群中 90% 是白人，受教育程度较高，比全国吸烟者更年轻[75]。一项在 NSCLC 患者人群队列采用 USPSTF 肺癌筛查标准的研究发现，由于吸烟率降低，符合肺癌筛查标准的患者比例一直在下降[76]。当将肺癌筛查标准应用于 NSCLC 患者队列时，只有 1/3 符合 USPSTF 的所有标准。相比之下，正在吸烟者比曾经吸烟者更有可能符合筛查条件，因为只有一半的曾经吸烟者戒烟不足 15 年[77]。

此外，不同研究组织对筛选年龄和次要筛选标准仍有较大差异。主要对于筛查

年龄上限仍然存在争议。尽管一些研究报告显示接受手术的老年患者的发病率和死亡率有所上升，但另外一些研究认为老年患者接受肺癌手术治疗后预后更好[78-80]。如前所述，微创手术和 SBRT 技术的进步能使老年人和其他高风险患者能够从早期肿瘤的治疗中获益。此外，尽管 NLST 在 3 年年度筛查时停止，但没有证据表明肺癌筛查的死亡率降低仅限于 3 年。然而，由于筛查在一般人群不断开展，何时开始以及何时停止筛查仍然是需要解决的重要问题。

我们仍需要更多的基于证据的研究来验证现有的肺癌筛查标准。事实上，建立能考虑到年龄、吸烟史筛查标准以及其他共同作用的风险因素［包括种族、教育水平和体重指数（BMI）］的模型更好地进行肺癌筛查是非常有可能的[81,82]。对于筛查指南的任何修订都需要考虑筛查的好处和风险，尽可能将疾病死亡率和患者受到的伤害降至最小，将医疗成本降至最低。通过对 NLST 研究的成本效益分析 LDCT 肺癌筛查是具有成本－效益的[83]。对肺癌筛查进行真正的成本－效益分析还有待实现，因为在肺癌筛查的真正潜在效益能够量化之前，试验还需要进行更多的随访。

6 小结

LDCT 肺癌筛查在降低肺癌死亡率方面是安全有效的，并被 USPSTF 推荐给正在和曾经吸烟的高危人群。此外，LDCT 也是经济有效的。因此不建议用胸部 X 线片进行肺癌筛查。然而哪些年龄、多少烟草接触史和性别的人群可从筛查中获得最大收益仍需要进一步研究。目前的建议是基于 NLST 的数据，但仍有少数肺癌患者仍将通过现有的指南进行 LDCT 筛查。正在进行的肺癌筛查研究（包括 IELCAP 和几个欧洲研究）的数据可能会优化筛查患者的选择。最后，我们还需要进一步的研究来提高对吸烟者的识别，推动肺癌筛查与戒烟咨询整合。此外，需要对不同人群进行研究，以便更好地理解肺癌筛查对烟草使用和社会心理的影响。

参考文献

［1］ Torre LA et al (2015) Global cancer statistics, 2012. CA Cancer J Clin 65 (2)：87 - 108

［2］ Howlader N et al (2014) SEER cancer statistics review, 1975 - 2012, National Cancer Institute. Bethesda, MD. http：//seer. cancer. gov/csr/1975_ 2012/, based on November 2014 SEER data submission, posted to the SEER web site, April 2015

［3］ Flieder DB et al (2005) Tumor size is a determinant of stage distribution in T1 non – small cell lung cancer. Chest 128 (4)：2304 - 2308

［4］ Raz DJ et al (2007) Clinical characteristics and survival of patients with surgically resected, incidentally detected lung cancer. J Thorac Oncol 2 (2)：125 - 130

［5］ Quadrelli S et al (2015) Clinical characteristics and prognosis of incidentally detected lung cancers. Int J Surg Oncol 2015：287604

[6]　International Early Lung Cancer Action Program I et al（2006）Survival of patients with stage I lung cancer detected on CT screening. N Engl J Med 355（17）：1763 – 1771

[7]　Humphrey LL et al（2004）Lung cancer screening with sputum cytologic examination，chest radiography，and computed tomography：an update for the U. S. preventive services task force. Ann Intern Med 140（9）：740 – 753

[8]　Brett GZ（1968）The value of lung cancer detection by six – monthly chest radiographs. Thorax 23（4）：414 – 420

[9]　Brett GZ（1969）Earlier diagnosis and survival in lung cancer. Br Med J 4（5678）：260 – 262

[10]　Dales LG，Friedman GD，Collen MF（1979）Evaluating periodic multiphasic health checkups：a controlled trial. J Chronic Dis 32（5）：385 – 404

[11]　Friedman GD，Collen MF，Fireman BH（1986）Multiphasic health checkup evaluation：a 16 – year follow – up. J Chronic Dis 39（6）：453 – 463

[12]　Fontana RS et al（1984）Early lung cancer detection：results of the initial（prevalence）radiologic and cytologic screening in the Mayo clinic study. Am Rev Respir Dis 130（4）：561 – 565

[13]　Fontana RS et al（1986）Lung cancer screening：the Mayo program. J Occup Med 28（8）：746 – 750

[14]　Marcus PM et al（2000）Lung cancer mortality in the Mayo Lung Project：impact of extended follow – up. J Natl Cancer Inst 92（16）：1308 – 1316

[15]　Fontana RS et al（1991）Screening for lung cancer. A critique of the Mayo Lung Project. Cancer. 67（4 Supp）：1155 – 1164

[16]　Marcus PM et al（2006）Extended lung cancer incidence follow – up in the Mayo Lung Project and overdiagnosis. J Natl Cancer Inst 98（11）：748 – 756

[17]　Frost JK et al（1984）Early lung cancer detection：results of the initial（prevalence）radiologic and cytologic screening in the Johns Hopkins study. Am Rev Respir Dis 130（4）：549 – 554

[18]　Melamed MR et al（1984）Screening for early lung cancer. Results of the memorial Sloan – Kettering study in New York. Chest 86（1）：44 – 53

[19]　Tockman MS（1986）Survival and mortality from lung cancer in a screened population：the Johns Hopkins study. Chest 89（4 Supp）：324S – 325S

[20]　Flehinger BJ et al（1984）Early lung cancer detection：results of the initial（prevalence）radiologic and cytologic screening in the Memorial Sloan – Kettering study. Am Rev Respir Dis 130（4）：555 – 560

[21]　Martini N（1986）Results of the Memorial Sloan – Kettering study in screening for early lung cancer. Chest 89（4Supp）：325S – 325S

[22]　Melamed MR（2000）Lung cancer screening results in the National Cancer Institute New York study. Cancer 89（11 Suppl）：2356 – 2362

[23]　Kubik A，Polak J（1986）Lung cancer detection. Results of a randomized prospective study in Czechoslovakia. Cancer 57（12）：2427 – 2437

[24]　Kubik AK，Parkin DM，Zatloukal P（2000）Czech study on lung cancer screening：post – trial follow – up of lung cancer deaths up to year 15 since enrollment. Cancer 89（11 Suppl）：2363 – 2368

[25]　Wilde J（1989）A 10 year follow – up of semi – annual screening for early detection of lung

cancer in the Erfurt County, GDR. Eur Respir J 2 (7): 656 - 662

[26] Okamoto N et al (1999) Evaluation of a clinic - based screening program for lung cancer with a case - control design in Kanagawa, Japan. Lung Cancer 25 (2): 77 - 85

[27] Nishii K et al (2001) A case - control study of lung cancer screening in Okayama Prefecture, Japan. Lung Cancer 34 (3): 325 - 332

[28] Sagawa M et al (2001) A case - control study for evaluating the efficacy of mass screening program for lung cancer in Miyagi Prefecture, Japan. Cancer 92 (3): 588 - 594

[29] Tsukada H et al (2001) An evaluation of screening for lung cancer in Niigata Prefecture, Japan: a population - based case - control study. Br J Cancer 85 (9): 1326 - 1331

[30] Oken MM et al (2005) Baseline chest radiograph for lung cancer detection in the randomized prostate, lung, colorectal and ovarian cancer screening trial. J Natl Cancer Inst 97 (24): 1832 - 1839

[31] Oken MM et al (2011) Screening by chest radiograph and lung cancer mortality: the prostate, lung, colorectal, and ovarian (PLCO) randomized trial. JAMA 306 (17): 1865 - 1873

[32] Black WC (2007) Computed tomography screening for lung cancer: review of screening principles and update on current status. Cancer 110 (11): 2370 - 2384

[33] Henschke CI et al (1999) Early lung cancer action project: overall design and findings from baseline screening. Lancet 354 (9173): 99 - 105

[34] National Lung Screening Trial Research T et al (2011) The national lung screening trial: overview and study design. Radiology 258 (1): 243 - 253

[35] National Lung Screening Trial Research T et al (2013) Results of initial low - dose computed tomographic screening for lung cancer. N Engl J Med 368 (21): 1980 - 1991

[36] National Lung Screening Trial Research T et al (2011) Reduced lung - cancer mortality with low - dose computed tomographic screening. N Engl J Med 365 (5): 395 - 409

[37] Aberle DR et al (2013) Results of the two incidence screenings in the national lung screening trial. N Engl J Med 369 (10): 920 - 931

[38] Field JK et al (2013) European randomized lung cancer screening trials: post NLST. J Surg Oncol 108 (5): 280 - 286

[39] Horeweg N et al (2014) Detection of lung cancer through low - dose CT screening (NELSON): a prespecified analysis of screening test performance and interval cancers. Lancet Oncol 15 (12): 1342 - 1350

[40] Pedersen JH et al (2009) The Danish randomized lung cancer CT screening trial - overall design and results of the prevalence round. J Thorac Oncol 4 (5): 608 - 614

[41] Saghir Z et al (2012) CT screening for lung cancer brings forward early disease. The randomised danish lung cancer screening trial: status after five annual screening rounds with low - dose CT. Thorax 67 (4): 296 - 301

[42] Infante M et al (2008) Lung cancer screening with spiral CT: baseline results of the randomized DANTE trial. Lung Cancer 59 (3): 355 - 363

[43] Infante M et al (2009) A randomized study of lung cancer screening with spiral computed tomography: three - year results from the DANTE trial. Am J Respir Crit Care Med 180 (5): 445 - 453

[44] Pastorino U et al (2012) Annual or biennial CT screening versus observation in heavy smokers: 5 - year results of the MILD trial. Eur J Cancer Prev 21 (3): 308 - 315

[45] Humphrey LL et al (2013) Screening for lung cancer with low - dose computed tomography: a

systematic review to update the US preventive services task force recommendation. Ann Intern Med 159 (6): 411 - 420

[46]　Grannis FW (2004) Can we avert the need for pneumonectomy by screening for lung cancer? Eur J Cardiothorac Surg 25 (2): 296

[47]　Flores RM et al (2009) Lobectomy by video - assisted thoracic surgery (VATS) versus thoracotomy for lung cancer. J Thorac Cardiovasc Surg 138 (1): 11 - 18

[48]　Paul S et al (2010) Thoracoscopic lobectomy is associated with lower morbidity than open lobectomy: a propensity - matched analysis from the STS database. J Thorac Cardiovasc Surg 139 (2): 366 - 378

[49]　Paul S et al (2013) Outcomes after lobectomy using thoracoscopy vs thoracotomy: a comparative effectiveness analysis utilizing the nationwide inpatient sample database. Eur J Cardiothorac Surg 43 (4): 813 - 817

[50]　Higuchi M et al (2014) Long - term outcomes after video - assisted thoracic surgery (VATS) lobectomy versus lobectomy via open thoracotomy for clinical stage IA non - small cell lung cancer. J Cardiothorac Surg 9: 88

[51]　Lee PC et al (2013) Long - term survival after lobectomy for non - small cell lung cancer by video - assisted thoracic surgery versus thoracotomy. Ann Thorac Surg 96 (3): 951 - 60 (discussion 960 - 1)

[52]　Timmerman R et al (2010) Stereotactic body radiation therapy for inoperable early stage lung cancer. JAMA 303 (11): 1070 - 1076

[53]　Mets OM, de Jong PA, Prokop M (2012) Computed tomographic screening for lung cancer: an opportunity to evaluate other diseases. JAMA 308 (14): 1433 - 1434

[54]　Mets OM et al (2011) Identification of chronic obstructive pulmonary disease in lung cancer screening computed tomographic scans. JAMA 306 (16): 1775 - 1781

[55]　Jacobs PC et al (2011) Unrequested information from routine diagnostic chest CT predicts future cardiovascular events. Eur Radiol 21 (8): 1577 - 1585

[56]　Taylor KL et al (2007) Lung cancer screening as a teachable moment for smoking cessation. Lung Cancer 56 (1): 125 - 134

[57]　Anderson CM et al (2009) Smoking cessation and relapse during a lung cancer screening program. Cancer Epidemiol Biomarkers Prev 18 (12): 3476 - 3483

[58]　Ashraf H et al (2009) Effect of CT screening on smoking habits at 1 - year follow - up in the danish lung cancer screening trial (DLCST). Thorax 64 (5): 388 - 392

[59]　Townsend CO et al (2005) Relation between smoking cessation and receiving results from three annual spiral chest computed tomography scans for lung carcinoma screening. Cancer 103 (10): 2154 - 2162

[60]　Villanti AC et al (2013) A cost - utility analysis of lung cancer screening and the additional benefits of incorporating smoking cessation interventions. PLoS ONE 8 (8): e71379

[61]　Henschke CI et al (2013) Definition of a positive test result in computed tomography screening for lung cancer: a cohort study. Ann Intern Med 158 (4): 246 - 252

[62]　Pinsky PF et al (2015) Performance of Lung - RADS in the national lung screening trial: a retrospective assessment. Ann Intern Med 162 (7): 485 - 491

[63]　Bach PB et al (2012) Benefits and harms of CT screening for lung cancer: a systematic review. JAMA 307 (22): 2418 - 2429

[64]　Berrington de Gonzalez A, Kim KP, Berg CD (2008) Low - dose lung computed tomography

screening before age 55: estimates of the mortality reduction required to outweigh the radiation - induced cancer risk. J Med Screen 15 (3): 153 - 158

[65] Reich JM (2008) A critical appraisal of overdiagnosis: estimates of its magnitude and implications for lung cancer screening. Thorax 63 (4): 377 - 383

[66] Lindell RM et al (2007) Five - year lung cancer screening experience: CT appearance, growth rate, location, and histologic features of 61 lung cancers. Radiology 242 (2): 555 - 562

[67] Sone S et al (2007) Long - term follow - up study of a population - based 1996 - 1998 mass screening programme for lung cancer using mobile low - dose spiral computed tomography. Lung Cancer 58 (3): 329 - 341

[68] Raz DJ et al (2007) Natural history of stage I non - small cell lung cancer: implications for early detection. Chest 132 (1): 193 - 199

[69] Slatore CG et al (2014) Patient - centered outcomes among lung cancer screening recipients with computed tomography: a systematic review. J Thorac Oncol 9 (7): 927 - 934

[70] Wu GX et al (2015) Psychological harm associated with lung cancer screening: a systematic review, in Submitted to Psychooncology

[71] Moyer VA, U. S. P. S. T. Force (2014) Screening for lung cancer: U. S. preventive services task force recommendation statement. Ann Intern Med 160 (5): 330 - 338

[72] Wood DE et al (2012) Lung cancer screening. J Natl Compr Canc Netw 10 (2): 240 - 265

[73] Jaklitsch MT et al (2012) The American association for thoracic surgery guidelines for lung cancer screening using low - dose computed tomography scans for lung cancer survivors and other high - risk groups. J Thorac Cardiovasc Surg 144 (1): 33 - 38

[74] Jensen T et al (2015) Final national coverage determination on screening for lung cancer with low dose computed tomography (LDCT). The Centers for Medicare & Medicaid Services (CMS)

[75] National Lung Screening Trial Research T et al (2010) Baseline characteristics of participants in the randomized national lung screening trial. J Natl Cancer Inst 102 (23): 1771 - 1779

[76] Wang Y et al (2015) Trends in the proportion of patients with lung cancer meeting screening criteria. JAMA 313 (8): 853 - 855

[77] Wu GX et al (2015) The proportion of newly diagnosed non - small cell lung cancer patients that would have been eligible for lung cancer screening. Submitted to JTCVS

[78] Gray SW et al (2012) Improved outcomes associated with higher surgery rates for older patients with early stage nonsmall cell lung cancer. Cancer 118 (5): 1404 - 1411

[79] Mery CM et al (2005) Similar long - term survival of elderly patients with non - small cell lung cancer treated with lobectomy or wedge resection within the surveillance, epidemiology, and end results database. Chest 128 (1): 237 - 245

[80] Rueth NM et al (2012) Surgical treatment of lung cancer: predicting postoperative morbidity in the elderly population. J Thorac Cardiovasc Surg 143 (6): 1314 - 1323

[81] McMahon PM et al (2014) Comparing benefits from many possible computed tomography lung cancer screening programs: extrapolating from the national lung screening trial using comparative modeling. PLoS ONE 9 (6): e99978

[82] Tammemagi MC et al (2013) Selection criteria for lung - cancer screening. N Engl J Med 368 (8): 728 - 736

[83] Black WC et al (2014) Cost - effectiveness of CT screening in the national lung screening trial. N Engl J Med 371 (19): 1793 - 1802

［84］　Kubik A et al（1990）Lack of benefit from semi－annual screening for cancer of the lung：follow－up report of a randomized controlled trial on a population of high－risk males in Czechoslovakia. Int J Cancer 45（1）：26－33

［85］　Becker N et al（2012）Randomized study on early detection of lung cancer with MSCT in Germany：study design and results of the first screening round. J Cancer Res Clin Oncol 138（9）：1475－1486

［86］　Becker N et al（2015）Randomised study on early detection of lung cancer with MSCT in Germany：results of the first 3 years of follow－up after randomisation. J Thorac Oncol 10：890－896

［87］　Lopes Pegna A et al（2009）Design, recruitment and baseline results of the ITALUNG trial for lung cancer screening with low－dose CT. Lung Cancer 64（1）：34－40

［88］　Smith RA et al（2014）Cancer screening in the United States, 2014：a review of current American cancer society guidelines and current issues in cancer screening. CA Cancer J Clin 64（1）：30－51

［89］　Detterbeck FC et al（2013）Screening for lung cancer：diagnosis and management of lung cancer, 3rd ed：American college of chest physicians evidence－based clinical practice guidelines. Chest 143（5 Suppl）：e78S－e92S

第 2 章

肺癌的诊断与分子分型

Jaime Rodriguez – Canales, Edwin Parra – Cuentas and Ignacio I. Wistuba

摘要

　　肺癌是一种复杂疾病，它由多种临床相关的组织分型和分子分型组成。大型分子表达谱的研究有助于识别新的分子靶点，这些分子靶点可应用于特殊类型肺癌患者的治疗，并有助于肺癌病理诊断的重新分类。新的研究方向包括免疫疗法的革新。其革新为癌症治疗打开了新机遇的大门，同时也在重新定义包括肺癌在内的多种肿瘤的分型。本章我们将回顾现今肺癌病理学诊断的主要依据和方式方法，并对通过结合病理组织学在分子层面对肺癌重新分型的研究进展进行综述。

关键词

　　肺癌；病理分型；分子靶点

目录

J. Rodriguez – Canales, E. Parra – Cuentas I, I. Wistuba (✉)
Department of Translational Molecular Pathology, Unit 951, The University of Texas
MD Anderson Cancer Center, 2130 Holcombe Blvd., Houston, TX 77030, USA
e – mail: iiwistuba@ mdanderson. org

J. Rodriguez – Canales
e – mail: jrodriguez@ mdanderson. org

E. Parra – Cuentas
e – mail: erparra@ mdanderson. org

1　引言

尽管近年来肺癌的发病率与死亡率有所下降，肺癌在美国仍旧是癌症致死的最主要的病种。预计到 2015 年，约有 158 040 人死于肺癌，占癌症死亡总数的 27% 左右[1]。肺癌之所以致死率高，究其原因，主要是因为 57% 的病例都在晚期才得到诊断，而确诊的病例中，1 年和 5 年的存活率分别为 26% 和 4%[1,2]。肺癌是一种异质性疾病，其包含与病理和临床特点密切相关的多种亚型[3-5]。几乎所有类型的肺癌都与吸烟密切相关。然而，腺癌是不吸烟患者中最常见的一种类型[1,2,6-9]。根据目前的肺癌组织分型、预后以及治疗方案，可以将肺癌分成两大类：小细胞肺癌（small cell lung cancer，SCLC）（其发病率占所有肺癌的 13%）和非小细胞肺癌（non-small cell lung cancer，NSCLC）（其发病率占 83%）[1,5]。本章我们将聚焦于非小细胞肺癌，重点回顾其主要的分型及各分型的临床和分子特点。小细胞肺癌将会在第 14 章讨论[5]。

2　非小细胞肺癌的组织分型

现今，肺癌诊断的金标准仍然是依靠病理学家应用显微镜在镜下对组织或细胞标本进行分析[10]。组织活检或细胞学样本为临床工作提供了最重要的初始信息以明确肿瘤的诊断，同时根据其细胞形态学和免疫组化（Immunohistochemistry，IHC）染色的特征进行进一步分类[11-13]。以往，临床诊断重点是在区分 SCLC 和 NSCLC，没有针对 NSCLC 进行具有治疗指导意义的细分类。然而，随着分子谱与分子靶向治疗相关研究进展，科学家们开始将 NSCLC 分为腺癌（Adenocarcinoma，ADC）及其特殊类型、鳞状细胞癌（Squamous Cell Carcinoma，SqCC）和肺大细胞癌（Large-Cell Lung Carcinoma，LCLC）[2,4,6,14]。其他类型的 NSCLC 比较罕见，这些类型有唾液腺样型肺癌、肉瘤样肺癌等。结合 IHC 染色，对分析和研究样本组织学特征是确诊 NSCLC 的第一步。然而，在一些样本量较小的活检中，其组织学特征和 IHC 分型难以明确具体亚型，这一类统称为"非其他特殊类型的非小细胞肺癌"（NSCLC-not otherwise specified，NSCLC-NOS）。

2.1　腺癌（Adenocarcinoma，ADC）

腺癌是 NSCLC 的主要亚型之一，占所有肺癌发病率的 35%[15]。腺癌是一种具有腺性分化的恶性上皮肿瘤，其能分泌黏蛋白，并可有天冬氨酸蛋白酶 A（napsin A）、甲状腺转录因子 1（Thyroid Transcription Factor-1，TTF-1）阳性表达[6]。一般来说，腺癌多为周围型[16-18]。腺癌常呈现出多种组织类型，并混杂在同一肿瘤中，其中包括鳞屑样、腺泡状、乳头状、微乳头状以及实体生长型。鳞屑样细胞型的预后较好，而微乳头状和实体型预后较差[3,6]。实体型腺癌易与鳞癌或大细胞癌相混淆。黏液蛋白染色、TTF-1 和 Napsin A 的阳性表达对其鉴别诊断具有重要意义[6]。

2.2　鳞状细胞癌（Squamous Cell Carcinoma，SqCC）

鳞癌发病率约占所有肺癌的 20%[15]。肺鳞癌多起源于主气管或叶支气管，属于中央型肺癌[6]。在组织学上，WHO 将鳞状细胞型肺癌定义为呈现出角质化和/或细胞间桥，或者免疫组化染色呈现出鳞状细胞分化的恶性上皮肿瘤[6]。尽管角质化是鳞癌的主要特征，但许多鳞癌并没有角质化，而且低分化鳞状细胞癌可有假腺管型样形态特征，而低分化腺癌会亦会表现出假性鳞状细胞特征，这就使得一些小组织活检或细胞学样本难以对其进行确诊[3,6,12]。p40/p63 和 CK 5/6 的 IHC 染色具有的鉴别诊断意义，在鳞癌诊断中具有至关重要的作用。例如，基底细胞样鳞癌是一种无鳞状细胞分化形态特征的低分化肿瘤，极易与 SCLC 混淆。IHC 染色中 p40/p63、CK5/6 阳性及 TTF-1 阴性是其最主要的临床特点和鉴别诊断依据[6]。

2.3　肺大细胞癌（Large-Cell Lung arcinoa，LCLC）

肺大细胞癌发病率占所有肺癌的 2.9%[15]。肺大细胞癌是一种不具有鳞癌、腺癌和小细胞癌组织学及免疫组化特征的未分化非小细胞肺癌[16]。LCLC 的确诊需要依靠手术大标本，排除鳞癌、腺癌和小细胞癌以后才能做出诊断。因此，针吸活检或细胞学样难以确诊[6]。LCLC 的黏蛋白染色表达为阴性。在 IHC 染色中，LCLC 可能出现细胞角蛋白阳性表达，但 TTF-1 和 p40 为阴性[6]。LCLC 需要与大细胞神经内分泌癌（常有 TTF-1 阳性和神经内分泌标记物阳性表达）、实性腺癌（TTF-1阳性）、非角化型鳞状细胞癌，以及罕见的腺鳞癌（同时表现出腺癌和鳞癌分化）相鉴别[6]。另外，同上所述，一些小样本活检的肺癌中，其具有 NSCLC 的特征但没有 IHC 相关表型，这类统称为 NSCLC-NOS。

3　非小细胞肺癌的基因突变

近年来，通过对 NSCLC 研究，人们发现了越来越多的包括致癌基因和抑癌基因在内的新型基因突变。其中许多基因突变成为了癌症诊断的新的标记物或新的治疗靶点[5]。图 2.1 显示了 NSCLC 中分子靶点的相对应的比例。以下各种的基因突变呈现了非小细胞肺癌分子靶点的临床意义。

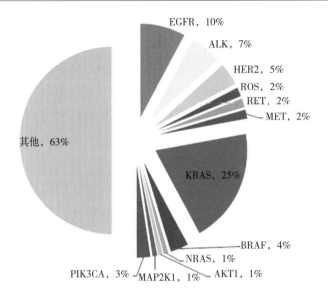

图 2.1　NSCLC 中各基因突变的所占比率。随着进一
步的研究，未来新的基因突变靶点的数目将逐步增加

3.1　表皮生长因子受体（Epidermal Growth Factor Receptor，EGFR）

　　表皮生长因子受体基因位于 7 号染色体短臂 12 区上[19]。该基因编码的蛋白质为跨膜糖蛋白，该蛋白是蛋白激酶家族的一员[19]。EGFR 在 40%～80% 的 NSCLC 和许多其他上皮肿瘤中存在过度表达现象。约 10% 的美国 NSCLC 患者和 35% 的东亚 NSCLC 患者 EGFR 突变阳性表达[20-22]。这些突变均发生在编码 EGFR 激酶结构域的 18～21 外显子内。EGFR 突变通常为杂合突变和等位基因的扩增[23]。约 90% 的 EG-FR 突变表现为 Exon 19 缺失或 Exon 21L858R 突变（即 21 外显子 2573 位点 T－G 转化致使精氨酸代替亮氨酸表达）[24]。这些突变增加了表皮生长因子受体激酶活性，导致下游信号通路的过度表达[25]。EGFR 突变常见于不吸烟（一生吸烟数量不超过 100 支）、女性、腺癌患者[20-22]。然而，亦有吸烟或既往吸烟、其他组织学类型患者 EGFR 突变阳性的报道。在 EGFR 突变的患者中，应用 EGFR 酪氨酸激酶抑制剂，如吉非替尼、尼罗替尼和阿法替尼，具有较好的临床效果。但是，绝大多数患者最终出现耐药以致肿瘤复发，其最常见的原因包括 20 外显子（T790M，60%）二次突变、MET 扩增和 PI3KCA 突变[5]。有趣的是，SCLC 转化也是其耐药的重要机制之一[5]。

3.2　间变性淋巴瘤激酶（Anaplastic Lymphoma Kinase，ALK）

　　间变性淋巴瘤激酶最初发现于染色体易位中，其可产生间变性淋巴瘤激酶羧酸基端激酶结构域和不同基因的氨基末端组成的融合蛋白[26]。ALK 基因位于 2 号染色体短臂 23 区上[27]。ALK 基因易位在全部肺癌中约占 3%～7%[28-30]。核仁磷酸蛋白（NPM）是间变性淋巴瘤激酶最常见的融合配体，其在间变性淋巴瘤激酶易位中约占 80%，且至少存在 6 种其他的融合配体[30-35]。在 NSCLC 中，以由部分带有间变性淋巴瘤激酶基因的棘皮动物微管相关蛋白样 4（EML4）基因与 ALK 基因构成的融合体较为常见。EML4 - ALK 是一种编码持续性酶活性细胞质嵌合蛋白的变异融合基因[36]。EML4 - ALK 融合基因常见于不吸烟或偶有吸烟（年吸烟量少于 10 包）[30,35]的腺泡、印戒细胞癌腺癌的年轻患者[28,34,37]。在 NSCLC 中也可存在罕见的如 KIF5B 和 TFG 的 ALK 融合配体[32,38]。通常，ALK 重排与 NSCLC 中的其他基因突变，如 EGFR 和 KRAS 突变不共存[28-30,39]。分离荧光原位杂交（fluorescence in situ hybridization，FISH）、IHC 以及逆转录聚合酶链反应（RT - PCR）是检测 ALK 融合基因的常见方法。分离荧光原位杂交是临床中检测间变性淋巴瘤激酶的标准方法[40]。在预临床实验中，一种特定 ALK 靶向抑制剂（辉瑞医药的克唑替尼，即 PF -02341066）可以抑制具有 ALK 基因突变的细胞的增殖，表明克唑替尼可以作为有 ALK 基因突变的恶性肿瘤的一个有效的药物靶点[41]。和所有的靶向治疗一样，克唑替尼的耐药是其治疗的难点，大多数有 EML4 - ALK 阳性 NSCLC 年轻患者最终都出现克唑替尼耐药[41]。其耐药包含两种突变：一是 EML4 - ALK 第 4374 位腺嘌呤替代鸟嘌呤，引起 ALK 第 1156 位（C1156Y）酪氨酸替代半胱氨酸，另一个是 ALK 第 4493 位腺嘌呤替代胞嘧啶，引起 ALK 第 1196 位（L1196M）亮氨酸替代蛋氨酸[42]。还有第三个突变——F1174L，见于一名 RANNBP2 - ALK 呈阳性的炎症性肌纤维母细胞肿瘤患者，虽然该突变不会直接阻止克唑替尼与 ALK 的结合，但可以降低 Ba/F3 细胞对克唑替尼的敏感性[43]。研究克唑替尼的耐药机制与进一步研究如何开发针对肿瘤增殖与耐药通路的胞内信号通路抑制剂同样至关重要。

3.3　人类表皮生长因子受体 2（Human Epidermal Growth Factor Receptor 2，HER2）

人类表皮生长因子受体 2（HER2），也称 ERBB2，NEU 或 EGFR2，是 EGFR 家族的成员之一，其在细胞的生长、分化和存活中起着重要的作用。HER2 是位于第 17 号染色体 12 区的原癌基因，该基因编码受体酪氨酸激酶的表皮生长因子（EGF）受体家族的成员之一[44]。HER2 蛋白质本身没有配体结合结构域，因此不能结合生长因子。然而，HER2 能和 EGF 受体家族成员的其他配体紧密结合形成了异质二聚体，该异质二聚体稳定了结合配体并增强了下游信号通路激酶的活性，如丝裂原活化蛋白激酶和磷脂酰肌醇 - 3 激酶的下游信号通路。最近的研究表明，在非小细胞肺癌中，HER2 的酪氨酸激酶结构域的激活突变率不到 5%[45-47]。研究表明，HER2

突变与不吸烟、亚裔、女性及腺癌，尤其是鳞屑状腺癌密切相关[45-47]。然而，HER2 突变亦可见于吸烟或既往吸烟的非小细胞癌患者[45,46]。绝大多数 HER2 突变由位于 776 位密码子的 YVMA 处 20 外显子中氨基酸序列的 12 碱基对复制/插入所引起的[48,49]。20 外显子第 20 碱基对的插入导致 HER2 激酶活性增加并通过下游通路增强信号传导，使其存活率、侵袭力和癌变率增加[50]。

3.4 ROS 原癌基因，受体酪氨酸激酶（ROS Proto – Oncogene 1，Receptor Tyrosine Kinase，ROS）

ROS1 原癌基因位于 6 号染色体长臂 22 区上，它是酪氨酸激酶胰岛素受体基因家族的一部分结构，也是具有生长或分化因子受体作用的酪氨酸激酶活性的 I 型整合膜蛋白。ROS1 重排产生持续性活性融合蛋白，其在非小细胞肺癌中约占 1%~2%[51-52]。非小细胞肺癌的 ROS1 基因重排好发于不吸烟或轻度吸烟的年轻腺癌患者（<50 岁）[51]，其与 EGFR 突变，KRAS 突变和 ALK 重排不共存[53]。非小细胞肺癌中存在如 SLC34A2 – ROS1，CD74 – ROS1，EZR – ROS1，TPM3 – ROS1 和 SDC4 – ROS1 等几种类型的 ROS1 重排[38,52,53]。在预临床研究中，除 ALK 和 MET 外，克唑替尼在 ROS1 重排的晚期 NSCLC 患者中亦可获得良好的疗效[51,52]。此外，Shaw 等人的临床试验表明，通过对 50 例 ROS1 重排阳性的晚期 NSCLC 患者予以克唑替尼治疗，发现其中 33 例患者得到部分缓解和 3 例患者完全缓解，提示其具有明显的抗肿瘤活性。有趣的是，克唑替尼的疗效与 ROS1 重排的具体类型无关[54]。

3.5 RET 原癌基因（Ret Proto – Oncogene，RET）

RET 基因位于 10 号染色体长臂 11.2 区上，其编码一种参与细胞增殖、迁移和分化的酪氨酸激酶[55]。RET 点突变和融合常见于甲状腺髓样癌和甲状腺乳头状癌。最新研究表明，在非小细胞肺癌中亦可出现 RET 重排并且与其他配偶体驱动蛋白家族成员 5B（KIF5B）密切相关[53,56-58]。其他配体还包括 CCDC6 – RET、NCOA4 – RET 和 TRIM33 – RET 等[59]。有研究报道，在非小细胞肺癌中，RET 重排约占 1%~2%[53,57,58]。与 ALK 和 ROS1 等其他重排一样，RET 融合与吸烟史、腺癌尤其是低分化腺癌、年轻患者（年龄≤60 岁）密切相关[59]。通常，RET 重排与其他致癌驱动因子（如 EGFR、KRAS、ALK 和 ROS1）不共存，这表明 RET 重排是一种新型的特异的非小细胞肺癌分子亚型[53,57,59]。有报道称，RET 融合具有致癌性，体外试验研究表明像凡德他尼、索拉非尼和舒尼替尼等小分子药物可作为 RET 融合产物的抑制剂[58]。最近的一项研究表明，RET 抑制剂卡博替尼在 RET 融合阳性的肺腺癌患者中具有较好的疗效。

3.6 受体 1 型（TrkA）融合基因 ［NTRK1 (TrkA) Fusion］

神经营养酪氨酸激酶受体 1 型（NTRK1），也称为原肌球蛋白受体激酶 A（Tr-kA）或高亲和力神经生长因子受体，是位于 1 号染色体长臂 21 ~ 22 区[61-62]上 NTRK1 编码的蛋白质。NTRK1 是受体酪氨酸激酶及受体酪氨酸激酶原肌球蛋白相关激酶（TRK）超家族的成员之一[61,62]。神经生长因子（NGF）配体激活 NTRK1 后，NTRK1 会通过 MAPK、磷脂酰肌醇 3 - 激酶（PI3K）和 PLC - γ 控制细胞生长和分化[63]。NTRK1 融合好发于大肠癌、甲状腺癌和多形性胶质母细胞瘤[64-66]。一项肺癌研究报道，在 3.3% 的病例中（91 例患者中有 3 例）存在 NTRK1 融合，该比率与 ADC 所占比率相同[67]。同一项研究中，单独应用 FISH 不能鉴别 MPRIP - NTRK1 与 CD74 - NTRK1 两种 NTRK1 融合蛋白，但结合荧光原位杂交（FISH）和 NTRK1 断裂探针可将其鉴别[67]。NTRK1 融合通过自身磷酸化激活 NTRK1 激酶活性，从而产生致癌性[67]。NTRK1 融合的重要性在于它们是一个新的潜在治疗靶点，因为在预临床的细胞试验中发现 NTRK1 抑制剂有较好的抗肿瘤作用[67]。最近研究表明，在一例有 LMNA - NTRK1 融合的转移性肉瘤患者中，应用特异性口服抗 TRK 家族受体的抑制剂 LOXO - 101 取得了较好的临床疗效[68]。然而，作为一个新的靶点，NTRK1 融合价值有待进一步研究。

3.7 间充质上皮细胞转化因子（MET）

该基因编码具有酪氨酸激酶活性的受体。单链前体蛋白在翻译后加工形成 α 和 β 两个亚基，这两个亚基通过二硫键连接形成活性受体[69]。MET 与肝细胞生长因子/HGF 配体结合将信号从细胞外基质转导到细胞质来调节包括增殖、迁移、侵袭和存活等许多生理过程[69]。位于 7 号染色体长臂 31 区的 MET 基因可发生基因突变或基因扩增，尤其好发于脑信号蛋白（sema）结构域和近膜（JM）结构域中[71,72]。MET 基因突变亦好发于肺癌细胞外和近膜结构域[73-74]。外显子 2 编码的细胞外 SE-MA 信号蛋白结构域是受体二聚化和活化所必需的[75]。在肺癌中的确存在该基因突变。然而，由于某些组织学和种族差异，这些突变基因的生物相关性有待进一步研究。非小细胞肺癌中 MET 和 HGF 蛋白的过度表达与肿瘤分期较晚和预后较差密切相关[76-79]，多项研究表明，2% ~ 20% 的 EGFR TKI 治疗无效的腺癌患者存在 MET 扩增[80-82]。最近的一项研究表明，在肺癌和其他肿瘤中，多种 14 外显子剪接突变（METex14）激活 MET 是其重要机制[83]。METex14 突变在肺腺癌中更为常见（3%）[83]。重要的是，体外试验表明，MET 抑制剂对 METex14 突变阳性细胞有明显抑制作用，提示其在临床中可能具有较好的疗效[83]。当前，亦有多项临床试验表明，MET 和 HGF 是非小细胞肺癌患者治疗的重要靶点之一。

3.8　Kirsten 大鼠肉瘤病毒致癌基因同源（Kirsten Rat Scarcoma Viral Onco-gene Homolog，KRAS）

　　KRAS 是位于 12 号染色体短臂 12.1 区上的原癌基因，其编码的 KRAS 蛋白主要调节细胞分裂[84]。KRAS 是 RAS/MAPK 信号通路的一部分，并将细胞外的信号传递到细胞核[85]。约 15%～25% 的肺腺癌患者中存在活性 KRAS 基因点突变。KRAS 突变在肺鳞癌中并不常见[86]。KRAS 基因突变在肿瘤发生发展中具有至关重要的作用，且在不同的细胞或组织中作用不尽相同[87]。癌细胞中 KRAS 基因突变好发于 1 外显子的第 12 和 13 位密码子，少数可见于密码子 61、63、117、119 和 146[88]。KRAS 突变与吸烟史具有明确的相关性[89]。然而，相对于西方患者，不吸烟的东亚患者较少发生 KRAS 突变[90,91]。KRAS 也是众多癌症中最常见的突变癌基因之一，它是 NSCLC 患者 EGFR - TKI 耐药的重要预测因子[86,92,93]。研究表明，无论 EGFR 拷贝数是否增加，在应用 EGFR - TKI 抑制剂治疗在外显子 1，密码子 12、13 或 61 激活的 KRAS 突变的患者时，EGFR - TKI 抑制剂难以产生抗肿瘤活性，并且有高达 96% 患者出现肿瘤进展[94]。同时，KRAS 突变可能提示 EGFR TKIs 抑制剂如厄洛替尼、吉非替尼治疗无效[92,95]。

3.9　B - Raf 原癌基因，丝氨酸/苏氨酸蛋白激酶（B - Raf Proto - Oncogene，Serine/Threonine Kinase，BRAF）

　　BRAF 基因是原癌基因，位于 7 号染色体长臂的 34 区[96]。该基因编码的是将化学信号从细胞外传递到细胞核的一种丝氨酸/苏氨酸激酶[96]。BRAF 是可以调节细胞增殖、分化、迁移和凋亡的 RAS/MAPK 信号传导通路的重要组成部分。BRAF 突变在黑色素瘤中（约占 50%～70%）比肺癌（约占 1%～4%）更常见[97-103]。在黑色素瘤中在大多数 BRAF 突变发生在激酶结构域 15 外显子中的缬氨酸 600（V600），相反，肺癌中的 BRAF 突变发生在激酶结构域 11 和 15 外显子，如 G469A 和 D594G，且不能与 EGFR 和 KRAS 突变共存[101]。非小细胞肺癌中的 BRAF 突变最常发生于吸烟或既往吸烟的腺癌患者[101,102]。临床上，如威罗菲尼和达拉菲尼等 BRAF 抑制剂可能对 V600 - BRAF 突变患者具有较好的临床效果[104,105]。在非小细胞肺癌中，作用于 BRAF 通路的靶向药物具有较好的疗效。例如，Gautschi 等人报道在 BRAF 突变肺腺癌中应用 BRAF 抑制剂产生了较好的临床效果[106]。此外，最近一项关于多种非黑色素瘤肿瘤 BRAF v600 突变的研究中，通过对在非小细胞肺癌中威罗菲尼疗效观察，证实了 BRAF 抑制剂在 BRAF 突变阳性的肺癌患者中的潜在抗肿瘤活性[107]。曲美替尼和达拉菲尼的联合应用也被证实有效。

3.10 神经母细胞瘤 RAS 病毒（V – Ras）致癌基因同源［Neuroblastoma RAS Viral（V – Ras）Oncogene Homolg，NRAS］

NRAS 基因位于染色体短臂 13.2 区，主要编码参与调节细胞分裂的 NRAS 蛋白质[108]。尽管 NRAS 基因突变可能是肺癌发生发展的机制之一，其发病率极其罕见，仅约占 NSCLC 的 1%[79,109-111]。NRAS 突变好发于吸烟的肺腺癌患者[81,112]。在大多数情况下，这些突变发生在密码子 61，亦有在密码子 12 突变的报道[81]。这些突变导致 NRAS 信号通路持续性激活。目前，还未发现 NRAS 抑制剂，但预临床实验表明 MEK 抑制剂可能对 NRAS 突变有效[81,113]。

3.11 v – AKT 鼠胸腺瘤病毒致癌基因同源 1（v – AKT Murine Thymoma Viral Oncogene Homolog，AKT1）

AKT1 基因位于 14 号染色体长臂 32.32 区。AKT1 基因编码的 AKT1 丝氨酸/苏氨酸蛋白激酶存在于各种类型的细胞中，其在细胞增殖、分化和存活的相关信号通路中起着关键作用[114]。AKT1 是控制细胞凋亡的 PI 3K 通路的下游介质[114]。AKT1 突变在肺癌中很少见，仅约占 NSCLC 的 1%[115,116]。AKT1 调节结构域的突变可引起体内和体外细胞配体结合位点的结构改变[117]。通过 IHC 可以在肺上皮细胞中检测到 AKT1，而基质细胞不存在 AKT1。在正常肺组织中，AKT1 仅存在于细胞质中，而在肿瘤组织中，AKT1 可在细胞膜上出现染色[116]。尽管 AKT1 突变在 NSCLC 中相对罕见，其仍可能成为特定亚型 NSCLC 的潜在分子靶点。

3.12 丝裂原活化蛋白激酶 1（Mitogen – Activated Protein Kinase 1，MAP2K1）

MAP2K1 基因能提供产生 MEK1 蛋白激酶的信号。MEK1 是可以将化学信号从细胞外传递到细胞核的 RAS/MAPK 信号通路的重要组成部分[118]。RAS/MAPK 信号传递有助于控制细胞的增殖、分化和凋亡。MAP2K1 基因位于 15 号染色体长臂的第 22.1 区和第 22.33 区之间。在 NSCLC 中，MAP2K1 突变占不到 1%，该突变在腺癌中比鳞癌更为常见[11,120]。一项 MEK1 突变肺腺癌病例回顾性研究表明，这些突变与吸烟史密切相关，与年龄、性别、种族及分期无关[119]。MAP2K1 最常见的突变是 K57N（64%）和 Q56P（19%），MEK1 突变与 EGFR、KRAS、BRAF 以及其他驱动突变不共存[119]。

3.13　磷脂酰肌醇 -4，5 -二磷酸 3 -激酶，催化亚基 α（Phosphatidylinositol -4，5 -Bisphosphate 3 -Kinase，Catalytic Subunit Alpha，PIK3CA）

PIK3CA 基因位于 3 号染色体长臂 26.3 区[121]。PIK3CA 编码 PI3K 酶亚基，p110α 蛋白[122]。该蛋白为催化亚基，而另一个亚基调节酶的活性[121]。PI3K 信号通路在细胞增殖、迁移和存活中具有重要作用。PIK3CA 突变好发于人上皮细胞癌，和 KRAS 一样，是人类恶性肿瘤中最常见的两大突变原癌基因之一[121,123]。上皮细胞癌在其突变率方面表现出个体差异，在 NSCLC 中 PIK3CA 突变约占 1%~3%，其主要作用于螺旋结合域（9 外显子，E545K 或 E542K）或催化亚基（20 外显子，H1047R 或 H1047L）[126]。相对于腺癌，PIK3CA 突变更好发于鳞癌[124]，亦可见于从不吸烟的患者。PIK3CA 突变可与 KRAS 和 EGFR 突变同时存在，并且 KRAS 突变比 EGFR 更常见[91,127]。PIK3CA -KRAS 突变在西方国家较普遍[128]，而 PIK3CA -EG-FR 突变在东方肺癌患者中更为常见[91,129]。

4　NSCLC 的诊断与基因检测

现今，NSCLC 的诊断流程是首先通过空心针穿刺活检术（CNB）穿刺取得小活检样本，或应用细针穿刺提取细胞样本，再由病理学家来确诊非小细胞肺癌并明确其具体类型如腺癌或鳞癌。靶向治疗的出现，给病理学家带来了新的挑战，使得他们必须在有限的小样本中，既要明确病理诊断，又要完善基因检测。NSCLC 的诊断和分子测试包括以下步骤。

4.1　NSCLC 的病理诊断

如前所述，病理分类以苏木精 -伊红（HE）染色的组织切片开始，在显微镜下分析组织切片的细胞形态学变化，以确定非小细胞肺癌，然后尝试将其归分为某一主要亚型，如 ADC、SqCC、LCLC，或特殊的亚型。然而，有时组织学诊断的作用可能有限，特别是在小样本活检或低分化肿瘤中，肿瘤分类变得极为困难。在这些情况下，辅助诊断技术将有助于病理分类。常见的辅助诊断标志物包括 TTF -1、p40 和黏蛋白。

4.1.1　甲状腺转录因子（TTF -1）

TTF -1 是由 NKX2 -1 基因编码的蛋白质，也称为 NK2 同源框 1（NKX2 -1）。TTF -1 调节甲状腺、肺和间脑分化基因的转录。在病理诊断中，IHC 染色细胞核中 TTF -1 是鉴定甲状腺或肺分化的方法。在正常的肺中，TTF -1 存在于一些支气管上皮细胞、Ⅱ型肺细胞和棒状细胞（Clara 细胞）中。在肿瘤中，约 60%~74% 的腺癌和 6%~32% 的鳞癌 TTF－1 阳性表达，研究结果的差异与各项实验及抗体有关[130]。在病理诊断中，TTF－1 表达是确诊腺癌的重要标志物[12]。有趣的是，人们还发现在腺癌中，TTF－1 表达提示患者预后相对较好[130,131]。

4.1.2　p40

p40 是由 TP63 基因编码的 p63 同工型蛋白，也称为 ΔNp63－a。ΔNp63 在皮肤发育、成人体内的干细胞/祖细胞调节中发挥着多种功能[132]。在病理学中，p40 可以在许多基底细胞（前列腺、乳腺上皮细胞）的细胞核和鳞状细胞中表达。在病理诊断中，因近 100% 的鳞癌以及 3% 的腺癌表达 p40，其成为明确鳞状细胞分化的重要标志物[12]。通常，p40 和 TTF－1 同时应用于病理诊断中（图 2.2）[12]。

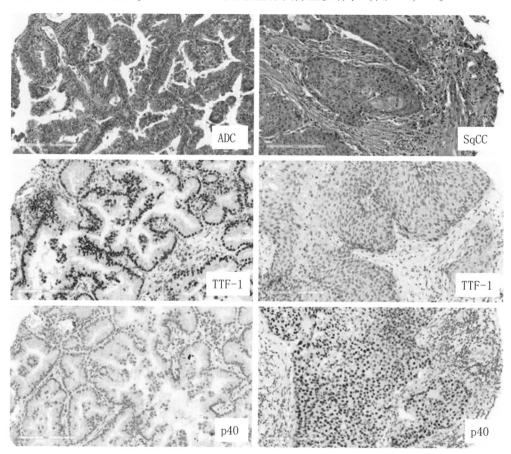

图 2.2　腺癌和鳞癌的病理诊断。腺癌是一种上皮细胞排列呈现腺状结构的肿瘤，TTF－1 常为阳性表达，p40 阴性。相反，鳞癌是一种上皮细胞紧密排列的肿瘤，有时呈现角化等鳞状细胞分化的迹象，TTF－1 常为阴性，p40 阳性（此图为 20 倍物镜从经光圈扫描的载玻片上拍摄的显微照片）

4.1.3　黏蛋白实验

这是一种用于检测黏蛋白的老式组织化学染色法，黏蛋白是一种分布在包括呼吸上皮细胞在内的几种腺上皮的高分子量糖蛋白。黏蛋白染色也可用于腺癌的鉴别诊断，特别是实性肿瘤的诊断，当在两个显微镜下的高倍视野（×400）中发现≥5个肿瘤细胞的细胞质中呈现黏蛋白染色时则为阳性[6,14,133]。

4.2　NSCLC 的基因检测

靶向治疗的出现为探索和验证具有评估预后和指导治疗意义的新的标志物开启了新的大门[5]。现今，病理学家必须应用上述技术，在通过 CNB 或 FNA 获得的小样本中，将 NSCLC 细分为腺癌或鳞癌[5,6]。其重要性主要体现在腺癌最新的治疗研究进展。当肿瘤诊断为腺癌或倾向于腺癌时，进行常规的基因检测，以检测包括 EGFR 突变、ALK 和 ROS 重排等在内的上述重要的基因突变，可以为肿瘤患者的靶向治疗提供有力的指导意见。目前，复合 PCR 和二代测序（NGS）等技术，可以为肿瘤患者提供特异的高通量的基因分析，成为了癌症精准医学的重要组成部分[5]。

5　未来研究方向：免疫治疗的革新及其在肺癌诊断和治疗中的应用

随着高通量测序技术在癌症中开发和应用，越来越多的新型癌症标记物被发现并得到证实，并有助于癌症精准医学治疗的发展[134]。例如，精准医学需要提供个体详细的肿瘤分子生物信息，从而为特定肿瘤设计靶向治疗策略。

癌症免疫疗法的发展为癌症治疗拓展了一个全新领域。包括程序性死亡配体 1（PD‐L1，也称为 B7‐H1 或 CD274）和程序性细胞死亡蛋白 1（PD1 或 CD279）在内的免疫检查点的特异性阻断，可以激活免疫系统，尤其是激活 T 淋巴细胞，以攻击肿瘤细胞[135,136]。免疫疗法在治疗黑色素瘤、肾癌和肺癌等一些实体瘤的过程中取得了可喜的疗效。然而，在肺癌中仍需要进一步的研究数据[137‐139]。目前，非小细胞肺癌的病理诊断中增加了用于表达关键免疫检查点的 IHC 标记物，如 PD‐L1、PD‐L2、VISTA、B7‐H3 和 B7‐H3 等[140]。此外，还要特别注意肿瘤区域中存在的炎性细胞的数量和种类，这些炎性细胞包括各种亚型的肿瘤浸润淋巴细胞（TILs）和肿瘤相关巨噬细胞（TAMs）[141]。由此，根据 T 细胞浸润和 PD‐L1 表达提出了一种全新的肿瘤免疫学分类，共四类：Ⅰ 型即获得性免疫耐受型（TIL＋，PD‐L1＋）、Ⅱ 型即免疫无反应型（TIL－，PD‐L1－）、Ⅲ 型即免疫耐受型（TIL＋，PD‐L1－）和 Ⅳ 型即原发诱导表达型（TIL－，PD‐L1＋）。肿瘤免疫分类在免疫治疗中的临床价值使得病理学家将免疫标记物应用于临床实践中。

病理学家面临的挑战之一是在活组织检查的应用 IHC 染色来评估 PD－L1 的表达情况。目前，只有少量的抗体和克隆可以用于诊断，而且必须采用特殊染色平台和特定的评分系统来进行评估，其中部分抗体仍尚未得到完全验证[143]。克隆 22C3（Dako）是经验证并获得 FDA 批准的 PD－L1 抗体之一，当肿瘤细胞的细胞膜表达大于 50% 时，派姆单抗（一种靶向 PD－L1 的单克隆治疗抗体）具有较好的疗效[144]。另一种获得 FDA 批准的检测方法是抗体克隆 28－8（Dako and Abcam），这是对人体 IgG4 型的 PD－1 抑制剂——纳武单抗的有效性评估进行的补充检测。有趣的是，近来一项研究对比了纳武单抗和多西他赛在已进行过药物治疗的进展期鳞癌患者中的疗效，发现无论 PD－L1 抗体克隆 28－8 评估的 PD－L1 表达水平如何，使用纳武单抗药物治疗后患者的总生存率、反应率、无进展生存率都明显高于多西他赛组[145]。另一项类似的晚期非鳞状细胞肺癌的研究发现，表达 PD－L1 的肿瘤患者，应用纳武单抗比应用多西他赛能获得更长的总生存期[146]。在这项研究中，随着 PD－L1 表达水平的提高（大于膜阳性肿瘤细胞的 1%、5% 和 10%），有效率逐步升高；所有表达水平的 OS 曲线都有明显分离[146]。有趣的是，这两项研究似乎都表明，无论 PD－L1 的表达水平如何，纳武单抗对于晚期 NSCLC 而言都是一种可靠的治疗手段[145,146]。评估 PD－L1 的另一个挑战是，PD－L1 不仅在肿瘤细胞中表达，而且在肿瘤炎性浸润细胞中亦有表达，这些细胞包括巨噬细胞、树突状细胞和 T 细胞[147]。PD－L1 阳性的炎症细胞比呈 PD－L1 阳性的肿瘤上皮细胞更为常见。Herbest 等人[147]的研究表明，对于肿瘤细胞和炎症细胞的 PD－L1 评估是具有临床指导意义的。此外，由于肿瘤浸润性炎症细胞成分可能与免疫治疗的临床反应相关，肿瘤中的基因突变负荷也可能与之相关。Rizvi 等人[148]针对 NSCLC 的研究表明，肿瘤中较高的非同义突变负荷往往提示更高的客观缓解率、更长久的临床获益和无进展生存期。综上所述，肺癌的新分类将有赖于重点基因突变状态和免疫表达情况的有机结合。

6 小结

肺癌是一个复杂而多样的疾病，需要多学科的诊断、分类和治疗。大规模基因检测和靶向治疗的出现，预示着个性化的、高效的癌症治疗将成为未来的主要方向。同时，新兴的癌症免疫治疗革新已经重新定义了癌症的分类和治疗，为肺癌患者打开了充满希望的新窗口。然而，此领域仍然需要进一步进行研究，将基因组学和免疫学中的复杂信息进行整合，并应用于肺癌的重新分类中，以提高临床治疗效果。

参考文献

［1］ American Cancer Society（2015）Cancer facts & figures 2015. American Cancer Society，Atlanta

［2］ Herbst RS，Heymach JV，Lippman SM（2008）Lung cancer. N Engl J Med 359（13）：1367 – 1380

［3］ Travis WD et al（2013）Diagnosis of lung adenocarcinoma in resected specimens：implications of the 2011 International Association for the Study of Lung Cancer/American Thoracic Society/European Respiratory Society classification. Arch Pathol Lab Med 137（5）：685 – 705

［4］ Travis WD，Brambilla E，Riely GJ（2013）New pathologic classification of lung cancer：relevance for clinical practice and clinical trials. J Clin Oncol 31（8）：992 – 1001

［5］ Fujimoto J，Wistuba Ⅱ（2014）Current concepts on the molecular pathology of non – small cell lung carcinoma. Semin Diagn Pathol 31（4）：306 – 313

［6］ Travis WD，Bambrilla E，Burke AP，Marx A，Nicholson AG（2015）WHO classification of tumours of the lung，pleura，thymus and heart，4th edn. IARC WHO Classification of Tumours 2015：World Health Organization

［7］ Biesalski HK et al（1998）European consensus statement on lung cancer：risk factors and prevention. Lung Cancer Panel. CA Cancer J Clin 48（3）：167 – 76（discussion 164 – 166）

［8］ Hecht SS（2012）Lung carcinogenesis by tobacco smoke. Int J Cancer 131（12）：2724 – 2732

［9］ Khuder SA（2001）Effect of cigarette smoking on major histological types of lung cancer：a meta – analysis. Lung Cancer 31（2 – 3）：139 – 148

［10］ Rosai J（2007）Why microscopy will remain a cornerstone of surgical pathology. Lab Invest 87（5）：403 – 408

［11］ Kadota K et al（2015）Reevaluation and reclassification of resected lung carcinomas originally diagnosed as squamous cell carcinoma using immunohistochemical analysis. Am J Surg Pathol 9：1170 – 1180

［12］ Rekhtman N et al（2011）Immunohistochemical algorithm for differentiation of lung adenocarcinoma and squamous cell carcinoma based on large series of whole – tissue sections with validation in small specimens. Mod Pathol 24（10）：1348 – 1359

［13］ Travis WD，Rekhtman N（2011）Pathological diagnosis and classification of lung cancer in small biopsies and cytology：strategic management of tissue for molecular testing. Semin Respir Crit Care Med 32（1）：22 – 31

［14］ Travis WD et al（2011）International association for the study of lung cancer/American Thoracic Society/European Respiratory Society international multidisciplinary classification of lung adenocarcinoma. J Thorac Oncol 6（2）：244 – 285

［15］ Dela Cruz CS，Tanoue LT，Matthay RA（2011）Lung cancer：epidemiology, etiology, and prevention. Clin Chest Med 32（4）：605 – 644

［16］ Shimosato Y et al（1980）Prognostic implications of fibrotic focus（scar）in small peripheral lung cancers. Am J Surg Pathol 4（4）：365 – 373

［17］ Russell PA et al（2011）Does lung adenocarcinoma subtype predict patient survival? A clinicopathologic study based on the new International Association for the Study of Lung Cancer/American Thoracic Society/European Respiratory Society international multidisciplinary lung adenocarcinoma classification. J Thorac Oncol 6 （9）：1496 － 1504

[18] Russell PA et al （2013） Correlation of mutation status and survival with predominant histologic subtype according to the new IASLC/ATS/ERS lung adenocarcinoma classification in stage Ⅲ （N2） patients. J Thorac Oncol 8 （4）：461 － 468

[19] Voldborg BR et al （1997） Epidermal growth factor receptor （EGFR） and EGFR mutations, function and possible role in clinical trials. Ann Oncol 8 （12）：1197 － 1206

[20] Lynch TJ et al （2004） Activating mutations in the epidermal growth factor receptor underlying responsiveness of non － small － cell lung cancer to gefitinib. N Engl J Med 350 （21）：2129 － 2139

[21] Paez JG et al （2004） EGFR mutations in lung cancer：correlation with clinical response to gefitinib therapy. Science 304 （5676）：1497 － 1500

[22] Pao W et al （2004） EGF receptor gene mutations are common in lung cancers from "never smokers" and are associated with sensitivity of tumors to gefitinib and erlotinib. Proc Natl Acad Sci US A 101 （36）：13306 － 13311

[23] Soh J et al （2009） Oncogene mutations, copy number gains and mutant allele specific imbalance （MASI） frequently occur together in tumor cells. PLoS ONE 4 （10）：e7464

[24] Ladanyi M, Pao W （2008） Lung adenocarcinoma：guiding EGFR － targeted therapy and beyond. Mod Pathol 21 （Suppl 2）：S16 － S22

[25] Sordella R et al （2004） Gefitinib － sensitizing EGFR mutations in lung cancer activate anti － apoptotic pathways. Science 305 （5687）：1163 － 1167

[26] Morris SW et al （1994） Fusion of a kinase gene, ALK, to a nucleolar protein gene, NPM, in non － Hodgkin's lymphoma. Science 263 （5151）：1281 － 1284

[27] Roskoski R Jr （2013） Anaplastic lymphoma kinase （ALK）：structure, oncogenic activation, and pharmacological inhibition. Pharmacol Res 68 （1）：68 － 94

[28] Kwak EL et al （2010） Anaplastic lymphoma kinase inhibition in non － small － cell lung cancer. N Engl J Med 363 （18）：1693 － 1703

[29] Shinmura K et al （2008） EML4 － ALK fusion transcripts, but no NPM － , TPM3 － , CLTC － , ATIC － , or TFG － ALK fusion transcripts, in non － small cell lung carcinomas. Lung Cancer 61 （2）：163 － 169

[30] Wong DW et al （2009） The EML4 － ALK fusion gene is involved in various histologic types of lung cancers from nonsmokers with wild － type EGFR and KRAS. Cancer 115 （8）：1723 － 1733

[31] Choi YL et al （2008） Identification of novel isoforms of the EML4 － ALK transforming gene in non － small cell lung cancer. Cancer Res 68 （13）：4971 － 4976

[32] Takeuchi K et al （2009） KIF5B － ALK, a novel fusion oncokinase identified by an immunohistochemistry － based diagnostic system for ALK － positive lung cancer. Clin Cancer Res 15 （9）：3143 － 3149

[33] Horn L, Pao W （2009） EML4 － ALK：honing in on a new target in non － small － cell lung cancer. J Clin Oncol 27 （26）：4232 － 4235

[34] Koivunen JP et al （2008） EML4 － ALK fusion gene and efficacy of an ALK kinase inhibitor in lung cancer. Clin Cancer Res 14 （13）：4275 － 4283

[35] Soda M et al （2007） Identification of the transforming EML4 － ALK fusion gene in non － small － cell lung cancer. Nature 448 （7153）：561 － 566

[36] Shaw AT et al （2009） Clinical features and outcome of patients with non － small － cell lung

cancer who harbor EML4 – ALK. J Clin Oncol 27 （26）：4247 – 4253

[37] Mano H （2008） Non – solid oncogenes in solid tumors：EML4 – ALK fusion genes in lung cancer. Cancer Sci 99 （12）：2349 – 2355

[38] Rikova K et al （2007） Global survey of phosphotyrosine signaling identifies oncogenic kinases in lung cancer. Cell 131 （6）：1190 – 1203

[39] Inamura K et al （2009） EML4 – ALK lung cancers are characterized by rare other mutations, a TTF – 1 cell lineage, an acinar histology, and young onset. Mod Pathol 22 （4）：508 – 515

[40] Yi ES et al （2011） Correlation of IHC and FISH for ALK gene rearrangement in non – small cell lung carcinoma：IHC score algorithm for FISH. J Thorac Oncol 6 （3）：459 – 465

[41] Bang YJ （2011） The potential for crizotinib in non – small cell lung cancer：a perspective review. Ther Adv Med Oncol 3 （6）：279 – 291

[42] Choi YL et al （2010） EML4 – ALK mutations in lung cancer that confer resistance to ALK inhibitors. N Engl J Med 363 （18）：1734 – 1739

[43] Sasaki T et al （2010） The neuroblastoma – associated F1174L ALK mutation causes resistance to an ALK kinase inhibitor in ALK – translocated cancers. Cancer Res 70 （24）：10038 – 10043

[44] Popescu NC, King CR, Kraus MH （1989） Localization of the human erbB – 2 gene on normal and rearranged chromosomes 17 to bands q12 – 21. 32. Genomics 4 （3）：362 – 366

[45] Buttitta F et al （2006） Mutational analysis of the HER2 gene in lung tumors from Caucasian patients：mutations are mainly present in adenocarcinomas with bronchioloalveolar features. Int J Cancer 119 （11）：2586 – 2591

[46] Shigematsu H et al （2005） Somatic mutations of the HER2 kinase domain in lung adenocarcinomas. Cancer Res 65 （5）：1642 – 1646

[47] Stephens P et al （2004） Lung cancer：intragenic ERBB2 kinase mutations in tumours. Nature 431 （7008）：525 – 526

[48] Serizawa M et al （2014） Assessment of mutational profile of Japanese lung adenocarcinoma patients by multitarget assays：a prospective, single – institute study. Cancer 120 （10）：1471 – 1481

[49] Li C et al （2014） Prognostic value analysis of mutational and clinicopathological factors in non – small cell lung cancer. PLoS ONE 9 （9）：e107276

[50] Wang SE et al （2006） HER2 kinase domain mutation results in constitutive phosphorylation and activation of HER2 and EGFR and resistance to EGFR tyrosine kinase inhibitors. Cancer Cell 10 （1）：25 – 38

[51] Bergethon K et al （2012） ROS1 rearrangements define a unique molecular class of lung cancers. J Clin Oncol 30 （8）：863 – 870

[52] Davies KD et al （2012） Identifying and targeting ROS1 gene fusions in non – small cell lung cancer. Clin Cancer Res 18 （17）：4570 – 4579

[53] Takeuchi K et al （2012） RET, ROS1 and ALK fusions in lung cancer. Nat Med 18 （3）：378 – 381

[54] Shaw AT et al （2014） Crizotinib in ROS1 – rearranged non – small – cell lung cancer. N Engl J Med 371 （21）：1963 – 1971

[55] Knowles PP et al （2006） Structure and chemical inhibition of the RET tyrosine kinase domain. J Biol Chem 281 （44）：33577 – 33587

[56] Ju YS et al （2012） A transforming KIF5B and RET gene fusion in lung adenocarcinoma re-

vealed from whole – genome and transcriptome sequencing. Genome Res 22 （3）：436 – 445

［57］ Kohno T et al （2012） KIF5B – RET fusions in lung adenocarcinoma. Nat Med 18 （3）：375 – 377

［58］ Lipson D et al （2012） Identification of new ALK and RET gene fusions from colorectal and lung cancer biopsies. Nat Med 18 （3）：382 – 384

［59］ Wang R et al （2012） RET fusions define a unique molecular and clinicopathologic subtype of non – small – cell lung cancer. J Clin Oncol 30 （35）：4352 – 4359

［60］ Drilon A et al （2013） Response to Cabozantinib in patients with RET fusion – positive lung adenocarcinomas. Cancer Discov 3 （6）：630 – 635

［61］ Sossin WS （2006） Tracing the evolution and function of the Trk superfamily of receptor tyrosine kinases. Brain Behav Evol 68 （3）：145 – 156

［62］ Nakagawara A （2001） Trk receptor tyrosine kinases：a bridge between cancer and neural development. Cancer Lett 169 （2）：107 – 114

［63］ Alberti L et al （2003） RET and NTRK1 proto – oncogenes in human diseases. J Cell Physiol 195 （2）：168 – 186

［64］ Martin – Zanca D, Hughes SH, Barbacid M （1986） A human oncogene formed by the fusion of truncated tropomyosin and protein tyrosine kinase sequences. Nature 319 （6056）：743 – 748

［65］ Greco A, Miranda C, Pierotti MA （2010） Rearrangements of NTRK1 gene in papillary thyroid carcinoma. Mol Cell Endocrinol 321 （1）：44 – 49

［66］ Kim J et al （2014） NTRK1 fusion in glioblastoma multiforme. PLoS ONE 9 （3）：e91940

［67］ Vaishnavi A et al （2013） Oncogenic and drug – sensitive NTRK1 rearrangements in lung cancer. Nat Med 19 （11）：1469 – 1472

［68］ Doebele RC et al （2015） An oncogenic NTRK fusion in a patient with soft – tissue sarcoma with response to the tropomyosin – related kinase inhibitor LOXO – 101. Cancer Discov 5 （10）：1049 – 1057

［69］ Trusolino L, Bertotti A, Comoglio PM （2010） MET signalling：principles and functions in development, organ regeneration and cancer. Nat Rev Mol Cell Biol 11 （12）：834 – 848

［70］ Zhen Z et al （1994） Structural and functional domains critical for constitutive activation of the HGF – receptor （Met）. Oncogene 9 （6）：1691 – 1697

［71］ Yi S, Tsao MS （2000） Activation of hepatocyte growth factor – met autocrine loop enhances tumorigenicity in a human lung adenocarcinoma cell line. Neoplasia 2 （3）：226 – 234

［72］ Cooper CS et al （1984） Molecular cloning of a new transforming gene from a chemically transformed human cell line. Nature 311 （5981）：29 – 33

［73］ Kong – Beltran M et al （2006） Somatic mutations lead to an oncogenic deletion of met in lung cancer. Cancer Res 66 （1）：283 – 289

［74］ Ma PC et al （2003） c – MET mutational analysis in small cell lung cancer：novel juxtamembrane domain mutations regulating cytoskeletal functions. Cancer Res 63 （19）：6272 – 6281

［75］ Kong – Beltran M, Stamos J, Wickramasinghe D （2004） The sema domain of met is necessary for receptor dimerization and activation. Cancer Cell 6 （1）：75 – 84

［76］ Ichimura E et al （1996） Expression of c – met/HGF receptor in human non – small cell lung carcinomas in vitro and in vivo and its prognostic significance. Jpn J Cancer Res 87 （10）：1063 – 1069

［77］ Olivero M et al （1996） Overexpression and activation of hepatocyte growth factor/scatter factor in human non – small – cell lung carcinomas. Br J Cancer 74（12）：1862 – 1868

［78］ Benedettini E et al（2010）Met activation in non – small cell lung cancer is associated with de novo resistance to EGFR inhibitors and the development of brain metastasis. Am J Pathol 177（1）：415 – 423

［79］ Nakamura Y et al（2007）c – Met activation in lung adenocarcinoma tissues：an immunohisto-chemical analysis. Cancer Sci 98（7）：1006 – 1013

［80］ Onozato R et al（2009）Activation of MET by gene amplification or by splice mutations dele-ting the juxtamembrane domain in primary resected lung cancers. J Thorac Oncol 4（1）：5 – 11

［81］ Onitsuka T et al（2010）Comprehensive molecular analyses of lung adenocarcinoma with regard to the epidermal growth factor receptor, K – ras, MET, and hepatocyte growth factor status. J Thorac Oncol 5（5）：591 – 596

［82］ Beau – Faller M et al（2008）MET gene copy number in non – small cell lung cancer：molecu-lar analysis in a targeted tyrosine kinase inhibitor naive cohort. J Thorac Oncol 3（4）：331 – 339

［83］ Frampton GM et al（2015）Activation of MET via diverse exon 14 splicing alterations occurs in multiple tumor types and confers clinical sensitivity to MET inhibitors. Cancer Discov 5（8）：850 – 859

［84］ McBride OW et al（1983）Regional chromosomal localization of N – ras, K – ras – 1, K – ras – 2 and myb oncogenes in human cells. Nucleic Acids Res 11（23）：8221 – 8236

［85］ Jancik S et al（2010）Clinical relevance of KRAS in human cancers. J Biomed Biotechnol 2010：150960

［86］ Tam IY et al（2006）Distinct epidermal growth factor receptor and KRAS mutation patterns in non – small cell lung cancer patients with different tobacco exposure and clinicopathologic fea-tures. Clin Cancer Res 12（5）：1647 – 1653

［87］ Guerra C et al（2003）Tumor induction by an endogenous K – ras oncogene is highly dependent on cellular context. Cancer Cell 4（2）：111 – 120

［88］ Popescu NC et al（1985）Chromosomal localization of three human ras genes by in situ molecu-lar hybridization. Somat Cell Mol Genet 11（2）：149 – 155

［89］ Soung YH et al（2005）Mutational analysis of EGFR and K – RAS genes in lung adenocarcino-mas. Virchows Arch 446（5）：483 – 488

［90］ Riely GJ et al（2008）Frequency and distinctive spectrum of KRAS mutations in never smokers with lung adenocarcinoma. Clin Cancer Res 14（18）：5731 – 5734

［91］ Sun Y et al（2010）Lung adenocarcinoma from East Asian never – smokers is a disease largely defined by targetable oncogenic mutant kinases. J Clin Oncol 28（30）：4616 – 4620

［92］ Pao W et al（2005）KRAS mutations and primary resistance of lung adenocarcinomas to ge-fitinib or erlotinib. PLoS Med 2（1）：e17

［93］ Eberhard DA et al（2005）Mutations in the epidermal growth factor receptor and in KRAS are predictive and prognostic indicators in patients with non – small – cell lung cancer treated with chemotherapy alone and in combination with erlotinib. J Clin Oncol 23（25）：5900 – 5909

［94］ Massarelli E et al（2007）KRAS mutation is an important predictor of resistance to therapy with epidermal growth factor receptor tyrosine kinase inhibitors in non – small – cell lung cancer. Clin Cancer Res 13（10）：2890 – 2896

［95］ Riely GJ, Ladanyi M（2008）KRAS mutations：an old oncogene becomes a new predictive biomarker. J Mol Diagn 10 (6): 493 – 495

[96] Wan PT et al (2004) Mechanism of activation of the RAF – ERK signaling pathway by oncogenic mutations of B – RAF. Cell 116 (6): 855 – 867

[97] Brose MS et al (2002) BRAF and RAS mutations in human lung cancer and melanoma. Cancer Res 62 (23): 6997 – 7000

[98] Cardarella S et al (2013) Clinical, pathologic, and biologic features associated with BRAF mutations in non – small cell lung cancer. Clin Cancer Res 19 (16): 4532 – 4540

[99] Davies H et al (2002) Mutations of the BRAF gene in human cancer. Nature 417 (6892): 949 – 954

[100] Naoki K et al (2002) Missense mutations of the BRAF gene in human lung adenocarcinoma. Cancer Res 62 (23): 7001 – 7003

[101] Paik PK et al (2011) Clinical characteristics of patients with lung adenocarcinomas harboring BRAF mutations. J Clin Oncol 29 (15): 2046 – 2051

[102] Pratilas CA et al (2008) Genetic predictors of MEK dependence in non – small cell lung cancer. Cancer Res 68 (22): 9375 – 9383

[103] Fang M et al (2014) A comparison of consistency of detecting BRAF gene mutations in peripheral blood and tumor tissue of nonsmall – cell lung cancer patients. J Cancer Res Ther 10 (Suppl): C150 – C154

[104] Gautschi O et al (2012) A patient with BRAF V600E lung adenocarcinoma responding to vemurafenib. J Thorac Oncol 7 (10): e23 – e24

[105] Falchook GS et al (2012) Dabrafenib in patients with melanoma, untreated brain metastases, and other solid tumours: a phase 1 dose – escalation trial. Lancet 379 (9829): 1893 – 1901

[106] Gautschi O et al (2015) Targeted therapy for patients with BRAF – mutant lung cancer: results from the European EURAF cohort. J Thorac Oncol 10 (10): 1451 – 1457

[107] Hyman DM et al (2015) Vemurafenib in multiple nonmelanoma cancers with BRAF V600 mutations. N Engl J Med 373 (8): 726 – 736

[108] McCormick F (1995) Ras – related proteins in signal transduction and growth control. Mol Reprod Dev 42 (4): 500 – 506

[109] Ding L et al (2008) Somatic mutations affect key pathways in lung adenocarcinoma. Nature 455 (7216): 1069 – 1075

[110] Ohashi K et al (2013) Characteristics of lung cancers harboring NRAS mutations. Clin Cancer Res 19 (9): 2584 – 2591

[111] Sasaki H et al (2007) Nras and Kras mutation in Japanese lung cancer patients: genotyping analysis using lightcycler. Oncol Rep 18 (3): 623 – 628

[112] Reynolds SH et al (1991) Activated protooncogenes in human lung tumors from smokers. Proc Natl Acad Sci USA 88 (4): 1085 – 1089

[113] Huang MH et al (2013) MEK inhibitors reverse resistance in epidermal growth factor receptor mutation lung cancer cells with acquired resistance to gefitinib. Mol Oncol 7 (1): 112 – 120

[114] Franke TF (2008) PI3K/Akt: getting it right matters. Oncogene 27 (50): 6473 – 6488

[115] Bleeker FE et al (2008) AKT1 (E17K) in human solid tumours. Oncogene 27 (42): 5648 – 5650

[116] Malanga D et al (2008) Activating E17K mutation in the gene encoding the protein kinase AKT1 in a subset of squamous cell carcinoma of the lung. Cell Cycle 7 (5): 665 – 669

[117] Carpten JD et al (2007) A transforming mutation in the pleckstrin homology domain of AKT1

in cancer. Nature 448（7152）：439 – 444

[118] Derijard B et al（1995）Independent human MAP – kinase signal transduction pathways defined by MEK and MKK isoforms. Science 267（5198）：682 – 685

[119] Arcila ME et al（2015）MAP2K1（MEK1）mutations define a distinct subset of lung adenocarcinoma associated with smoking. Clin Cancer Res 21（8）：1935 – 1943

[120] Marks JL et al（2008）Novel MEK1 mutation identified by mutational analysis of epidermal growth factor receptor signaling pathway genes in lung adenocarcinoma. Cancer Res 68（14）：5524 – 5528

[121] Karakas B，Bachman KE，Park BH（2006）Mutation of the PIK3CA oncogene in human cancers. Br J Cancer 94（4）：455 – 459

[122] Hiles ID et al（1992）Phosphatidylinositol 3 – kinase：structure and expression of the 110 kd catalytic subunit. Cell 70（3）：419 – 429

[123] Samuels Y，Ericson K（2006）Oncogenic PI3K and its role in cancer. Curr Opin Oncol 18（1）：77 – 82

[124] Kawano O et al（2006）PIK3CA mutation status in Japanese lung cancer patients. Lung Cancer 54（2）：209 – 215

[125] Lee JW et al（2005）PIK3CA gene is frequently mutated in breast carcinomas and hepatocellular carcinomas. Oncogene 24（8）：1477 – 1480

[126] Oxnard GR，Binder A，Janne PA（2013）New targetable oncogenes in non – small – cell lung cancer. J Clin Oncol 31（8）：1097 – 1104

[127] Sequist LV et al（2011）Genotypic and histological evolution of lung cancers acquiring resistance to EGFR inhibitors. Sci Transl Med 3（75）：75ra26

[128] Chaft JE et al（2012）Coexistence of PIK3CA and other oncogene mutations in lung adenocarcinoma – rationale for comprehensive mutation profiling. Mol Cancer Ther 11（2）：485 – 491

[129] Xu J et al（2011）Somatic mutation analysis of EGFR，KRAS，BRAF and PIK3CA in 861 patients with non – small cell lung cancer. Cancer Biomark 10（2）：63 – 69

[130] Anagnostou VK et al（2009）Thyroid transcription factor 1 is an independent prognostic factor for patients with stage I lung adenocarcinoma. J Clin Oncol 27（2）：271 – 278

[131] Berghmans T et al（2006）Thyroid transcription factor 1 – a new prognostic factor in lung cancer：a meta – analysis. Ann Oncol 17（11）：1673 – 1676

[132] Crum CP，McKeon FD（2010）p63 in epithelial survival，germ cell surveillance，and neoplasia. Annu Rev Pathol 5：349 – 371

[133] Travis WD et al（2013）Diagnosis of lung cancer in small biopsies and cytology：implications of the 2011 International Association for the Study of Lung Cancer/American Thoracic Society/European Respiratory Society classification. Arch Pathol Lab Med 137（5）：668 – 684

[134] Collins FS，Varmus H（2015）A new initiative on precision medicine. N Engl J Med 372（9）：793 – 795

[135] Topalian SL et al（2012）Safety，activity，and immune correlates of anti – PD – 1 antibody in cancer. N Engl J Med 366（26）：2443 – 2454

[136] Brahmer JR et al（2012）Safety and activity of anti – PD – L1 antibody in patients with advanced cancer. N Engl J Med 366（26）：2455 – 2465

[137] Massarelli E et al（2014）Immunotherapy in lung cancer. Transl Lung Cancer Res 3（1）：53 – 63

[138] Anagnostou VK, Brahmer JR (2015) Cancer immunotherapy: a future paradigm shift in the treatment of non – small cell lung cancer. Clin Cancer Res 21 (5): 976 – 984

[139] Brahmer JR (2014) Immune checkpoint blockade: the hope for immunotherapy as a treatment of lung cancer? Semin Oncol 41 (1): 126 – 132

[140] Velcheti V et al (2014) Programmed death ligand – 1 expression in non – small cell lung cancer. Lab Invest 94 (1): 107 – 116

[141] Schalper KA et al (2015) Objective measurement and clinical significance of TILs in non – small cell lung cancer. J Natl Cancer Inst 107 (3): dju435

[142] Teng MW et al (2015) Classifying cancers based on T – cell Infiltration and PD – L1. Cancer Res 75 (11): 2139 – 2145

[143] Kerr KM et al (2015) Programmed death – ligand 1 immunohistochemistry in lung cancer: in what state is this art? J Thorac Oncol 10 (7): 985 – 989

[144] Garon EB et al (2015) Pembrolizumab for the treatment of non – small – cell lung cancer. N Engl J Med 372 (21): 2018 – 2028

[145] Brahmer J et al (2015) Nivolumab versus Docetaxel in advanced squamous – cell non – small – cell lung cancer. N Engl J Med 373 (2): 123 – 135

[146] Borghaei H et al (2015) Nivolumab versus Docetaxel in advanced nonsquamous non – small – cell lung cancer. N Engl J Med 373 (17): 1627 – 1639

[147] Herbst RS et al (2014) Predictive correlates of response to the anti – PD – L1 antibody MP-DL3280A in cancer patients. Nature 515 (7528): 563 – 567

[148] Rizvi NA et al (2015) Cancer immunology. Mutational landscape determines sensitivity to PD – 1 blockade in non – small cell lung cancer. Science 348 (6230): 124 – 128

第 3 章

肺癌的分期和预后

Gavitt A. Woodard, Kirk D. Jones and David M. Jablons

摘要

　　第七版非小细胞肺癌（NSCLC）TNM 分期系统是由国际肺癌研究协会（IASLC）肺癌分期计划研究制定的，在国际社会的共同努力下，这版具有数据背景和体现显著生存差异的 TNM 分期诞生了。从这版分期来看，当今非小细胞肺癌的 5 年生存率在 IA 期的 73% 到 Ⅳ 期的 13% 之间波动。在预测复发率和生存期方面，TNM 分期一直是最重要的预后因素，其次是肿瘤的病理类型以及患者的性别、年龄和体力活动状况。从分子层面预测肺癌预后是一个飞速发展的研究领域，以至于人们都将眼光从 TNM 分期上转移到通过免疫组化、基因芯片及突变表达谱对不同个体肿瘤的基因分析中。虽然大量的研究精力被投入其中并且有无数的论文发表出来，但由于它们大部分都在后续的交叉验证中折戟沉沙，所以至今没有分子层面的预后因素被纳入临床用途。近期关于非小细胞肺癌（NSCLC）免疫治疗的研究已经确定了新的生物标志物，并且有了初步的证据，研究指出 PD－L1 高表达代表患者对免疫治疗药物有更好的反应，但对于总生存期（OS）却有着负面影响。未来，对于非小细胞肺癌预后的预测可能基于 TNM 分期和肿瘤分子分析相结合，从而研究出更精准且个体化的生存预测方法和治疗方法。

G. A. Woodard, D. M. Jablons (✉)

Department of Surgery, University of California, San Francisco,

500 Parnassus Avenue, Room MUW－424, San Francisco, CA 94143－1724, USA

e－mail：david. jablons@ucsf. edu

G. A. Woodard

e－mail：gavitt. woodard@ucsf. edu

K. D. Jones

Department of Pathology, University of California, San Francisco, San Francisco, USA

e－mail：kirk. jones@ucsf. edu

关键词

国际肺癌研究协会（IASLC）肺癌分期计划；第七版非小细胞肺癌 TNM 分期；预后的临床变量；预后的生物学指标；免疫疗法

目录

1 肺癌概述

非小细胞肺癌（non – small cell lung cancer，NSCLC）不论对男性或女性一直都有着最高的致死率，其 5 年生存率仅有 19.3%[1]。肿瘤 TNM 分期通过描述肿瘤直径、局部侵犯情况和淋巴结状态以及远处转移情况成为目前应用最广的预测患者生存期的方法。患者的 5 年生存率从 I A 期的 73% 到 IV 期的 13% 之间[2]。除此之外，一些基于不同个体肿瘤突变和蛋白质表达的全新预测方式也不断出现，它们有着很好的前景，很有可能引发治疗方法和肿瘤分期的变革。

2 肺癌分期

癌症分期系统为定义肿瘤的扩散提供了一个标准化的框架，因此同类型的患者群体可以通过不同的来源进行研究和讨论。肺癌分期系统可为患者提供有用的预后信息，并为医疗工作者构建治疗计划。目前被广泛应用的第七版非小细胞肺癌分期系统是由国际肺癌研究协会（IASLC）肺癌分期计划研究制定的，这也是首版基于国际患者的数据库，且经过内部和外部验证，并根据生存结果对患者进行显著分层而开发出来的分期系统。

2.1　肺癌分期的历史

在 20 世纪 50 年代，美国退伍军人医院肺癌研究小组推出了一版只有两期的分期系统用于临床试验，患者被分为局限性和广泛性病变两类。在 1966 年，Union Internationale Contre le Cancer（UICC）也就是现在的国际抗癌联盟（International Union Against cancer）推出了一系列小册子，为各种不同器官部位的癌症提出了 TNM 描述，而第一版肺癌 TNM 分期作为它的一部分首次出现在世人眼前。2 年后，肺癌 TNM 分期发布在 UICC 推出的"恶性肿瘤的 TNM 分期"系列"其他部位"这一栏中。当时的 TNM 分期并没有提出具体的分期分组，只是简单地描述了肿瘤的解剖学范围，其中：T1 为肿瘤局限于一个肺段；T2 为肿瘤局限于一个肺叶；T3 为肿瘤侵及主支气管或范围超出一个肺叶；T4 为肿瘤侵及肺外组织器官；N1 则表示所有胸腔内的淋巴结侵犯[3]。

在 UICC 提出肺癌分期最初提议不久之后的 1973 年，AJC，也就是现在的美国癌症联合委员会（AJCC）提出依照数据确立 TNM 的定义，推出新的分期系统。这版 AJCC 的肺癌分期系统由 Clifton Mountain，David Carr 和 W. A. Anderson 共同发布，它基于来自德克萨斯州休斯顿市安德森癌症中心的 2155 例肺癌手术患者至少 4 年的随访数据。它关于 T 分期的大部分概述一直沿用至今，包括以肿瘤直径 3cm 为分界线、脏壁层胸膜/膈肌/胸壁和纵隔的侵犯，还加入 N2 这一概念代表纵隔淋巴结受侵。最后以相邻分期间的生存差异达到最大为目的将不同的 T/N/M 进行排列组合形成 I 期/II 期/III 期等不同分期[4]。即使有些分期由于人数太少得不到有效的验证，但这一版由数据主导的分期系统仍代表非小细胞肺癌分期向前迈进了一大步，也为现今的分期系统提供了框架。

随着 Dr. Mountain 安德森数据库患者数量的不断增长以及从美国国家癌症研究所（NCI）中加入的部分患者，新一版的肺癌分期系统在 1997 年应运而生。这一版分期将 T 分期的分组进一步细化，如将 T1 期分为 T1a 和 T1b；加入 N3 来代表对侧或远端淋巴结转移；将原来 TNM 分期的组别进一步分为 A 和 B 以及加入 IV 期来描述肿瘤远处转移。此外，还加入了"c"，"p"，"y"和"r"等概念分别代肿瘤分期的性质，即 clinically（临床的），pathologically（病理的），following treatment（后续治疗），和 following recurrence（治疗后复发）。其具体分组依据生存数据分为 I 期到

Ⅳ期，不同分组之间的生存情况存在显著的统计学差异[5]。

所有 AJCC 分期系统的修订一直基于以 Dr. Mountain 数据库，最后一版修订版由 5319 个样本组成。在当年，这是最大的患者病理和生存资料的数据采集，但 Dr. Mountain 数据库在样本方面存在一定的缺陷，如样本大多只来自美国的一家癌症中心，其中一部分生存数据已超过 20 年并且其分组缺乏外部验证。此外，纳入的患者人群也反映了历史上肺癌的人口统计特征。Dr. Mountain 原始分期研究患者大部分为男性，且数据库中包含 1712 例非小细胞肺癌，其中 30% 为腺癌，58% 为鳞状细胞癌[4]。从那时起，肺癌的患病率在组织学方面发生了变化，且随着影像学技术的进步，肺癌的诊断和分期也发生了巨大改变，新的化疗方案和放射治疗也随之有了长足的发展。

IASLC 肺癌分期项目是一项史无前例的国际性合作计划，旨在修订分期系统，以反映全球患者人数、所有治疗模式的维护以及当前肺癌患者的生存结果。IASLC 分期项目使第七版也是当前版本的肺癌 TNM 分期在 2010 年正式投入使用，该版分期基于 81 015 例来自不同国家的肺癌病例，包括 67 725 例非小细胞肺癌，13 290 例小细胞肺癌（SCLC）和 513 例类癌。IASLC 分期系统在肺癌准确和科学分期方面具有里程碑式的意义，因为它经过了广泛的内部和外部验证，修改了 T 和 M 分类，并更新了分期分组，以反映最新的生存数据。

2.2　非小细胞肺癌分期

非小细胞肺癌是肺原发性肿瘤的一个大类，包括腺癌、鳞状细胞癌和大细胞神经内分泌癌，占所有新诊断的肺和支气管肿瘤的 85%~90%[1]。腺癌是非小细胞肺癌及肺癌中最常见的类型，约占非小细胞肺癌的 50% 和新诊断肺癌的 38%。鳞状细胞癌的发病率一直在缓慢下降，目前次于腺癌，在 NSCLC 中位列第二。最近"监测、流行病学和结果数据库"（Surveillance，Epidemiology，and End Result，SEER）癌症登记处数据表明，在新诊断的非小细胞肺癌男性患者中，鳞状细胞癌约占 30%，而在女性中占 20%[6,7]。

2.2.1　IASLC 非小细胞肺癌 TNM 分期的描述

IASLC 肺癌分期项目的成果就是第七版 UICC/AJCC 非小细胞肺癌 TNM 分期。TNM 系统用于大多数癌症的分期并描述肿瘤的解剖扩散程度。其中，T 分期代表原发肿瘤的范围，N 分期反映淋巴结累及的程度，而 M 分期则代表肿瘤向远处转移的情况。

在大多数情况下，T 分期是由 CT 影像中肿瘤瘤体的最大直径决定的，即 T1a≤2cm，2cm<T1b≤3cm，3cm<T2a≤5cm，5cm<T2b≤7cm，T3>7cm[8]。但对于如何确定半实性病变或部分实性的磨玻璃样病灶等在肺窗和纵隔窗中尺寸存在变化的病灶的直径，现在仍存在争议，且没有官方共识[9]。在我们的临床实践中，这两种测量方法都有报道，但是我们的临床 T 分期是以固体成分的直径为基础的。对于病理 T 分期，由于福尔马林固定可使肿瘤缩小 20%，所以在固定前应测量肿瘤的直径以确定肿瘤的最大直径[10]。除了尺寸标准之外，直接侵袭附近的组织器官也可以提高肿瘤的 T 分期。T2 期用于描述侵袭脏层胸膜、累及主支气管但距隆突 ≥2cm，或引起部分肺不张或阻塞性肺炎的肿瘤（全肺不张除外）。T3 期肿瘤直接侵犯胸壁、膈肌、膈神经、纵隔胸膜或心包壁层，T3 也可描述侵及主支气管距隆突 <2cm、引起全肺不张或阻塞性肺炎的肿瘤及原发肿瘤同一肺叶出现分离的癌结节。T4 期用于描述任何大小的肿瘤，侵犯心脏、大血管、气管、喉返神经、食管、椎体或隆突，或原发肿瘤同侧不同肺叶出现分离的癌结节[8]。此外，侵犯胸神经根的肺上沟瘤属于 T3 期，而侵犯 C8 及以上颈神经根、臂丛神经、锁骨下血管、椎体、椎板或椎管的肺上沟瘤则为 T4 期[9]（表 3.1）。

　　自初始肺癌分期系统建立以来，胸膜侵犯，尤其是肿瘤侵犯脏层胸膜，一直是预后不良的一个指标[4]。在随后的几年里，不同的临床医生对胸膜侵袭的定义有不同的解释，从胸膜皱缩到脏层胸膜表面肿瘤的组织学确诊。部分研究表明，当肿瘤侵袭程度超过脏层胸膜弹力纤维层时，患者的生存有显著差异[11,12]。此外，肿瘤侵犯脏层胸膜弹力纤维层的病例与侵及脏层胸膜表面的预后相似。胸膜侵犯可以用 Hammar 提出的组织学标准进行分类[13]。根据这些标准，肿瘤可分为 PL0（无侵袭）、PL1（侵及脏层胸膜弹力纤维层）、PL2（侵及脏层胸膜表面）、PL3（侵及壁层胸膜）（图 3.1）。伴有脏层胸膜浸润的肿瘤（PL1 和 PL2）属于 T2a（除非有其他因素导致肿瘤分期升高）。肿瘤侵及壁层胸膜则属于 T3（除非有其他因素导致肿瘤分期升高）[14]。

(a)　　　　　　　　　　　　　　　　　　　**(b)**

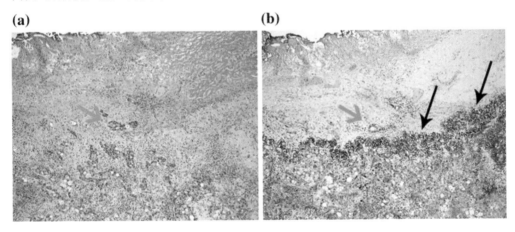

图 3.1　胸膜侵犯。H&E 染色 100×（a）；VVG 染色 100×（b）肺腺癌侵犯脏胸膜。脏层胸膜表面在左上方，蓝色为肿瘤从下方（图片底部）浸润而来。H&E 染色可见多个肿瘤沉积（橙色箭头）接近脏层胸膜表面。VVG 染色可显示脏层胸膜弹性纤维层（黑色箭头）。脏层胸膜弹性纤维层浅表可见肿瘤沉积（橙色箭头）

淋巴结侵犯用 N 分期来表示，N0 表示无淋巴结侵犯；N1 被定义为肿瘤经转移或直接侵犯同侧支气管旁或肺门周围淋巴结及肺内淋巴结，其代表的淋巴结为 10 ~ 14 组淋巴结；N2 描述肿瘤经转移或直接侵犯同侧纵隔或隆突下淋巴结，其代表的淋巴为 2~9 组淋巴结；N3 则反映转移到对侧纵隔、对侧肺门，同侧、对侧斜角肌或 1 组锁骨上淋巴结。胸腔外淋巴结受累，如腋窝淋巴结阳性，可归为 M1b[8]（表 3.1）。IASLC 定义的淋巴结分组及其影像学边界如图 3.2 所示。

表 3.1　第 7 版新 TNM 分期系统

分期	定义
原发肿瘤（T）	
T0	没有原发肿瘤的证据
Tx	原发肿瘤不能评价，痰或支气管灌洗液找到癌细胞，但影像学或支气管镜未发现肿瘤
Tis	原位癌
T1	肿瘤最大径≤3cm，被肺或脏层胸膜所包绕，未侵及叶支气管近端
T1a	肿瘤最大径≤2cm
T1b	肿瘤最大径 >2cm 但≤3cm
T2	肿瘤最大径 >3cm 但≤5cm，或具有以下任一特征：①侵犯主支气管，但距隆突≥2cm；②累及脏层胸膜；③肺不张或阻塞性肺炎波及至肺门区域，但未累及一侧全肺
T2a	肿瘤最大径 >3cm 但≤5cm
T2b	肿瘤最大径 >5cm 但≤7cm
T3	肿瘤最大径 >7cm，或具有以下任一特征：①直接侵及胸壁（包括肺上沟瘤）、膈肌、膈神经、纵隔胸膜、壁层心包；②肿瘤在主支气管内距隆突 <2cm，但未侵及隆突；③相关肺不张或阻塞性炎症波及至一侧全肺或分离的肿瘤病灶位于同一肺叶
T4	不论肿瘤大小侵犯下列结构：纵隔、心脏、大血管、气管、喉返神经、食管、椎体或隆突。或是：分离的肿瘤病灶位于原发肿瘤的不同肺叶
区域淋巴结（N）	
Nx	区域淋巴结不能被评价
N0	无区域淋巴结转移
N1	同侧支气管周围和（或）肺门及肺内淋巴结转移，包括直接侵犯
N2	同侧纵隔和（或）隆突下淋巴结转移
N3	对侧纵隔、对侧肺门淋巴结、同侧或对侧斜角肌淋巴结或锁骨上淋巴结转移

分期	定义
远处转移（M）	
Mx	远处转移不能评价
M0	没有远处转移
M1	有远处转移
M1a	对侧肺内的单个或多个卫星结节伴有胸膜转移结节；出现恶性胸腔积液，或恶性心包积液
M1b	胸腔外远处转移

UICC 和 AJCC 将微转移定义为在标准苏木精和伊红染色后可以观察到癌细胞有丝分裂和侵袭表现。淋巴结微转移应被视为有淋巴结转移，用 N2（mi）描述。然而，没有分裂、血管浸润或淋巴浸润的散在孤立的肿瘤细胞不应被视为阳性转移[9]。

M 分期与肿瘤远处转移相关，分为 M1a 和 M1b。M1a 描述在对侧肺叶出现孤立癌结节、胸膜结节或恶性肿瘤胸膜播散。M1b 则描述肿瘤出现远处和胸腔外器官转移的情况（表 3.1）。M 分期也适用于淋巴结微转移和孤立的肿瘤细胞[8]。

TNM 分期方案在第七版分期指南中进行了调整，以分组之间生存差异达到最大为标准[2]。IA 期包括 3cm 以下无淋巴扩散的肿瘤。这些早期肿瘤仅通过手术切除来治疗。IA 期非小细胞肺癌不推荐辅助治疗，需通过 CT 检查对患者进行随访。IB 期为肿瘤直径在 3～5cm 之间或者侵犯脏层胸膜、主支气管的肿瘤，这类肿瘤没有任何淋巴结侵犯。IIA 期肿瘤是 T1 或 T2 肿瘤，伴有 N1 站淋巴结累及或肿瘤大小在 5～7cm 之间，无淋巴结累及，而 N1 站淋巴结阳性且直径在 5～7cm 之间的肿瘤则归为IIB 期。IIB 期还包括无淋巴结侵犯的 T3 期肿瘤，即直径大于 7cm，侵及胸壁、膈肌或纵隔胸膜的肿瘤，累及主支气管的肿瘤，或同一肺叶出现单独肿瘤结节[2]。无淋巴结累及的IB～IIB 期肿瘤经手术完全切除，辅以术后辅助治疗。肿瘤局部侵袭或怀疑 N1 的肿瘤应在手术切除前进行新辅助化疗，以缩小肿瘤和降低肿瘤分期。

IIIA 期肿瘤是异质性最强的一组，表现多样，从直径较小伴有纵隔淋巴结累及的肿瘤到直径较大伴有局部浸润的肿瘤均被包含其中。此分期包括伴有 N2 淋巴结累及的任何 T1、T2、T3 肿瘤和伴有 N1 淋巴结累及的 T3 期肿瘤。IIIA 期还包括 N 分期为 N0 或 N1 的 T4 期肿瘤，即肿瘤侵及大血管、心脏或同侧不同肺叶出现独立结节[2]。由于肿瘤的多样性，针对IIIA 期患者制订确切的治疗方案具有很强的挑战性，所以，针对IIIA 期患者的治疗方案应由多学科肿瘤委员会讨论。由于纵隔淋巴结累及的存在与否、肿瘤对新辅助化疗或放疗的反应以及达到完全切除所进行的手术方式等影响因素的存在，使这一异质性最强的一组的生存结果可能存在很大差异[15]。

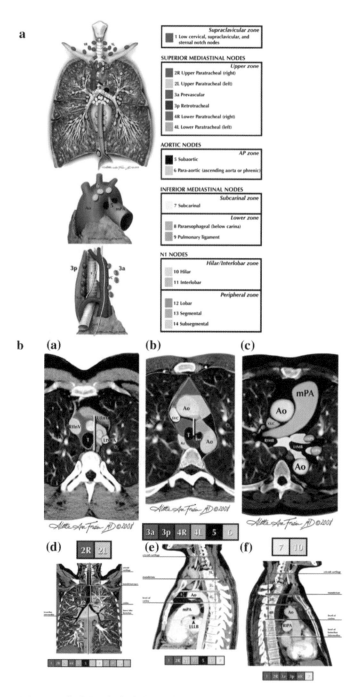

图3.2 非小细胞肺癌淋巴结分区。a. 国际肺癌研究协会（IASLC）淋巴结分区示意图、位置和 CT 扫描图像。b. IASLC 淋巴结分区和边界 CT 扫描。经允许转载自 Rusch 等[101]

晚期肺癌包括ⅢB 期和Ⅳ期肿瘤，对于此类肿瘤，局部控制的手术切除不再能改善其生存。ⅢB 期为伴有 N2 淋巴结侵犯的 T4 期肿瘤，即肿瘤侵犯心脏、大血管、气管，或其他邻近重要结构，原发肿瘤同侧不同肺叶出现分离的癌结节；或者任何 T 分期伴有 N3 淋巴结累及的肿瘤（即对侧纵隔淋巴结，肺门淋巴结转移，同侧或对侧的前斜角肌或锁骨上淋巴结）。Ⅳ期包括任何 M1 远处转移的肿瘤，也包括对侧肺叶的独立肿瘤结节、胸膜结节、恶性胸腔积液或胸腔外器官转移[2]（表 3.2）。

表 3.2　第 7 版非小细胞肺癌 TNM 分期定义

T/M	亚组	N0	N1	N2	N3
T1	T1a	ⅠA	ⅡA	ⅢA	ⅢB
	T1b	ⅠA	ⅡA	ⅢA	ⅢB
T2	T2a	ⅠB	ⅡA	ⅢA	ⅢB
	T2b	ⅡA	ⅡB	ⅢA	ⅢB
T3	T3	ⅡB	ⅢA	ⅢA	ⅢB
T4	T4	ⅢA	ⅢA	ⅢB	ⅢB
M1	M1a/1b	Ⅳ	Ⅳ	Ⅳ	Ⅳ

TNM 分期可以在多个时间点对肿瘤进行评估，可以通过治疗降低肿瘤分期，也可以随着疾病进展而提高肿瘤分期。分期的类型可以用不同的前缀进行表示，如临床分期和病理分期是最常用的两种类型。临床分期（用前缀"c"进行表示）是由任何治疗前根据检查、影像学、活检和手术分期得出的。而病理分期则是金标准，是以手术标本和手术切除过程中所得出的明确信息为基础的。当信息及数据不足以分别得出临床和病理分期时，第七版的 NSCLC 分期系统允许临床和病理分期分别应用于 T、N 和 M 分期的判定中，以得出完整的 TNM 分期[16]。诱导治疗后，分期或再分期用前缀"y"表示，前缀"y"可进一步描述为"yc"或"yp"。复发后进行的分期用前缀"r"表示，根据尸检进行的尸检后进行的分期用前缀"a"表示[9]（表 3.3）。

NCI SEER 数据库对 48 315 例肺癌患者的最新数据显示，患者肺癌的分期结果为：ⅠA 期 11.7%，ⅠB 期 6.1%，ⅡA 期 3.6%，ⅡB 期 3.7%，ⅢA 期 11.7%，ⅢB 期 5.6%，Ⅳ期 49.3%；隐匿性占 1.5%，分期不明者占 5.1%。SEER 的数据库还显示，在过去的几年中，直径较小的早期肿瘤，尤其是ⅠA 期病变的发病率稳步上升，这是由于胸部 CT 的使用率越来越高，肺部附带病变的检测也越来越多所致[17]。

表 3.3　分期修饰符号标识

分期修饰前缀

c	基于治疗前的信息，如体检、影像学、活检、内镜检查或为确定分期而进行的手术所得出的分期
p	根据手术切除后病理标本得出的明确分期
y	诱导治疗后的阶段，可描述为临床"yc"或病理"yp"
r	复发后重新分期
a	根据尸检获得信息得出的死亡时的分期

2.2.2　同步的癌结节

在原发性肺癌的背景下，诊断额外的肺结节最重要的区别是确定它们是否代表单独的原发性肺癌、孤立的肺转移或多灶性肺癌。IASLC 指南规定，病理学家主要负责确定结节是代表同步原发性肺癌还是肺癌转移[5]。由于大多数同步原发性肺癌具有相同的组织学类型，所以这一直十分困难[18]。然而，目前快速肿瘤突变谱分析时代的来临可能会简化这一过程，尽管用于这一确切目的的突变谱分析尚未得到验证。

是转移性肺癌还是双原发早期肺癌，对此做出的判断决定了患者的临床分期和管理，因此理想情况下，这种判断需要在手术切除前进行。基于这个原因，结合许多研究者的建议[9]，我们的做法是在将病变定义为同步原发性肺癌，并有单独的 TNM 分期和治疗方案之前，由经验丰富的多学科肿瘤委员会对这些复杂的患者进行病例讨论。

最广为人知的同步原发灶与肺内转移灶的组织学鉴别标准是由 Martini 和 Melamed 所提出的[19]。根据这些标准，存在于不同肺段、肺叶或不同侧别的肺中的肿瘤，若其组织学表现相似，具有相同的肿瘤组成成分，并且没有淋巴管内转移和肺外转移，则被认为是同步原发的。在 Martini 和 Melamed 标准发表时，大多数肿瘤被评估为鳞状细胞癌，而原位腺癌的诊断尚未被接受。最近，Girard 等[20]提出了一种综合组织学评估方法以比较不同的结节，从而确定它们代表的是同步原发灶或转移灶。该方法评估肿瘤的组织学类型（如腺癌、鳞状细胞癌）、组织学构成和肺腺癌亚型构成百分比（如贴壁型、腺泡型），以及基质和细胞学特征（如淋巴样增生、印戒细胞）。综合组织学评估很好地结合了分子表达谱，在对患者进行分期时使其对预后的评估更加精确。伴有同一肺叶内转移灶的患者的生存结果与单独 T3 期单发肿瘤患者相似。同侧不同肺叶转移灶的患者的生存结果类似于 T4 期单发肿瘤患者。发生对侧肺转移的患者则归为 M1a[14]。

2.3　肺类癌分期

作为 IASLC 肺癌分期 513 项目的一部分，类癌也被纳入采用非小细胞肺癌 TNM

分期的国际肺癌数据库。类癌以往被排除在 NSCLC 分析之外，也没有使用后来的新的 TNM 分期；然而，随后对 IASLC 数据和 SEER 数据的回顾分析表明，T、N 和 M 分期或 NSCLC TNM 分期应用于肺类癌时也同样是患者生存的重要预测因素[21]。

SEER 数据库对 1437 例肺类癌的资料显示，肺类癌诊断时分期较 NSCLC 更早，发生率如下：Ⅰ A 期 57%，Ⅰ B 期 22%，Ⅱ A 期 9%，Ⅱ B 期 3%，Ⅲ A 期 6%，Ⅲ B 期 <1%，Ⅳ 期 3%[21]。整体来说肺类癌各分期预后优于 NSCLC，Ⅰ 期、Ⅱ 期、Ⅲ 期和 Ⅳ 期肿瘤 5 年生存率分别为 93%、85%、75% 和 57%。与非小细胞肺癌一样，年龄的增大和男性性别预示着预后较差[21]。虽然从 SEER 数据库分析来看，这二者并无差别，但长期生存数据显示，典型肺类癌比非典型肺类癌预后好，典型肺类癌的 5 年和 10 年总生存率分别为 97% 和 90%，非典型肺类癌的 5 年和 10 年总生存率分别为 71% 和 62%[22]。

2.4　小细胞肺癌分期

小细胞肺癌（small cell lung cancer，SCLC）的特点是倍增迅速，早期广泛转移，生存明显差于 NSCLC[23]。SCLC 的发病率在逐年下降，目前的 NCI 数据表明，SCLC 目前仅占所有新诊断肺癌的 10%[1]。虽然大多数 SCLC 患者最初会对化疗和放疗很敏感，但其较高的复发率仍是一个主要问题[24]。在过去的几十年里，SCLC 预后一直很差，只有 4.6% 的患者在确诊两年后仍然存活[25]。

超过 60% 的 SCLC 患者存在明显的转移，其余 35%~40% 的患者几乎为局部晚期，不适合手术切除。因此，以手术标本的病理结果为基础的经典 TNM 分期系统不论从实用性还是从临床应用，都不适用于此类晚期患者。相反，经原 VALSG 的两期肺癌分期系统修改而来的分期系统被广泛应用于 SCLC 患者，这些患者相应地被描述为"局限性"和"广泛性"这两类病变，即 TNM 分期系统中的 Ⅰ 期~Ⅲ B 期和 Ⅳ 期。

"局限性"病变过去被描述为局限于同侧胸腔和区域内淋巴结的肿瘤，只纳入单一放疗这一治疗方案。而现在这类 SCLC 患者一般采用以治疗为目的的放化疗或化疗。但即使是"局限性"病变，它的 5 年生存率也仅有 10%[25]。SCLC 中的"广泛性"病变相当于 TNM 分期中的 Ⅳ 期，为超出"局限性"病变范围的肿瘤，包括远处转移、恶性心包或胸腔积液，对侧肺门或锁骨上淋巴结受累。这一类病变几乎没有长期生存患者。

在这一分期系统被广泛使用的同时，IASLC 为 NSCLC 制订的第七版 TNM 系统也成功应用于小细胞肺癌。IASLC 分期计划收集了 12 620 例 SCLC 病例的数据，有足够的数据支持将新的 NSCLC TNM 分期标准应用于其中的 8088 例上。由于 SCLC 患者符合手术条件的廖廖无几，仅有 5%，所以大多数患者无法获得其病理分期，故 SCLC 的 TNM 分期系统采用临床分期代替病理分期。在 TNM 分期系统中，SCLC

患者的分期更高，预后较差。cN0 期与 cN1 期淋巴结播散相比，患者生存差异无统计学意义；然而，cN2 和 cN3 淋巴结受累则提示预后更差。患者生存时间随着分期的升高而缩短，各组别的中位生存时间分别为ⅠA 期 30 个月，ⅠB 期 18 个月，ⅡA 期 33 个月，ⅡB 期 18 个月，ⅢA 期 14 个月，ⅢB 期 12 个月，Ⅳ期 7 个月；5 年总生存率为ⅠA 期 38%，ⅠB 期 21%，ⅡA 期 38%，ⅡB 期 18%，ⅢA 期 13%，ⅢB 期 9%，Ⅳ期 1%。值得注意的是，由于 N0 和 N1 淋巴结受累对预后影响不大，故ⅡA 期患者的生存结果在整体趋势上略有偏离[26]。

3 预后

IASLC 肺癌分期计划创建了国际数据库，以数据为主导，通过生存的显著差异来定义和验证 T、N 和 M 各类分期，使第七版 TNM 分期系统得以问世。TNM 分期一直是分析肿瘤患者预后最重要的因素；然而，就算是同一组别，其生存状态也有差异，应该研发其他临床或分子预后标志物，并用于进一步细化风险分层。在此，我们回顾了目前非小细胞肺癌的主要预后因素及相关的数据验证。

3.1 基于分期的生存结果

IASLC 数据库收集了 81 015 例病例，这是迄今为止肺癌分期最大的患者数据统计，由此得出了各分期的中位生存时间和 5 年生存率等预后信息。其临床和病理分期都能为预后提供恰当的评估。例如，临床分期为 cT1a 或 cT1b 的肿瘤 5 年生存率分别为 53% 和 47%，而病理分期为 pT1a 和 pT1b 的肿瘤 5 年生存率分别为 77% 和 71%，这反映了早期肿瘤的临床分期往往较低。任何淋巴结播散的存在都是提示预后不良的指标；临床分期 cN1 淋巴结受累患者相应的 1 年生存率为 67%、5 年生存率为 29%；病理分期为 pN1 淋巴结受累者预后稍好，1 年生存率为 77%、5 年生存率为 38%。这反映了将淋巴结微转移患者纳入病理分期组将使同一患者分期升高，从而提高相应病理分期组的生存率。恶性胸腔积液、对侧肺结节或远处转移等 M1 期患者的 5 年生存率低于 6%[8]。IASLC 数据库中关于 T、N、M 每个类别的具体生存信息见表 3.4（原始数据由 Detterbeck 等提供）。

TNM 分期目前提供了最准确的总体生存率预测。病理分期ⅠA 期患者中位生存时间 119 个月或近 10 年，5 年总生存率 73%。相比之下，ⅡA 期患者的 5 年生存率为 46%，ⅢA 患者 5 年生存率为 24%（表 3.5；图 3.3）[2]。但同组内患者的预后存在明显的异质性，部分患者全身疾病发展迅速，而部分患者可长期生存无复发。人们对识别临床特征和肿瘤生物学标志物非常感兴趣，这些特征和标志物可以更个性化和更准确地确定每个 TNM 分组中生存结果。

表 3.4　TNM 分期各期生存率

	临床分期		病理分期	
	MST	5 年生存率（%）	MST	5 年生存率（%）
T 分期				
T1a	68	53	NR	77
T1b	52	47	113	71
T2a	43	43	81	58
T2b	30	36	56	49
T3，>7cm	17	26	29	35
T3，浸润	19	27	24	31
T3，卫星结节	25	29	21	28
T4，浸润	13	14	15	22
T4，单侧淋巴结转移	15	25	18	22
M1a，胸膜播散	8	2	18	11
N 分期				
N0	40	42	77	56
N1	23	29	34	38
N2	14	16	21	22
N3	9	7	12	6
M 分期				
M1，胸膜浸润	8	2	10	8
M1，对侧淋巴结转移	10	3	10	3
M1，远处转移	6	1	6	1

基于 T、N、M 分期的预后，引自 Detterbeck 等[8]；MST：中位生存时间以月为单位

表 3.5　基于 TNM 分期分组的预后

以 TNM 分期分组的生存率				
	临床分期		病理分期	
	MST	5 年生存率（%）	MST	5 年生存率（%）
ⅠA	60	50	119	73
ⅠB	43	43	81	58
ⅡA	34	36	49	46
ⅡB	18	25	31	36
ⅢA	14	19	22	24
ⅢB	10	7	13	9
Ⅳ	6	2	17	13

基于 TNM 分期分组的预后，引自 Goldstraw 等[2]，MST：中位生存时间以月为单位

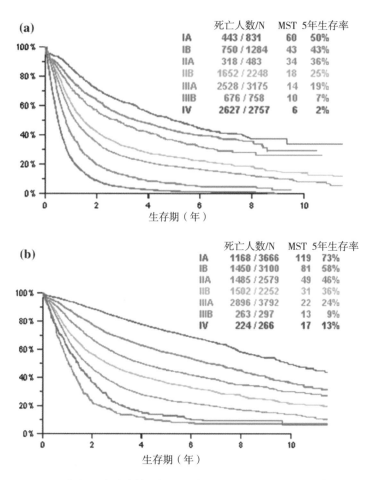

图 3.3　非小细胞肺癌的 5 年总生存率；**a.** 根据临床分期统计的 5 年总生存率，经许可转载自 Goldstraw 等；**b.** 根据病理分期统计的 5 年总生存率，经许可转载自 Goldstraw 等[2]；MST：中位生存时间（月）

3.2　临床和人口因素对预后的影响

　　除 TNM 分期外，其他已被证明具有预后价值的因素包括肿瘤分级、性别、年龄（65 岁以上）、吸烟情况、体力状况、合并症、肺手术切除方式和医院病例数量[27]。梅奥医学中心对 5018 例 NSCLC 患者 TNM 分期进行回顾性研究后发现，最重要的预后因素是肿瘤分级，在控制年龄、性别、吸烟史、肿瘤分期、组织细胞类型和治疗方法等变量因素的情况下，低分化和未分化癌死亡率为 70%~80%，甚至更高[28]。

　　多项研究显示，除了肿瘤分化程度低外，男性性别、年龄增长、pT 分期较高、患者体力状况差等预后因素提示预后不良[28-30]。组织学类型常被认为是影响非小细胞肺癌预后的因素之一，含有鳞状细胞组织的患者预后较好[31]。然而，重复的多变量分析未能确定组织学类型是一个独立的预后标志[27]。患者诊断肺癌时的并发症已被证明是降低生存率的独立因素，Charlson 合并症指数≥3 提示患者 1 年内的死亡风险增加80%[32]。具体来说，心血管并发症使 NSCLC 死亡风险增加 30%，糖尿病增加 20%，脑血管疾病增加 20%[33]，而有慢性阻塞性肺疾病（COPD）史的患者 5 年生存率下降 20%[34]。在最近发表的一项对 394 例晚期 NSCLC 患者的研究中，中位生存期仅为 7.8 个月，其多变量分析结果显示仅体力状况是影响生存的重要预后因素[35]。在一项 Meta 分析中，早期 NSCLC 得到诊断后戒烟被证明可以改善预后。NSCLC 诊断后继续吸烟的患者死亡率高于诊断后停止吸烟的患者（HR 2.94，95% CI 1.15 ~ 7.54）[36]。

加州癌症登记处（California Cancer registry）对 19 702 例 Ⅰ期 NSCLC 病例进行了回顾性研究，发现高龄、男性、低社会经济地位、非手术治疗和较差的组织学分级常伴随着死亡率升高，而细支气管肺泡癌和亚裔人种死亡率则会降低[37]。在早期 NSCLC 患者中，未婚患者和社会经济地位较低者不太可能接受手术治疗。较低的社会经济地位与其他潜在的预后因素具有相关性，包括男性性别、未婚状态、鳞状细胞组织、低分化肿瘤、较少的手术切除和治疗。但当这些其他因素在多变量分析中得到控制时，低社会经济地位仍然是一个独立的不良预后因素[38]。

从 SEER 数据库来看，那些生存期超过 5 年的患者有很大的希望获得长期生存，其 10 年、15 年、18 年生存率分别为 76.6%，65.4% 和 59.4%。生存超过 5 年后，肿瘤大小 <3cm、年龄 <60 岁、女性、右侧肿瘤、非鳞状组织、肺叶切除或全肺切除术，均可作为改善长期生存的重要预测因素，而预后不良的因素包括鳞状细胞癌、肺楔形切除术或无手术治疗[39]。

对于接受手术治疗的患者来说，医院的病例数量则对预后有着显著影响。美国国家癌症数据库（National Cancer Database）对 119 146 名 NSCLC 患者的研究发现，在接受手术切除的患者中，30 天死亡率最高的是接受全肺切除术的患者（8.5%），年龄较大的患者（年龄为 >85 岁，7.1%），男性患者（4.4%）和合并症较多的患者（Charlson 评分≥2，5.0%）。医院病例量也是 30 天死亡率的一个重要独立预测指标，在每年肺部切除术少于 47 次的低病例量医院中，30 天死亡率为 3.6%；而在每年肺切除术超过 190 次的高病例量医院中，30 天死亡率仅为 0.7%（P < 0.0001）[40]。在 SEER 数据库中，病例数量除了对 30 天死亡率有影响外，对 5 年生存率也有重要影响，在病例数量较高的医学中心，手术患者的 5 年生存率为 44%；而病例数较少的医学中心，手术的患者的 5 年生存率为 33%[41]。

3.3　生物标志物和遗传学预后指标

只有 53% 的 Ⅰ期和 Ⅱ期 NSCLC 患者在完全手术切除后 5 年仍然存活，其余的大多数死于癌症复发[42]。虽然 TNM 分期系统仍然是最强有力的生存预测指标,但肿瘤生物学特性和生存结果在各个分期都有很大差异。在分子生物学标志物和快速基因测序大行其道的时代,越来越多的肿瘤本身的特异性信息可以改善预后评估,而不仅仅是拘泥于 TNM 分期。

在 1000 多项已发表的研究中,许多生物标志物蛋白、信使 RNA(mRNA)、微 RNA(miRNA)和致癌基因都被证实对 NSCLC 预后具有预测价值;然而,却没有一种能够经受住足够的验证而成功被纳入临床应用。用免疫组化(Immunohistochemistry, IHC)染色识别肿瘤过表达蛋白是最典型的确认和评估潜在预后生物标志物的方法,但 IHC 方法运用的抗体多种多样,而且阳性的标准也没有明确的定义。因此,各研究数据结果之间并不一致。在前期的研究中也出现了许多被寄予厚望的单一蛋白标记物,如胰岛素样生长因子 - 1 受体(IGF1R)、干细胞生长因子受体(MET)、细胞周期蛋白 D1、切除修复交叉互补基因(ERCC1)[43,44],以及许多其他的生物标志物,但经过随后的交叉验证研究后,它们未能很好地对预后进行评估[45-50]。如今,最具代表性且受到一致认同的的蛋白质标志物包括表皮生长因子受体(EGFR)[51,52]和 B 淋巴细胞瘤 - 2 基因(Bcl - 2)[53,54],此二者对预后有利,而人类表皮生长因子受体 - 2(HER - 2)[55]、血管内皮生长因子(VEGF)[56,57]、鼠肉瘤病毒原癌基因同源体(KRAS)[31,51,52]、肿瘤蛋白质 p53(TP53)[31,52]和 Ki - 67 则提示预后不良[58]。

EGFR 突变在某些患者群体中发生率较高,最突出的当属无吸烟史的亚洲女性肺腺癌患者,其突变率高达 60% 以上,还有 50 岁以下的患者突变率也达到 20%[60]。根据 TRIBUTE 研究,在从未治疗的 NSCLC 患者中,13% 患者检测到 EGFR 突变。无论如何,对 EGFR 突变患者来说,其总生存期会更长,EGFR 酪氨酸激酶抑制剂(TKI)(如厄洛替尼)的治疗效果也更佳[51]。一项针对 397 名日本患者的研究发现,49% 的患者存在 EGFR 突变,并且 EGFR 突变是改善总体生存时间的良好预后指标。然而,考虑吸烟史和肿瘤分期的多变量因素后分析发现,在控制其他预后因素时,EGFR 突变不是一个独立的预后指标($P = 0.03225$)[52]。

关于 Bcl - 2 和肺癌预后的关系结论不一。不过一项研究发现,在 63% 的肺腺癌和 45% 的肺鳞癌中,Bcl - 2 高表达,且 Bcl - 2 高表达的患者生存时间更长。而在多变量分析中,Bcl - 2 被发现与生存率独立相关[53]。但其他研究并未发现两者之间的相关性[31]。但最近对 7765 例患者的 Meta 分析显示,Bcl - 2 蛋白的高表达是提示预后良好的指标[54]。

在 I B 和 II A 期 NSCLC 中,HER - 2 的表达与预后不良相关[55]。血管内皮生长因子(VEGF)过表达也与预后不良有关[56]。最近对 VEGF 表达对预后影响的 Meta 分析中,VEGFA 和 VEGFR 的过表达与非小细胞肺癌,尤其是肺腺癌的低生存率独立相关[57]。

许多研究提示 KRAS 突变为预后不良的指标[31]；然而，这可能与已知的其他预后因素有关，包括吸烟史和肿瘤分期，因此 KRAS 是否能作为独立预后标志物仍在讨论中。在 TRIBUTE 研究中，21% 的肿瘤中存在 KRAS 突变，并且在使用厄洛替尼治疗的患者中，KRAS 突变者发生疾病进展的时间更短，预后更差[51]。日本一项研究也提示 KRAS 突变与预后不良有关，其单因素分析显示日本肺癌患者中有 KRAS 和 TP53 基因突变者生存期较短。有趣的是，KRAS 和 TP53 突变似乎与其他临床预后因素相关，如吸烟史和肿瘤分期。在一项多变量分析中，吸烟史（$P = 0.0310$）和肿瘤分期（$P < 0.0001$）仍然是重要的不良预后指标，而 KRAS（$P = 0.8500$）和 TP53（$P = 0.3191$）却不能作为独立预后因素[52]。在免疫组化研究中，TP53 过表达已被证明与预后不良相关[31]。

作为 NSCLC 的生物标志物，免疫组化 Ki – 67 染色的检测结果与肿瘤细胞增殖的关系结论不一。然而，一项针对 1065 名患者的大型研究表明，这些差异可能是在分析中将肺腺癌和鳞状细胞癌归为一类造成的。本研究数据表明，鳞状细胞癌的 Ki – 67 平均指数是肺腺癌的两倍，Ki – 67 高表达在肺腺癌中是与分期独立相关的负性预后指标，却是鳞状细胞癌预后良好的标志[58]。

液体活检技术是一种检测实体肿瘤患者血液样本中循环肿瘤细胞（CTC）或循环游离 DNA（cfDNA）的技术。在许多类型的恶性肿瘤中，循环肿瘤细胞检测阳性已被认为是一个不良的预后指标。在 NSCLC 中，CTC 的序列分析表明，捕获细胞数量的减少与治疗后肿瘤的消退相关，循环肿瘤细胞数量的增加与肿瘤进展相关[61]。最近一项对 1576 例患者的 Meta 分析发现，CTC 阳性与淋巴结转移、肿瘤分期高、较短的总生存期和无进展生存期相关[62]。这一领域的许多研究都检验了用 CTC 或 cfDNA 检测技术来体现已知的突变，如 EGFR 突变和患者治疗过程中多个时间点的继发性突变。根据 RECIST 标准，对治疗有反应的患者使用培妥珠单抗和厄洛替尼治疗后 CTC 计数减少，并且 CTC 计数减少的患者无进展生存时间明显延长（$P = 0.05$）[63]。循环cfDNA的相对量在早期研究中也被证明具有预测价值。在一项对晚期 NSCLC 患者的研究中，cfDNA 水平随着病情进展而升高，cfDNA 水平较高的患者的总生存期和无进展生存期均明显缩短[64]。

大量的研究使用基因芯片技术，利用高通量测序和改进的计算工具，从数千个标记物中生成验证的基因表达特征，多项分析显示了其有一定的预后价值；然而，令人失望的是，不同基因集之间几乎没有重叠[65,66]。创建这些预后算法的问题主要在于将预后信号过度拟合到相对较少患者的数千个微阵列数据元素中。几大科学期刊正在努力，他们要求作者将原始微阵列数据提供给像 Broad 研究所、基因表达综合数据库（Gene Expression Omnibus）或 ArrayExpress 数据库这样的地方，通过共享数据和独立验证授权来改善这个计算过程[45]。

在对 NSCLC 进行的研究表明，全 DNA 高甲基化与预后较差有关[67]。然而，对具有预后价值的特定基因高甲基化特征的识别一直是一个挑战。一项针对 237 例 I 期 NSCLC 患者的研究发现 *HIST*1*H4F*、*PCDHGB6*、*NPBWR1*、*ALX1*、*HOXA9* 这 5 个基因的高甲基化与 I 期 NSCLC 患者中无复发生存时间较短显著相关。因此，根据 DNA 甲基化标记法可将患者分为具高复发风险组和低复发风险组[68]。某些研究也发现了其他与生存相关的 DNA 甲基化特征[69]，或在数据集中识别具有预后意义的基因[67]，但均缺乏外部验证。与基因芯片技术一样，这些分析的问题在于不同的 DNA 的高甲基化研究中数据的过度拟合，之间的交集太少。

考虑到肿瘤生物学的复杂性，用一组基因的突变反映肿瘤获得性多种突变可能比单一预后生物标志物适用性更准确、更广泛。针对这一问题已经有部分研究在开展了。其中，规模最大的是一种针对福尔马林固定石蜡包埋肿瘤的 14 项基因表达的试验。这项研究使用 Q – PCR 和一种包含 14 个基因的计算方法将非鳞状非小细胞肺癌患者分为低、中、高危组。通过对 2000 多名来自不同国家患者的验证，最终证实其预后价值[70-72]。在对来自 Kaiser Permanente 研究分部的 433 例经 R0 手术切除的 NSCLC 患者 I 期非鳞状细胞癌的初步研究显示，低、中、高危患者的 5 年总生存率分别为 71.4%、58.3%、49.9%（$P = 0.0003$）[70]。如本文所述，在经过严格验证的预后分析后，这一技术在筛选可能受益于辅助化疗但复发风险较高的早期患者，以及鉴别高危患者与复发风险较低的患者，在避免不必要辅助治疗方面具有临床实用价值。

其他著名的多基因预后特征包括一组从 332 名 I 期到 III 期 NSCLC 患者以及联合试验 264 例患者身上得到验证 160 个基因标记。根据该基因预后的特征而确定为"高危、预后不良"的患者 5 年肺癌相关死亡率是"低危、预后不良"患者的 2.8 倍（$P < 0.0001$）[73]。德克萨斯大学西南分校根据 422 名来自 Directors' Challenge Consortium 的非鳞状 NSCLC 患者数据开发了 12 个基因标记，并在由 266 名患者组成的两个数据集中进行了验证。这组基因标记可以预测哪些患者可能从辅助化疗中获益，其中包括预测可能获益且生存得到改善的患者（HR 0.34，$P = 0.017$），以及预测不能获益且生存未得到改善的患者（HR 0.80，$P = 0.070$）[74]。另一组是基于来自英国联合推荐的 133 名加拿大患者基因芯片的 15 个基因标记——其中 10 个已经在 5 个基因芯片序列中得到验证，这些序列都是来自含有高危基因标记，经完整手术切除且生存较差的 I 期至 II 期非小细胞肺癌患者（HR 1.92 ~ 3.57）[75,76]。细胞周期增殖（CCP）指数基于最初是从新鲜石蜡包埋的前列腺癌样本中经 RT – qPCR 技术所开发的 31 个基因标记，后来在肺腺癌群体中也得到了验证。如在 Directors' Consortium 数据中，从单变量和多变量分析结果来看，它对于癌症相关生存率有显著的预

后价值（HR = 2. 08，$P = 0.00014$）[77]。

在早期肺癌中，这些预后分析可以在鉴别哪些患者术后更有可能复发，哪些患者可能受益于激进的治疗方法以及加强监测方面发挥宝贵作用。辅助化疗已被反复证明可以增加已完全切除的早期 NSCLC 的生存率[78,79]，在美国国立综合癌症网络（NCCN）指南中：ⅡB 期和分期更高的 NSCLC 患者以及具有特定高危临床病理特征的ⅠB 期、ⅡA 期患者都推荐使用辅助化疗[80]。与 NCCN 的肿瘤"高危"因素相比，利用肿瘤分子谱已被证明可更好地进一步预测分期非小细胞肺癌患者术后复发风险[72]。

3.4　其他具有预测价值的生物学指标

除了上述预后标志物外，许多其他的独立预测标志物也已被识别，可用于预测预后。这些生物标志物的研究同样受到数据集拟合困难和交叉验证失败的困扰，故识别有预测价值的生物标志物依然充满挑战性。VeriStrat 是一种基于质谱分析的蛋白质组学标志，用于预测哪些晚期 NSCLC 患者对 EGFR 酪氨酸激酶抑制剂（如吉非替尼和厄洛替尼）的反应最佳。虽然验证组的初始数据似乎令人兴奋[81]，但后期对患者组的测试表明，VeriStrat 并不能显著预测患者对厄洛替尼的反应。虽然 VeriStrat 并未被证实是一种有用的预后标志物，但在未接受厄洛替尼治疗的患者中，VeriStrat 预测预后较差的患者总体生存率相对较低，这说明 VeriStrat 还是有一定的预测价值的[82]。

一项 Meta 分析显示，乳腺癌易感基因 1（BRCA1）可作为铂类和紫杉醇对 NSCLC 患者化疗疗效的预后生物标志物，若 BRCA1 的总体水平较低，则化疗反应更强和总体生存率更高[83]。NSCLC 的另一个预测生物标志物是核糖核苷酸还原酶 M1（RRM1），它可能对吉西他滨治疗的反应有一定的预测作用。一项对 1243 例患者数据的 Meta 分析显示，低 RRM1 水平提示患者对基于吉西他滨的化疗方案有更好反应，且具有更高的生存率[84]。

3.5　免疫治疗及其预后

FDA 最近批准将 PD - 1 抑制剂纳武单抗（nivolumab）作为治疗鳞状细胞肺癌的二线药物，这标志着晚期 NSCLC 治疗选择的新时代的开始，在某些患者中这种疗法可能有更持久且更好的疗效。最初，此类新药在不同临床试验阶段的靶点主要是 PD - 1、PD - L1 和细胞毒性 T 淋巴细胞抗原 - 4（CTLA - 4），随着这些治疗方案的扩展，新的具有预后预测效应的免疫治疗生物标志物很快会出现。

PD - 1 受体或 CD279 是一种免疫受体调节点，表达于 CD4、CD8 淋巴细胞、B

淋巴细胞和 NK 细胞表面,在减弱 T 细胞免疫功能中起关键作用。PD－1 也优先表达在调节性 T 细胞上,产生免疫抑制肿瘤微环境。PD－1 的配体 PD－L1 在许多包括 NSCLC 在内的实体肿瘤中起正调节作用,与调节性 T 细胞结合,利用 PD－1/PD－L1 通路逃避宿主抗肿瘤免疫系统的识别[85]。

近期对 1157 例 NSCLC 患者的 Meta 分析显示,PD－L1 表达与肿瘤组织学低分化显著相关(OR 1.91, $P = 0.001$),而 PD－L1 高表达与总生存时间短相关(HR 1.75, $P < 0.001$)[86]。另一项对 164 例 NSCLC 手术标本的研究发现,从不吸烟的女性患者肿瘤中 PD－L1 表达较高,与 EGFR 突变的鳞状细胞癌相比,腺癌中 PD－L1 表达较高,且腺癌组织与 PD－L1 高表达具有独立相关性。本研究还表明,切除肿瘤中 PD－L1 水平越高,总生存时间越短,预后更差[87]。

PD－L1 也与 EGFR 通路有关。NSCLC 中 EGFR 通路的激活导致 PD－L1、IL－6 和 TGFβ 的过表达,这些都促进免疫抑制的产生。在 EFGR 介导肿瘤的异种移植模型中抑制 PD－1 表达已被证明可使肿瘤消退和提高生存率[88]。PD－L1 过表达与 EGFR 突变相关,可作为 EGFR 野生型患者预后较差的指标;然而,没有证据表明它与 EGFR 突变患者的存活率相关[89]。

一些数据表明,PD－L1 表达可能是预测免疫治疗反应的一个有效的生物标志物;然而,近期的临床试验数据并不支持这一点。纳武单抗是一种 PD－L1 单克隆抗体,通过阻断 PD－1 T 细胞的耐受从而激活免疫系统对抗癌细胞。纳武单抗的 I 期临床试验显示,在重度预处理 NSCLC 患者中,其客观有效率为 17%[91]。50%～95% 的 NSCLC 有 PD－L1 表达[90],但试验数据表明,PD－L1 的表达与纳武单抗的有效率或生存率之间没有明确的关系[91]。派姆单抗(MK－3475,Merck)是另一种 FDA 批准的治疗黑色素瘤(伊匹单抗治疗无效)的抗 PD－1 药物,它在治疗非小细胞肺癌方面目前仍在临床试验中。派姆单抗在晚期 NSCLC 中的 I 期试验数据显示,总有效率为 19.4%。其中,PD－L1 高表达患者对派姆单抗的有效率为 45.2%,相比之下 PD－L1 低表达患者有效率为 16.5%,不表达患者有效率为 10.7%,这是否提示 PD－L1 是预测派姆单抗疗效的生物标志物[92]?

在免疫疗法的实施方面,必须降低在疗效不佳患者中发生自身免疫毒性和肺炎的概率,要做到这一点,患者的筛选是关键。在纳武单抗的 I 期临床试验中,只有 17% 的患者对治疗有反应,其中只有 2 例患者的疗效持续了 1 年以上。鳞状细胞癌的有效率分别为 33% 和 12%,高于非鳞状细胞癌[93]。剂量为 3mg/kg 时有效率最高,这部分患者中位生存期为 14.9 个月,1 年总生存期为 56%,2 年总生存期为 45%[94]。鳞状细胞组织可能是纳武单抗疗效的一个有用的预测指标,但目前的数据并不支持 PD－L1 作为其预测标志物。将 PD－L1 作为预测标志物也很复杂,因为在定义肿瘤中 PD－L1 是阳性还是阴性时,不同研究使用的是不同的免疫组化检测抗体和不同的表达阈值[90]。更重要的是，在 PD - L1 表达较低的患者中也能观察到对纳武单抗的稳定反应，一项针对 135 名鳞状细胞癌患者的纳武单抗的 3 期临床试验显示，PD - L1 表达既无预后价值也不能预测纳武单抗的疗效[95]。故将是否 PD - L1 作为预测标志物仍处于研究阶段。

伊匹单抗是一种针对 CTLA - 4 的人类单克隆抗体，在晚期 NSCLC 的早期临床试验中显示出了一定的应用前景[96]。当抗原通过主要的组织相容性复合物呈现时，伴随着抗原呈递细胞上的 B7 分子与细胞表面的 CD28 受体结合，CD4 和 CD8 T 细胞被激活。在与 B7 结合时，CTLA - 4 与 CD28 具有竞争性，CTLA - 4 在与 B7 结合时会抑制 T 细胞活化[97]。在 51%~87% NSCLC 肿瘤细胞中有 CTLA - 4 表达，其表达与腺癌组织、年龄大、肿瘤分化差有关；然而，目前的研究还没有发现它能独立地预测患者的总体生存率和对治疗的反应[98,99]。

3.6　对非小细胞肺癌预后的展望

目前正在建立一个不断更新的 IASLC 数据库，该数据库包含 1999—2010 年新诊断为肺癌的 94 708 名新患者，将为第八版非小细胞肺癌 TNM 分期提供数据来源[100]。这版分期将会对肿瘤预后的预测产生更大的影响，并解决第七版分期存在的一些问题。未来 TNM 分期的变化是不可估量的。未来的主要变化可能来自于分子检测的广泛应用，对肺癌生物标志物认识的日益加深及其临床应用的日益广泛。进一步了解肿瘤生物学和快速遗传分析将改善每个 TNM 分期的风险分层，使得生存预测更加精确，治疗方案更趋于个体化。

参考文献

[1]　Howlader N, Noone AM, Krapcho M, Garshell J, Neyman N, Altekruse SF, Kosary CL, Yu M, Ruhl J, Tatalovich Z, Cho H, Mariotto A, Lewis DR, Chen HS, Feuer EJ, Cronin KA (eds) (2013) SEER cancer statistics review, 1975 – 2010. National Cancer Institute. Bethesda, MD. http：//seer. cancer. gov/csr/1975_ 2010/, based on November 2012 SEER data submission, posted to the SEER web site, April 2013

[2]　Goldstraw P, Crowley J, Chansky K et al (2007) The IASLC lung cancer staging project：proposals for the revision of the TNM stage groupings in the forthcoming (seventh) edition of the TNM classification of malignant tumours. J Thoracic Oncol Official Publ Int Assoc Study Lung Cancer 2 (8)：706 – 714

[3]　UICC (1968) TNM classification of malignant tumours. UICC, Geneva

[4]　Mountain CF, Carr DT, Anderson WA (1974) A system for the clinical staging of lung cancer. Am J Roentgenol Radium Ther Nucl Med 120 (1)：130 – 138

[5]　Goldstraw P (2009) Staging manual in thoracic oncology. FL Editorial Rx Press, Orange Park

[6]　Travis WD (2011) Pathology of lung cancer. Clin Chest Med 32 (4)：669 – 692

[7] Meza R, Meernik C, Jeon J, Cote ML (2015) Lung cancer incidence trends by gender, race and histology in the United States, 1973 – 2010. PLoS ONE 10 (3): e0121323

[8] Detterbeck FC, Boffa DJ, Tanoue LT (2009) The new lung cancer staging system. Chest 136 (1): 260 – 271

[9] Detterbeck FC, Boffa DJ, Tanoue LT, Wilson LD (2010) Details and difficulties regarding the new lung cancer staging system. Chest 137 (5): 1172 – 1180

[10] Hsu PK, Huang HC, Hsieh CC et al (2007) Effect of formalin fixation on tumor size determination in stage I non – small cell lung cancer. Ann Thorac Surg 84 (6): 1825 – 1829

[11] Shimizu K, Yoshida J, Nagai K et al (2004) Visceral pleural invasion classification in non – small cell lung cancer: a proposal on the basis of outcome assessment. J Thorac Cardiovasc Surg 127 (6): 1574 – 1578

[12] Osaki T, Nagashima A, Yoshimatsu T, Yamada S, Yasumoto K (2004) Visceral pleural involvement in nonsmall cell lung cancer: prognostic significance. Ann Thorac Surg 77 (5) (1769 – 1773, discussion 1773)

[13] Dail D, Hammar S (1994) Pulmonary pathology, 2nd edn. Springer, New York

[14] Rami – Porta R, Ball D, Crowley J et al (2007) The IASLC lung cancer staging project: proposals for the revision of the T descriptors in the forthcoming (seventh) edition of the TNM classification for lung cancer. J Thorac Oncol Official Publ Int Assoc Study Lung Cancer 2 (7): 593 – 602

[15] Woodard GA, Jablons DM (2015) The latest in surgical management of stage IIIA non – small cell lung cancer. ASCO Educational Book (in press)

[16] American Joint Committee on Cancer (2009) AJCC cancer staging manual, 7th edn. Springer, New York

[17] Chen VW, Ruiz BA, Hsieh MC, Wu XC, Ries LA, Lewis DR (2014) Analysis of stage and clinical/prognostic factors for lung cancer from SEER registries: AJCC staging and collaborative stage data collection system. Cancer 120 (Suppl 23): 3781 – 3792

[18] Shen KR, Meyers BF, Larner JM, Jones DR (2007) Special treatment issues in lung cancer: ACCP evidence – based clinical practice guidelines (2nd edition). Chest 132 (3 Suppl): 290s – 305s

[19] Martini N, Melamed MR (1975) Multiple primary lung cancers. J Thorac Cardiovasc Surg 70 (4): 606 – 612

[20] Girard N, Deshpande C, Lau C et al (2009) Comprehensive histologic assessment helps to differentiate multiple lung primary nonsmall cell carcinomas from metastases. Am J Surg Pathol 33 (12): 1752 – 1764

[21] Travis WD, Giroux DJ, Chansky K et al (2008) The IASLC lung cancer staging project: proposals for the inclusion of broncho – pulmonary carcinoid tumors in the forthcoming (seventh) edition of the TNM classification for lung cancer. J Thorac Oncol Official Publ Int Assoc Study Lung Cancer 3 (11): 1213 – 1223

[22] Stolz A, Harustiak T, Simonek J et al (2015) Long – term outcomes and prognostic factors of patients with pulmonary carcinoid tumors. Neoplasma 13

[23] Elias AD (1997) Small cell lung cancer: state – of – the – art therapy in 1996. Chest 112 (4 Suppl): 251s – 258s

[24] Stupp R, Monnerat C, Turrisi AT 3rd, Perry MC, Leyvraz S (2004) Small cell lung cancer: state of the art and future perspectives. Lung Cancer (Amsterdam, Neth) 45 (1): 105 – 117

[25] Govindan R, Page N, Morgensztern D et al (2006) Changing epidemiology of small – cell lung cancer in the United States over the last 30 years: analysis of the surveillance, epidemiologic, and end results database. J Clin Oncol Official J Am Soc Clin Oncol 24 (28): 4539 – 4544

[26] Shepherd FA, Crowley J, Van Houtte P et al (2007) The international association for the study of lung cancer lung cancer staging project: proposals regarding the clinical staging of small cell lung cancer in the forthcoming (seventh) edition of the tumor, node, metastasis classification for lung cancer. J Thorac Oncol Official Publ Int Assoc Study Lung Cancer 2 (12): 1067 – 1077

[27] Kuo SW, Chen JS, Huang PM, Hsu HH, Lai HS, Lee JM (2014) Prognostic significance of histologic differentiation, carcinoembryonic antigen value, and lymphovascular invasion in stage I non – small cell lung cancer. J Thorac Cardiovasc Surg148 (4): 1200 – 1207, e1203

[28] Sun Z, Aubry MC, Deschamps C et al (2006) Histologic grade is an independent prognostic factor for survival in non – small cell lung cancer: an analysis of 5018 hospital – and 712 [population – based cases. J Thorac Cardiovasc Surg 131 (5): 1014 – 1020

[29] Shao W, Xiong X, Chen H et al (2014) Long – term survival outcomes of video – assisted thoracic surgery for patients with non – small cell lung cancer. Chin J Cancer (Res = Chung – Kuo Yen Cheng Yen Chiu) 26 (4): 391 – 398

[30] Lee PC, Nasar A, Port JL et al (2013) Long – term survival after lobectomy for non – small cell lung cancer by video – assisted thoracic surgery versus thoracotomy. Ann Thorac Surg 96 (3): 951 – 960 (discussion 960 – 951)

[31] Grossi F, Loprevite M, Chiaramondia M et al (2003) Prognostic significance of K – ras, p53, bcl – 2, PCNA, CD34 in radically resected non – small cell lung cancers. Eur J Cancer (Oxford, Engl 1990) 39 (9): 1242 – 1250

[32] Luchtenborg M, Jakobsen E, Krasnik M, Linklater KM, Mellemgaard A, Moller H (2012) The effect of comorbidity on stage – specific survival in resected non – small cell lung cancer patients. Eur J Cancer (Oxford, Engl 1990) 48 (18): 3386 – 3395

[33] Iachina M, Jakobsen E, Moller H et al (2015) The effect of different comorbidities on survival of non – small cells lung cancer patients. Lung 193 (2): 291 – 297

[34] Zhai R, Yu X, Shafer A, Wain JC, Christiani DC (2014) The impact of coexisting COPD on survival of patients with early – stage non – small cell lung cancer undergoing surgical resection. Chest 145 (2): 346 – 353

[35] Simmons CP, Koinis F, Fallon MT et al (2015) Prognosis in advanced lung cancer—a prospective study examining key clinicopathological factors. Lung Cancer (Amsterdam, Neth)

[36] Parsons A, Daley A, Begh R, Aveyard P (2010) Influence of smoking cessation after diagnosis of early stage lung cancer on prognosis: systematic review of observational studies with meta – analysis. BMJ (Clin Res ed.) 340: b5569

[37] Ou SH, Zell JA, Ziogas A, Anton – Culver H (2007) Prognostic factors for survival of stage I nonsmall cell lung cancer patients: a population – based analysis of 19, 702 stage I patients in the California Cancer Registry from 1989 to 2003. Cancer 110 (7): 1532 – 1541

[38] Ou SH, Zell JA, Ziogas A, Anton – Culver H (2008) Low socioeconomic status is a poor prognostic factor for survival in stage I nonsmall cell lung cancer and is independent of surgical treatment, race, and marital status. Cancer 112 (9): 2011 – 2020

[39] Hubbard MO, Fu P, Margevicius S, Dowlati A, Linden PA (2012) Five – year survival does not equal cure in non – small cell lung cancer: a surveillance, epidemiology, and end results –

based analysis of variables affecting 10 – to 18 – year survival. J Thorac Cardiovasc Surg 143 (6): 1307 – 1313

[40] Rosen JE, Hancock JG, Kim AW, Detterbeck FC, Boffa DJ (2014) Predictors of mortality after surgical management of lung cancer in the National Cancer Database. Ann Thorac Surg 98 (6): 1953 – 1960

[41] Bach PB, Cramer LD, Schrag D, Downey RJ, Gelfand SE, Begg CB (2001) The influence of hospital volume on survival after resection for lung cancer. New Engl J Med 345 (3): 181 – 188

[42] Groome PA, Bolejack V, Crowley JJ et al (2007) The IASLC lung cancer staging project: validation of the proposals for revision of the T, N, and M descriptors and consequent stage groupings in the forthcoming (seventh) edition of the TNM classification of malignant tumours. J Thorac Oncol Official Publ Int Assoc Study Lung Cancer 2 (8): 694 – 705

[43] Olaussen KA, Dunant A, Fouret P et al (2006) DNA repair by ERCC1 in non – small – cell lung cancer and cisplatin – based adjuvant chemotherapy. New Eng J Med 355 (10): 983 – 991

[44] Friboulet L, Olaussen KA, Pignon JP et al (2013) ERCC1 isoform expression and DNA repair in non – small – cell lung cancer. New Engl J Med 368 (12): 1101 – 1110

[45] Zhu CQ, Tsao MS (2014) Prognostic markers in lung cancer: is it ready for prime time? Transl Lung Cancer Res 3 (3): 149 – 158

[46] Shepherd FA, Domerg C, Hainaut P et al (2013) Pooled analysis of the prognostic and predictive effects of KRAS mutation status and KRAS mutation subtype in early – stage resected non – small – cell lung cancer in four trials of adjuvant chemotherapy. J Clin Oncol Official J Am Soc Clin Oncol 31 (17): 2173 – 2181

[47] Agullo – Ortuno MT, Diaz – Garcia CV, Agudo – Lopez A et al (2015) Relevance of insulin – like growth factor 1 receptor gene expression as a prognostic factor in non – small – cell lung cancer. J Cancer Res Clin Oncol 141 (1): 43 – 53

[48] Tran TN, Selinger CI, Yu B et al (2014) Alterations of insulin – like growth factor – 1 receptor gene copy number and protein expression are common in non – small cell lung cancer. J Clin Pathol 67 (11): 985 – 991

[49] Dziadziuszko R, Merrick DT, Witta SE et al (2010) Insulin – like growth factor receptor 1 (IGF1R) gene copy number is associated with survival in operable non – small – cell lung cancer: a comparison between IGF1R fluorescent in situ hybridization, protein expression, and mRNA expression. J Clin Oncol Official J Am Soc Clin Oncol 28 (13): 2174 – 2180

[50] Go H, Jeon YK, Park HJ, Sung SW, Seo JW, Chung DH (2010) High MET gene copy number leads to shorter survival in patients with non – small cell lung cancer. J Thorac Oncol Official Publ Int Assoc Study Lung Cancer 5 (3): 305 – 313

[51] Eberhard DA, Johnson BE, Amler LC et al (2005) Mutations in the epidermal growth factor receptor and in KRAS are predictive and prognostic indicators in patients with non – small – cell lung cancer treated with chemotherapy alone and in combination with erlotinib. J Clin Oncol Official J Am Soc Clin Oncol 23 (25): 5900 – 5909

[52] Kosaka T, Yatabe Y, Onozato R, Kuwano H, Mitsudomi T (2009) Prognostic implication of EGFR, KRAS, and TP53 gene mutations in a large cohort of Japanese patients with surgically treated lung adenocarcinoma. J Thorac Oncol Official Publ Int Assoc Study Lung Cancer 4 (1): 22 – 29

［53］　Anagnostou VK, Lowery FJ, Zolota V et al（2010）High expression of BCL－2 predicts favor-
　　　able outcome in non－small cell lung cancer patients with non squamous histology. BMC Canc-
　　　er 10：186

［54］　Zhao XD, He YY, Gao J et al（2014）High expression of Bcl－2 protein predicts favorable
　　　outcome in non－small cell lung cancer：evidence from a systematic review and meta－analy-
　　　sis. Asian Pac J Cancer Prev APJCP 15（20）：8861－8869

［55］　Xia Q, Zhu Z, Wang J, Situ D, Zhou N, Jang W（2012）Expression and association of HER2
　　　with prognosis in early－stage（T1－T2N0M0）non－small cell lung cancer. Tumour Biol J Int
　　　Soc Oncodev Biol Med 33（5）：1719－1725

［56］　Liao M, Wang H, Lin Z, Feng J, Zhu D（2001）Vascular endothelial growth factor and other
　　　biological predictors related to the postoperative survival rate on non－small cell lung cancer.
　　　Lung Cancer（Amsterdam, Neth）33（2－3）：125－132

［57］　Zheng CL, Qiu C, Shen MX et al（2015）Prognostic impact of elevation of vascular endotheli-
　　　al growth factor family expression in patients with non－small cell lung cancer：an updated meta
　　　－analysis. Asian Pac J Cancer Prev APJCP 16（5）：1881－1895

［58］　Warth A, Cortis J, Soltermann A et al（2014）Tumour cell proliferation（Ki－67）in non－
　　　small cell lung cancer：a critical reappraisal of its prognostic role. Br J Cancer 111（6）：1222
　　　－1229

［59］　Ha SY, Choi SJ, Cho JH et al（2015）Lung cancer in never－smoker Asian females is driven
　　　by oncogenic mutations, most often involving EGFR. Oncotarget 6（7）：5465－5474

［60］　VandenBussche CJ, Illei PB, Lin MT, Ettinger DS, Maleki Z（2014）Molecular alterations in
　　　non－small cell lung carcinomas of the young. Hum Pathol 45（12）：2379－2387

［61］　Maheswaran S, Sequist LV, Nagrath S et al（2008）Detection of mutation in EGFR in circula-
　　　tion lung－cancer cells. New Eng J Med, 359（4）：366－377

［62］　Wang J, Wang K, Xu J, Huang J, Zhang T（2013）Prognostic significance of circulating
　　　tumor cells in non－small－cell lung cancer patients：a meta－analysis. PLoS ONE 8
　　　（11）：e78070

［63］　Punnoose EA, Atwal S, Liu W et al（2012）Evaluation of circulating tumor cells and circulat-
　　　ing tumor DNA in non－small cell lung cancer：association with clinical endpoints in a phase II
　　　clinical trial of pertuzumab and erlotinib. Clin Cancer Res Official J Am Assoc Cancer Res 18
　　　（8）：2391－2401

［64］　Dowler Nygaard A, Spindler KL, Pallisgaard N, Andersen RF, Jakobsen A（2014）Levels of
　　　cell－free DNA and plasma KRAS during treatment of advanced NSCLC. Oncol Rep 31（2）：
　　　969－974

［65］　Zhu CQ, Pintilie M, John T et al（2009）Understanding prognostic gene expression signatures
　　　in lung cancer. Clin Lung Cancer 10（5）：331－340

［66］　Carnio S, Novello S, Papotti M, Loiacono M, Scagliotti GV（2013）Prognostic and predictive
　　　biomarkers in early stage non－small cell lung cancer：tumor based approaches including gene
　　　signatures. Transl Lung Cancer Res 2（5）：372－381

［67］　Moran A, Fernandez－Marcelo T, Carro J et al（2012）Methylation profiling in non－small
　　　cell lung cancer：clinical implications. Int J Oncol 40（3）：739－746

［68］　Sandoval J, Mendez－Gonzalez J, Nadal E et al（2013）A prognostic DNA methylation signa-
　　　ture for stage I non－small－cell lung cancer. J Clin Oncol Off J Am Soc Clin Oncol 31（32）：
　　　4140－4147

［69］ Lokk K, Vooder T, Kolde R et al（2012）Methylation markers of early – stage non – small cell lung cancer. PLoS ONE 7（6）：e39813

［70］ Kratz JR, He J, Van Den Eeden SK et al（2012）A practical molecular assay to predict survival in resected non – squamous, non – small – cell lung cancer：development and international validation studies. Lancet 379（9818）：823 – 832

［71］ Kratz JR, Tham PT, Mulvihill MS et al（2013）Analytical validation of a practical molecular assay prognostic of survival in nonsquamous non – small cell lung cancer. Diagn Mol Pathol Am J Surg Pathol Part B 22（2）：65 – 69

［72］ Woodard GA, Gubens MA, Jahan TM et al（2014）Prognostic molecular assay might improve identification of patients at risk for recurrence in early – stage non – small – cell lung cancer. Clin Lung Cancer 15（6）：426 – 432

［73］ Van Laar RK（2012）Genomic signatures for predicting survival and adjuvant chemotherapy benefit in patients with non – small – cell lung cancer. BMC Med Genomics 5：30

［74］ Tang H, Xiao G, Behrens C et al（2013）A 12 – gene set predicts survival benefits from adjuvant chemotherapy in non – small cell lung cancer patients. Clin Cancer Res Official J Am Assoc Cancer Res 19（6）：1577 – 1586

［75］ Zhu CQ, Ding K, Strumpf D et al（2010）Prognostic and predictive gene signature for adjuvant chemotherapy in resected non – small – cell lung cancer. J Clin Oncol Official J Am Soc Clin Oncol 28（29）：4417 – 4424

［76］ Der SD, Sykes J, Pintilie M et al（2014）Validation of a histology – independent prognostic gene signature for early – stage, non – small – cell lung cancer including stage IA patients. J Thorac Oncol Official Publ Int Assoc Study Lung Cancer 9（1）：59 – 64

［77］ Wistuba II, Behrens C, Lombardi F et al（2013）Validation of a proliferation – based expression signature as prognostic marker in early stage lung adenocarcinoma. Clin Cancer Res Official J Am Assoc Cancer Res 19（22）：6261 – 6271

［78］ Winton T, Livingston R, Johnson D et al（2005）Vinorelbine plus cisplatin vs. observation in resected non – small – cell lung cancer. New Eng J Med 352（25）：2589 – 2597

［79］ Douillard JY, Rosell R, De Lena M et al（2006）Adjuvant vinorelbine plus cisplatin versus observation in patients with completely resected stage IB – IIIA non – small – cell lung cancer（Adjuvant Navelbine International Trialist Association［ANITA］）：a randomised controlled trial. Lancet Oncol 7（9）：719 – 727

［80］ Network NCC（2014）NCCN non – small cell lung cancer clinical practice guidelines. Version 2. http：//www. nccn. org/professionals/physician _ gls/pdf/nscl. pdf. Accessed 29 Dec 2013

［81］ Stinchcombe TE, Roder J, Peterman AH et al（2013）A retrospective analysis of VeriStrat status on outcome of a randomized phase II trial of first – line therapy with gemcitabine, erlotinib, or the combination in elderly patients（age 70 years or older）with stage IIIB/IV non – small – cell lung cancer. J Thorac Oncol Official Publ Int Assoc Study Lung Cancer 8（4）：443 – 451

［82］ Carbone DP, Ding K, Roder H et al（2012）Prognostic and predictive role of the VeriStrat plasma test in patients with advanced non – small – cell lung cancer treated with erlotinib or placebo in the NCIC Clinical Trials Group BR. 21 trial. J Thorac Oncol Official Publ Int Assoc Study Lung Cancer 7（11）：1653 – 1660

［83］ Yang Y, Xie Y, Xian L（2013）Breast cancer susceptibility gene 1（BRCA1）predict clinical outcome in platinum – and toxal – based chemotherapy in non – small – cell lung cancer (NSCLC) patients: a system review and meta – analysis. J Exp Clin Cancer Res CR 32: 15

[84] Gong W, Zhang X, Wu J et al (2012) RRM1 expression and clinical outcome of gemcitabine – containing chemotherapy for advanced non – small – cell lung cancer: a meta – analysis. Lung Cancer (Amsterdam, Neth) 75 (3): 374 – 380

[85] Pardoll DM (2012) The blockade of immune checkpoints in cancer immunotherapy. Nat Rev Cancer 12 (4): 252 – 264

[86] Wang A, Wang HY, Liu Y et al (2015) The prognostic value of PD – L1 expression for non – small cell lung cancer patients: A meta – analysis. Eur J Surg Oncol J Eur Soc Surg Oncol Br Assoc Surg Oncol 41 (4): 450 – 456

[87] Azuma K, Ota K, Kawahara A et al (2014) Association of PD – L1 overexpression with activating EGFR mutations in surgically resected nonsmall – cell lung cancer. Ann Oncol Official J Eur Soc Med Oncol/ESMO 25 (10): 1935 – 1940

[88] Akbay EA, Koyama S, Carretero J et al (2013) Activation of the PD – 1 pathway contributes to immune escape in EGFR – driven lung tumors. Cancer Dis 3 (12): 1355 – 1363

[89] Tang Y, Fang W, Zhang Y et al (2015) The association between PD – L1 and EGFR status and the prognostic value of PD – L1 in advanced non – small cell lung cancer patients treated with EGFR – TKIs. Oncotarget 6: 14209

[90] Patel SP, Kurzrock R (2015) PD – L1 expression as a predictive biomarker in cancer immunotherapy. Mol Cancer Ther 14 (4): 847 – 856

[91] Gettinger SN, Horn L, Gandhi L et al (2015) Overall survival and long – term safety of Nivolumab (anti – programmed death 1 antibody, BMS – 936558, ONO – 4538) in patients with previously treated advanced non – small – cell lung cancer. J Clin Oncol Official J Am Soc Clin Oncol 33 (18): 2004 – 2012

[92] Garon EB, Rizvi NA, Hui R et al (2015) Pembrolizumab for the treatment of non – small – cell lung cancer. New Eng J Med 372 (21): 2018 – 2028

[93] Topalian SL, Hodi FS, Brahmer JR et al (2012) Safety, activity, and immune correlates of anti – PD – 1 antibody in cancer. New Eng J Med 366 (26): 2443 – 2454

[94] Brahmer J, Horn L, Gandhi L et al (2014) Nivolumab (anti – PD – 1, BMS – 936558, ONO – 4538) in patients (Pts) with advanced non – small – cell lung cancer (NSCLC): survival and clinical activity by subgroup analysis. ASCO Meet Abs 32 (8112)

[95] Brahmer J, Reckamp KL, Baas P et al (2015) Nivolumab versus Docetaxel in advanced squamous – cell non – small – cell lung cancer. New Eng J Med 373 (2): 123 – 135

[96] Lynch TJ, Bondarenko I, Luft A et al (2012) Ipilimumab in combination with paclitaxel and carboplatin as first – line treatment in stage IIIB/IV non – small – cell lung cancer: results from a randomized, double – blind, multicenter phase II study. J Clin Oncol Official J Am Soc Clin Oncol 30 (17): 2046 – 2054

[97] Sundar R, Soong R, Cho BC, Brahmer JR, Soo RA (2014) Immunotherapy in the treatment of non – small cell lung cancer. Lung Cancer (Amsterdam, Neth) 85 (2): 101 – 109

[98] Salvi S, Fontana V, Boccardo S et al (2012) Evaluation of CTLA – 4 expression and relevance as a novel prognostic factor in patients with non – small cell lung cancer. Cancer Immunol Immunother CII 61 (9): 1463 – 1472

[99] Zheng H, Li Y, Wang X, Zhang X, Wang X (2010) Expression and significance of gp96 and immune – related gene CTLA – 4, CD8 in lung cancer tissues. Zhongguo fei ai za zhi = Chin J

Lung Cancer 13 (8): 790 - 794

[100] Rami - Porta R, Bolejack V, Giroux DJ et al (2014) The IASLC lung cancer staging project: the new database to inform the eighth edition of the TNM classification of lung cancer. J Thorac Oncol Official Publ Int Assoc Study Lung Cancer 9 (11): 1618 - 1624

[101] Rusch VW, Asamura H, Watanabe H, Giroux DJ, Rami - Porta R, Goldstraw P (2009) The IASLC lung cancer staging project: a proposal for a new international lymph node map in the forthcoming seventh edition of the TNM classification for lung cancer. J Thorac Oncol Official Publ Int Assoc Study Lung Cancer 4 (5): 568 - 577

第 4 章
肺癌的外科治疗

Osita I. Onugha and Jay M. Lee

摘要

在本章中，我们讨论了肺切除手术之前必要的术前评估，不同分期肺癌的手术治疗策略，手术步骤以及各种肺切除手术方法的适应证。

关键词

非小细胞肺癌；纵隔淋巴结分期；小细胞肺癌；同期多原发肺癌；非同期多原发肺癌；寡转移；手术；肺切除术

目录

O. I. Onugha，J. M. Lee (✉)
Thoracic surgery，David Geffen School of Medicine，UCLA，Los Angeles，CA，USA
e – mail：JaymoonLee@mednet. ucla. edu

O. I. Onugha
e – mail：OOnugha@mednet. ucla. edu

1　引言

本着治愈目标施行的手术是早期非小细胞肺癌（NSCLC）的主要治疗方式。手术治疗的主要目标有两个：①完整切除肿瘤及其淋巴引流区域，②确定肿瘤分期，这将决定围手术期的治疗和患者预后。切除术的主要目标是肉眼切缘阴性及显微镜下切缘阴性的 R0 切除术。一般而言，具有显微镜下（R1）或肉眼观（R2）切缘阳性的不完全切除并不能使患者的总生存获益。应尽可能进行任何可疑的邻近组织的整块切除，并应在术中评估切缘以确保切缘阴性。

2　术前评估

2.1　影像学分期

对怀疑患有肺癌者的术前临床分期需要对胸部、腹部和盆腔进行 CT 扫描或通过静脉造影的全身 PET/CT 扫描的放射学评估。PET/CT 在术前分期中的应用已被证明可减少开胸手术的总数以及ⅢA 期、ⅢB 期、Ⅳ期 NSCLC 和良性肺部病变的无意义手术的数量[1]。虽然没有明确证据表明 PET/CT 的使用会降低疾病总死亡率[1]，但许多中心目前已常规使用 PET/CT 进行术前评估。通常对有颅内症状或临床分期为Ⅱ期或Ⅲ期的患者用钆喷造影评估是否有脑转移的头部 MRI 比头部 CT 更敏感。

虽然早期检测远处转移灶尚未显示可提供生存益处，但多个隐匿转移灶的检测可防止不必要的肺部手术。除了大脑和某些骨转移外，应该常规对疑似转移灶进行病理学确认。胸部磁共振增强扫描有助于术前对椎旁或肺上沟瘤侵犯脊神经孔的情况进行确定，并评估是否同时伴有臂丛神经和锁骨下血管受累。尽管国家综合癌症网络（National Comprehesive Cancer Network，NCCN）指南建议应考虑对患有神经内分泌肿瘤（例如类癌）的患者进行生长抑素受体扫描（奥曲肽扫描），但这种扫描的临床应用目前仍是不确定的[2]。尽管大多数支气管神经内分泌肿瘤表达生长抑素受体，但由于其他肿瘤、肉芽肿和自身免疫性疾病奥曲肽扫描结果也会呈现阳性，而使该检测特异性受限，因此，其作为术前疾病检查的用途也是有限的[3,4]。

2.2　组织诊断

肺癌的诊断需要对活检组织进行病理评估。虽然可以基于细胞学进行病理诊断，但通常组织活检（穿刺样本或手术标本）优于细胞学样本（体液、痰、支气管镜灌洗液或刷检，以及细针抽吸活检），也允许对癌症进行遗传分析以确定是否有驱动基因突变来更好地区分肺癌的组织学亚型。然而，由于临床可疑的肺原发肿瘤的大小和位置不同，在侵入性分期检查和外科手术之前并不总是需要组织学诊断。在临床上高度怀疑为肺癌，或影像学表现高度怀疑为原发性支气管肺癌的患者，在手术之前不需要组织学诊断。在这些患者中，手术将同时完成组织学诊断、病理分期和肿瘤的完整切除。以组织诊断为目的的经支气管或经胸部穿刺活检是可接受的。支气管内和中心型病变优先选用支气管镜进行活组织检查，治疗时同样可选择支气管内或经支气管支架技术。更多的外周病变通常通过 CT 引导的经胸壁穿刺方法进行活检。在部分情况下，纵隔淋巴结的内镜超声（EUS）活检对诊断有帮助，其方法是采用经食管穿刺活检技术来获得诊断。然而，任何穿刺活检都伴随着假阴性，并且阴性或非诊断性病理学发现并不意味着不必对潜在恶性肿瘤的高度临床关注以及进行用于诊断和治疗目的的手术。

2.3　肺功能评估

作为术前评估的一部分，需要对肺和心脏风险特征进行生理学检查。确定肺储备，需要完成全套肺功能检查，包括弥散一氧化碳的能力（diffusing capacity for carbon monoxide，DLCO）。一秒内用力呼气量（forced expiratory volume in one second，FEV_1）和 DLCO 是预测手术适应性和围手术期发病率和死亡率的最常用参数。英国胸科协会（British Thoracic Society，BTS）建议，患者术前 FEV_1 超过 2L（或预测 >80%）通常耐受全肺切除术[5]。FEV_1 和 DLCO >60% 的患者适合肺叶切除术。术前

FEV$_1$或 DLCO <60% 预测的患者发生术后呼吸系统并发症的风险增加,但仍被视为可考虑手术[5]。随着视频辅助胸腔镜手术(video – assisted thoracic surgery,VATS)的出现,基于 PFT 结果,这一人群是否具有更高的并发症和死亡风险尚不清楚[6,7]。肺功能不佳的患者,即 FEV$_1$或 DLCO <60% 的患者应进行定量肺灌注(quantitative lung perfusion,QLP)扫描,基于灌注到上、中、下肺区的测量值来更好地估计术后肺功能[7]。预测术后 FEV$_1$和 DLCO >40% 的患者被认为接受肺叶切除术的风险是可接受的[5]。<40% 的高风险患者应进行心肺运动试验(cardiopulmonary exercise tes-ting,CPET),以测量最大耗氧量/摄取量(VO$_2$ max)。CPET 已被证明比静息心肺功能可更好地预测术后并发症。VO$_2$ 最大值至少为 15ml/(kg·min)是肺叶切除术的合适指标[8]。

如果估计预测的术后 FEV$_1$ <35%~40%,则进行肺切除的风险极高,一些研究表明,术后死亡率高达 50%,并且肿瘤通常被认为无法切除[9,10]。然而,根据国家肺气肿治疗试验(National Emphysema Treatment Trial,NETT),一组患者被确定为 FEV$_1$或 DLCO >20% 被认为具有可接受的肺减容手术风险[11]。在此基础上,有一些特定的预测术后 FEV$_1$或 DLCO 低至 20% 的患者可以接受手术切除。不过,这被认为是有争议的。

2.4 心功能评估

作为心脏评估的一部分,应进行经胸超声检查(transthoracic echo,TTE)以评估右心室收缩压(right ventricular systolic pressures,RVSP)和肺动脉高压。如果有任何肺动脉高压的证据且患者正在考虑进行全肺切除术,则应进行右心导管检查。若存在肺动脉高压则禁止行肺切除术。主肺动脉直径 >3cm 的患者也通常伴随肺动脉高压[12]。这些患者也应考虑进行右心导管插入术。根据 ACC/AHA 指南,对疑似或已知 CAD 患者应根据年龄和功能状态进行压力测试[13]。如果有冠状动脉疾病需要干预的证据,则必须根据肿瘤组织学类型和侵袭性以及延迟手术相较于其余肿瘤治疗方案的风险和益处来评估治疗方案。

2.5 纵隔淋巴结分期

纵隔淋巴结分期需要结合使用放射学(PET/CT 扫描)和病理学(组织活检)方法。我们倾向于术前对纵隔淋巴结进行活检,除了:

(1)外周直径 <1cm 的浸润性腺癌。

(2)低级别神经内分泌癌(又名典型类癌),PET/CT 显像阴性。

(3)小的纯磨玻璃病变,怀疑是原位腺癌或微浸润腺癌。

我们的做法是,对于小的(<1cm)外周肿瘤和疑似IA 期(T1N0M0)肿瘤的患

者，可省略纵隔淋巴结的术前分期。对这些患者通常在术中进行分期，如 VATS 纵隔淋巴结活检。大多数疑似ⅠB 期、Ⅱ期和Ⅲ期 NSCLC 患者需要进行侵袭性纵隔淋巴结分期活检。如果是 NSCLC，包括在 CT 上增大的淋巴结（例如直径 >1cm），并且 PET 高代谢淋巴结无论大小都应怀疑与癌症有关。PET/CT 并非是术前评估纵隔淋巴结分期的唯一方式。虽然 PET/CT 对于纵隔淋巴结分期具有比 CT 更高的敏感性和特异性（分别为 71% 和 43%），但它经常在隆突下淋巴结（第 7 组）和主肺动脉窗淋巴结（第 5 和第 6 组）中出现假阴性结果。此外，临床上也经常会遇到许多假阳性结果[14]。

我们通常建议对所有术前患者采用纵隔镜（cervical mediastinoscopy，CM）进行纵隔淋巴结分期，因为这是纵隔淋巴结分期的金标准，假阴性率仅为 5.5%，死亡率和发病率分别为 5‰和 1.07%[15]。患有左上叶肿瘤的患者通常采用前纵隔切开术进行活检，因为左上叶肿瘤的淋巴引流途径通常涉及主肺动脉窗（aortopulmonary window，APW）淋巴结。扩大的纵隔镜（extended cervical mediastinoscopy，ECM）是获取 APW 淋巴结进行病理评估的另一种方式。对 55 例 NSCLC 患者的回顾性分析将 PET/CT 和 ECM 进行比较，发现 ECM 的敏感性较高（69% vs 53%）和阴性预测结果（89% vs 83%）[16]。ECM 的主要优点是，当进入主肺动脉窗时，除了 CM 之外，它还避免了与左前纵隔镜检查相关的手术风险和并发症发生率。但是，仅有少数的医疗中心有能操作 ECM 的专家。

经支气管镜超声（endobronchial ultrasound，EBUS）与经支气管针吸活检（endobronchial ultrasound with transbronchial needle aspiration，EBUS – TBNA）已成为从纵隔淋巴结获取组织的侵入性较小的非手术方法。EBUS 已被证明与 CM 具有相似的敏感性、阴性预测值和诊断准确性，分别为 81%、91% 和 93%，以及 79%、90% 和 93%[17]。然而，在一项专门研究疑似患有 N2 疾病的患者的研究中，28% 的 EBUS – TBNA 阴性患者的 CM 淋巴结呈阳性[18]。鉴于结果的差异，目前尚不清楚 EBUS – TBNA 应如何纳入目前的纵隔淋巴结分期方法。在我们的机构中，它通常被用作临床怀疑 N2 疾病的患者的主要诊断方式。另外，可将 EBUS 用作 CM 的辅助。

一些中心已将内镜超声（endoscopic ultrasound，EUS）添加到 EBUS – TBNA 以提高诊断准确性。在一项对 138 名患者的研究中，EUS 加 EBUS 的组合具有更高的敏感性和阴性预测值（93% 和 97%），而 EBUS – TBNA（分别为 76% 和 91%）和 EUS – TBNA（分别为 79% 和 91%）[19]均不如该组合。对于胸部 CT 无淋巴结肿大的患者，EUS 加 EBUS 对检测淋巴结的敏感性和阴性预测值也较高[19]。

3　手术和小细胞肺癌

手术切除在小细胞肺癌（small – cell lung carcinoma，SCLC）中的作用有限。

SCLC 占肺癌发病率的 15%，并且被认为早期即具有很强的侵袭性。仅接受局部治疗与生存率低有关。1969 年，英国医学研究委员会报告了一项为期 5 年的随访研究，该研究对 144 例可接受手术的 SCLC 患者进行了支气管活检术前诊断。在 144 名患者中，71 名随机分配到手术组，其余 73 名被分配到放疗组。手术患者和放射治疗患者的存活率分别是 24 个月时 4% 和 10%，48 个月时 3% 和 7%，60 个月时 1% 和 4%[20]。该研究表明，两个治疗组的生存率均极差，研究结论认为单独局部治疗不适合 SCLC。

然而，手术切除确实在单独化疗和（或）联合放化疗的早期 SCLC 的多模态治疗中起一定作用。1988—2004 年美国国家癌症研究所的监测流行病学和最终结果（SEER）数据库回顾了 205 名接受肺叶切除术而未接受放射治疗的 I 期 SCLC 患者的数据，报告 3 年和 5 年总生存率分别为 58.1% 和 50.3%[21]。国际肺癌研究协会（International Association for the Study of Lung Cancer，IASLC）肺癌研究项目也证明了早期 SCLC 接受手术的益处。IASLC 数据库包括 349 例接受手术治疗的分期明确的 SCLC 患者，病理分期 I 期、II 期和 III 期 SCLC 患者的 5 年生存率分别为 48%、39% 和 15%[22]。根据这项研究，如果未发现纵隔淋巴结转移和远处转移的 SCLC 患者，手术风险较低，则应建议他们进行切除手术。

鉴于历史上仅通过手术治疗的长期生存率较低，对病理分期 I 期、II 期或 III A 期 SCLC 完全切除的患者建议术后进行辅助化疗[21]。同时，在切除术后发现纵隔淋巴结 N2 转移的患者应接受术后辅助纵隔区域放射治疗。如果患者发生 N2 转移，则建议他们接受术后辅助性纵隔区域放射治疗，对 N1 和 N2 淋巴结病理阴性的患者通常不进行放射治疗。然而，早期 SCLC 肺叶切除术后辅助放射治疗的数据仍有限且不可靠。手术切除早期 SCLC 后，预防性颅内照射（prophylactic cranial irradiation，PCI）的作用尚不明确。基于现有的接受放化疗的 SCLC 的部分数据，在切除术后的辅助治疗中考虑 PCI 是可行的。然而，目前没有可靠的数据可以明确 SCLC 手术切除后再行 PCI 是否是必需的。

4 非小细胞肺癌

4.1 I A 期

对于 I 期和 II 期非小细胞肺癌（non – small – cell lung cancer，NSCLC）患者，手术切除是首选治疗方法。基于影像学结果的临床分期是不够的，需要根据侵袭性纵隔淋巴结活检和手术切除的病理结果进行再分期。I 期和 II 期患者约占 NSCLC 患者的 30%[23]。仅手术切除是 I A 期患者的标准治疗。

肿瘤的位置决定了手术方法。实性病变最好采用肺叶切除术治疗，而中央和邻近支气管的病变可能需要袖状切除术或全肺切除术。对于肺功能差或手术风险高的患者，考虑进行部分肺叶切除术（肺段切除术或楔形切除术）。部分肺叶切除应限于 3cm 以内的肿瘤。

4.2 ⅠB 期

对ⅠB 期患者在术后是否应该接受辅助化疗这一问题，目前是有争议的。CAL-GB 试验表明，在初始报告中，卡铂和紫杉醇辅助化疗可改善ⅠB 期肿瘤患者的无病生存率[24]。然而，在 74 个月时，存活率差异无统计学意义。这是唯一一项在ⅠB 期肿瘤中显示辅助化疗存在潜在获益的研究，仅限于原发肿瘤 >4cm 的ⅠB 期患者。ANITA 试验证实了Ⅱ期 NSCLC 肿瘤术后辅助化疗可使患者生存获益[25]。因此，建议此类患者接受术后辅助化疗。

4.3 ⅡB 期

对胸壁浸润ⅡB 期患者（T3N0），应进行整块胸壁切除术。它与 40% 的 5 年生存相关。然而，如果伴有任何纵隔淋巴结的转移，5 年生存率则会降至 12%[26]。因此，在手术切除前进行明确的纵隔淋巴结分期至关重要。多项研究表明ⅡB 期 NSCLC 患者的生存率有所提高，并进行了大多数患者的病例讨论[27,28]。

4.4 Ⅲ期

4.4.1 ⅢA 期（例如，T3N1/T4N1）

如果患者因为肿瘤累及胸壁或侵及近端支气管或由于肺叶内存在与原发肿瘤相同的卫星结节而被确诊为ⅢA 期，则手术切除肿瘤后应接受辅助化疗。这些患者的预后优于纵隔 N2 淋巴结转移的ⅢA 期患者[29]。肺门淋巴结受累的上沟瘤（Pancoast tumors）患者属于例外。肺上沟瘤的患者通常先接受新辅助放化疗，然后进行手术[30]。

4.4.2 ⅢA 期伴有 N2 淋巴结转移

临床可切除的ⅢA 期（T3N2）患者是唯一一组被发现可从新辅助化疗或化放疗中获益的患者。建议这些患者首先进行纵隔镜检查，并在新辅助治疗后接受 EBUS 进行纵隔淋巴结再分期，以评估 N2 阳性淋巴结是否转阴。如果淋巴结化疗后转阴或患者被降至 N1（N2 阴性），这时患者接受肺叶切除术的存活率比接受全肺切除术者高[29,31]。虽然新辅助治疗应该是单独化疗还是联合放疗仍然是有争议的，但若患者需要接受全肺切除术时，由于联合放化疗后全肺切除术的围手术期死亡风险更高，所以术前应避免放疗。我们倾向于术前仅行化疗，但即使是低风险患者，如果根据纵隔再分期为 N2 淋巴结转移者则需行全肺切除术[31,25]。根据 ANITA 试验，应考虑对这些患者进行术后辅助放疗。

4.5　ⅢB 和Ⅳ期

ⅢB 期或Ⅳ期 NSCLC 患者通常不适合接受手术治疗，应接受化疗或联合放化疗。

4.6　特殊情况

4.6.1　扩大切除术

可切除的 T4N0 - 1 病变并不常见，大多数 T4 病变（侵犯纵隔、心脏、大血管、气管、喉返神经、食管、椎体或隆突）通常采用联合放化疗治疗。患者选择（patient selection）至关重要。在存在明确的 N2 淋巴结转移（ⅢB 期）或无法完整切除的情况下，T4 患者的手术是禁忌。

当细致分期和选择时，一些患有 T4（N2 阴性）肿瘤的患者似乎可以从手术中而非单独的放化疗中受益[31 - 33]。

4.6.2　同期多原发 NSCLC

患有同期多原发肺癌（multiple primary lung cancer，MPLC）的患者构成了复杂的临床诊断和治疗的困境。同时出现一个以上肺结节的患者必须满足严格的标准，才能被归类为患有同期 MPLC。根据美国胸科医师学会指南，以下是定义同期多原发肺癌的考虑因素[34]：

1. 两种病变必须是恶性的并且必须在肺中独立出现。

2. 不能假设第二病变代表第二原发性肺癌。必须排除良性结节、感染病变或肺外部位的转移。

3. 第二个恶性病变不能是第一个肺部病变的转移。接受的区分标准包括不同的组织学来源或来自原位癌的单独的起源。它具有相同的组织学但在解剖学上不同，没有纵隔淋巴结转移（N2、N3 阴性），也没有全身转移。

4. 没有全身系统性疾病。

患有 MPLC 且 N1 受累的 NSCLC 患者应考虑手术切除。有一些患者如果只有 N1 淋巴结受累的原发病灶，可行局部手术，而同时患有其他原发性恶性肿瘤的患者则不适合手术切除。具有相同组织学和 N2 淋巴结受累的 MPLC 通常被视为Ⅳ期疾病，因为单个恶性病变可能是所有病变的病因，并且与没有纵隔淋巴结转移相比，临床预后更差。

手术是同期 MPLC 患者的标准治疗方法。手术计划是切除后可以保留足够的肺功能。然而，患者有限的肺功能储备可能允许进行一个或两个病变的部分肺叶切除术（例如肺段切除术），或对一个病变进行局部切除，对不能切除的肺叶行放疗或消融治疗等非手术治疗。如果在原发性肺癌相同的肺叶中只有一个卫星病变，则患者具有良好的预后，手术方案参考原发性肿瘤治疗即可。

4.6.3　寡转移性

寡转移性在 NSCLC 中相对常见，并不总是导致广泛的转移性疾病。纵隔淋巴结分期在该类患者中极为重要，因为出现任何纵隔淋巴结阳性都是切除的禁忌证。

（a）脑转移

局限的脑转移可以通过手术切除控制。由于神经外科和放射外科技术不断发展，定向放射治疗对脑转移灶的治疗效果较好。手术仅限于转移灶数量有限（1~3）的患者。如果转移灶 <3cm 或转移灶在手术难以接近的位置，可行立体定向放射外科手术和（或）手术切除加全脑放射治疗。接受手术治疗的患者局部复发率显著降低（20% *vs* 52%），生存率显著提高（40 周 *vs* 15 周），生活质量改善[35]。全脑放疗主要用于降低复发风险。颅内病灶稳定的患者存活率增加（中位数 12 个月）[36]。对于脑转移灶大于 3 个的患者，全脑放射是标准治疗方法。我们的做法是对纵隔淋巴结阴性的肺癌患者行新辅助化疗后切除原发肺癌，再局部治疗孤立性脑转移灶（手术或放射），并且最好是脑部手术前先进行肺切除术。虽然有相关研究报道称伴有脑部寡转移性的肺癌患者可接受肺切除术，但是部分现有资料显示寡转移的患者的预后仍较差。

（b）孤立的肾上腺转移

肾上腺是 NSCLC 常见的转移部位。诊断不应完全基于影像学检查结果，一项研究发现 14 例疑似肾上腺转移中有 4 例为皮质腺瘤[37]。组织学确认是绝对必要的。

符合适应证的肺癌患者应考虑手术切除肾上腺转移灶。非同期肾上腺转移患者比同期肾上腺转移患者存活时间更长[38]。预后的有利因素是 R0 切除、无进展时间长、没有其他器官转移。马萨诸塞州综合医院的一项研究发现，37 例孤立性肾上腺转移患者中，肾上腺切除术组的 5 年生存率为 34%，非手术组为 0%[39]，因此，强调了手术带来的重要生存获益。我们的做法是新辅助化疗后，对纵隔淋巴结阴性的肺癌患者切除肺癌原发性灶后进行肾上腺转移灶的切除，术后给予化疗，最好是在肾上腺术前先接受肺部手术。通常，首先给予患者全身化疗，然后进行肺切除，最后进行肾上腺切除术。

（c）非同期多原发 NSCLC

尽管许多患者成功接受了 NSCLC 治疗，但约 1/3 的肿瘤复发会在同侧胸腔中开始出现[40]。完整的全身转移检查可用于指导进一步的治疗。在不同的肺叶中出现相同类型肿瘤的患者可以采用手术治疗。根据美国胸科医师学会的指导和建议，肿瘤发病之间间隔 <4 年的非同期多原发肿瘤切除后的生存结果与同期多原发肺癌不同，通常非同期多原发肿瘤患者预后较差，表明这些患者中可能很多是肺转移而非第二原发性肺癌[41]。尽管需要对这些患者进行彻底和仔细的评估，以区分转移性疾病与

第二原发性肺癌，但在文献中尚无定义的区分标准[41]。如果患者符合手术适应证，可考虑手术切除，能延长患者生存期[42]。一项对梅奥诊所 161 例非同期原发 NSCLC 患者的回顾性研究显示，从第二次切除的时间计算，5 年总生存率为 61%，存活率提高，肿瘤 <2cm 时无复发[43]。如果复发病灶临床上诊断为 Ⅰ 期或 Ⅱ 期，则应考虑再次切除。如果患者不适宜接受再次手术，则建议接受放疗或射频消融治疗，特别是那些无疾病进展时间很长的患者。如果复发病灶临床上考虑为伴有淋巴结转移的 Ⅲ 期，则应考虑联合放化疗[44]。

（d）头部、颈部和肺部的同期鳞状细胞癌（SCC）

头部、颈部的 SCC 与肺的孤立 SCC 非常难于诊断和治疗。如果同步发现肿瘤，则治疗基于既定的临床标准。对于同期肿瘤，内镜检查和纵隔镜检查是明确分期所必需的。如果没有纵隔淋巴结转移的证据，那么手术切除是必要的，因为这可以延长生存期。在 2964 例头颈部 SCC 患者的回顾性研究中，发现 27 例患者为肺部同期 SCC。如果影像学纵隔淋巴结为阴性，选择以治愈为目标进行手术切除的患者 5 年无病生存率为 51%；而那些可手术切除但选择了接受姑息治疗的患者无病生存率仅为 13%[45]。

手术治疗的顺序仍不明确。如果头部和颈部肿瘤考虑采用放射治疗，那么先进行胸部切除是合理的选择。然而，如果两个部位的肿瘤都需要手术，那么先切除头颈部肿瘤以确保呼吸道通畅是一种合理的选择。

5　手术选择和方法

5.1　切口类型

肺切除术，例如肺叶切除术，可选择的切口包括侧开胸（最常见）或正中开胸。其中后外侧切口（图 4.1）是肺切除术的一个常用切口方式。该范围包括从脊柱和肩胛骨后缘之间的中点，经过肩胛下角一个手指宽度，然后向前延伸至乳腺外缘。通常保留前锯肌。对于标准肺切除术而言，肋间隙是进入胸腔的最佳途径（例如上叶病切除可选择第 4 肋间隙，而下叶切除往往选择第 5 肋间隙）[46]。有时可通过听诊三角定位，选择保留背部肌肉的小切口。这类切口皮肤切开的范围与传统切口类似。根据肌肉位置及形态分辨出背阔肌并分离，提起前锯肌，可以做部分肋骨切除，避免分开肋间隙时造成肋骨骨折。

腋窝下切口或侧开胸小切口（图 4.2）可用于上叶或中叶切除术或局限于前纵隔或肺门的手术。切口通过前锯肌平行于其纤维进入第 4 肋间隙的水平。必须注意不要向后损伤胸长神经。根据经验，这种切口适用于大多数情况。由于没有肌肉分离，所以它可能是胸廓切开术切口中疼痛最轻的。

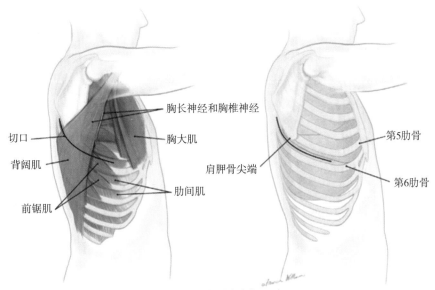

胸长神经和胸椎神经

切口

胸大肌

背阔肌

肩胛骨尖端

第5肋骨

肋间肌

第6肋骨

前锯肌

图 4.1 后外侧胸廓切开术

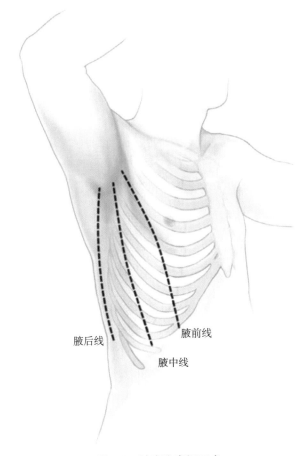

腋后线

腋前线

腋中线

图 4.2 腋窝胸廓切开术

前胸廓切开术（图 4.3）用于治疗前胸腔和中胸腔的病变。沿着乳房下缘第 5 肋骨进行切口。分离胸大肌，然后切开前锯肌，暴露第 4 和第 5 肋骨，沿第 4 肋间隙进入胸腔。操作过程中要注意避免胸长神经损伤[46]。

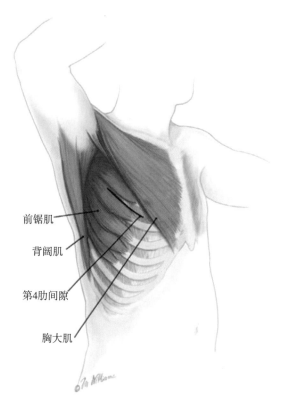

图 4.3　前胸廓切开术

5.2　手术切除的类型

5.2.1　楔形切除术

一些研究表明，与肺叶切除术相比，NSCLC 的楔形切除术有较高的局部复发率。楔形切除术适用于用心肺储备受损而不适合选择肺叶切除术或肺段切除术的小范围病变患者[47-49]。VATS 楔形切除术等微创手术的住院时间缩短，患者并发症发病率低于标准的开放手术[50]。更重要的是，无论是选择 VATS 还是开胸手术进行楔形切除，T1N0 期患者的 5 年生存率相同[51]。ⅠA 期患者行楔形切除术与行解剖学肺叶切除术相比，无病生存率无差异[52]。楔形切除术的选择标准包括以下内容：

（1）肿瘤直径 <2cm（T1a 病变）。

（2）肿瘤位于肺外 1/3 处，可通过电烙术或激光楔形切除术切除。

（3）没有支气管内病灶。

（4）冷冻切片证据表明切除边缘阴性。

（5）术中进行纵隔和肺门淋巴结分期[51]。

复发与否和肿瘤大小及淋巴结受累有关。对于 T1 和 T2 期淋巴结阴性肿瘤患者，长期局部复发率在 5%～12%，而 7%～30% 的患者发生远处转移。如果存在肺门或纵隔淋巴结转移，治疗失败率增加。在 N1 和 N2 转移病例中，一些研究显示局部失败率分别为 9%～28% 至 13%～17%，而 22%～61% 的患者发生远处转移[53-55]。有趣的是，如果肿瘤复发发生在最初切缘阴性的情况下，通常认为这是由于肿瘤侵袭性转移造成的，而不是手术失败导致的转移[51,56-59]。

已经显示有许多治疗方法可以减少楔形切除术后的局部复发。可行外照射，但在一项前瞻性的楔形切除术后行"邮票野"放射治疗的高风险患者的前瞻性多中心临床试验发现，并没有获得良好的治疗效果[47]。招募 224 名患者的 Ⅲ 期临床试验发现，单独行部分肺叶切除术与部分肺叶切除术联合术中放置碘 - 125 粒子治疗相比，局部复发或存活无差异。仅 17 例患者（8%）出现局部进展，两个治疗组之间没有显著差异，并且每个治疗组的 3 年总生存率为 71%，中位随访时间为 4.4 年[60]。

5.2.2　肺段切除

肺段切除术（图 4.4）已被确认可用于切除特定的 NSCLC，包括肺功能不佳的 Ⅰ 期和 Ⅱ 期 NSCLC 患者，同期或非同期多原发肺癌患者的肺保留手术，以及外周型 Ⅰ 期肺癌[61]。回顾性研究显示，肺段切除术可使特定患者获得与肺叶切除术相同的存活率。主要并发症包括长期漏气（5%～16%）和较高的复发率（11%～16%，而肺叶切除术为 5%）[47,62-65]。正如预期的那样，切除术后复发率增加（22%）见于那些切缘距肿瘤小于 1～2cm，并且接近肺门的情况[66,67]。由于肺段切除术能保留更多的肺功能，比肺叶切除术的术后 30 天的死亡率要低，分别为 1.1% vs 3.3%[66]。以下发现支持如下结论：肺段切除术比肺叶切除术可更好地保留健康的肺功能[68]。与开放式手术相比，胸腔镜切除术可以缩短住院时间并降低 30 天死亡率[69]。由于患者对辅助治疗的耐受性提高，胸腔镜肺段切除术也可能比开放式手术有更好的生存率[70]。常见的肺段切除术包括保留左肺上叶固有段切除术、舌段切除术、尖段切除术和基底段切除术。不太常用的肺段切除术包括上叶前段切除术或后段切除术[71]。

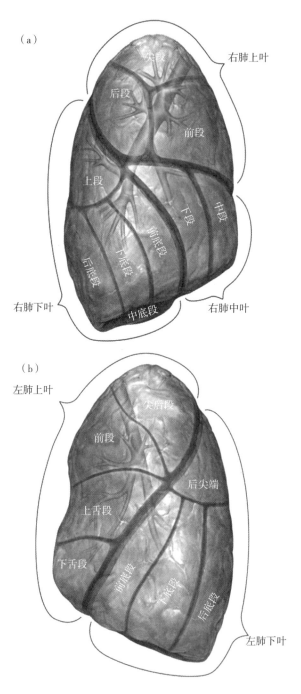

（a）
右肺上叶
尖段
后段
前段
上段
下段
中段
前底段
下底段
后底段
中底段
右肺下叶
右肺中叶

（b）
左肺上叶
尖后段
前段
后尖端
上舌段
下舌段
前底段
下底段
后底段
左肺下叶

图 4.4　肺叶分段

5.2.3　肺叶切除术

多年来，开胸肺叶切除术一直是早期 NSCLC 的标准治疗方案。然而，VATS 肺叶切除术已成为开胸肺叶切除术的一种很好的替代方案，现在已成为手术治疗肿瘤的标准治疗方法。VATS 和开放性肺叶切除术相比有并发症少[72-74]和存活率高的优势[73,75,76]。与传统的开放式技术相比，VATS 肺叶切除术有几个优势，包括术后疼痛减轻[77,78]，胸管引流量和持续时间减少[73]，失血量减少[79]，术后肺功能恢复更好[80]，住院时间缩短，早期恢复正常活动[72,73]。据报道，Ⅰ期 NSCLC 患者 VATS 肺叶切除术的 3 年和 5 年存活率与开胸肺叶切除术相比分别为 90% *vs* 90% 和 93% *vs* 85%[81-83]。重要的是，接受 VATS 肺叶切除术的患者比开胸肺叶切除术患者更能耐受术后辅助治疗。接受 VATS 肺叶切除术的患者化疗延迟较少发生，更有可能耐受并完成整个辅助化疗方案。此外，更多的 VATS 肺叶切除术患者接受了超过计划方案 75% 的剂量方案而没有延迟或减少剂量。长期结果差异仍未得到证实[84]。虽然具有挑战性，但 VATS 肺叶切除术在新辅助治疗后也是安全和可行的[85]。

5.2.4　全肺切除术

根据肺癌研究组的报告，"全肺切除术的死亡率应低于 7%，肺叶切除术低于 3%，部分肺切除术死亡率低于 2%。"全肺切除术死亡的危险因素包括右侧全肺切除术，年龄较大（>70 岁），手术量较小的医疗中心。此外，肺切除术的长期后遗症包括肺动脉高压、肺气肿的进展和运动期间右心室压的增加[86,87]。当袖状切除被认为在技术上不可行时，应考虑全肺切除术[88]。由于心肺功能受损导致的身体功能受损和长期生存期缩短被认为是全肺切除术较袖状切除术预后更差的原因[87,89]。与接受肺叶切除术的患者相比，接受全肺切除术治疗的患者手术并发症发病率和死亡率均有所增加，长期生存率也降低[90-92]。全肺切除术的长期心肺相关疾病发病率也可能导致患者数年后死亡[92]。当术前弥散功能降低，预先存在心肺相关疾病，围手术期静脉液体过量和术前低血红蛋白[93]时，术后肺感染患者出现危及生命的并发症的可能性更大。研究发现，在进行多变量分析后，全肺切除术并不是影响长期生存的独立决定因素[94]。相反，患者年龄、术前肺功能及 T 和 N 状态决定了长期生存。还有人认为，与肺叶切除术相比，全肺切除术与较低的第二原发肿瘤发病率相关，可能是因为存在的可发生恶性肿瘤风险的肺组织较少。

全肺切除术后放化疗的安全性是偏晚期 NSCLC 的患者一个重要问题。单一机构的经验报告说，辅助放化疗导致的术后 30 天和 100 天死亡率分别为 6% 和 10%，这一结果在可接受范围内[95]。接受新辅助治疗的患者在 1 年和 5 年的长期存活率为 74% 和 46%，与仅接受手术组相似，存活率分别为 72% 和 34%[96]。然而，研究也发现，一些ⅢA期患者放化疗后死亡率增加，尤其是接受右侧全肺切除术的患者。其他类似的研究报告的结果也不太令人鼓舞，30 天和 90 天的死亡率分别为 12% 和 21%，3 年和 5 年的生存率分别为 35% 和 25%[97]。一致的发现是，右侧全肺切除术与发病率和死亡率显著增加有关，应该非常谨慎地进行[98]。不一致的结果可能是由于这些研究的回顾性特征受到固有偏差的影响。围手术期管理的差异可能导致结果的变化，如胸管引流、疼痛控制和体液平衡。

5.2.5　袖状切除术

1947 年，克莱门特·普莱斯·托马斯爵士（Sir Clement Price – Thomas）引入支气管袖状肺叶切除术，以保留更多健康肺组织。Allison 随后对支气管肺癌进行了第一次袖状肺叶切除术[99]。同时，支气管塑形术用于 3%~13% 可切除的肺部肿瘤[99-101]。目的是提供足够的肿瘤切除边缘，同时尽可能保留健康的肺实质[102]。对于肺功能明显受损的患者，老年患者以及患有严重合并症的患者，袖状肺叶切除术已成为全肺切除术的替代方法，并应在技术上可行的所有患者中予以考虑。特别是，肿瘤延伸到左上叶或右上叶支气管开口和相邻的主支气管或延伸到近端左下叶支气管的情况。与全肺切除术相比，患者术后生活质量更好，同时具有更低的并发症发病率、死亡率和更好的长期生存[99,103]。有趣的是，除了更好的生活质量外，远期癌症控制率似乎与全肺切除术没有什么不同[104]。袖状切除术的死亡率为 4%，1 年和 5 年生存率分别为 84% 和 42%。袖状肺叶切除术可以达到与标准肺叶切除术相同的肺功能保留。然而，袖状切除后吻合的肺叶术后需要 3~4 个月才能完全恢复肺功能[105]。鉴于切除后每年再发生第二次肺癌的终生风险约为 2%，接受过袖状肺叶切除术的患者比之前接受全肺切除术的患者能更安全地接受二次手术[103,106]。肿瘤的大小可能会限制袖状肺叶切除术的技术可行性[107]。但是，化疗和放疗可以使肿瘤分期下降，从而使支气管成形术可行。虽然化疗与黏膜血流量减少和愈合差有关[108]，但临床研究表明，新辅助化疗后袖状肺叶切除术仍然安全可行[101,109]。患有严重合并症的患者（例如营养不良、肝功能损害、肾功能损害、糖尿病、心脏病、外周血管疾病、卒中）的手术死亡率很高。老年患者也必须非常谨慎地选择[103]。

袖状切除术的手术步骤包括在肺裂处从其相邻的肺和肺血管中解剖支气管（图4.5）。有时在支气管镜引导下进行支气管切除术以确保足够的切缘。在确定肿瘤的范围后，切除肿瘤及受侵支气管，然后将切缘组织送冷冻切片进行切缘阴性的确认。再进行端端吻合术（图 4.6）并用血管化的胸膜或心包皮瓣覆盖（图 4.7），以保护和预防缝线结对肺血管的压迫，并为吻合口提供额外的血液供应[102,110]。袖状切除最常见的部位是右上叶[111-117]。

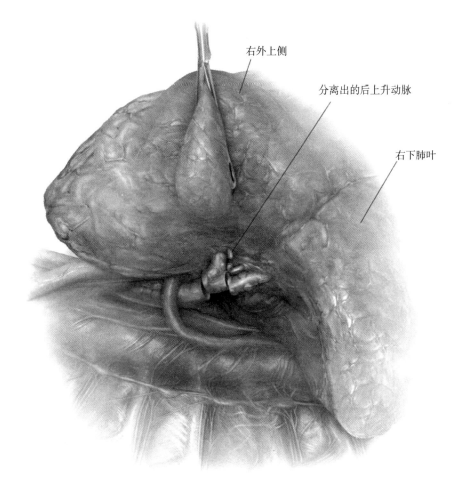

右外上侧

分离出的后上升动脉

右下肺叶

图 4.5　袖右上肺叶切除术

与标准肺叶切除术相比，支气管成形术具有更多的术后并发症，因此需要在术后即刻进行重症监护。术后早期问题包括部分肺不张、肺叶塌陷、肺炎、漏气、血管缝线侵蚀和短暂性声带麻痹。肺不张通常由血液或黏液堵塞引起。在拔管前建议采用常规术后支气管镜检查和支气管冲洗治疗。这也为外科医生提供了确认重建支气管是否通畅的机会。术后肺部痰液清除机制受损，尤其是老年患者，因此，积极的胸部理疗和雾化吸入可能有助于预防并发症[102]。支气管淋巴管的横断会使肺部痰液增多，并可能导致感染风险增加[110]。袖状切除术术后并发症发病率为 26.8%，死亡率为 5.5%[101]。袖状切除术后的其他并发症为支气管成形术部位狭窄和裂开、支气管胸膜瘘和支气管血管瘘[103,104]。晚期并发症包括支气管狭窄、支气管扩张、支气管胸膜瘘和脓胸[99]。支气管吻合口并发症的发生率为 6.4%，支气管胸膜瘘率为 3%，支气管血管瘘率为 2.5%。袖状切除术后肺炎发生率也有 10%[99]。

(a)

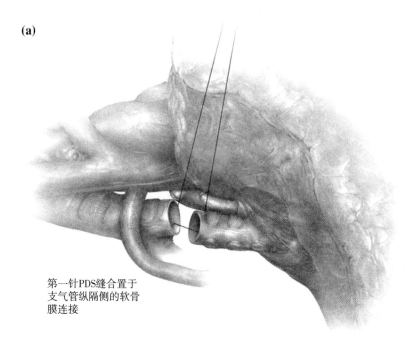

第一针PDS缝合置于
支气管纵隔侧的软骨
膜连接

(b)

端端吻合术

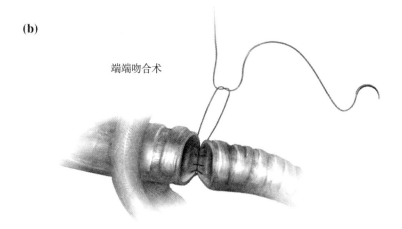

图4.6　袖状肺叶切除吻合术

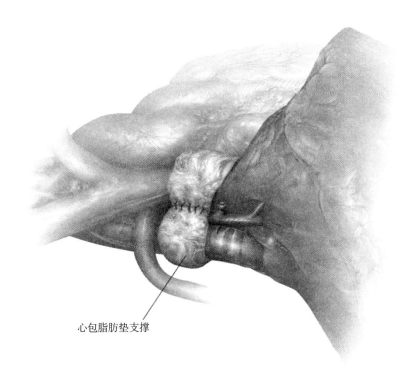

心包脂肪垫支撑

图 4.7　心包脂肪垫支撑

术后并发症的预测因素包括右侧切除、吸烟和鳞状细胞癌[118]。可以帮助减少并发症的技术要点包括精确解剖和吻合技术，在初始手术期间避免吻合口狭窄，保持血液供应，使用支撑物进行吻合，以及在支气管和血管结构之间插入健康组织[118]。袖状肺叶切除术后吻合口裂开或狭窄可能需要随后完成病肺切除术[99]。这种情况在肺功能较差患者[119]，N2 淋巴结转移患者以及支气管切缘阳性的患者中更常发生[119,120]。使用可吸收缝合线如 vicryl 或 PDS 可降低支气管吻合口并发症的发生率[121]。支气管成形术对技术要求很高，应由高年资的专门从事胸外科手术的外科医生操作。

5.2.6　隆突切除重建术

靠近或累及隆突的肺癌通常不适于切除。然而，对于没有转移或侵入重要结构的选定患者，完全切除也是可能的[122,123]。在这些患者中使用支气管成形技术可以大大改善预后和生存[124]。一些研究表明，隆突气管成形术可以在可接受的死亡率约为 16% 的情况下进行[124-130]。气管支气管结合部的肿瘤切除手术特别具有挑战性。虽然这些肿瘤大多数可以通过通常的右侧后外侧开胸手术切除，但 Muscolino 等采用通过第 4 肋间隙进行前胸廓切开术，再进行右侧袖状肺切除术。通过该切口可以实现良好的暴露，显露气管旁和隆突下的淋巴结间隙[106]。其他方法包括双侧胸廓切开术或胸骨开胸术[128]。该手术的致死性并发症是急性呼吸窘迫综合征（acute respiratory distress syndrome，ARDS）和非心源性肺水肿。隆突切除术后 ARDS 的病因尚不清楚，但这种并发症与高达 90% 的死亡率相关[123,131]。一氧化氮已被用于治疗这种破坏性疾病，取得了一定的成功[132]。吻合口并发症是支气管肿瘤切除后的主要并发症。最常见的原因是过度气道切除或由于剩余的肺和气管长度不足导致吻合口张力过大所致。因此，应将气管支气管切除限制在最大 4cm（从建议的气管切开术到左主干支气管切开术测量）。其他关键因素包括保留气道血管，细致的吻合技术和仔细的组织处理[125]。延长术后机械通气时间会增加死亡率，因此应在术后可能的情况下尽早拔除气管插管[123]。

6 小结

术前分期非常重要，被认为是肺癌患者最重要的预后指标之一。一旦术前充分合理的进行分期，可以为患者决定更合适的治疗方案。患者仅被告知将要接受手术治疗但并未进行充分合理的术前分期，这种情况在临床并不少见。心肺功能评估对患者的风险分层很重要，可以更好地预测手术后并发症发病率和死亡率。手术切除肺癌有几种手术方法。然而，诸如 VATS 和机器人辅助的微创手术方法越来越多地用于肺癌的肺切除术。手术切除标本的 T 和 N 分期决定了进行辅助化疗或放疗是否能够获益。肺癌的遗传变异可能能够预测患者对化疗药物的敏感性并可能发现靶向治疗的药物，由于肺癌患者全程管理的复杂性，所以治疗方案应由胸外科医生和多学科团队共同制定，以尽可能改善患者的无病生存和总体生存状况。

参考文献

[1] Fischer B et al (2009) Preoperative staging of lung cancer with combined PET – CT. N Engl J Med 361 (1)：32 – 39

[2] Reidy – Lagunes DL, Gollub MJ, Saltz LB (2011) Addition of octreotide functional imaging to cross – sectional computed tomography or magnetic resonance imaging for the detection of neuroendocrine tumors：added value or an anachronism? J Clin Oncol 29 (3)：e74 – e75

[3] Granberg D et al (2003) Octreoscan in patients with bronchial carcinoid tumours. Clin Endocrinol (Oxf) 59 (6)：793 – 799

[4] Gustafsson BI et al (2008) Bronchopulmonary neuroendocrine tumors. Cancer 113 (1)：5 – 21

[5] British Thoracic S, Society of Cardiothoracic Surgeons of Great B, Ireland Working P (2001) BTS guidelines：guidelines on the selection of patients with lung cancer for surgery. Thorax, 56 (2)：89 – 108

[6] Berry MF et al (2010) Pulmonary function tests do not predict pulmonary complications after

thoracoscopic lobectomy. Ann Thorac Surg 89（4）：1044 – 1051；discussion 1051 – 1052

[7] Brunelli A et al（2013）Physiologic evaluation of the patient with lung cancer being considered for resectional surgery：diagnosis and management of lung cancer, 3rd ed：American college of chest physicians evidence – based clinical practice guidelines. Chest 143（5 Suppl）：e166S – e190S

[8] Datta D, Lahiri B（2003）Preoperative evaluation of patients undergoing lung resection surgery. Chest 123（6）：2096 – 2103

[9] Markos J et al（1989）Preoperative assessment as a predictor of mortality and morbidity after lung resection. Am Rev Respir Dis 139（4）：902 – 910

[10] Kearney DJ et al（1994）Assessment of operative risk in patients undergoing lung resection. Importance of predicted pulmonary function. Chest 105（3）：753 – 759

[11] Criner GJ, Sternberg AL（2008）National emphysema treatment trial：the major outcomes of lung volume reduction surgery in severe emphysema. Proc Am Thorac Soc 5（4）：393 – 405

[12] Karazincir S et al（2008）CT assessment of main pulmonary artery diameter. Diagn Interv Radiol 14（2）：72 – 74

[13] Gibbons RJ et al（1997）ACC/AHA guidelines for exercise testing：executive summary. A report of the American College of Cardiology/American Heart Association Task Force on Practice Guidelines（Committee on Exercise Testing）. Circulation 96（1）：345 – 354

[14] Cerfolio RJ et al（2003）The role of FDG – PET scan in staging patients with nonsmall cell carcinoma. Ann Thorac Surg 76（3）：861 – 866

[15] Lemaire A et al（2006）Nine – year single center experience with cervical mediastinoscopy：complications and false negative rate. Ann Thorac Surg 82（4）：1185 – 1189；discussion 1189 – 1190

[16] Metin M et al（2011）The role of extended cervical mediastinoscopy in staging of non – small cell lung cancer of the left lung and a comparison with integrated positron emission tomography and computed tomography：does integrated positron emission tomography and computed tomography reduce the need for invasive procedures? J Thorac Oncol 6（10）：1713 – 1719

[17] Yasufuku K et al（2011）A prospective controlled trial of endobronchial ultrasound – guided transbronchial needle aspiration compared with mediastinoscopy for mediastinal lymph node staging of lung cancer. J Thorac Cardiovasc Surg 142（6）：1393 – 400 e1

[18] Defranchi SA et al（2010）Mediastinoscopy in patients with lung cancer and negative endobronchial ultrasound guided needle aspiration. Ann Thorac Surg 90（6）：1753 – 1757

[19] Wallace MB et al（2008）Minimally invasive endoscopic staging of suspected lung cancer. JAMA 299（5）：540 – 546

[20] Miller AB, Fox W, Tall R（1969）Five – year follow – up of the medical research council comparative trial of surgery and radiotherapy for the primary treatment of small – celled or oat – celled carcinoma of the bronchus. Lancet 2（7619）：501 – 505

[21] Yu JB et al（2010）Surveillance epidemiology and end results evaluation of the role of surgery for stage I small cell lung cancer. J Thorac Oncol 5（2）：215 – 219

[22] Vallieres E et al（2009）The IASLC lung cancer staging project：proposals regarding the relevance of TNM in the pathologic staging of small cell lung cancer in the forthcoming（seventh）edition of the TNM classification for lung cancer. J Thorac Oncol 4（9）：1049 – 1059

[23] Groome PA et al（2007）The IASLC lung cancer staging project：validation of the proposals for revision of the T, N, and M descriptors and consequent stage groupings in the forthcoming

（seventh）edition of the TNM classification of malignant tumours. J Thorac Oncol 2 （8）: 694 - 705

[24] Strauss GM et al （2008） Adjuvant paclitaxel plus carboplatin compared with observation in stage IB non - small - cell lung cancer: CALGB 9633 with the cancer and leukemia group B, radiation therapy oncology group, and north central cancer treatment group study groups. J Clin Oncol 26 （31）: 5043 - 5051

[25] Douillard JY et al （2006） Adjuvant vinorelbine plus cisplatin versus observation in patients with completely resected stage IB - IIIA non - small - cell lung cancer （adjuvant navelbine international trialist association [ANITA]）: a randomised controlled trial. Lancet Oncol 7 （9）: 719 - 727

[26] Doddoli C et al （2005） Lung cancer invading the chest wall: a plea for en - bloc resection but the need for new treatment strategies. Ann Thorac Surg 80 （6）: 2032 - 2040

[27] Winton T et al （2005） Vinorelbine plus cisplatin vs. observation in resected non - small - cell lung cancer. N Engl J Med 352 （25）: 2589 - 2597

[28] Arriagada R et al （2004） Cisplatin - based adjuvant chemotherapy in patients with completely resected non - small - cell lung cancer. N Engl J Med 350 （4）: 351 - 360

[29] Jaklitsch MT et al （2006） Nodal downstaging predicts survival following induction chemotherapy for stage IIIA （N2） non - small cell lung cancer in CALGB protocol #8935. J Surg Oncol 94 （7）: 599 - 606

[30] Detterbeck FC （1997） Pancoast （superior sulcus） tumors. Ann Thorac Surg 63 （6）: 1810 - 1818

[31] Albain KS et al （2009） Radiotherapy plus chemotherapy with or without surgical resection for stage III non - small - cell lung cancer: a phase III randomised controlled trial. Lancet 374 （9687）: 379 - 386

[32] Detterbeck FC et al （2003） Lung cancer, special treatment issues. Chest 123 （1 Suppl）: 244S - 258S

[33] DiPerna CA, Wood DE （2005） Surgical management of T3 and T4 lung cancer. Clin Cancer Res 11 （13 Pt 2）: 5038s - 5044s

[34] Kozower BD et al （2013） Special treatment issues in non - small cell lung cancer: diagnosis and management of lung cancer, 3rd ed: American college of chest physicians evidence - based clinical practice guidelines. Chest 143 （5 Suppl）: e369S - e399S

[35] Patchell RA et al （1990） A randomized trial of surgery in the treatment of single metastases to the brain. N Engl J Med 322 （8）: 494 - 500

[36] Noordijk EM et al （1994） The choice of treatment of single brain metastasis should be based on extracranial tumor activity and age. Int J Radiat Oncol Biol Phys 29 （4）: 711 - 717

[37] Lucchi M et al （2005） Metachronous adrenal masses in resected non - small cell lung cancer patients: therapeutic implications of laparoscopic adrenalectomy. Eur J Cardiothorac Surg 27 （5）: 753 - 756

[38] Porte H et al （2001） Resection of adrenal metastases from non - small cell lung cancer: a multicenter study. Ann Thorac Surg 71 （3）: 981 - 985

[39] Raz DJ et al （2011） Outcomes of patients with isolated adrenal metastasis from non - small cell lung carcinoma. Ann Thorac Surg 92 （5）: 1788 - 1792; discussion 1793

[40] Younes RN, Gross JL, Deheinzelin D （1999） Follow - up in lung cancer: how often and for what purpose? Chest 115 （6）: 1494 - 1499

［41］　Shen KR et al（2007）Special treatment issues in lung cancer：ACCP evidence－based clinical practice guidelines（2nd edition）. Chest 132（3 Suppl）：290S－305S

［42］　Hamaji M, Ali SO, Burt BM（2015）A meta－analysis of resected metachronous second non－small cell lung cancer. Ann Thorac Surg 99（4）：1470－1478

［43］　Hamaji M et al（2013）Surgical treatment of metachronous second primary lung cancer after complete resection of non－small cell lung cancer. J Thorac Cardiovasc Surg 145（3）：683－690；discussion 690－691

［44］　Harpole DH Jr et al（1995）Stage I non small cell lung cancer. A multivariate analysis of treatment methods and patterns of recurrence. Cancer 76（5）：787－796

［45］　Kuriakose MA et al（2002）Simultaneously presenting head and neck and lung cancer：a diagnostic and treatment dilemma. Laryngoscope 112（1）：120－123

［46］　Nesbitt JC, Wind GG（2003）Thoracic surgical oncology：exposures and techniques. Lippincott Williams & Wilkins, Philadelphia

［47］　Miller JI, Hatcher CR Jr（1987）Limited resection of bronchogenic carcinoma in the patient with marked impairment of pulmonary function. Ann Thorac Surg 44（4）：340－343

［48］　Pastorino U et al（1991）Limited resection for Stage I lung cancer. Eur J Surg Oncol 17（1）：42－46

［49］　Ginsberg RJ, Rubinstein LV（1995）Randomized trial of lobectomy versus limited resection for T1 N0 non－small cell lung cancer. Lung Cancer Study Group. Ann Thorac Surg 60（3）：615－622；discussion 622－623

［50］　Landreneau RJ et al（1993）Postoperative pain－related morbidity：video－assisted thoracic surgery versus thoracotomy. Ann Thorac Surg 56（6）：1285－1289

［51］　Landreneau RJ et al（1997）Wedge resection versus lobectomy for stage I（T1 N0 M0）non－small－cell lung cancer. J Thorac Cardiovasc Surg 113（4）：691－698；discussion 698－700

［52］　El－Sherif A et al（2006）Outcomes of sublobar resection versus lobectomy for stage I non－small cell lung cancer：a 13－year analysis. Ann Thorac Surg 82（2）：408－415；discussion 415－416

［53］　Feld R, Rubinstein LV, Weisenberger TH（1984）Sites of recurrence in resected stage I non－small－cell lung cancer：a guide for future studies. J Clin Oncol 2（12）：1352－1358

［54］　Thomas P, Rubinstein L（1990）Cancer recurrence after resection：T1 N0 non－small cell lung cancer. Lung Cancer Study Group. Ann Thorac Surg 49（2）：242－246；discussion 246－247

［55］　Pairolero PC et al（1984）Postsurgical stage I bronchogenic carcinoma：morbid implications of recurrent disease. Ann Thorac Surg 38（4）：331－338

［56］　Siegfried JM et al（1994）Ability to culture resectable non－small cell lung carcinomas is correlated with recurrence. Ann Thorac Surg 58（3）：662－666；discussion 667

［57］　Kessler R et al（1996）Blood vessel invasion is a major prognostic factor in resected non－small cell lung cancer. Ann Thorac Surg 62（5）：1489－1493

［58］　Harpole DH Jr et al（1996）Angiogenesis and molecular biologic substaging in patients with stage I non－small cell lung cancer. Ann Thorac Surg 61（5）：1470－1476

［59］　Johnson JR et al（1995）Successful xenotransplantation of human lung cancer correlates with the metastatic phenotype. Ann Thorac Surg 60（1）：32－36；discussion 36－37

［60］　Fernando HC et al（2014）Impact of brachytherapy on local recurrence rates after sublobar resection: results from ACOSOG Z4032 (Alliance), a phase III randomized trial for high – risk operable non – small – cell lung cancer. J Clin Oncol 32 (23): 2456 – 2462

[61] Deslauriers J et al (1989) Carcinoma of the lung. Evaluation of satellite nodules as a factor influencing prognosis after resection. J Thorac Cardiovasc Surg 97 (4): 504 – 512

[62] Kutschera W (1984) Segment resection for lung cancer. Thorac Cardiovasc Surg 32 (2): 102 – 104

[63] Bonfils – Roberts EA, Clagett OT (1972) Contemporary indications for pulmonary segmental resections. J Thorac Cardiovasc Surg 63 (3): 433 – 438

[64] Jensik RJ, Faber LP, Kittle CF (1979) Segmental resection for bronchogenic carcinoma. Ann Thorac Surg 28 (5): 475 – 483

[65] Bennett WF, Smith RA (1979) Segmental resection for bronchogenic carcinoma: a surgical alternative for the compromised patient. Ann Thorac Surg 27 (2): 169 – 172

[66] Schuchert MJ et al (2007) Anatomic segmentectomy in the treatment of stage I non – small cell lung cancer. Ann Thorac Surg 84 (3): 926 – 932; discussion 932 – 933

[67] Sienel W et al (2007) Frequency of local recurrence following segmentectomy of stage IA non – small cell lung cancer is influenced by segment localisation and width of resection margins—implications for patient selection for segmentectomy. Eur J Cardiothorac Surg 31 (3): 522 – 527; discussion 527 – 528

[68] Martin – Ucar AE et al (2005) A case – matched study of anatomical segmentectomy versus lobectomy for stage I lung cancer in high – risk patients. Eur J Cardiothorac Surg 27 (4): 675 – 679

[69] Houck WV, Fuller CB, McKenna RJ Jr (2004) Video – assisted thoracic surgery upper lobe trisegmentectomy for early – stage left apical lung cancer. Ann Thorac Surg 78 (5): 1858 – 1860

[70] Atkins BZ et al (2007) Pulmonary segmentectomy by thoracotomy or thoracoscopy: reduced hospital length of stay with a minimally – invasive approach. Ann Thorac Surg 84 (4): 1107 – 1112; discussion 1112 – 1113

[71] D' Amico TA (2008) Thoracoscopic segmentectomy: technical considerations and outcomes. Ann Thorac Surg 85 (2): S716 – S718

[72] Sugiura H et al (1999) Long – term benefits for the quality of life after video – assisted thoracoscopic lobectomy in patients with lung cancer. Surg Laparosc Endosc Percutan Tech 9 (6): 403 – 408

[73] McKenna RJ Jr, Houck W, Fuller CB (2006) Video – assisted thoracic surgery lobectomy: experience with 1, 100 cases. Ann Thorac Surg 81 (2): 421 – 425; discussion 425 – 426

[74] Hoksch B et al (2003) Complication rate after thoracoscopic and conventional lobectomy. Zentralbl Chir 128 (2): 106 – 110

[75] Sugi K et al (2003) Intrathoracic bleeding during video – assisted thoracoscopic lobectomy and segmentectomy. Kyobu Geka 56 (11): 928 – 931

[76] Kaseda S, Aoki T (2002) Video – assisted thoracic surgical lobectomy in conjunction with lymphadenectomy for lung cancer. Nippon Geka Gakkai Zasshi 103 (10): 717 – 721

[77] Walker WS (1998) Video – assisted thoracic surgery (VATS) lobectomy: the Edinburgh experience. Semin Thorac Cardiovasc Surg 10 (4): 291 – 299

[78] Giudicelli R et al (1994) Major pulmonary resection by video assisted mini – thoracotomy. Initial experience in 35 patients. Eur J Cardiothorac Surg 8 (5): 254 – 258

[79]　Demmy TL, Curtis JJ (1999) Minimally invasive lobectomy directed toward frail and high – risk patients: a case – control study. Ann Thorac Surg 68 (1): 194 – 200

[80]　Nakata M et al (2000) Pulmonary function after lobectomy: video – assisted thoracic surgery versus thoracotomy. Ann Thorac Surg 70 (3): 938 – 941

[81]　Onaitis MW et al (2006) Thoracoscopic lobectomy is a safe and versatile procedure: experience with 500 consecutive patients. Ann Surg 244 (3): 420 – 425

[82]　Sugi K, Kaneda Y, Esato K (2000) Video – assisted thoracoscopic lobectomy achieves a satis-factory long – term prognosis in patients with clinical stage IA lung cancer. World J Surg 24 (1): 27 – 30; discussion 30 – 31

[83]　Walker WS et al (2003) Long – term outcomes following VATS lobectomy for non – small cell bronchogenic carcinoma. Eur J Cardiothorac Surg 23 (3): 397 – 402

[84]　Bonadonna G et al (1995) Adjuvant cyclophosphamide, methotrexate, and fluorouracil in node – positive breast cancer: the results of 20 years of follow – up. N Engl J Med 332 (14): 901 – 906

[85]　Petersen RP et al (2006) Thoracoscopic lobectomy: a safe and effective strategy for patients re-ceiving induction therapy for non – small cell lung cancer. Ann Thorac Surg 82 (1): 214 – 218; discussion 219

[86]　van Meerbeeck JP, Damhuis RA, Vos de Wael ML (2002) High postoperative risk after pneu-monectomy in elderly patients with right – sided lung cancer. Eur Respir J 19 (1): 141 – 145

[87]　Burrows B et al (1960) The postpneumonectomy state: clinical and physiologic observations in thirty – six cases. Am J Med 28: 281 – 297

[88]　Baumann M, Stamatis G, Thomas M (2001) Therapy of localized non – small cell lung cancer (take home messages). Lung Cancer 33 (Suppl 1): S47 – S49

[89]　Gaissert HA et al (1996) Survival and function after sleeve lobectomy for lung cancer. J Tho-rac Cardiovasc Surg 111 (5): 948 – 953

[90]　Ginsberg RJ et al (1983) Modern thirty – day operative mortality for surgical resections in lung cancer. J Thorac Cardiovasc Surg 86 (5): 654 – 658

[91]　Rocco PM et al (1996) Long – term outcome after pneumonectomy for nonsmall cell lung canc-er. J Surg Oncol 61 (4): 278 – 280

[92]　Paulson DL, Reisch JS (1976) Long – term survival after resection for bronchogenic carcino-ma. Ann Surg 184 (3): 324 – 332

[93]　Bernard A et al (2001) Pneumonectomy for malignant disease: factors affecting early morbidity and mortality. J Thorac Cardiovasc Surg 121 (6): 1076 – 1082

[94]　Kim DJ et al (2007) Long – term survival following pneumonectomy for non – small cell lung cancer: clinical implications for follow – up care. Chest 132 (1): 178 – 184

[95]　Allen AM et al (2008) Pneumonectomy after chemoradiation: the Dana – Farber Cancer Institu-te/Brigham and Women's Hospital experience. Cancer 112 (5): 1106 – 1113

[96]　Gudbjartsson T et al (2008) Early surgical results after pneumonectomy for non – small cell lung cancer are not affected by preoperative radiotherapy and chemotherapy. Ann Thorac Surg 86 (2): 376 – 382

[97]　Doddoli C et al (2005) One hundred consecutive pneumonectomies after induction therapy for non – small cell lung cancer: an uncertain balance between risks and benefits. J Thorac Cardio-vasc Surg 130 (2): 416 – 425

[98]　Martin J et al (2001) Morbidity and mortality after neoadjuvant therapy for lung cancer: the

risks of right pneumonectomy. Ann Thorac Surg 72 (4): 1149 – 1154

[99] Tedder M et al (1992) Current morbidity, mortality, and survival after bronchoplastic proce-
      dures for malignancy. Ann Thorac Surg 54 (2): 387 – 391

[100] Kim YT et al (2005) Local control of disease related to lymph node involvement in non –
      small cell lung cancer after sleeve lobectomy compared with pneumonectomy. Ann Thorac
      Surg 79 (4): 1153 – 1161; discussion 1153 – 1161

[101] Burfeind WR Jr et al (2005) Low morbidity and mortality for bronchoplastic procedures with
      and without induction therapy. Ann Thorac Surg 80 (2): 418 – 421; discussion 422

[102] Jalal A, Jeyasingham K (2000) Bronchoplasty for malignant and benign conditions: a retro-
      spective study of 44 cases. Eur J Cardiothorac Surg 17 (4): 370 – 376

[103] Terzi A et al (2002) Sleeve lobectomy for non – small cell lung cancer and carcinoids: results
      in 160 cases. Eur J Cardiothorac Surg 21 (5): 888 – 893

[104] Ferguson MK, Karrison T (2000) Does pneumonectomy for lung cancer adversely influence
      long – term survival? J Thorac Cardiovasc Surg 119 (3): 440 – 448

[105] Khargi K et al (1994) Pulmonary function after sleeve lobectomy. Ann Thorac Surg 57 (5):
      1302 – 1304

[106] Van Schil PE et al (1992) Second primary lung cancer after bronchial sleeve resection. Treat-
      ment and results in eleven patients. J Thorac Cardiovasc Surg 104 (5): 1451 – 1455

[107] Bagan P et al (2005) Sleeve lobectomy versus pneumonectomy: tumor characteristics and
      comparative analysis of feasibility and results. Ann Thorac Surg 80 (6): 2046 – 2050

[108] Yamamoto R et al (2000) Effects of preoperative chemotherapy and radiation therapy on hu-
      man bronchial blood flow. J Thorac Cardiovasc Surg 119 (5): 939 – 945

[109] Rendina EA et al (1997) Safety and efficacy of bronchovascular reconstruction after induction
      chemotherapy for lung cancer. J Thorac Cardiovasc Surg 114 (5): 830 – 835; discussion
      835 – 837

[110] Mentzer SJ, Myers DW, Sugarbaker DJ (1993) Sleeve lobectomy, segmentectomy, and tho-
      racoscopy in the management of carcinoma of the lung. Chest 103 (4 Suppl): 415S – 417S

[111] Faber LP, Jensik RJ, Kittle CF (1984) Results of sleeve lobectomy for bronchogenic carcino-
      ma in 101 patients. Ann Thorac Surg 37 (4): 279 – 285

[112] Weisel RD et al (1979) Sleeve lobectomy for carcinoma of the lung. J Thorac Cardiovasc
      Surg 78 (6): 839 – 849

[113] Sartori F et al (1986) Sleeve lobectomy in the treatment of bronchogenic carcinoma. Int Surg
      71 (4): 233 – 236

[114] Brusasco V et al (1988) Lung function following upper sleeve lobectomy for bronchogenic
      carcinoma. Scand J Thorac Cardiovasc Surg 22 (1): 73 – 78

[115] Jensik RJ et al (1972) Sleeve lobectomy for carcinoma. A ten – year experience. J Thorac
      Cardiovasc Surg 64 (3): 400 – 412

[116] Van Schil PE et al (1991) TNM staging and long – term follow – up after sleeve resection for
      bronchogenic tumors. Ann Thorac Surg 52 (5): 1096 – 1101

[117] Firmin RK et al (1983) Sleeve lobectomy (lobectomy and bronchoplasty) for bronchial carci-
      noma. Ann Thorac Surg 35 (4): 442 – 449

[118] Grillo HC (2004) Surgery of the trachea and bronchi (vol xvi). BC Decker, Hamilton,
      872 p

[119] Hollaus PH et al (2003) Risk factors for the development of postoperative complications after

bronchial sleeve resection for malignancy: a univariate and multivariate analysis. Ann Thorac Surg 75 (3): 966 - 972

[120]　Fadel E et al (2002) Sleeve lobectomy for bronchogenic cancers: factors affecting survival. Ann Thorac Surg 74 (3): 851 - 858; discussion 858 - 859

[121]　Tsang V, Goldstraw P (1989) Endobronchial stenting for anastomotic stenosis after sleeve resection. Ann Thorac Surg 48 (4): 568 - 571

[122]　Grillo HC (1982) Carinal reconstruction. Ann Thorac Surg 34 (4): 356 - 373

[123]　Mitchell JD et al (1999) Clinical experience with carinal resection. J Thorac Cardiovasc Surg 117 (1): 39 - 52; discussion 52 - 53

[124]　Wood DE, Vallieres E (1997) Tracheobronchial resection and reconstruction. Arch Surg 132 (8): 850 - 854; discussion 854 - 856

[125]　Mitchell JD et al (2001) Resection for bronchogenic carcinoma involving the carina: long - term results and effect of nodal status on outcome. J Thorac Cardiovasc Surg 121 (3): 465 - 471

[126]　Jensik RJ et al (1982) Survival in patients undergoing tracheal sleeve pneumonectomy for bronchogenic carcinoma. J Thorac Cardiovasc Surg 84 (4): 489 - 496

[127]　Tsuchiya R et al (1990) Resection of tracheal carina for lung cancer. Procedure, complications, and mortality. J Thorac Cardiovasc Surg 99 (5): 779 - 787

[128]　Maeda M et al (1993) Operative approaches for left - sided carinoplasty. Ann Thorac Surg 56 (3): 441 - 445; discussion 445 - 446

[129]　Roviaro GC et al (1994) Tracheal sleeve pneumonectomy for bronchogenic carcinoma. J Thorac Cardiovasc Surg 107 (1): 13 - 18

[130]　Dartevelle P, Macchiarini P (1996) Carinal resection for bronchogenic cancer. Semin Thorac Cardiovasc Surg 8 (4): 414 - 425

[131]　Kutlu CA et al (2000) Acute lung injury and acute respiratory distress syndrome after pulmonary resection. Ann Thorac Surg 69 (2): 376 - 380

[132]　Mathisen DJ et al (1998) Inhaled nitric oxide for adult respiratory distress syndrome after pulmonary resection. Ann Thorac Surg 66 (6): 1894 - 1902

第 5 章
肺癌的放射治疗

Sagus Sampath

摘要

　　放射治疗（radiation therapy，RT）是肺癌治疗所有阶段中必不可少的组成部分。立体定向消融放疗（stereotactic ablative radiation therapy，SABR）已成为医学上不可手术的 Ⅰ~Ⅱ 期患者的标准治疗选择。而 ⅢA~ⅢB 期通常采用根治性的同步放化疗（chemo‑radiotherapy，CRT）。调强放射治疗（intensity modulated radiation therapy，IMRT）能够提高放疗剂量，同时最大程度降低周围正常器官（包括肺、食管和心脏）的受照剂量。随着新的 SARB 与联合全身免疫治疗的临床试验探索，SABR 可能在 Ⅳ 期患者中发挥越来越大的作用。

关键词

　　放射治疗；肺癌；SABR；立体定向；寡转移；放化疗

目录

S. Sampath (✉)

Department of Radiation Oncology，City of Hope Medical Center Duarte，Duarte，CA，USA

e‑mail：ssampath@coh.org

1　Ⅰ～Ⅱ期肺癌

1.1　常规放疗

　　在 SABR 出现之前，小肿瘤超过 6～7 周的放疗效果差，局部控制率在 30%～60% 范围内[1,2]。提高剂量 >65Gy，局部控制更好。局部控制率较低的原因可能包括治疗期间缺乏用于校准的软组织影像，导致靶区剂量不足以及照射剂量计划不充分。

1.2　立体定向消融放疗

1.2.1　技术进展

　　放射实施和成像技术的进步使得立体定向消融放射治疗（stereotacic ablative radiation therapy，SABR）成为早期非小细胞肺癌（non‑small cell lung cancer，NSCLC）可选择的根治治疗手段。随着正电子发射断层扫描/计算机断层扫描（PET/CT）和支气管镜检查结合支气管内超声在淋巴结病理分期中应用的增加，提高了肿瘤分期的准确性。这有助于选择没有区域淋巴结转移的患者，这些患者可作为积极的局部治疗的候选人。

　　用 SABR 治疗肺癌的主要挑战是肿瘤的动度。传统的三维 CT 扫描仅获得呼吸周期的某个阶段，并且不能显示肿瘤的整个运动轨迹。鉴于这种不确定性，临床医生必须在肿瘤周围增加更大的"安全边界"，以确保不会遗漏肿瘤。四维 CT（4DCT）彻底改变了治疗计划过程，使临床医生能够将肿瘤运动数据结合到计划设计中。基于来自4DCT 的实际肿瘤运动数据的自定义边界，现在应用基于4DCT 的肿瘤运动数据来自定义边界，用于生成放疗靶区。

下一个挑战是限制肿瘤的运动，特别是在上下维度，以便最小化射野。与使用某种形式的腹压装置相比，当患者自由呼吸时，肿瘤运动幅度显著升高[3]。另一个挑战是验证治疗期间患者位置的准确性。锥形束 CT 机（CBCT）现已集成到直线加速器装置中，在每次治疗实施之前对患者肿瘤进行成像。一旦获得图像，软件就可以将图像融合到患者的原始治疗计划 CT 中，通过位移治疗床来精准对齐靶区。Suzuki 等[4]已经证实，当结合 CBCT 数据时，需要 3～12mm 的床移位以匹配靶区，而如果仅仅依靠单纯的骨性解剖这些数据就会错过。该过程被称为影像引导放射治疗或 IGRT。每次治疗保持相同体位也是至关重要的，在患者周围固定一个紧密的真空垫，同时对患者进行腹部压迫，可以解决位置变化的两个来源：患者和肺部肿瘤。

1.2.2　临床结果

SABR 临床 Ⅰ/Ⅱ期试验包括临床上无法手术的患者。患者通常表现不佳，并有明显的并发症。表 5.1 所示最近发表的 SABR Ⅰ/Ⅱ期试验。经过大约 3 年的中位随访，T1 期原发肿瘤控制率为 80%～100%。

表 5.1　近期发表的 SABR Ⅰ/Ⅱ期试验

实验	治疗年数 患者数	肿瘤分期 （n）	剂量/次数	中位随访 （月）	局部控制率	总生存率
Timmerman 等[36]	2000－2003， N = 37	T1：19 T2：18	24～60Gy/3	15.2	87%	1.5 年， 64%
Nagata 等[37]	1998－2004， N = 45	T1：32 T2（＜4cm）：13	48Gy/4	22～30	98%	3 年， T1：83% T2：72%
Lindberg 等[38]	2003－2005， N = 57	T1：72% T2：28%	45Gy/3	41.5	4 年， 79%	5 年， 30%
Koto 等[39]	1998－2004， N = 31	T1：19/31 T2：12/32	20 名患者45Gy/3， 11 名60Gy/8	32	3 年， T1：78% T2：40%	3 年， 72%
Fakiris 等[40]	2002－2004， N = 70	T1：341 T2：36	T1：60Gy/3 T2：66Gy/3	50.2	3 年： 88%	3 年， 43%

　　SABR 在可手术患者中的应用是一个持续争论和积极临床研究的领域。在日本进行的随机试验（手术与 SABR）的结果日趋成熟，预计将在未来几年内公布结果。然而，在美国很难鼓励患者参与这项截然不同治疗方式的随机试验。StableMATE 试验重新开放前随机化模式，以期增加数量。随着这些研究的完成，SABR 可能会扩展到更适合的患者群体。

1.3　毒性

　　总体而言，与肺 SABR 相关的急性和远期毒性发生率非常低。可能出现的副作用包括胸壁疼痛、肋骨骨折和肺功能下降。在使用 SABR 的早期经验中，Timmerman 报道中央型肺癌的 4~5 级毒性发生率增加，中央型肺癌的定义为距离近端支气管树 ≤2cm[5]。推荐降低单次剂量作为降低毒性风险的一种方法。在一个大的中央型肺癌患者群体中，3 级以上毒性仅为 8%[6]。1~2 级胸壁疼痛发病率与中等剂量（30Gy）和高剂量（60Gy）[7]有关。正如 NCCN 指南所建议，靠近胸壁的周围型肺癌应接受与中央型肺癌相似的分割和剂量。

2　胸部照射和痰细胞学检查研究

2.1　技术进展

　　目前 4DCT 广泛应用于Ⅲ期患者的治疗计划阶段，可获取原发性肺肿瘤和转移淋巴结站（如肺门和隆突下区域）的运动数据，确保靶区覆盖整个运动轨迹。肿瘤位置确定性增加，外扩边界可以更小，使更多正常组织免于照射。IGRT 纳入治疗中，允许更小的不确定性边界。

　　与传统的三维适形放射治疗（3D-CRT）相比，调强放射治疗（IMRT）通常用于治疗局部晚期疾病，主要优点是周围正常肺组织受照量较低。临床数据显示，尽管使用 IMRT 治疗的患者肿瘤体积大，与 3D-CRT 相比，使用 IMRT 时 3 级以上肺炎发生率显著降低[8]。使用 SEER-Medicare 数据库对 7000 例患者进行的基于人群的分析显示，3D-CRT 和 IMRT 之间的总生存率没有差异[9]。该研究的局限性包括缺乏照射剂量信息，以及在高水平学术中心接受治疗的比例。除了保护区域肺外，IMRT 还可保护其他重要器官，比如心脏和食管。在最近发表的 RTOG 0617 试验，心脏受量和食管毒性被认为是生存的重要预测因子[10]。对这些正常器官更好的保护只有在 IMRT 等先进技术的支持下才能实现。尽管缺乏可靠的临床结果支持其使用，但 IMRT 在非小细胞肺癌治疗中的流行程度可能会继续增加。

3　临床疗效

3.1　单纯放疗

在过去，对于无法耐受手术的患者，单纯使用 XRT 的 6~7 周常规分割放疗是标准的治疗方案。RTOG 7301 比较了 3 种不同剂量的计划：4 周内 40Gy，6 周内 60Gy，以及分疗程方案[11]。两年生存率 6 周组为 18%，4 周组为 14%。5 年时所有剂量组的 OS 均较低，低于 10%。这就确立了 6 周 60Gy 的标准剂量方案，局部控制率仅接近 50%。

为了改善这些结果，RTOG 8311 试验设计了剂量递增研究，基于增加剂量将提高 LC 和 OS 这一假设[12]。患者被随机分为三组，单次 1.2Gy，每日给予 2 次：总剂量 60Gy 组，64.8Gy 组，69.6Gy 组。69.6Gy 组的 2 年 OS 为 29%，显著高于另外两个低剂量组。这是首次证明，更有效的放疗计划可以安全实施，并改善既往疗效。

除了增加总剂量以外，提高疗效的另一种方法是缩短治疗时间。欧洲癌症研究与治疗组织（EORTC）进行了一项Ⅲ期随机试验，对比了两种不同的剂量方案：6 周内 60Gy 的标准治疗；或 CHART，称为连续超分割加速放疗，其为 54Gy/1.5Gy，连续 12 天每天给予 3 次[13]。与标准治疗相比，CHART 组的局部控制率和总存活率（分别为 17% *vs* 12%，20% *vs* 13%）显著改善。生存获益的同时需要付出代价：CHART 组大约 50% 的患者出现严重的吞咽困难，而标准剂量组则为 19%。该研究中的大多数患者组织学病理为鳞状细胞癌。

因此，一般情况差的患者无法耐受化疗；单纯放疗有不同形式的分割方式，其目的是最大限度地提高疗效，同时也为正常组织修复留出时间。MD Anderson 的学者利用最新的质子放疗技术，3 周时间内剂量从 45Gy 递增到 60Gy，初步数据显示治疗安全。

3.2　放疗后序贯化疗

为了改善一般状况良好的单独放疗患者的预后，多个合作小组着手研究加入化疗对Ⅲ期肺癌放疗的影响。CALGB 试验随机选取 155 例患者，分别给予长春碱/顺铂诱导化疗 + 放疗 60Gy/6 周，与单纯放疗 60Gy/6 周进行对照[15]。联合治疗组在 2 年后 OS 明显改善，分别为 26% 和 13%（P = 0.006）。LeChavalier 等人[16]进行了另一项相似的Ⅲ期试验显示，联合治疗组 3 年 OS 显著改善，分别为 12% 和 4%（P = 0.02）。1 年的局部控制率非常差，为 16%。最后，RTOG 8808 纳入 452 名患者，并随机分成 3 组[17]。第 1 组是序贯化疗（顺铂和长春碱 2 个周期），放疗 60Gy；第 2

组单独放疗 60Gy/6 周；第 3 组单纯放疗 69.6Gy/6 周，每天两次，单次 1.2Gy。第 1 组中的 2 年 OS 显著改善，为 32%，而第 2 组则为 19%（P = 0.003）。中位生存期分别为 13.2 和 11.4 个月。第 3 组预后介于第 1 组和第 2 组之间，2 年 OS 为 24%（与第 1 组相比，P = 0.08）。

几项 Meta 分析的结果表明，局部晚期/非转移性患者加入化疗具有绝对的 OS 优势。非小细胞肺癌协作组纳入 22 项试验的 3033 名患者，获得个体患者数据[18]。化疗降低了 10% 的死亡率，5 年的绝对获益率为 2%。Auperin 等人[19]对 1764 名患者进行的最新 Meta 分析显示，2 年化疗的绝对获益率为 4%。研究仅包括以卡铂或顺铂为基础的化疗。综上所述，这些大宗数据分析清楚地表明了局部晚期肺癌患者基于铂类化疗与放疗结合的优越性。

3.3 序贯化疗与同步放疗

随着联合治疗患者的生存率提高，有人提出采用放疗同时进行化疗来增加治疗强度，可以提高生存率。来自西日本肺癌组的 Furuse 等人[20]将 320 例患者随机分为序贯化疗/放疗组（SCR）和同步化疗/放疗组（CCR）。CCR 包括顺铂、长春地辛和丝裂霉素。放疗以分开的方式给予，28Gy/14f，每日一次，中间间隔 10 天。SCR 患者接受相同化疗 2 个周期，之后开始放疗。CCR 组中位生存期显著改善（16.5 个月 vs 13.3 个月，P = 0.04）。CCR 组的 5 年生存率为 16%，而 SCR 组为 9%。虽然 CCR 组骨髓抑制增加，两组间肺和食管毒性发生率无显著差异。

来在法国肺组的 Fournel 等人发表的随机 III 期试验中，患者被随机分为 SCR 和 CCR 两组。SCR 为顺铂/长春瑞滨，然后进行放疗（66Gy）。CCR 组患者接受顺铂/依托泊苷联合放疗（66Gy）。CCR 组生存率提高（16.3 个月 vs 14.5 个月），但差异无统计学意义。与日本的试验相比，CCR 组的食管毒性发生率显著增加（32% vs 3%）。

最后，RTOG 9410 发表了最新的 III 期数据，该协议比较了 3 组情况。SCR，63Gy；CCR，每日一次，63Gy；CCR，每日两次，69.6Gy。前两组接受顺铂/长春碱，第三组接受顺铂/依托泊苷。主要研究终点是总体生存率。中位生存期最长的为 CCR 每日 1 次组（17 个月），明显高于 SCR 组（14.6 个月），但与 CCR 每日 2 次组（15.6 个月）无显著差异。与 SCR 相比，CCR 组的局部失败率减少（39% 对 30%）。CCR 组患者急性 3 级以上食管炎发生率明显高于 SCR（仅 4%，P < 0.001）。每日 2 次组的发生率明显高于每日 1 次组（45% 对 22%，P < 0.001）。然而，两组患者的食管晚期性相似。根据从 RTOG 0617 获得的关于食管毒性和生存率影响的知识（有待讨论），在每天两次的 CCR 组中，任何可能从增加强度获得的潜在生存优势都可能被毒性增加所抵消。

以上研究结合多项 Meta 分析，确立 CCR 为一般情况良好、体重下降 < 5% 的局部晚期 ⅢA/ⅢB NSCLC 患者的标准治疗。Cochrane 团队的实验数据显示，与 SCR 组相比，CCR 组死亡率明显降低（14%）[21]。最后，NSCLC 协作组（1205 例患者）报告，与 SCR 组相比，CCR 组 5 年的绝对生存获益率为 4.5%[22]。CCR 组局部治疗失败率也明显改善（HR 0.77，$P = 0.01$），与之伴随的是急性 3~4 级食管炎发生率的增加（RR 4.9，$P < 0.001$）。

3.4　同步放化疗中的放疗剂量增加

最近发表的 RTOG 0617 试验旨在回答两个问题：①更高的照射剂量是否能提高生存率？②化疗时加入西妥昔单抗能否提高生存率？接近 500 名患者被随机分为 2 × 2 因子设计，肺部原发灶和涉及淋巴结放疗 60Gy 或 74Gy，所有患者同时接受卡铂/紫杉醇化疗。再次随机分为单纯化疗和化疗 + 西妥昔单抗。74Gy 组的中位总生存期明显低于 60Gy 组（20 *vs* 29 个月，HR 1.38，$P = 0.004$）。化疗 + 西妥昔单抗组的中位生存期为 25 个月，而化疗组为 24 个月。74Gy 组严重食管炎的发生率明显偏高（21% *vs* 7%，$P < 0.001$）。事实上，在多因素分析中，只有放疗剂量水平和食管炎分级对总生存率的影响具有显著意义。

从这篇报道中，放射肿瘤医师对肺癌放疗的最佳剂量产生了重大争议。后续分析放疗计划遵从性和外放边界，以及明确死亡的具体原因都有助于阐明为什么高剂量组结果差。此外，为了更好地了解食管毒性，还需要进行剂量学研究。许多正在进行的临床试验采用 66Gy 的中间剂量作为根治剂量。

3.5　根治放化疗前的诱导化疗

远处转移为主要复发模式，在 CALGB 39801 试验中探讨了诱导化疗的治疗获益[23]。将 366 名不能切除的 Ⅲa/Ⅲb 期患者随机分为诱导卡铂 - 紫杉醇 2 周期，然后给予放疗 66Gy 和同步卡铂 - 紫杉醇化疗，而对照组只进行同步放化疗。诱导组的中位生存期为 12 个月，而同步放化疗组为 14 个月（$P = 0.3$）。2 年生存率分别为 29% 和 31%。影响生存率的预后因素是治疗前体重减轻、年龄和一般情况。诱导组具有与同步组相似的 3~4 级食管毒性（32% *vs* 36%）和肺毒性（14% *vs* 19%）。

Belani 等人进行了一项 Ⅱ 期随机三组的临床试验，其中一组患者接受卡铂/紫杉醇诱导化疗后 + 同步放化疗 63Gy，将其与标准的同步放化疗组和序贯放化疗组比较。中位随访 40 个月，尽管没有一组在统计学上优于另外一组，但是诱导组的生存期最低，为 12.7 个月。由于诱导组 20% 的患者无法接受后续的同步放化疗，试验初期就关闭了诱导组。诱导组和同步组的 3~4 级食管炎发病率相似。

在 Belani 等人[24]进行的Ⅱ期随机三组试验中，276 例无法切除的ⅢA/ⅢB 患者接受了诱导化疗，然后放疗 63Gy（第 1 组），诱导化疗后同步放化疗（第 2 组），或同步放化疗后进行巩固化疗（第 3 组）。虽然组间比较未达到统计学差异，但是第 3 组中位生存期最高 16.3 个月。第 2 组和第 3 组的 3/4 级食管炎发生率较高（分别为 19% 和 28%）。

3.6 同步放化疗后的巩固化疗

Hoosier 肿瘤学组报道一项 203 例患者的研究结果，随机分为放疗同步进行标准顺铂/依托泊苷化疗组和同步放化疗后多西他赛巩固化疗 3 个周期组[25]。主要研究终点是总生存率。因为中期分析显示巩固化疗并无获益，所以这项研究提前终止。同步放化疗组中位生存期为 23.2 个月，巩固化疗组为 21.2 个月。巩固组约 29% 的患者需要住院治疗，而同步组仅为 8%，多西他赛 5 级毒性占 5.5%。结果表明，加入巩固化疗增加了毒副作用，但未提高生存率。

SWOG S0023 是一项Ⅲ期安慰剂对照试验，研究根治性放化疗和巩固化疗后加入靶向维持治疗的疗效。该研究在入组 243 名Ⅲ期患者后关闭。吉非替尼组的中位生存期更差（23 个月，安慰剂组为 35 个月，$P = 0.013$）。因此，不推荐放化疗后的维持治疗。然而，最近关于免疫检查点阻断剂用于维持治疗的作用正在进行临床试验。

4 Ⅳ期和寡转移

历史上，Ⅳ期非小细胞肺癌患者的生存率一直很低，中位生存期为 6～12 个月。然而，最初由 Hellman 和 Weichselbaum[26]提出"寡转移"这一概念，现在在非小细胞肺癌患者中应用越来越流行，比如胸部放疗或 SABR，以进一步延长无进展生存期。

4.1 同期脑转移

来自 MD 安德森癌症中心的 Hu 和同事[27]回顾分析了 84 例单发性脑转移患者，采用立体定向放射外科或神经外科切除术治疗。8 名患者接受单纯胸部放疗，23 名患者接受单纯化疗，13 名接受放化疗。按胸部病变分期，对于Ⅰ期、Ⅱ期和Ⅲ期，中位生存时间分别为 25.6 个月，9.5 个月和 9.9 个月。作者得出结论，对于局部Ⅰ期患者而言，积极的局部治疗可能是合理的，而不适合局部晚期患者。

土耳其的一个团队报告了 63 名接受脑部定向放疗的单发脑转移的 NSCLC 患者，

随后给予胸部放疗至 66Gy 和同步化疗（2 周期，基于顺铂）[28]。中位随访期超过 2 年，中位生存期为 28.6 个月。在多因素分析中，局部肿瘤分期（T1 - 2 vs T3 - 4）和淋巴结分期（N0 - 1 vs N2 - 3）是预测生存的重要因素。结果表明有一组脑转移患者治疗效果较好，与Ⅲ期患者获得了相似的生存期，值得采取积极的治疗策略。

最后，Gray 等人[29]的联合报告报道了 66 例颅内 1～4 个转移瘤患者具有同样高的生存率。只有 7 名患者进行了手术，其中部分是脑部定向放疗，而其余患者接受 SRS，全脑放疗或两者的组合。局部肿瘤 - 淋巴结分期如下：9 例Ⅰ期，10 例Ⅱ期和 47 期Ⅲ期。38 例患者胸部放射剂量大于 45Gy（5 例与胸外科手术相结合），28 例患者未接受胸部放疗（17 例仅接受化疗，14 例仅接受胸部手术）。胸部放疗的患者中位生存期为 26.4 个月，而单纯化疗患者为 10.5 个月（P < 0.001）。发现脑部首次治疗失败比率的降低与接受手术或 SRS 联合全脑放疗显著相关。与先前的研究相似，神经系统的疾病进展是决定总体生存的主要因素。在评估增加胸部放疗的益处时，积极的脑部定向放疗被认为是至关重要的。

总体而言，这些系列研究表明接受胸部放疗的Ⅳ期患者的预后好于预期。这些研究的一个主要局限是分子状态信息未统一使用。随着更有效的选择性靶向药的出现，学者们认为 EGFR 突变和 ALK - EML4 染色体易位是有利的预后因素。展望未来，这些数据可能有助于临床医生更好地选择Ⅳ期患者，使其从原发灶及远处转移灶放疗获益最大。

4.2　SABR 在Ⅳ期患者中的应用

德克萨斯大学西南分校和科罗拉多大学的同仁公布了一项Ⅱ期临床试验的结果，该试验将 SABR 用于治疗同时接受厄洛替尼治疗的Ⅳ期 NSCLC 患者的所有转移灶[30]。入选条件仅限于 6 个或更少的颅外转移灶、一线全身化疗失败的患者。共招募了 24 名患者。只有 2 名患者曾治疗过脑转移。患者治疗的 SABR 位点数量如下：1（n = 8），2（n = 8），3（n = 5），4（n = 2）和 5（n = 1）。常用的分割方案是 27～33Gy/3 次和 35～40Gy/5 次。肺实质是最常见的治疗部位（35%），其次是纵隔/肺门（25%）和肾上腺（13%）。结果很有前景，中位 PFS 为 14.7 个月，中位 OS 为 20.4 个月，均显著长于单独使用二线全身化疗观察到的历史结果。值得注意的是，末次随访时只有 3/21 的患者出现了 SABR 的局部治疗失败，10 名患者没有进展（包括远地和照射野）。未提供分子检测状况，因此 EGFR 状态与结果之间的关系未知。这些数据令人鼓舞，与单纯全身治疗相比，选择有限转移灶负荷的患者，SABR 积极治疗可以使 PFS 延长。

4.3 发展趋势

随着 RTOG 0617 令人失望的结果，关于非小细胞肺癌放疗剂量增加的益处的争论再次出现。即将提出的方案需要更仔细地研究放疗对邻近正常结构（如食管和心脏）的影响。开放的 RTOG 1106 试验正在研究在患者放疗过程中调节优化射野的问题。这项试验结合了在治疗过程中获得的 PET/CT 数据，并要求对射野进行修裁，以匹配缩回的 PET 浓集区域。

一些机构已经开展质子治疗的研究，它有可能提供更有利于心脏、肺和食管的剂量分布。最近一项近 5 年随访的结果分析显示，与基于光子的治疗相比，其生存期和无病生存率相当[31]。

程序性死亡受体－1（PD－1）抑制剂使得免疫治疗在非小细胞肺癌治疗中获得了一个强有力的立足点，FDA 批准纳武单抗（nivolumab）用于肺鳞癌患者[32]。最近的数据显示，与传统化疗相比，纳武单抗在非鳞－非小细胞肺癌中有总体生存优势[33]。因此，与传统化疗相比，纳武单抗均能改善两种主要类型的 III 期 NSCLC 的 OS。

有几个临床前期的报告表明，在 Lewis 肺癌模型中，由于提供更高剂量的照射，免疫原性增强，包括与抗原呈递、黏附和先天免疫系统激活有关的基因上调。Fotin－Mleczek 等人[34] 报告，每次 12Gy/3f 照射导致免疫细胞浸润增加，包括 CD4 和 CD8$^+$ T 细胞、CD8$^+$ 树突状细胞和自然杀伤 T 细胞。约翰斯·霍普金斯大学的研究小组在一个本地模型中显示，PDL－1 阻滞与局部放疗联合应用在对侧非照射肺中显示出远隔效应[35]。

这些发现为探索 SABR 与免疫检查点阻断剂的结合提供了动力，可作为进一步提供抗原呈递和协同提高全身治疗疗效的一种方式。纽约大学（NCT02221739）和 MD Anderson（NCT02239900）进行了临床试验，将 SABR－型分割与 CTLA－4 抑制剂伊匹单抗（ipilimumab）结合。类似的将 PD－1 抑制剂如纳武单抗（nivolumab）与 SABR 结合的试验也即将进行。SABR 与靶向治疗联合应用的顺序和时间，以及最佳的 SABR 剂量，将需要严格的检验。进行免疫细胞因子和通路分析有助于更好地理解这两种疗法可能的协同作用的机制。

5 小结

SABR 的出现彻底和永久地改变了 NSCLC 的治疗前景，特别是在无法耐受手术的早期患者中。最前沿的是 SABR 在接受免疫治疗的患者中作为"免疫增强剂"的作用。在 IIIA－IIIB 期患者中，治疗已从 30 年前的单纯放疗转变为联合化－放疗。

RTOG 0617 60Gy 队列研究的新中位生存期为 29 个月，可以作为未来的比较基准，要记住，本研究入组患者均严格进行肿瘤分期（90% 接受 PET/CT 分期）而且普遍一般状况较好。虽然 RTOG 0617 的结果令人满意，但我们仍需要探索新的放疗策略和方式（包括质子治疗）来改善局部控制结果。随着全身治疗的不断进步，无论对于早期还是晚期患者，重点都应该放在如何选择放疗，以达到最佳局部控制。

参考文献

[1] Dosoretz DE et al (1992) Radiation therapy in the management of medically inoperable carcinoma of the lung：results and implications for future treatment strategies. Int J Radiat Oncol Biol Phys 24（1）：3 - 9

[2] Sibley GS et al (1998) Radiotherapy alone for medically inoperable stage I non - small - cell lung cancer：the Duke experience. Int J Radiat Oncol Biol Phys 40（1）：149 - 154

[3] Han K et al (2010) A comparison of two immobilization systems for stereotactic body radiation therapy of lung tumors. Radiother Oncol 95（1）：103 - 108

[4] Suzuki O et al (2012) Influence of rotational setup error on tumor shift in bony anatomy matching measured with pulmonary point registration in stereotactic body radiotherapy for early lung cancer. Jpn J Clin Oncol 42（12）：1181 - 1186

[5] Timmerman R et al (2006) Excessive toxicity when treating central tumors in a phase II study of stereotactic body radiation therapy for medically inoperable early - stage lung cancer. J Clin Oncol 24（30）：4833 - 4839

[6] Modh A et al (2014) Local control and toxicity in a large cohort of central lung tumors treated with stereotactic body radiation therapy. Int J Radiat Oncol Biol Phys 90（5）：1168 - 1176

[7] Stephans KL et al (2012) Prediction of chest wall toxicity from lung stereotactic body radiotherapy（SBRT）. Int J Radiat Oncol Biol Phys 82（2）：974 - 980

[8] Yom SS et al (2007) Initial evaluation of treatment - related pneumonitis in advanced - stage non - small - cell lung cancer patients treated with concurrent chemotherapy and intensity - modulated radiotherapy. Int J Radiat Oncol Biol Phys 68（1）：94 - 102

[9] Chen AB et al (2014) Comparative effectiveness of intensity - modulated versus 3D conformal radiation therapy among medicare patients with stage III lung cancer. J Thorac Oncol 9（12）：1788 - 1795

[10] Bradley JD et al (2015) Standard - dose versus high - dose conformal radiotherapy with concurrent and consolidation carboplatin plus paclitaxel with or without cetuximab for patients with stage IIIA or IIIB non - small - cell lung cancer（RTOG 0617）：a randomised, two - by - two factorial phase 3 study. Lancet Oncol 16（2）：187 - 199

[11] Perez CA et al (1980) A prospective randomized study of various irradiation doses and fractionation schedules in the treatment of inoperable non - oat - cell carcinoma of the lung. Preliminary report by the radiation therapy oncology group. Cancer 45（11）：2744 - 2753

[12] Cox JD et al (1990) A randomized phase I/II trial of hyperfractionated radiation therapy with total doses of 60. 0Gy to 79. 2Gy：possible survival benefit with greater than or equal to 69. 6Gy in favorable patients with radiation therapy oncology group stage iii non - small - cell lung carcinoma：report of radiation therapy oncology group 83 - 11. J Clin Oncol 8（9）：1543

－ 1555

[13] Saunders M et al (1999) Continuous, hyperfractionated, accelerated radiotherapy (CHART) versus conventional radiotherapy in non－small cell lung cancer: mature data from the randomised multicentre trial. CHART steering committee. Radiother Oncol 52 (2): 137－148

[14] Gomez DR et al (2013) Phase 1 study of dose escalation in hypofractionated proton beam therapy for non－small cell lung cancer. Int J Radiat Oncol Biol Phys 86 (4): 665－670

[15] Dillman RO et al (1996) Improved survival in stage III non－small－cell lung cancer: seven－year follow－up of cancer and leukemia group B (CALGB) 8433 trial. J Natl Cancer Inst 88 (17): 1210－1215

[16] Le Chevalier T et al (1994) Radiotherapy alone versus combined chemotherapy and radiotherapy in unresectable non－small cell lung carcinoma. Lung Cancer 10 (Suppl 1): 239－244

[17] Sause W et al (2000) Final results of phase III trial in regionally advanced unresectable non－small cell lung cancer: radiation therapy oncology group, eastern cooperative oncology group, and southwest oncology group. Chest 117 (2): 358－364

[18] BMJ (1995) Chemotherapy in non－small cell lung cancer: a meta－analysis using updated data on individual patients from 52 randomised clinical trials. Non－small cell lung cancer collaborative group. 311 (7010): 899－909

[19] Auperin A et al (2006) Concomitant radio－chemotherapy based on platin compounds in patients with locally advanced non－small cell lung cancer (NSCLC): a meta－analysis of individual data from 1764 patients. Ann Oncol 17 (3): 473－483

[20] Furuse K et al (1999) Phase III study of concurrent versus sequential thoracic radiotherapy in combination with mitomycin, vindesine, and cisplatin in unresectable stage III non－small－cell lung cancer. J Clin Oncol 17 (9): 2692－2699

[21] Rowell NP O' Rourke NP (2004) Concurrent chemoradiotherapy in non－small cell lung cancer. Cochrane Database Syst Rev (4): CD002140

[22] Auperin A et al (2010) Meta－analysis of concomitant versus sequential radiochemotherapy in locally advanced non－small－cell lung cancer. J Clin Oncol 28 (13): 2181－2190

[23] Vokes EE et al (2007) Induction chemotherapy followed by chemoradiotherapy compared with chemoradiotherapy alone for regionally advanced unresectable stage III Non－small－cell lung cancer: cancer and leukemia group B. J Clin Oncol 25 (13): 1698－1704

[24] Belani CP et al (2005) Combined chemoradiotherapy regimens of paclitaxel and carboplatin for locally advanced non－small－cell lung cancer: a randomized phase II locally advanced multi－modality protocol. J Clin Oncol 23 (25): 5883－5891

[25] Hanna N et al (2008) Phase III study of cisplatin, etoposide, and concurrent chest radiation with or without consolidation docetaxel in patients with inoperable stage III non－small－cell lung cancer: the hoosier oncology group and U. S. oncology. J Clin Oncol 26 (35): 5755－5760

[26] Hellman S, Weichselbaum RR (1995) Oligometastases. J Clin Oncol 13 (1): 8－10

[27] Hu C et al (2006) Nonsmall cell lung cancer presenting with synchronous solitary brain metastasis. Cancer 106 (9): 1998－2004

[28] Parlak C et al (2014) Definitive chemoradiation therapy following surgical resection or radiosurgery plus whole－brain radiation therapy in non－small cell lung cancer patients with synchronous solitary brain metastasis: a curative approach. Int J Radiat Oncol Biol Phys 88 (4): 885－891

［29］ Gray PJ et al（2014）Aggressive therapy for patients with non－small cell lung carcinoma and synchronous brain－only oligometastatic disease is associated with long－term survival. Lung Cancer 85（2）：239－244

［30］ Iyengar P et al（2014）Phase II trial of stereotactic body radiation therapy combined with erlotinib for patients with limited but progressive metastatic non－small－cell lung cancer. J Clin Oncol 32（34）：3824－3830

［31］ Nguyen QN et al（2015）Long－term outcomes after proton therapy，with concurrent chemotherapy，for stage II－III inoperable non－small cell lung cancer. Radiother Oncol

［32］ Brahmer J et al（2015）Nivolumab versus Docetaxel in Advanced Squamous－Cell Non－Small－Cell Lung Cancer. N Engl J Med 373（2）：123－135

［33］ Paz Ares L（2015）Phase III，randomized trial（CheckMate 057）of nivolumab（NIVO）versus docetaxel（DOC）in advanced non－squamous cell（non－SQ）non－small cell lung cancer（NSCLC）. J Clinical Oncol 33：Abstr LBA 109

［34］ Fotin－Mleczek M et al（2014）mRNA－based vaccines synergize with radiation therapy to eradicate established tumors. Radiat Oncol 9：180

［35］ Sharabi AB et al（2015）Stereotactic radiation therapy combined with immunotherapy：augmenting the role of radiation in local and systemic treatment. Oncology（Williston Park）29（5）

［36］ Timmerman R et al（2003）Extracranial stereotactic radioablation：results of a phase I study in medically inoperable stage I non－small cell lung cancer. Chest 124（5）：1946－1955

［37］ Nagata Y et al（2005）Clinical outcomes of a phase I/II study of 48Gy of stereotactic body radiotherapy in 4 fractions for primary lung cancer using a stereotactic body frame. Int J Radiat Oncol Biol Phys 63（5）：1427－1431

［38］ Lindberg K et al（2015）Long－term results of a prospective phase II trial of medically inoperable stage I NSCLC treated with SBRT—the Nordic experience. Acta Oncol 1－9

［39］ Koto M et al（2007）A phase II study on stereotactic body radiotherapy for stage I non－small cell lung cancer. Radiother Oncol 85（3）：429－434

［40］ Fakiris AJ et al（2009）Stereotactic body radiation therapy for early－stage non－small－cell lung carcinoma：four－year results of a prospective phase II study. Int J Radiat Oncol Biol Phys 75（3）：677－682

第 6 章
晚期非小细胞肺癌的化疗

Martin F. Dietrich and David E. Gerber

摘要

非小细胞肺癌的治疗选择是近些年的讨论热点，分子驱动基因的研究和免疫治疗推动了很多新药的发现。尽管有这些新药的出现，但是对于大多数局部进展和晚期肺癌患者来说，细胞毒药物化疗仍然是治疗的重要组成部分。虽然原本以为会存在铂耐药的问题，但是 1990 年代中期的 Meta（荟萃）分析显示以铂为基础的治疗方法在肺癌中仍占据重要的地位。而进一步的联合试验也验证了一线和二线治疗中几种方案的疗效，包括抗代谢物、紫杉醇和抗血管生成剂。维持化疗是另一种新的成功治疗晚期和转移性肺癌的方法。在此，我们总结了目前化疗的概念及其在不同病理类型的小细胞肺癌治疗中的应用以及新的治疗概念。

关键词

化疗；非小细胞肺癌；晚期/转移

目录

M. F. Dietrich (✉) D. E. Gerber (✉)
Harold C. Simmons Cancer Center, Division of Hematology – Oncology, University of Texas Southwestern Medical Center, 5323 Harry Hines Blvd, 8852, Dallas, TX 75390 – 8852, USA
e – mail：Martin. Dietrich@UTSouthwestern. edu

D. E. Gerber
e – mail：David. Gerber@UTSouthwestern. edu

1　引言

　　由于晚期肺癌比例高，化疗仍然是非小细胞肺癌患者治疗的主要治疗方式。超过 30% 的非小细胞肺癌病例被诊断时已为Ⅳ期，并且大量早期非小细胞肺癌病例会在初次诊断 5 年内出现转移或复发（Ⅰ期为 24%，Ⅲ期为 84%）[1]。然而只有在最近 20 年才明确证实化疗对晚期非小细胞肺癌有明确的临床效果而被临床广泛应用。早期烷基药物与长春碱类药物的临床试验提示，相比单独支持治疗并无生存获益[2]。由于病人平均诊断年龄大于 70 岁，药物毒性反应非常严重[3]。许多患者认为化疗痛苦程度超过获益[4]。比起其他类型的肿瘤患者如晚期乳腺癌患者，由于全科医生对转移性肺癌了解不够，以致不能按常规将患者转诊给肿瘤医生[5]。由于各种因素，既往只有不到 50% 的晚期非小细胞肺癌患者接受了化疗[6-9]。尽管传统化疗不及分子靶向治疗和近期出现的免疫疗法，在近 20 年传统化疗还是出现了客观的进步。在 20 世纪 90 年代中期，有证据表明，与单纯支持治疗相比，基于铂类药物的二联疗法不仅可以延长病人生存期，还可以提高病人生存质量。从那时起，许多以延长生存，提高生活质量或者两者兼具为特点的细胞毒性类药物开始出现[10,11]。支持治疗方面的进展，尤其是止吐药，大大提高了患者的治疗耐受性[12,13]。这些进展都使患者的治疗时间得以延长并伴随生存获益[14]。与现有化疗方案联合的抗血管生成药物也改善了生存结果[15,16]。对于少数化疗方案，识别可以获益的特定患者群体提高了经济上的获益[17-19]。考虑到这些进展以及患者对肺癌认识的改变，现在的患者与之前的患者相比更愿意考虑接受化疗[20,21]。

　　在可预见的未来，化疗仍将是大多数晚期非小细胞肺癌患者的一种治疗方式。大多数非小细胞肺癌病例没有发现驱动基因的改变，因此也不适用于小分子激酶抑制剂的治疗。如果对他们采用分子靶向治疗，通常几个月后就会出现耐药[22,23]。化学治疗仍是所有患者的重要治疗方式。本章将回顾当代对晚期非小细胞肺癌的化疗方案，包括机制、疗效、毒性的讨论，生物标志物，以及与治疗相关的其他方面，如患者的年龄和功能状态。

2 一线化疗

针对晚期或转移性非小细胞肺癌的化疗的主要目标是提高患者生存率和缓解症状。以铂类为基础的双药联合化疗仍然是大多数病例治疗的主要选择。在一项最新的荟萃分析中，顺铂与生存的适度改善有关[2]。而另一项研究发现，顺铂的使用是改善患者预后的独立预测因素[24]。还有一项荟萃分析显示，化疗的生存优势比为0.44，中位总生存期从3.9个月增加到6.7个月[25]。

2.1 铂类似物的选择：顺铂与卡铂

铂类似物是一类重要的化疗药物。这些药物形成DNA加合物，通过p53依赖和p53不依赖的途径导致DNA双链断裂和凋亡激活。顺铂作为晚期NSCLC治疗方案中的重要药物引起了人们对药物副反应的反应发生率和严重程度的关注，特别是恶心/呕吐、耳毒性和肾毒性。卡铂的毒性较小。从化学角度看，卡铂携带双齿二羧酸基团，导致其配体从两个氯基团交换到环丁烷二羧酸（CBDCA）。卡铂的DNA结合活性比顺铂低很多，这可能是卡铂耐药和与顺铂疗效有差异的原因[26,27]。在评价一线化疗方案的荟萃分析中，发现顺铂有更高的应答率（30% vs 24%），并改善了鳞癌患者的中位总生存期，但也有较高的毒性[28]。另一项研究显示，顺铂有较高的应答率，但总体生存未显示出明显差异（RR 1.00；95% CI 0.94 ~ 1.07；P = 0.93)[29]。许多胸外科肿瘤专家已经将ECOG E1594试验（其中三种顺铂方案的总生存率与卡铂-紫杉醇相似）作为支持在晚期肺癌患者中使用卡铂的证据[30]。在生存率相同的情况下，卡铂由于其较以顺铂为主的治疗方案有更低的副作用，一直是西方国家转移性非小细胞肺癌患者化疗的首选药物。而在一些特定的症状较显著的患者中，顺铂可能是首选，因为它有较高的应答率。相比之下，在早期非小细胞肺癌的化疗中，在以治愈为前提的治疗中患者一般仍以顺铂为首选药物。近年来，包括神经激肽1拮抗剂、5-羟色胺拮抗剂和骨髓生长因子在内的支持性治疗方案的改进改善了这两种药物的毒副作用[12,13]。

2.2 铂的剂量

顺铂通常是根据体表面积或考虑肾小球滤过率进行剂量调整，GFR低于60ml/min时替换为其他药物。顺铂的半衰期随肾功能损伤而明显延长，正常肾功能时从2小时增加到6小时，中度肾损害时增加至18 ~ 24小时。肾功能损伤的副作用已经被充分记录。对于卡铂，目标曲线下面积（AUC）从2 ~ 7不等，其中大多数姑息治疗方案设置AUC为5或6。标准的卡铂剂量的标准计算公式是卡尔弗特公式［总卡铂

剂量 = 目标 AUC × （GFR + 25）]。关于卡铂使用的精确剂量一直有长期争论。大多是机构是通过基于测定血肌酐水平得到的 GFR 的卡尔弗特公式。但是已经确定出现了导致剂量不当的几个问题，包括个别化验和实验室间的差异。在生理学中，肌酐是肌肉代谢的产物。因此，其水平受患者现有的肌肉质量、营养、体重和活动水平影响。因此，通常建议使用最小肌酐值 0.6mg/dl（或最大值 GFR 为 125ml/min）以避免过高的估计肌酐清除率。通过 24 小时尿液收集可以获得准确的测量结果，尽管这种方法容易出现过多或过少收集的情况[31]。注射替代物像菊粉这样的标记被认为更准确，不过在临床实践中不常使用。

2.3 含铂双联化疗

可根据患者的身体状态、组织学、治疗偏好和临床经验选择化疗方案，顺铂或卡铂联合紫杉醇、多西紫杉醇、吉西他滨、培美曲塞或长春瑞滨可作为晚期非小细胞肺癌一线治疗方案的标准首选。个别的这些药物已显示出明显临床获益，许多药物可常规用于后期治疗中的单一治疗方案[18,32,33]。在某些情况下，针对表皮生长因子受体（EGFR）或血管的抗内皮生长因子（VEGF）轴的单克隆抗体药物可加入到治疗方案（见第 8 章）。除培美曲塞的组织学特异性作用外，这些药物的效果差异几乎没有统计学意义。因此，治疗选择通常基于毒性、时间表和其他实际考虑。

3 紫杉烷类药物

3.1 紫杉醇

紫杉醇从是美国西部紫杉树分离所得的一种衍生物。紫杉醇可以通过增强微管蛋白的装配，抑制微管解聚，从而阻断细胞周期进程。在增殖细胞中，这种干扰可以导致非依赖 p53 的细胞在细胞有丝分裂周期的 M 期死亡。在晚期非小细胞肺癌中，紫杉醇是最早被证实比支持疗法疗效好的药物之一[34,35]。在之后的一项三臂 ECOG 研究中，使用紫杉醇联合顺铂，比较高剂量和低剂量紫杉醇（分别为 250mg/m² 和 135mg/m²）联合标准剂量的顺铂或依托泊苷[36]的疗效。但由于结果没有统计学意义，所以对两种紫杉醇联合用药的研究结果进行了回顾性分析。紫杉醇组患者的中位生存期相比依托泊苷组有所提高（9.9 *vs* 7.6 个月，*P* = 0.048）。此后，ECOG 将顺铂联合紫杉醇方案作为今后临床试验的参考方案。在欧洲的一项研究中，与单用顺铂相比，紫杉醇联合顺铂并不能延长生存期（9.9 *vs* 9.7 个月，*P* = 0.973）；然而，联合治疗的应答率相比单药更高（26% *vs* 17%；*P* = 0.028）[37]。

ECOG 1594[30]和 SWOG 9509[38]的两项 3 期前瞻性随机对照试验评估了采用顺铂联合紫杉醇、多西他赛和吉西他滨相比紫杉醇 – 卡铂组的疗效和耐受性。两个试验均发现，这几种联合方案疗效相近，但紫杉醇联合卡铂方案毒性较低且患者耐受较好。这些发现促使紫杉醇联合卡铂治疗成为非小细胞肺癌中被最广泛应用的疗法之一。

3.2 白蛋白纳米粒（NAB）联合紫杉醇治疗

过敏反应是溶剂型（克列莫佛）（sb）紫杉醇的一种罕见但潜在的严重副作用，需要对病人预防性使用类固醇和抗组胺药物。纳米白蛋白结合紫杉醇是一种有着与紫杉醇相同生物学功能的制剂。但是，由于它的组成无克莫泊尔成分，可溶于钠氯化物，因此无需对患者预防使用类固醇或抗组胺药物。一线直接对比卡铂联合 NAB 紫杉醇与卡铂联合 sb 紫杉醇发现，nab 紫杉醇组患者的应答率更高［33% *vs* 25%；95% CI 1.082 ~ 1.593，$P = 0.005$］，特别是在鳞癌患者中，其获益更显著（41% *vs* 24%；95% CI 1.271 ~ 2.221；$P < 0.001$）[10]。在无进展生存期（6.3 个月 *vs* 5.8 个月；$P = 0.214$）和总生存期（12.1 个月 *vs* 11.2 个月；$P = 0.271$）方面虽有改善，但差异无统计学意义。在 nab 紫杉醇组中，3 级以上神经病变、中性粒细胞减少、关节痛和肌痛的发生率较低。在溶剂型紫杉醇组中，3 级以下血小板减少和贫血症状发生情况较少。此研究设计的不足主要在于给药方案不同，溶剂型紫杉醇组每 3 周给药一次，剂量为 200mg/m² 时，而 nab 紫杉醇组分别在每个治疗周期的 1，8，15 天给药，剂量为 100mg/m²。影响患者选择 sb 紫杉醇还是 nab 紫杉醇的因素包括：患者喜好、患者对于不同给药方案的适应性、出现的并发症，尤其是糖尿病（可能因高剂量类固醇的使用而加重）、原有的神经病变以及费用。

3.3 多西他赛

多西他赛来源于欧洲紫杉、红豆杉。多西他赛在晚期非小细胞肺癌的一线和二线治疗中得到了广泛的评估。在一线治疗中，单药反应率为 18% ~ 38%，中位生存期为 6 ~ 11 个月[39,40]。与顺铂联合治疗时，其有效率及 1 年生存率普遍较高（分别为 33% ~ 39%、33% ~ 35%）。在日本一项三期临床试验中，与多西他赛单药相比，多西他赛联合顺铂应答率较高（37% *vs* 21%，$P < 0.01$），且中位生存期（11.4 个月 *vs* 9.6 个月，$P = 0.014$）及 1 年生存率（48% *vs* 41%，$P = 0.014$）显著提升[41]。在一项一对一比较研究中发现，顺铂 – 多西他赛与紫杉醇 – 卡铂联合治疗的应答率（17% *vs* 17%，$P = 0.001$）和总生存率相近，但顺铂 – 多西他赛联合具有较高的骨髓抑制率[30]。因此多西他赛单药经常被用于二线治疗。值得注意的是，尽管紫杉醇

与多西他赛有着类似的生物作用机制，但如果在一线治疗中给予紫杉醇，疗效似乎与单用多西他赛没有重叠，且如果在连续治疗中给予紫杉醇时，没有发现明显的交叉耐药。使用铂类双峰联合多西他赛的序贯治疗是目前临床中最常使用的治疗方法之一。但由于此疗法具有潜在的过敏反应和周围水肿的风险，所以需在用药前一天，用药第一天及第二天给予地塞米松治疗。

4　抗代谢药

4.1　吉西他滨

吉西他滨是嘧啶类似物，因其 2′位氢原子被氟原子取代，可以竞争性地整合到复制的脱氧核糖核酸（DNA）链中，并在细胞周期复制的 S 期通过与胞苷竞争而导致单链断裂。通过相同的活性位点，吉西他滨可以不可逆地结合核糖核苷酸还原酶（RNR），导致 DNA 复制和修复所需的脱氧核糖核苷酸水平降低，且可以抑制 RNA 的合成，从而导致细胞周期非依赖性凋亡。吉西他滨在临床中被当做一种 5 - 氟尿嘧啶的有效类似物来治疗胰腺癌。由于其在胰腺癌患者中的耐受性不佳及副作用，研究者们开始探索吉西他滨单药或联合顺铂在非小细胞肺癌中的疗效。吉西他滨（第 1，8，15 天，28 天一周期，$1000mg/m^2$）联合顺铂（第一天，$100mg/m^2$）可以显著提升缓解率、中位生存期及 1 年生存率（30% vs 11%；9.1 个月 vs 7.6 个月；39% vs 28%）[42]。在西班牙的一项研究中，研究人员对比了吉西他滨 - 顺铂联合治疗与依托泊苷 - 顺铂联合的疗效[43]。含吉西他滨组的总体缓解率较高（41% vs 22%），但其中位生存率和 1 年生存率变化不明显。另外几项 3 期研究表明，吉西他滨联合铂类相比顺铂单药治疗不能提升总体生存率[44,45]。且一项纳入了 4500 名患者的 13 项试验的荟萃（Meta）分析也证实了这一结论。吉西他滨 - 铂类联合治疗组的 1 年生存率从 35% 提高到了 39%（HR 0.88；CI 0.82～0.93；$P < 0.01$），虽然这一改善数据不大，但具有统计学差异，从而表明使用吉西他滨作为铂类的联合治疗模式是可行的。

4.2　培美曲塞

培美曲塞是一种叶酸拮抗剂，其化学结构与甲氨蝶呤相似，被广泛应用于转移性非鳞非小细胞肺癌的一线双药联合，单药维持及二线治疗中。鉴于其作用机理，与叶酸和氰钴胺（维生素 B_{12}）共同使用时，可降低血液和胃肠道毒性的发生率，且不会降低疗效[46]。与多西他赛相似，由于血管通透性增加会引起周围水肿的频繁发生，故也需在用药前一天，用药第一天及第二天给予地塞米松处理。此外一些临床试验奠定了培美曲塞联合铂类作为转移性非小细胞肺癌的一线治疗的地位。Scagliotti 等[47]将顺铂/培美曲塞与顺铂/吉西他滨进行比较，发现其中位生存期相等（10.3 个月 vs 10.3 个月，HR = 0.94，95% CI 0.84 ~ 1.05）。同样的研究也证实了培美曲塞的组织学特异性疗效。具体来说，这项试验和多项其他研究已证实了非鳞非小细胞肺癌中培美曲塞的疗效[11]，这一发现也表明鳞癌中胸腺酸合成酶（TS）水平较高[48]。更重要的是，"非鳞癌"还包括除腺癌外的大细胞癌，且多项研究表明培美曲塞对这种罕见的亚型具有疗效。但培美曲塞仅适用于肌酐清除率 > 45ml/min 的患者。晚期非小细胞肺癌患者中，有大约 10% 的患者会在发病过程中出现肌酐清除率低于此阈值，其中据文献记载，有 1/3 以上的人没有恢复[49]。培美曲塞具有一线、二线和维持疗法的明确适应证，给药方便（10 分钟输注）且毒性反应可接受，目前是治疗非鳞状非小细胞肺癌的最常用药物之一。

由于培美曲塞化学结构与甲氨蝶呤相似，起初有人担心关于第三间隙积液（例如胸腔积液，在晚期非小细胞肺癌中频繁发生）会对培美曲塞的药物动力学产生影响。在存在第三空间流体的情况下，氨甲蝶呤的清除被大大延迟，会导致血液病且引起肝毒性显著增加[50]。这一顾虑在后来的一项关于培美曲塞的临床研究中得到了解决，该研究将有可检测且稳定出现的胸膜或腹膜积液的晚期非小细胞肺癌或间皮瘤患者与没有积液的患者进行药代动力学和毒性比较，发现积液并不会影响血浆中培美曲塞药物浓度，也不会引发血液病或产生其他毒性[51]。基于此试验及培美曲塞在临床中的应用经验，培美曲塞已成为临床上常用的药物，且与甲氨蝶呤不同，不需要在给药前排空积液。由于缺乏系统的前瞻性研究，美国 FDA 在培美曲塞的包装页上标注了当前对于排放积液的效果不明。

5 长春花生物碱类药物

5.1 长春瑞滨

长春瑞滨是一种半合成长春花碱，已被证明在 NSCLC 的单药和联合用药中都具有活性。在最初的单一疗法试验（Elvis）中，长春瑞滨与老年研究中的最佳支持性治疗进行了比较，该研究登记的患者年龄超过 70 岁[52]。服用长春瑞滨后，患者的中位生存期从 21 周提高到 28 周（P < 0.001），1 年生存率从 14% 提高到 32%（P = 0.04）。SWOG 9308 试验证明了在顺铂中加入长春瑞滨的有效性，这既提高了放射治疗反应率，也提高了总体生存率[53]，联合组的 1 年生存率为 36%，而单纯顺铂组 1 年生存率为 20%（表 6.1）。

表6.1　几种铂类联合化疗方案的Ⅲ期临床试验结果比较

试验	化疗方案	反应率（%）	无进展生存期（月）	总生存期（月）	统计学差异
Schiller[30] ECOG 1594	顺铂 - 紫杉醇	21	3.4	7.8	无统计学差异
	顺铂 - 吉西他滨	22	4.2	8.1	
	顺铂 - 多西他赛	17	3.7	7.4	
	卡铂 - 紫杉醇	17	3.1	8.1	
Van Meerbeeck[54] EORTC	顺铂 - 紫杉醇	31	NA	8.1	无统计学差异
	顺铂 - 吉西他滨	36	NA	8.8	
Kelly[38] SWOG 9509	顺铂 - 长春瑞滨	28	4	8	无统计学差异
	卡铂 - 紫杉醇	25	4	8	
Scagliotti[55]	顺铂 - 紫杉醇	30	5.3	9.8	无统计学差异
	卡铂 - 紫杉醇	32	5.5	9.9	
	顺铂 - 长春瑞滨	30	4.6	9.5	
Scagliotti[47]	顺铂 - 培美曲塞	30.6	4.8	10.3	
	顺铂 - 吉西他滨	28.2	5.1	10.3	
Socinski[10]	卡铂 - 紫杉醇	25	5.8	11.2	
	卡铂 - nab - 紫杉醇	33	6.3	12.1	

6　铂类为基础的三药联合治疗

目前已经进行了几项研究以铂类为基础的三联用药方案疗效的试验。这些研究的总体趋势是，虽然在一些研究中报道了较高的反应率，但血液和非血液副作用的发生率增加，而总体存活率没有提高[56-58]。值得注意的是，两项意大利研究表明，三种药物组合提高了存活率。在意大利南部肿瘤合作小组的3期试验中，将顺铂 - 吉西他滨 - 长春瑞滨方案与顺铂 - 吉西他滨或顺铂 - 长春瑞滨进行了比较[56]，应答率分别为47%、30%和25%，1年生存率分别为45%、40%和34%（$P < 0.01$）。同一组的另一项3期试验评估了顺铂 - 吉西他滨联合或不联合长春瑞滨或紫杉醇[57]。两种三药联合组合的中位生存期为51周，而顺铂 - 吉西他滨组为38周（两种比较均$P < 0.05$）。然而，其他研究无法复制这些改善的结果，甚至三联疗法的结

果较差[59]。鉴于增加第三种化疗药物引起的毒性增加,三联细胞毒性疗法不作为常规推荐用于晚期 NSCLC 的治疗方案。

7 化疗联合靶向治疗

将传统化疗与分子靶向治疗药物相结合的策略已在数十项 NSCLC 临床试验中得到研究。支持这些努力的是强大的临床前数据、潜在的协同效应和不重叠的毒性。在这些新组合中探索的药物类别包括基质金属蛋白酶抑制剂[60]、聚 ADP 核糖聚合酶(PARP)抑制剂[61]、组蛋白去乙酰化酶(HDAC)抑制剂[62]、EGFR 抑制剂、抗血管生成剂、胰岛素生长因子(IGF)[63]和热休克蛋白(HSP)–90 抑制剂[64]等。尽管这种方法很有前景,但大多数试验未能证明临床结果的改善。迄今为止,以 VEGF – VEGFR 轴为靶点的药物和以 EGFR 为靶点的药物在这类组合中表现出了最大的希望。

8 单克隆抗体在非小细胞肺癌治疗中的应用

8.1 抗血管生成药物

新生血管对肿瘤的局部生长、侵袭和转移潜能具有重要作用。在细胞水平上,该过程主要的驱动分子是血管内皮生长因子(VEGF),它影响着现有和正在发育的脉管系统的生长。VEGF 是缺氧诱导因子的直接转录靶标,并通过多种致癌途径严密调控。因此,血管内皮生长因子(VEGF)本身被视为癌症治疗的潜在靶点。

8.2 一线治疗中加入抗血管生成剂

单克隆抗体贝伐单抗,是一种人源化靶向 VEGF – A 的 IgG1 抗体,也是首个经Ⅲ期临床研究证实化疗联合生物制剂可以改善晚期 NSCLC 生存的药物。最初的Ⅱ期研究招募了 99 名未经选择的转移性肺癌患者,与卡铂 + 紫杉醇相比,贝伐单抗联合卡铂 + 紫杉醇组患者的反应率提高了 1 倍(31.5% *vs* 18.8%),PFS 延长(7.4 个月 *vs* 4.2 个月,$P = 0.023$),总生存期(17.7 个月 *vs* 14.9 个月,$P = 0.63$)[69]无显著增加。抗 VEGF 治疗的主要并发症是大出血(特别是咯血),在 9% 的患者中发生过,导致 4 例患者死亡。肿瘤坏死、鳞状细胞组织学、空洞和中心位置被确定为主要的危险因素。因此,由于安全性的考虑,鳞状细胞组织学被排除在贝伐单抗的后续试验之外。其他机制相关的副作用包括胃肠穿孔、伤口愈合延迟、蛋白尿和高血压。

ECOG E4599 第 3 期试验证实了将贝伐单抗添加到基于卡铂的化疗方案中的效

果。在这项试验中，卡铂 - 紫杉醇与卡铂 - 紫杉醇加贝伐单抗每 3 周 15mg/kg 进行比较[15]。对在疾病控制期和可接受毒性的患者进行最多 6 个周期的化疗，而贝伐单抗治疗一直持续到疾病进展。加入贝伐单抗后的中位生存期为 12.3 个月，而单纯化疗组的中位生存期为 10.3 个月（风险比 0.79；P = 0.003），加入贝伐单抗方案组的中位数无进展生存期和反应率也得到了改善：6.2 个月 vs 4.5 个月（HR = 0.66，P < 0.001）和 35% vs 15%（P < 0.001）。贝伐单抗组出现 5 例与治疗相关的肺出血。综合以上这些结果，使得美国 FDA 批准使用卡铂 - 紫杉醇联合贝伐单抗。欧洲有效试验评估了在顺铂 - 吉西他滨化疗中加入贝伐单抗的效果[70]。试验设计包括一个安慰剂组和两个研究组，贝伐单抗低剂量（7.5mg/kg）或高剂量（15mg/kg），每三周给予一次化疗。结果显示应答率得到改善［34%（低剂量组）vs 30%（高剂量组）vs 20%（安慰剂组）；P = 0.03］。添加贝伐单抗组仅适度提高了无进展生存期［13.6 个月（低剂量组）vs 13.4 个月（高剂量组）vs 13.1 个月（安慰剂组），P = 0.03］，并且没有改善总体生存率。值得注意的是，尽管该试验没有前瞻性地对这两种药物进行比较，但 FDA 批准的 15mg/kg 剂量和较低剂量 7.5mg/kg 之间的结果在反应率、无进展生存率或副作用发生情况方面并没有显著差异。

鉴于贝伐单抗的临床益处并不太明显，潜在的额外毒性，以及这种疗法的巨大花费，许多目光都聚焦在寻找识别预测疗效的生物标记物上。在对多种细胞因子和循环血管生成因子的分析中，细胞内黏附分子（ICAM）的基线和动态变化与贝伐单抗的疗效似乎相关，改善了反应率（32% vs 14%，P = 0.02）和 1 年生存率（65% vs 25%）[71]。此外，贝伐单抗引起的急性高血压的治疗也与临床效益相关[72]。尽管贝伐单抗仍然是晚期非鳞状 NSCLC 一线治疗的关键组成部分，但到目前为止，还没有常规使用的预处理生物标记物来选择适合这种治疗策略的患者。

由于将抗血管生成疗法纳入一线治疗方案的关键临床试验的结果为阴性，甚至可能是有害的，这使得抗血管生成治疗的评估变得更加复杂。Scagliotti 等人进行了卡铂 - 紫杉醇 ± 多激酶抑制剂索拉非尼的随机安慰剂对照 3 期试验。在第一次中期分析（索拉非尼组的 OS 为 10.7 个月，而安慰剂组为 10.6 个月，HR = 1.15；P = 0.915）后，没有检测到预期的益处，这项研究过早地终止了。在预先指定的分析中，组织学为鳞状细胞癌的患者在索拉非尼组有更高的死亡率（HR = 1.85；95% CI 1.22 ~ 2.81），但这并不一定是毒性增加的结果。

8.3 抗血管生成药物在二线疗法中的作用

鉴于贝伐单抗作为晚期 NSCLC 一线治疗组成部分有临床疗效，以及对其他恶性肿瘤的分析表明，疾病进展后继续抗血管生成治疗可能提供额外的疗效[73]，许多试验已经检验了抗血管生成治疗在二线治疗方案中的作用。第 3 阶段 REVEL 130

M. F. Dietrich 和 D. E. Gerber 试验将多西他赛单药治疗与多西他赛加抗血管内皮生长因子受体 2（VEGFR2）单克隆抗体雷莫芦单抗[16]进行比较。VEGFR2 主要在内皮细胞表面表达，是与 VEGF 相对应的结合配体。总体生存率（10.5 个月 vs 9.1 个月；HR = 0.86，P = 0.023）和无进展生存期略有改善（4.5 个月 vs 3.0 个月；HR = 0.76，P < 0.001）。血液学副作用具有可比性，通常与多西他赛的预期毒性一致。随着雷莫芦单抗的加入，轻微出血（鼻出血，伤口出血）和高血压的发生率增加，但对危及生命的肺部出血事件或胃肠穿孔的报告没有明显差异。重要的是，与贝伐单抗的 3 期试验不同，该试验招募了鳞状 NSCLC 患者（占试验人群的 26%）。这部分患者的疗效和毒性与非鳞状细胞病例相似。本试验中鳞状细胞群体的表观安全性是否反映了治疗剂（抗 VEGFR2 而不是抗 VEGF）或预处理的临床状态（二线研究与一线贝伐单抗试验）或其他因素的内在差异尚不清楚。目前，多西他赛联合雷莫昔单抗是美国 FDA 批准的用于治疗任何组织学晚期 NSCLC 的先前治疗的药物。另一种在晚期 NSCLC 中具有潜在活性的抗血管生成药物是多靶向血管激酶抑制剂尼达尼布。这种口服制剂每天服用，对 VEGF 受体、血小板衍生生长因子（PDGF）受体和成纤维细胞生长因子（FGF）受体激酶提供相对平衡的抑制。在涉及 27 个国家的国际 LUME – Lung 1 研究中，655 名患者被随机分配接受多西他赛加恩替丹尼布治疗，659 名患者接受多西他赛加安慰剂[74]。患者在一线治疗进展后有资格登记。患者被随机分配为每 3 周接受 75 mg/m^2 的多西他赛，以及在第 2~21 天每天两次口服 200 mg 的恩替丹尼布，或多西他赛加相应的安慰剂。在这项研究中，联合组的中位无进展生存期得到改善（3.4 个月 vs 2.7 个月；HR = 0.79，95% CI 0.68~0.92，P = 0.0019）。在腺癌组织学一线治疗 9 个月内进展的患者中，联合组的总体生存率显著提高（中位数 10.9 个月 vs 7.9 个月，HR = 0.75，95% CI 0.60~0.92，P = 0.0073）。在多西他赛 – 恩替丹尼布联合组中更常见的 3 级副作用是腹泻（6.6% vs 2.6%）、丙氨酸氨基转移酶可逆性增加（7.8% vs 0.9%），以及天冬氨酸转氨酶可逆性增加（3.4% vs 0.5%）。

基于这些结果，英国国家健康和护理卓越研究所（NICE）向国家卫生服务部门（NHS）提出了一项建议，批准恩替丹尼与多西他赛联合用于二线非小细胞肺癌治疗（26209505）。但该药物目前没有得到 FDA 和其他许可机构的批准。

9 抗体靶向表皮生长因子受体（EGFR）

EGFR 过表达在 NSCLC 病例中占比高达 85%[75]。这种上调与外显子 19 和 21 中的激活突变无关。通过单克隆抗体阻断靶向 EGFR 受体用于治疗头颈部癌症和结直肠癌中是一个成功的方法。两种机制被认为是这种抗肿瘤作用的核心：（1）预防二聚化和随后的细胞内激酶活化导致的增殖；（2）免疫介导的抗体依赖性细胞介导的细胞毒性（ADCC）。最初有希望的数据表明，在化疗中额外添加西妥昔单抗具有临床获益，此结果来自肺癌西妥昔单抗研究（LUCAS）。该试验的总缓解率从 28%提高到 35%。由于这一结果，在肺癌中开展了具有里程碑意义的 3 期试验（FLEX）[76]。在该试验中，在顺铂 - 长春瑞滨中适度添加西妥昔单抗可显著改善总生存期（中位生存期 11.3 个月 vs 10.1 个月；HR = 0.871，P = 0.044）。但无进展生存期（PFS）无明显差异（4.8 个月 vs 4.8 个月；HR = 0.943，P = 0.039）。任何级别的早发型痤疮样皮疹均与中位生存期改善有关（15.0 个月 vs 8.8 个月，HR = 0.63，P < 0.001）。在回顾性分析中，临床获益似乎仅限于 EGFR 高表达的肿瘤患者（定义为免疫组化 H 评分≥200），中位 OS 分别为 12.0 个月和 9.6 个月（HR = 0.73，P = 0.011）。低表达组（定义为免疫组化 H 评分 < 200）未产生临床获益，中位 OS 分别为 9.8 个月和 10.3 个月（HR = 0.99，P = 0.88）。2015 年，西妥昔单抗用于 NSCLC 治疗没有获得 FDA 批准，并且美国国家综合癌症网络（NCCN）由于西妥昔单抗的获益最小，耐受性差且难以实施该方案，因此将其从其指南中删除。

10　维持治疗

有研究报告，采用含铂方案的诱导化疗的初始反应率差异很大且持续时间有限，最终，所有晚期 NSCLC 肿瘤均会发生进展。最初，由于诱导治疗最佳时机的不确定性，达到巩固和维持初始反应的目标一直很困难。在一项由 Socinski 等人研究进行的重要的随机对照试验中，比较了连续四个疗程的卡铂 - 紫杉醇与持续卡铂 - 紫杉醇治疗的疗效，直至疾病进展[77]。两组患者均进行了 4 个周期的化疗，并且中位生存期无明显差异。可以预料的是继续治疗组的累积毒性更高。与此同时，进行了一项针对 3027 例患者的 13 项临床试验的荟萃分析，证明随着化疗时间的延长，毒性增加，无进展生存期也在改善，尽管具有统计学意义，但只有很少的生存期获益[78]。基于这一经验，通常不建议继续进行一线联合化疗超过 4~6 个周期。因此，临床试验评价毒性较低的"维持"疗法的影响时，最普遍的是采用单药疗法。该试验评估有两种主要方法：①持续维持：延续使用先前接受过的诱导治疗的药物；②交替维持治疗：采用一种新的以前未被使用过的药物。维持治疗的潜在机制包括增加对有效药物的接触时间，降低化疗耐药性（Goldie 和 Coldman 假设），使化疗药物的疗效最大化（Norton - Simon 假设），抗血管生成作用以及增强抗肿瘤免疫力[79]。目前，贝伐单抗已被 FDA 批准作为持续维持治疗的药物，而培美曲塞被批准用于持续和交替维持治疗。EGFR 酪氨酸激酶抑制剂厄洛替尼也被批准用于交替维持治疗。

10.1 贝伐单抗

先前讨论的关于贝伐单抗一线治疗的 ECOG E4599 和 AVAiL 的临床试验均包括化疗完成后继续采用贝伐单抗维持治疗,直至所有贝伐单抗治疗组疾病进展或出现无法忍受的毒性。结果,两项试验均未直接涉及贝伐单抗同期治疗和维持治疗的相对获益。在里程碑式的回顾性分析 E4599 中,化疗后接受贝伐单抗维持治疗的患者比化疗周期后未继续使用贝伐单抗的患者具有更长的无进展生存期(4.4 个月 vs 2.8 个月,HR = 0.64,$P < 0.001$)[80]。中位总生存期分别为 12.8 和 11.4 个月(HR = 0.75,$P = 0.03$)。一项关于卵巢癌的三臂试验用于进一步了解继续贝伐单抗维持治疗的潜在获益,该研究将患者随机分为采用卡铂-紫杉醇,卡铂-紫杉醇加贝伐单抗或卡铂-紫杉醇加贝伐单抗及 10 个月贝伐单抗单药维持治疗[81]。中位无进展生存期分别为 10.3、11.2 个月(HR = 0.91,$P = 0.16$)和 14.1 个月(HR = 0.72;$P < 0.001$)。基于这些数据以及贝伐单抗单药治疗的便利性和可接受的安全性,所以通常使用贝伐单持续治疗直至疾病进展或出现毒性。

10.2 培美曲塞

培美曲塞用于持续性维持治疗的作用,已在随机对照试验中得到评价[11,82]。患者接受顺铂-培美曲塞治疗共 4 个周期,然后随机以 2:1 比例进行最佳支持治疗或继续每 3 周 500mg/m² (体表面积)培美曲塞治疗,直到患者出现疾病进展或不可接受的毒性。维生素 B_{12}、叶酸和地塞米松是该方案的标准辅助药物。维持组中性粒细胞减少(5.8% vs 0%)、贫血(6.4% vs 0.6%)和疲劳(4.7% vs 1%)的发生率略高。维持组中位无进展生存期为 4.1 个月,最佳支持治疗组为 2.8 个月。此外,从随机试验开始计,总体生存率有显著改善,中位数分别为 4.1 个月和 2.8 个月($P < 0.001$)。这项试验使得 FDA 批准了四个周期含铂方案诱导治疗后继续用培美曲塞进行维持治疗。

培美曲塞交替维持治疗在第 3 阶段 JMEN 试验中进行了研究[83]。如果患者在四个不含培美曲塞的铂类化疗周期后没有进展,则随机分配给他们服用培美曲塞或安慰剂。维持组无进展生存期从 2.6 个月延长到 4.3 个月($P < 0.0001$),总生存期从 10.6 个月延长到 13.4 个月($P = 0.012$)。在培美曲塞组由于药物相关毒性的停用率稍高(安慰剂组为 5%,培美曲塞组 1%)。值得注意的是,在疾病进展后,支持治疗组中只有 11% 的患者曾接受过培美曲塞治疗,这种模式可能反映了该试验主要在东欧地区开展,而在该地区可能尚未广泛使用培美曲塞治疗。

在标准临床试验中,贝伐单抗和培美曲塞均已被证明可以延长患者寿命和改善生活质量，但两者也都有相应的副作用。贝伐单抗、培美曲塞或两种药物维持治疗对患者最有益的治疗方法尚不清楚，正在 ECOG E5508 试验中进行研究。

值得注意的是，培美曲塞和贝伐单抗均仅在组织学为非鳞癌的肺癌中有效。鳞状细胞癌是否应选择维持疗法尚不清楚。厄洛替尼已被 FDA 批准作为所有组织学亚型的交替维持治疗，但通常认为临床获益不大[84,85]。国家综合癌症网络（NCCN）认可的其他选择包括多西他赛[86]和吉西他滨[87,88]（表6.2）。

11 二线化疗

11.1 多西他赛

多西他赛已在复发性或难治性非小细胞肺癌中进行了广泛的研究。据报道，缓解率在 16%~25% 之间，中位生存期为 7~10 个月[90-92]。每 3 周以 75mg/m² 的标准剂量给药，将该标准多西他赛方案与每周 25mg/m² 的剂量进行头对头比较[93]。3 周组中位生存期明显更好（7.1 个月 vs 5.4 个月，$P = 0.04$）。但 3 周给药组中性粒细胞减少症的发生率更高。Shepherd 等人在另一项 3 期研究也证实了 75mg/m² 剂量的疗效，其中 100mg/m² 的剂量导致 40 例经治疗的患者中多达 5 例出现与治疗相关的死亡[93]。尽管与最佳支持治疗相比，标准多西他赛组客观缓解率很低（在 100 和 75mg/m² 组中分别为 6.3% 和 5.5%），但中位生存期（7.5 个月 vs 4.6 个月）和 1 年生存率（37% vs 19%）显著改善。即使将两组合并后，总体生存获益仍具有统计学意义。

11.2 培美曲塞

在一项Ⅲ期非劣效性试验[90]中，培美曲塞作为多西他赛的替代方案。患者每 3 周接受 500mg/m² 培美曲塞联合维生素 B$_{12}$、叶酸和地塞米松治疗，或多西他赛 75mg/m² 联合地塞米松治疗。这项研究的主要终点是总体生存率。各组平均中位无进展生存期为 2.9 个月，培美曲塞组中位生存时间为 8.3 个月，多西他赛组中位生存时间为 7.9 个月（经比较，无统计学显著差异）。虽然两种方案均有效，但多西他赛组的 3/4 级中性粒细胞减少症发生率（40.2% vs 5.3%；$P < 0.001$）、发热性中性粒细胞减少症（12.7% vs 1.9%，$P < 0.001$）和中性粒细胞减少性发热导致的入院率（13.4% vs 1.5%，$P < 0.001$）更高。正如其他培美曲塞试验所证实的那样，该药物的临床益处在非鳞状细胞肺癌人群中更为明显。鉴于使用方便和不良反应少，培美曲塞作为非鳞状非小细胞肺癌的二线治疗比多西他赛更受青睐。但是近年来由于培美曲塞在一线和维持治疗中的广泛使用导致其在二线治疗中的使用减少。

表6.2 含有贝伐单抗或培美曲赛维持化疗方案的III期临床试验结果

试验	初始方案	维持方案	反应率(%)	无进展生存期(月)	总生存期(月)	统计学结果
E4599[15]	卡铂-紫杉醇	贝伐单抗（15mg/kg） 观察组	35 15	6.2 4.5	12.3 10.3	HR = 0.79, 95% CI 0.67~0.92, P = 0.003
AVAiL[70]	卡铂-吉西他滨	贝伐单抗（15mg/kg） 贝伐单抗（7.5mg/kg） 观察组	30 34 20	6.5 6.7 6.1	13.4 13.6 13.1	HR = 0.93, 95% CI 0.78~1.11; P=0.42（低） HR = 1.03; 95% CI 0.86~1.23; P=0.76（高）
JMEN[83]	顺铂-based doublet * × 4周期	培美曲赛 500mg/m² + BSC 安慰剂 + BSC	47 52	4.3 2.6	13.4 10.6	HR = 0.79, 95% CI 0.65~0.95, P=0.012
PARA-MOUNT[11]	顺铂 75mg/m² -培美曲塞 75mg/m² ×4周期	培美曲塞 500mg/m² + BSC 安慰剂 + BSC	46 42	4.1 2.8	13.9 11	HR = 0.78; 95% CI 0.64~0.96; P=0.0195
AVAPERL[89]	顺铂 75mg/m² -培美曲塞 500mg/m²+贝伐单抗 7.5mg/kg×4周期	培美曲塞 500mg/m² + 贝伐 单抗 7.5mg/kg 贝伐单抗 7.5mg/kg	NR NR	7.4 3.7	未获得数据 （P=0.22）	HR =0.48; 95% CI 0.35~0.66; P<0.001

* 顺铂或卡铂加吉西他滨，多西他滨，或紫杉醇

11.3　厄洛替尼

　　尽管目前 EGFR 抑制剂厄洛替尼的用途越来越多地局限于有 EGFR 基因 19 或 21 外显子突变的 NSCLC 患者（请参见"治疗的耐药性"一章），厄洛替尼仍是 FDA 批准的非选择性 NSCLC 人群的二、三线治疗药物。在有 EGFR 野生型突变的患者中，临床获益远不及 EGFR 突变病例明显。在 NCI – 加拿大（NCI – C）BR. 21 试验中，将既往接受过治疗的任何组织学类型晚期 NSCLC 患者按 2∶1 的比例随机分为每天口服 150 mg 厄洛替尼或安慰剂两组[94]。厄洛替尼组缓解率为 8.9%，而安慰剂组缓解率小于 1%。两组无进展生存期分别为 2.2 个月和 1.8 个月（HR = 0.61，P < 0.001），总生存期分别为 6.7 个月和 4.7 个月（HR = 0.70；P < 0.001）。为确定厄洛替尼在这种情况下是否可以替代化疗，PROSE 研究引入了检测外周血的 Veristrat 试验[95]。Veristrat 是一种具有 8 个峰值信号的血清蛋白质组学检测方法，可预测厄洛替尼是否能够带来获益，而不考虑肿瘤突变的影响。Veristrat "好"组患者厄洛替尼和单药化疗的疗效相当，Veristrat "差"组患者厄洛替尼比化疗的结果更差。

　　值得注意的是，最近出现的免疫疗法（请参阅"肺癌的姑息治疗"一章）可能会取代上述药物作为二线治疗。最近，发现抗程序性死亡单克隆抗体（PD – 1）纳武单抗用于治疗鳞状细胞癌和进展期非鳞状 NSCLC，与多西他赛相比具有更高的总体生存率，因此 FDA 批准纳武单抗用于二线治疗（表 6.3）。

12　预测化疗疗效的组织学类型和生物标志物

　　进展期非小细胞肺癌化疗管理的主要限制在于，目前仍缺乏可预测药物疗效的生物标志物。特定的基因组改变（例如 EGFR 突变和 ALK 重排）可预测针对这些靶点的激酶抑制剂的获益。在肺癌治疗免疫检查点抑制剂出现的几个月内（见"肺癌的姑息治疗"章节），伴随诊断如 PDL1 的表达被证实可以预测免疫治疗药物的临床疗效。相比之下，数十年来的研究（从体外化疗敏感性分析到二代测序）尚未找到对临床有用的生物标志物，但根据组织学类型预测培美曲塞的疗效除外。

　　然而，仍然有许多预测性生物标志物在研究当中，本节回顾了一些示例。

12.1　切除修复交叉互补基因 1（Excision Repair Cross – Complementation Group 1，ERCC1）

　　ERCC1 是一种涉及核苷酸切除修复和链间交联修复的蛋白[97]。ERCC1 的免疫组化表达与铂类耐药相关。在早期 NSCLC 辅助治疗的 IALT 研究中，ERCC1 阴性肿

表 6.3 NSCLC 的二线化疗方案临床试验总结

试验	化疗方案	治疗反应率（%）	无进展生存时间	总生存时间（月）	统计学结果
Shepherd[55] (2001)	多西他赛 $100mg/m^2$	7.1	10.6 周	7.5	log－rank test, 低剂量组（$P = 0.01$）
	多西他赛 $75mg/m^2$	7.1	（合计）	5.9	
	BSC	NR	6.7 周	4.6	多西他赛组
Camps[96] (2006)	多西他赛 $75mg/m^2$ q3 weeks	9.3	6.6 个月	NR	两臂间 $P = 0.076$ for PFS
	多西他赛 $25mg/m^2$ weekly	4.8	5.4 个月	NR	
Hanna[90]	多西他赛 $75mg/m^2$ q3 weeks	8.8	2.9 个月	7.9	无统计学差异
	培美曲塞 $500mg/m^2$ q3 weeks	9.1	2.9 个月	8.3	
Shepherd[94]	厄罗替尼 $150mg/d$	8.9	2.2 个月	6.7	HR = 0.70; $P < 0.001$
	安慰剂	<1	1.8 个月	4.7	
Garon[16]	多西他赛 + 雷莫芦单抗	23	4.5 个月	10.5	HR = 0.76, CI $0.68 \sim 0.86$; $P < 0.0001$
	多西他赛	14	3.0 个月	9.1	

瘤患者使用以顺铂为基础的辅助化疗后生存期显著延长（HR = 0.65；95% CI 0.50 ~0.86，P = 0.002）[98]。ERCC1 阳性肿瘤（占所有样本的44%）未从铂类辅助治疗中获得生存益处（调整的死亡危险比为 1.14；95% CI 0.84 ~ 1.55；P = 0.40）。相反，在未接受辅助化疗的患者中，与 ERCC1 阴性的病例相比，ERCC1 阳性肿瘤患者的预后有所改善（HR = 0.66；95% CI 0.49 ~ 0.90；P = 0.009）。这些回顾性数据目前正在前瞻性生物标志物试验中得到验证。在加拿大国家癌症研究所临床试验组 JBR. 10 与肺癌顺铂辅助化疗评估生物计划的子项目肺癌和白血病 B 组 9633 这两个临床研究的二次分析中，免疫组化检测到的 ERCC1 表达与预后之间的相关性并没有得到证实[99]。部分原因是由于不同 ERCC1 异构体之间抗体特异性的改变，作者得出的结论是，现在的组织学分析目前在临床实践中应用性有限。

12.2　核糖核苷酸还原酶调节因子 1（RRM1）　（Ribonucleotide Reductase Messenger 1，RRM1）

核糖核苷酸还原酶调节因子 1（RRM1）是核糖核苷酸还原酶的调节因子。由于它参与 DNA 修复和核糖核苷酸合成，因此 RRM1 能够拮抗吉西他滨的分子效应，并在临床前研究中导致吉西他滨耐药[100]。一项包括 18 项研究、1243 例患者的荟萃分析评估了 RRM1 对吉西他滨敏感性的影响，发现 RRM1 表达低或无表达时，总体缓解率显著改善（OR = 0.31，95% CI 0.21 ~ 0.45，P < 0.00001）。一项前瞻性随机 3 期试验评估了 RRM1 和 ERCC1 的组合作为预测指标的可行性，发现 RRM1 低表达（r = −0.41；RRM1 P = 0.001）反应率有所提高[101]。但是，无进展生存时间或总生存在统计学上无显著性差异。

12.3　胸苷酸合成酶（thymidylate synthase，TS）

TS 是叶酸类似物培美曲塞的分子靶点之一。很多研究证实肿瘤组织中较高的 TS 表达与培美曲塞耐药相关[102]。实际上，鳞状肿瘤中平均 TS 表达较高被认为是此类 NSCLC 疗效相对不佳的原因。具体而言，培美曲塞是 TS 的竞争性抑制剂，TS 是负责将脱氧尿苷酸（dUMP）转化为脱氧胸苷酸（dTMP）的酶。TS 水平升高可能在化学计量上超过培美曲塞的抑制作用，并导致培美曲塞对此鳞癌亚型疗效不佳。由于试验间的变异，分析技术和解读的差异，TS 量化尚未能标准化。因此，组织学类型依旧是选择培美曲塞治疗的生物标志物。

12.4　基因表达谱

人们已经进行了许多尝试以期发现可以预测从化学疗法中获益的常见多基因表

达谱，其中一些已用于临床实践中，例如用于乳腺癌的 OncoTypeDX 和 Mammaprint，但在 NSCLC 中还没有常规临床应用的基因谱。将二代测序纳入预后和化疗预测的研究正在进行，但还不够成熟，无法整合到临床实践中[103-105]。

13　特殊人群

13.1　老年患者

高龄是影响进展期 NSCLC 化疗能否获益、耐受性以及毒性反应的非常令人担忧的问题。由于人口结构改变，所以老年患者可能会占肺癌人群的大多数。两项大型 ECOG 研究（5592 和 1594）对比进行回顾性分析。在对比顺铂/依托泊苷和顺铂/紫杉醇的 ECOG 5592 分析中，与年轻患者相比，老年患者（>70 岁的患者）具有相似的缓解率、生存结局和生活质量[106]。但是，老年患者具有更高的不良反应发生率，包括 3~4 级白细胞减少症（64% vs 49%，$P=0.05$）和 3 级神经精神病事件（7% vs 3%，$P=0.02$）。任何年龄组的其他毒性发生率则没有显著差异。ECOG 1594 的一个回顾性亚组分析证实，不论年龄如何，临床特征配对的患者接受治疗后具有相同的临床获益[107]。

在前瞻性 ELVIS 研究中[52]，70 岁以上患者随机接受长春瑞滨联合最佳支持治疗或只接受最佳支持治疗。长春瑞滨组 1 年生存率更高（32% vs 14%；$P<0.01$），患者的癌症相关症状更少，即使考虑治疗相关毒性后进行比较，两组生活质量也相似。

其他研究报道了在老年患者人群中，以铂类为基础的联合治疗相比单药具有更多优势。在癌症和白血病 B 组（Cancer and Leukemia Group B，CALGB）研究 9730 中[108]，虽然没有统计学显著性差异（95% CI 0.77~1.17；$P=0.25$），但是接受卡铂 - 紫杉醇的老年患者中位生存期 8.8 个月，优于紫杉醇单药治疗组的 6.7 个月。Abe 等报道的一项日本研究发现，老年人群的单药组和双药组没有显著性差异。多西他赛（60mg/m^2）每 3 周 1 次的中位总生存期为 14.8 个月，而顺铂（25mg/m^2）+多西他赛（20mg/m^2）每周治疗，用 3 周停 1 周的中位生存期为 13.3 个月（HR =1.18；95% CI 0.83~1.69）[109]。所选择的患者不适合使用常规剂量顺铂，用药方案或其他因素可能是导致这个研究结果的原因。Lilienbaum 等报道，与多西他赛常规剂量（75mg/m^2 每 3 周一次）相比，老年患者从多西他赛每周方案（30mg/m^2）中临床获益更多。虽然每周用药似乎不良反应较低，但两个方案总的耐受性类似。与一般状况差者（ECOG 2）相比，一般状况好者（ECOG 0~1）与结局改善相关（7.8 个月 vs 2.9 个月；$P<0.001$）。这个趋势在 80 岁以上的患者亚群中也得到了证实（$n=30$）。Quoix 等报道了在 70~89 岁进展期 NSCLC 患者中进行的联合化疗对比

单药化疗的随机 3 期法国胸部协作组（IFCT）-0501 研究结果[110]。患者一般状况 0~2 分，接受双药化疗或单药化疗。双药化疗方案为第 1 天卡铂 + 每周方案的紫杉醇（用 3 周，停 1 周，4 周为一周期）。单药组为长春瑞滨或吉西他滨，第 1、8 天使用，3 周为一周期。研究证实双药化疗组 OS（10.3 个月 *vs* 6.2 个月）和 PFS（6.0 个月 *vs* 2.8 个月）有显著改善。在多变量分析中，双药化疗、PS 0~1 分、不吸烟、腺癌组织学类型、日常活动评分 6 分、体重下降 <5% 都是预后良好的因素。双药组的 3~5 级毒性增加，包括 4% 的治疗相关死亡。

　　虽然老年患者在临床试验中仅占少数，现有的数据还是支持化疗应该基于一般身体状况、合并症、组织学类型、病史和患者选择，而不是仅仅以年龄为基础进行治疗决策。对于担心毒性接受程度和治疗耐受性的老年患者来说，单药化疗也能带来获益，应该被视为一种治疗选择。

13.2　一般状况不良

　　一般状况不良是临床上常见的问题。一般状况不良是指 ECOG 2 分或以上（或 Karnofsky 指数 ≤70%）。当考虑患者的治疗选择时，鉴别是由于癌症相关症状导致的急性临床衰竭，还是诊断前就处于长期不良健康状况十分重要。一般状况不良的患者约占所有肺癌患者的 30%~40%，他们在临床试验中通常被排除或者比例较小[110]。因此，很少有研究能够回答一般状况较差患者的临床获益情况。肺癌疗效更佳、不良反应更低的治疗选择（Selective Targeting for Efficacy in Lung Cancer, Lower Adverse Reaction, STELLAR）-3 和 4 研究中，Lilienbaum 等发现了 4 种预后不良因素，包括低蛋白血症（≤3.5g/dl）、血浆 LDH 水平升高（>200IU/L）、胸外转移和存在两个以上合并症[111,112]。在对两个多中心研究的回顾性分析中，与一般状况良好的患者相比，一般状况不佳的患者具有相似的反应率，但是生存更差，表明这类人群治疗耐受性更差，获益更少[113]。Zukin 等的前瞻性研究证实，对于一般状况不佳（ECOG 2）的患者来说，卡铂 - 培美曲塞联合治疗比培美曲塞单药具有更多的临床获益（反应率 23.8% *vs* 10.3%，*P* = 0.032；中位总生存期 9.3 个月 *vs* 5.3 个月；HR = 0.62；95% CI 0.46~0.83；*P* = 0.001）[114]。

　　虽然对于存在有治疗药物基因改变的状况不佳患者来说，EGFR 抑制剂等分子靶向药物具有很高的反应率[115]，但是还不清楚这些治疗对于缺乏特定活化突变的一般功能状况较差的患者能否提供临床获益[116]。在状况不佳的未经选择的患者中，EGFR 抑制剂吉非替尼的反应率和生存率与安慰剂没有差别[117]。

14　小结

现在，化学疗法已成为晚期非小细胞肺癌的公认治疗方式。近年来，我们看到了改善的结局，更好的耐受性，更方便的疗法和有希望的生物制剂和常规细胞毒药物的联合。基于这些进展，与过去相比，现在患者和医生都认为化疗已变成一种更有吸引力的选择。直到今天，潜在的生物标志物还不能可靠预测某种特定化疗药物的获益。甚至一些新的治疗选择，如分子靶向药物和免疫检查点抑制剂在肺癌治疗中占有一席之地后，化疗依旧是联合治疗中必不可少的组成部分，也是患者在这些药物治疗后发生疾病进展的必要治疗选择。

参考文献

[1]　Goodgame B, Viswanathan A, Zoole J et al (2009) Risk of recurrence of resected stage I non – small cell lung cancer in elderly patients as compared with younger patients. J Thorac Oncol 4: 1370 – 4

[2]　BMJ (1995) Chemotherapy in non – small cell lung cancer: a meta – analysis using updated data on individual patients from 52 randomised clinical trials. Non – small Cell Lung Cancer Collaborative Group. BMJ 311: 899 – 909

[3]　Jemal A, Thun MJ, Ries LA et al (2008) Annual report to the nation on the status of cancer, 1975 – 2005, featuring trends in lung cancer, tobacco use, and tobacco control. J Natl Cancer Inst 100: 1672 – 94

[4]　Silvestri G, Pritchard R, Welch HG (1998) Preferences for chemotherapy in patients with advanced non – small cell lung cancer: descriptive study based on scripted interviews. BMJ 317: 771 – 5

[5]　Wassenaar TR, Eickhoff JC, Jarzemsky DR, Smith SS, Larson ML, Schiller JH (2007) Differences in primary care clinicians' approach to non – small cell lung cancer patients compared with breast cancer. J Thorac Oncol 2: 722 – 8

[6]　Rasco DW, Yan J, Xie Y, Dowell JE, Gerber DE (2010) Looking beyond surveillance, epidemiology, and end results: patterns of chemotherapy administration for advanced non – small cell lung cancer in a contemporary, diverse population. J Thorac Oncol 5: 1529 – 35

[7]　Earle CC, Neumann PJ, Gelber RD, Weinstein MC, Weeks JC (2002) Impact of referral patterns on the use of chemotherapy for lung cancer. J Clin Oncol 20: 1786 – 92

[8]　Earle CC, Venditti LN, Neumann PJ et al (2000) Who gets chemotherapy for metastatic lung cancer? Chest 117: 1239 – 46

[9]　Ramsey SD, Howlader N, Etzioni RD, Donato B (2004) Chemotherapy use, outcomes, and costs for older persons with advanced non – small – cell lung cancer: evidence from surveillance, epidemiology and end results – Medicare. J Clin Oncol 22: 4971 – 8

[10]　Socinski MA, Bondarenko I, Karaseva NA et al (2012) Weekly nab – paclitaxel in combination with carboplatin versus solvent – based paclitaxel plus carboplatin as first – line therapy in patients with advanced non – small – cell lung cancer: final results of a phase III trial. J Clin

Oncol 30: 2055 - 62

[11]　Paz – Ares L, de Marinis F, Dediu M et al (2012) Maintenance therapy with pemetrexed plus best supportive care versus placebo plus best supportive care after induction therapy with pemetrexed plus cisplatin for advanced non – squamous non – small – cell lung cancer (PARAMOUNT): a double – blind, phase 3, randomised controlled trial. Lancet Oncol 13: 247 - 55

[12]　Navari RM, Reinhardt RR, Gralla RJ et al (1999) Reduction of cisplatin – induced emesis by a selective neurokinin – 1 – receptor antagonist. L – 754, 030 Antiemetic Trials Group. N Engl J Med 340: 190 - 5

[13]　Nichols CR, Fox EP, Roth BJ, Williams SD, Loehrer PJ, Einhorn LH (1994) Incidence of neutropenic fever in patients treated with standard – dose combination chemotherapy for small – cell lung cancer and the cost impact of treatment with granulocyte colony – stimulating factor. J Clin Oncol 12: 1245 - 50

[14]　Temel JS, Greer JA, Muzikansky A et al (2010) Early palliative care for patients with metastatic non – small – cell lung cancer. N Engl J Med 363: 733 - 42

[15]　Sandler A, Gray R, Perry MC et al (2006) Paclitaxel – carboplatin alone or with bevacizumab for non – small – cell lung cancer. N Engl J Med 355: 2542 - 50

[16]　Garon EB, Ciuleanu TE, Arrieta O et al (2014) Ramucirumab plus docetaxel versus placebo plus docetaxel for second – line treatment of stage IV non – small – cell lung cancer after disease progression on platinum – based therapy (REVEL): a multicentre, double – blind, randomised phase 3 trial. Lancet 384: 665 - 73

[17]　de Marinis F, De Santis S, De Petris L (2006) Second – line treatment options in non – small cell lung cancer: a comparison of cytotoxic agents and targeted therapies. Semin Oncol 33: S17 - 24

[18]　Smit EF, Mattson K, von Pawel J, Manegold C, Clarke S, Postmus PE (2003) ALIMTA (pemetrexed disodium) as second – line treatment of non – small – cell lung cancer: a phase II study. Ann Oncol 14: 455 - 60

[19]　Smit EF, Socinski MA, Mullaney BP et al (2012) Biomarker analysis in a phase III study of pemetrexed – carboplatin versus etoposide – carboplatin in chemonaive patients with extensive – stage small – cell lung cancer. Ann Oncol 23: 1723 - 9

[20]　Bridges JF, Mohamed AF, Finnern HW, Woehl A, Hauber AB (2012) Patients' preferences for treatment outcomes for advanced non – small cell lung cancer: a conjoint analysis. Lung Cancer 77: 224 - 31

[21]　Peeters L, Sibille A, Anrys B et al (2012) Maintenance therapy for advanced non – small – cell lung cancer: a pilot study on patients' perceptions. J Thorac Oncol 7: 1291 - 5

[22]　Katayama R, Shaw AT, Khan TM et al (2012) Mechanisms of acquired crizotinib resistance in ALK – rearranged lung Cancers. Science Trans Med 4: 120ra17

[23]　Kobayashi S, Boggon TJ, Dayaram T et al (2005) EGFR mutation and resistance of non – small – cell lung cancer to gefitinib. N Engl J Med 352: 786 - 92

[24]　Albain KS, Crowley JJ, LeBlanc M, Livingston RB (1991) Survival determinants in extensive – stage non – small – cell lung cancer: the Southwest Oncology Group experience. J Clin Oncol 9: 1618 - 26

[25]　Marino P, Pampallona S, Preatoni A, Cantoni A, Invernizzi F (1994) Chemotherapy vs supportive care in advanced non – small – cell lung cancer. Results of a meta – analysis of the literature. Chest 106: 861 - 5

［26］ Los G, Verdegaal E, Noteborn HP et al（1991）Cellular pharmacokinetics of carboplatin and cisplatin in relation to their cytotoxic action. Biochem Pharmacol 42：357 – 63

［27］ Peng B, Tilby MJ, English MW et al（1997）Platinum – DNA adduct formation in leucocytes of children in relation to pharmacokinetics after cisplatin and carboplatin therapy. Br J Cancer 76：1466 – 73

［28］ Ardizzoni A, Boni L, Tiseo M et al（2007）Cisplatin – versus carboplatin – based chemotherapy in first – line treatment of advanced non – small – cell lung cancer：an individual patient data meta – analysis. J Natl Cancer Inst 99：847 – 57

［29］ Jiang J, Liang X, Zhou X, Huang R, Chu Z（2007）A meta – analysis of randomized controlled trials comparing carboplatin – based to cisplatin – based chemotherapy in advanced non – small cell lung cancer. Lung Cancer 57：348 – 58

［30］ Schiller JH, Harrington D, Belani CP et al（2002）Comparison of four chemotherapy regimens for advanced non – small – cell lung cancer. N Engl J Med 346：92 – 8

［31］ Gerber DE, Grossman SA, Batchelor T, Ye X（2007）Calculated versus measured creatinine clearance for dosing methotrexate in the treatment of primary central nervous system lymphoma. Cancer Chemother Pharmacol 59：817 – 23

［32］ Ranson M, Davidson N, Nicolson M et al（2000）Randomized trial of paclitaxel plus supportive care versus supportive care for patients with advanced non – small – cell lung cancer. J Natl Cancer Inst 92：1074 – 80

［33］ Roszkowski K, Pluzanska A, Krzakowski M et al（2000）A multicenter, randomized, phase III study of docetaxel plus best supportive care versus best supportive care in chemotherapy – naive patients with metastatic or non – resectable localized non – small cell lung cancer（NSCLC）. Lung Cancer 27：145 – 57

［34］ Chang AY, Kim K, Glick J, Anderson T, Karp D, Johnson D（1993）Phase II study of taxol, merbarone, and piroxantrone in stage IV non – small – cell lung cancer：The Eastern cooperative oncology group results. J Natl Cancer Inst 85：388 – 94

［35］ Murphy WK, Fossella FV, Winn RJ et al（1993）Phase II study of taxol in patients with untreated advanced non – small – cell lung cancer. J Natl Cancer Inst 85：384 – 8

［36］ Bonomi P, Kim K, Fairclough D et al（2000）Comparison of survival and quality of life in advanced non – small – cell lung cancer patients treated with two dose levels of paclitaxel combined with cisplatin versus etoposide with cisplatin：results of an Eastern cooperative oncology group trial. J Clin Oncol 18：623 – 31

［37］ Giaccone G, Splinter TA, Debruyne C et al（1998）Randomized study of paclitaxel – cisplatin versus cisplatin – teniposide in patients with advanced non – small – cell lung cancer. The European organization for research and treatment of cancer lung cancer cooperative group. J Clin Oncol 16：2133 – 41

［38］ Kelly K, Crowley J, Bunn PA Jr et al（2001）Randomized phase III trial of paclitaxel plus carboplatin versus vinorelbine plus cisplatin in the treatment of patients with advanced non – small – cell lung cancer：a Southwest oncology group trial. J Clin Oncol 19：3210 – 8

［39］ Miller VA, Rigas JR, Francis PA et al（1995）Phase II trial of a $75 – mg/m^2$ dose of docetaxel with prednisone premedication for patients with advanced non – small cell lung cancer. Cancer 75：968 – 72

［40］ Kunitoh H, Watanabe K, Onoshi T, Furuse K, Niitani H, Taguchi T（1996）Phase II trial of docetaxel in previously untreated advanced non – small – cell lung cancer：a Japanese cooperative study. J Clin Oncol 14: 1649 – 55

[41] Burris HA 3rd, Fields S, Peacock N (1995) Docetaxel (Taxotere) in combination: a step forward. Semin Oncol 22: 35 – 40

[42] Sandler AB, Nemunaitis J, Denham C et al (2000) Phase III trial of gemcitabine plus cisplatin versus cisplatin alone in patients with locally advanced or metastatic non – small – cell lung cancer. J Clin Oncol 18: 122 – 30

[43] Cardenal F, Lopez – Cabrerizo MP, Anton A et al (1999) Randomized phase III study of gemcitabine – cisplatin versus etoposide – cisplatin in the treatment of locally advanced or metastatic non – small – cell lung cancer. J Clin Oncol 17: 12 – 8

[44] Saha A, Rudd R (2006) Gemcitabine and carboplatin: is this the best combination for non – small cell lung cancer? Expert Rev Anticancer Ther 6: 165 – 73

[45] Grigorescu AC, Draghici IN, Nitipir C, Gutulescu N, Corlan E (2002) Gemcitabine (GEM) and carboplatin (CBDCA) versus cisplatin (CDDP) and vinblastine (VLB) in advanced non – small – cell lung cancer (NSCLC) stages III and IV: a phase III randomised trial. Lung Cancer 37: 9 – 14

[46] Vogelzang NJ, Rusthoven JJ, Symanowski J et al (2003) Phase III study of pemetrexed in combination with cisplatin versus cisplatin alone in patients with malignant pleural mesothelioma. J Clin Oncol 21: 2636 – 44

[47] Scagliotti GV, Parikh P, von Pawel J et al (2008) Phase III study comparing cisplatin plus gemcitabine with cisplatin plus pemetrexed in chemotherapy – naive patients with advanced – stage non – small – cell lung cancer. J Clin Oncol 26: 3543 – 51

[48] Shimizu T, Nakagawa Y, Takahashi N, Hashimoto S (2015) Thymidylate synthase gene amplification predicts pemetrexed resistance in patients with advanced non – small cell lung cancer. Clin Transl Oncol 18 (1): 107 – 112

[49] Kutluk Cenik B, Sun H, Gerber DE (2013) Impact of renal function on treatment options and outcomes in advanced non – small cell lung cancer. Lung Cancer 80: 326 – 332

[50] Evans WE, Pratt CB (1978) Effect of pleural effusion on high – dose methotrexate kinetics. Clin Pharmacol Ther 23: 68 – 72

[51] Dickgreber NJ, Sorensen JB, Paz – Ares LG et al (2010) Pemetrexed safety and pharmacokinetics in patients with third – space fluid. Clin Cancer Res 16: 2872 – 80

[52] Gridelli C, Perrone F, Gallo C et al (1997) Vinorelbine is well tolerated and active in the treatment of elderly patients with advanced non – small cell lung cancer. A two – stage phase II study. Eur J Cancer 33: 392 – 7

[53] Wozniak AJ, Crowley JJ, Balcerzak SP et al (1998) Randomized trial comparing cisplatin with cisplatin plus vinorelbine in the treatment of advanced non – small – cell lung cancer: a Southwest oncology group study. J Clin Oncol 16: 2459 – 2465

[54] van Meerbeeck JP, Legrand C, van Klaveren RJ, Giaccone G (2001) Group ELC. Chemotherapy for non – small – cell lung cancer. Lancet 358: 1271 – 1272

[55] Scagliotti GV, De Marinis F, Rinaldi M et al (2002) Phase III randomized trial comparing three platinum – based doublets in advanced non – small – cell lung cancer. J Clin Oncol 20: 4285 – 4291

[56] Comella P, Panza N, Manzione L, et al (2000) Interim analysis of a phase III trial comparing cisplatin, gemcitabine, and vinorelbine versus either cisplatin and gemcitabine or cisplatin and vinorelbine in advanced non small – cell lung cancer. A Southern italy cooperative oncology

group study. Clin Lung Cancer 1：202 – 207；discussion 8

[57] Comella P（2001）Southern Italy cooperative oncology G. phase III trial of cisplatin/gemcitabine with or without vinorelbine or paclitaxel in advanced non – small cell lung cancer. Semin Oncol 28：7 – 10

[58] Kodani T, Ueoka H, Kiura K et al（2002）A phase III randomized trial comparing vindesine and cisplatin with or without ifosfamide in patients with advanced non – small – cell lung cancer：long – term follow – up results and analysis of prognostic factors. Lung Cancer 36：313 – 319

[59] Souquet PJ, Tan EH, Rodrigues Pereira J et al（2002）GLOB – 1：a prospective randomised clinical phase III trial comparing vinorelbine – cisplatin with vinorelbine – ifosfamide – cisplatin in metastatic non – small – cell lung cancer patients. Ann Oncol 13：1853 – 61

[60] Goffin JR, Anderson IC, Supko JG et al（2005）Phase I trial of the matrix metalloproteinase inhibitor marimastat combined with carboplatin and paclitaxel in patients with advanced non – small cell lung cancer. Clin Cancer Res 11：3417 – 24

[61] Morra F, Luise C, Visconti R et al（2015）New therapeutic perspectives in CCDC6 deficient lung cancer cells. Int J Cancer 136：2146 – 57

[62] Tarhini AA, Zahoor H, McLaughlin B et al（2013）Phase I trial of carboplatin and etoposide in combination with panobinostat in patients with lung cancer. Anticancer Res 33：4475 – 81

[63] Langer CJ, Novello S, Park K et al（2014）Randomized, phase III trial of first – line figitumumab in combination with paclitaxel and carboplatin versus paclitaxel and carboplatin alone in patients with advanced non – small – cell lung cancer. J Clin Oncol 32：2059 – 66

[64] Socinski MA, Goldman J, El – Hariry I et al（2013）A multicenter phase II study of ganetespib monotherapy in patients with genotypically defined advanced non – small cell lung cancer. Clin Cancer Res 19：3068 – 77

[65] Fidler IJ, Ellis LM（2004）Neoplastic angiogenesis—not all blood vessels are created equal. N Engl J Med 351：215 – 6

[66] Forsythe JA, Jiang BH, Iyer NV et al（1996）Activation of vascular endothelial growth factor gene transcription by hypoxia – inducible factor 1. Mol Cell Biol 16：4604 – 4613

[67] Jiang BH, Agani F, Passaniti A, Semenza GL（1997）V – SRC induces expression of hypoxia – inducible factor 1（HIF – 1）and transcription of genes encoding vascular endothelial growth factor and enolase 1：involvement of HIF – 1 in tumor progression. Cancer Res 57：5328 – 5335

[68] Xu Q, Briggs J, Park S et al（2005）Targeting Stat3 blocks both HIF – 1 and VEGF expression induced by multiple oncogenic growth signaling pathways. Oncogene 24：5552 – 5560

[69] Johnson DH, Fehrenbacher L, Novotny WF et al（2004）Randomized phase II trial comparing bevacizumab plus carboplatin and paclitaxel with carboplatin and paclitaxel alone in previously untreated locally advanced or metastatic non – small – cell lung cancer. J Clin Oncol 22：2184 – 2191

[70] Reck M, von Pawel J, Zatloukal P et al（2009）Phase III trial of cisplatin plus gemcitabine with either placebo or bevacizumab as first – line therapy for nonsquamous non – small – cell lung cancer：AVAil. J Clin Oncol 27：1227 – 1234

[71] Dowlati A, Gray R, Sandler AB, Schiller JH, Johnson DH（2008）Cell adhesion molecules, vascular endothelial growth factor, and basic fibroblast growth factor in patients with non – small cell lung cancer treated with chemotherapy with or without bevacizumab—an Eastern co-

operative oncology group study. Clin Cancer Res 14: 1407 - 1412

[72] Dahlberg SE, Sandler AB, Brahmer JR, Schiller JH, Johnson DH (2010) Clinical course of advanced non - small - cell lung cancer patients experiencing hypertension during treatment with bevacizumab in combination with carboplatin and paclitaxel on ECOG 4599. J Clin Oncol 28: 949 - 954

[73] Iwamoto S, Takahashi T, Tamagawa H et al (2015) FOLFIRI plus bevacizumab as second - line therapy in patients with metastatic colorectal cancer after first - line bevacizumab plus oxali- platin - based therapy: the randomized phase III EAGLE study. Ann Oncol 26: 1427 - 1433

[74] Reck M, Kaiser R, Mellemgaard A et al (2014) Docetaxel plus nintedanib versus docetaxel plus placebo in patients with previously treated non - small - cell lung cancer (LUME - Lung 1): a phase 3, double - blind, randomised controlled trial. Lancet Oncol 15: 143 - 155

[75] Pirker R (2012) EGFR - directed monoclonal antibodies in non - small cell lung cancer: how to predict efficacy? Transl Lung Cancer Res 1: 269 - 75

[76] Pirker R, Pereira JR, Szczesna A et al (2009) Cetuximab plus chemotherapy in patients with advanced non - small - cell lung cancer (FLEX): an open - label randomised phase III trial. Lancet 373: 1525 - 1531

[77] Socinski MA, Schell MJ, Peterman A et al (2002) Phase III trial comparing a defined duration of therapy versus continuous therapy followed by second - line therapy in advanced - stage IIIB/ IV non - small - cell lung cancer. J Clin Oncol 20: 1335 - 1343

[78] Soon YY, Stockler MR, Askie LM, Boyer MJ (2009) Duration of chemotherapy for advanced non - small - cell lung cancer: a systematic review and meta - analysis of randomized trials. J Clin Oncol 27: 3277 - 83

[79] Gerber DE, Schiller JH (2013) Maintenance chemotherapy for advanced non - small - cell lung cancer: new life for an old idea. J Clin Oncol 31: 1009 - 1020

[80] Lopez - Chavez A, Young T, Fages S et al (2012) Bevacizumab maintenance in patients with advanced non - small - cell lung cancer, clinical patterns, and outcomes in the Eastern coopera- tive oncology group 4599 Study: results of an exploratory analysis. J Thorac Oncol 7: 1707 - 1712

[81] Burger RA, Brady MF, Bookman MA et al (2011) Incorporation of bevacizumab in the prima- ry treatment of ovarian cancer. N Engl J Med 365: 2473 - 83

[82] Gridelli C, de Marinis F, Pujol JL et al (2012) Safety, resource use, and quality of life in par- amount: a phase III study of maintenance pemetrexed versus placebo after induction pemetrexed plus cisplatin for advanced nonsquamous non - small - cell lung cancer. J Thorac Oncol 7: 1713 - 21

[83] Ciuleanu T, Brodowicz T, Zielinski C et al (2009) Maintenance pemetrexed plus best support- ive care versus placebo plus best supportive care for non - small - cell lung cancer: a random- ised, double - blind, phase 3 study. Lancet 374: 1432 - 1440

[84] Brugger W, Triller N, Blasinska - Morawiec M et al (2011) Prospective molecular marker an- alyses of EGFR and KRAS from a randomized, placebo - controlled study of erlotinib mainte- nance therapy in advanced non - small - cell lung cancer. J Clin Oncol 29: 4113 - 20

[85] Cappuzzo F, Ciuleanu T, Stelmakh L et al (2010) Erlotinib as maintenance treatment in ad- vanced non - small - cell lung cancer: a multicentre, randomised, placebo - controlled phase 3 study. Lancet Oncol 11: 521 - 529

[86] Fidias PM, Dakhil SR, Lyss AP et al (2009) Phase III study of immediate compared with de-

layed docetaxel after front – line therapy with gemcitabine plus carboplatin in advanced non – small – cell lung cancer. J Clin Oncol 27: 591 – 598

[87] Brodowicz T, Krzakowski M, Zwitter M et al (2006) Cisplatin and gemcitabine first – line chemotherapy followed by maintenance gemcitabine or best supportive care in advanced non – small cell lung cancer: a phase III trial. Lung Cancer 52: 155 – 163

[88] Belani CP, Dakhil S, Waterhouse DM et al (2007) Randomized phase II trial of gemcitabine plus weekly versus three – weekly paclitaxel in previously untreated advanced non – small – cell lung cancer. Ann Oncol 18: 110 – 115

[89] Barlesi F, Scherpereel A, Rittmeyer A et al (2013) Randomized phase III trial of maintenance bevacizumab with or without pemetrexed after first – line induction with bevacizumab, cisplatin, and pemetrexed in advanced nonsquamous non – small – cell lung cancer: AVAPERL (MO22089). J Clin Oncol 31: 3004 – 3011

[90] Hanna N, Shepherd FA, Fossella FV et al (2004) Randomized phase III trial of pemetrexed versus docetaxel in patients with non – small – cell lung cancer previously treated with chemo-therapy. J Clin Oncol 22: 1589 – 1597

[91] Alexopoulos K, Kouroussis C, Androulakis N et al (1999) Docetaxel and granulocyte colony – stimulating factor in patients with advanced non – small – cell lung cancer previously treated with platinum – based chemotherapy: a multicenter phase II trial. Cancer Chemother Pharmacol 43: 257 – 262

[92] Gandara DR, Vokes E, Green M et al (2000) Activity of docetaxel in platinum – treated non – small – cell lung cancer: results of a phase II multicenter trial. J Clin Oncol 18: 131 – 135

[93] Shepherd FA, Dancey J, Ramlau R et al (2000) Prospective randomized trial of docetaxel ver-sus best supportive care in patients with non – small – cell lung cancer previously treated with platinum – based chemotherapy. J Clin Oncol 18: 2095 – 2103

[94] Shepherd FA, Rodrigues Pereira J, Ciuleanu T et al (2005) Erlotinib in previously treated non – small – cell lung cancer. N Engl J Med 353: 123 – 132

[95] Gregorc V, Novello S, Lazzari C et al (2014) Predictive value of a proteomic signature in pa-tients with non – small – cell lung cancer treated with second – line erlotinib or chemotherapy (PROSE): a biomarker – stratified, randomised phase 3 trial. Lancet Oncol 15: 713 – 721

[96] Camps C, Massuti B, Jimenez A et al (2006) Randomized phase III study of 3 – weekly versus weekly docetaxel in pretreated advanced non – small – cell lung cancer: a Spanish Lung Cancer Group trial. Ann Oncol 17: 467 – 472

[97] Al – Minawi AZ, Lee YF, Hakansson D et al (2009) The ERCC1/XPF endonuclease is re-quired for completion of homologous recombination at DNA replication forks stalled by inter – strand cross – links. Nucleic Acids Res 37: 6400 – 6413

[98] Olaussen KA, Dunant A, Fouret P et al (2006) DNA repair by ERCC1 in non – small – cell lung cancer and cisplatin – based adjuvant chemotherapy. N Engl J Med 355: 983 – 991

[99] Friboulet L, Olaussen KA, Pignon JP et al (2013) ERCC1 isoform expression and DNA repair in non – small – cell lung cancer. N Engl J Med 368: 1101 – 1110

[100] Gong W, Zhang X, Wu J et al (2012) RRM1 expression and clinical outcome of gemcitabine – containing chemotherapy for advanced non – small – cell lung cancer: a meta – analysis. Lung Cancer 75: 374 – 380

[101] Reynolds C, Obasaju C, Schell MJ et al (2009) Randomized phase III trial of gemcitabine – based chemotherapy with in situ RRM1 and ERCC1 protein levels for response prediction in

non – small – cell lung cancer. J Clin Oncol 27：5808 – 5815

[102] Sun JM, Ahn JS, Jung SH et al (2015) Pemetrexed plus cisplatin versus gemcitabine plus cis- platin according to thymidylate synthase expression in nonsquamous non – small – cell lung cancer：a biomarker – stratified randomized phase II trial. J Clin Oncol 33：2450 – 2456

[103] Tang H, Xiao G, Behrens C et al (2013) A 12 – gene set predicts survival benefits from adju- vant chemotherapy in non – small cell lung cancer patients. Clin Cancer Res 19：1577 – 1586

[104] Kim HS, Menditratta S, Kim J et al (2013) Systematic identification of molecular subtype – selective vulnerabilities in non – small – cell lung cancer. Cell 155：552 – 566

[105] Byers LA, Diao L, Wang J et al (2013) An epithelial – mesenchymal transition gene signa- ture predicts resistance to EGFR and PI3 K inhibitors and identifies Axl as a therapeutic target for overcoming EGFR inhibitor resistance. Clin Cancer Res 19：279 – 290

[106] Langer CJ, Manola J, Bernardo P et al (2002) Cisplatin – based therapy for elderly patients with advanced non – small – cell lung cancer：implications of Eastern cooperative oncology group 5592, a randomized trial. J Natl Cancer Inst 94：173 – 181

[107] Wakelee HA, Dahlberg SE, Brahmer JR et al (2012) Differential effect of age on survival in advanced NSCLC in women versus men：analysis of recent Eastern cooperative oncology group (ECOG) studies, with and without bevacizumab. Lung Cancer 76：410 – 415

[108] Lilenbaum RC, Herndon JE 2nd, List MA et al (2005) Single – agent versus combination chemotherapy in advanced non – small – cell lung cancer：the cancer and leukemia group B (study 9730). J Clin Oncol 23：190 – 196

[109] Abe T, Takeda K, Ohe Y et al (2015) Randomized phase III trial comparing weekly docetax- el plus cisplatin versus docetaxel monotherapy every 3 weeks in elderly patients with advanced non – small – cell lung cancer：the intergroup trial JCOG0803/WJOG4307L. J Clin Oncol 33：575 – 581

[110] Quoix E, Zalcman G, Oster JP et al (2011) Carboplatin and weekly paclitaxel doublet chemo- therapy compared with monotherapy in elderly patients with advanced non – small – cell lung cancer：IFCT – 0501 randomised, phase 3 trial. Lancet 378：1079 – 1088

[111] Lilenbaum RC, Cashy J, Hensing TA, Young S, Cella D (2008) Prevalence of poor per- formance status in lung cancer patients：implications for research. J Thorac Oncol 3：125 – 129

[112] Lilenbaum R, Rubin M, Samuel J et al (2007) A randomized phase II trial of two schedules of docetaxel in elderly or poor performance status patients with advanced non – small cell lung cancer. J Thorac Oncol 2：306 – 311

[113] Lilenbaum R, Villaflor VM, Langer C et al (2009) Single – agent versus combination chemo- therapy in patients with advanced non – small cell lung cancer and a performance status of 2：prognostic factors and treatment selection based on two large randomized clinical trials. J Tho- rac Oncol 4：869 – 874

[114] Stinchcombe TE, Buzkova P, Choksi J et al (2006) A phase I/II trial of weekly docetaxel and gefitinib in elderly patients with stage IIIB/IV non – small cell lung cancer. Lung Cancer 52：305 – 311

[115] Zukin M, Barrios CH, Pereira JR et al (2013) Randomized phase III trial of single – agent pemetrexed versus carboplatin and pemetrexed in patients with advanced non – small – cell lung cancer and Eastern Cooperative Oncology Group performance status of 2. J Clin Oncol 31：2849 – 2853

［116］　Inoue A, Kobayashi K, Usui K et al（2009）First – line gefitinib for patients with advanced non – small – cell lung cancer harboring epidermal growth factor receptor mutations without indication for chemotherapy. J Clin Oncol 27：1394 – 1400

［117］　Lilenbaum R, Axelrod R, Thomas S et al（2008）Randomized phase II trial of erlotinib or standard chemotherapy in patients with advanced non – small – cell lung cancer and a performance status of 2. J Clin Oncol 26：863 – 869

［118］　Goss G, Ferry D, Wierzbicki R et al（2009）Randomized phase II study of gefitinib compared with placebo in chemotherapy – naive patients with advanced non – small – cell lung cancer and poor performance status. J Clin Oncol 27：2253 – 2260

第 7 章
非小细胞肺癌的多学科治疗

Lingling Du, Saiama N. Waqar and Daniel Morgensztern

摘要

对不可切除Ⅲ期非小细胞肺癌（NSCLC）患者的标准治疗是化疗和放疗相结合。虽然同期使用两种治疗方式已被证明优于序贯治疗，但是无论作为诱导治疗还是巩固治疗，化疗的作用仍不清楚。靶向治疗对于非选择的Ⅲ期 NSCLC 患者的疗效有限。经分子检测筛选的患者使用厄洛替尼或克唑替尼的诱导治疗，以及免疫检查点抑制剂用于巩固治疗的各项新研究正在进行中，其结果值得期待。

关键词

Ⅲ期非小细胞肺癌；放化疗；分子靶向治疗；免疫治疗

目录

L. Du, S. N. Waqar, D. Morgensztern (✉)
Division of Oncology, Department of Medicine, Washington University School of Medicine,
St. Louis, MO 63110, USA
e – mail: dmorgens@dom. wustl. edu

1 引言

  肺癌是美国男性和女性人群中最常见的恶性肿瘤，也是癌症导致死亡的主要原因。据估计，2015 年美国新增肺癌病例 24 万例，死亡人数 16.2 万人[1]。在肺癌患者中，大约 85% 患者的病理类型属于非小细胞肺癌（NSCLC）[2]。根据美国癌症联合委员会（AJCC）第六版报告，大约 27% 的患者罹患Ⅲ期 NSCLC[3]。然而，由于第七版 AJCC 将占 15%~20% 的恶性胸腔积液患者重新分类为 M1a 期，所以目前Ⅲ期的比例相比之前有所降低[4,5]。Ⅲ期肺癌是一种异质性疾病，包括一些接受手术和辅助化疗的 T3N1 和某些 T4N0－1 患者，还有潜在可切除但通常先接受放化疗的 T1－3N2 患者，以及不可手术切除而需要接受放化疗的侵袭性 T4 或 N3 患者[6]。

2 放化疗

2.1 放化疗的初步研究

  Cancer and Leukemia Group B（CALGB）8433 试验的结果确立了化疗在局部晚期 NSCLC 重要的角色。155 名Ⅲ期 NSCLC 患者随机分配到顺铂（100mg/m² 第 1 天和第 29 天给药）加长春碱（每周 5mg/m²，共 5 周）序贯 6 周的 60Gy 放疗，或者分配到单独放疗组[7]。序贯放化疗的反应率为 46%，而单独放疗的反应率为 35%（P ＝ 0.092）。与单纯放疗相比，增加化疗可显著延长中位无进展生存（PFS；8.2 个月 vs 6.0 个月；P ＝ 0.041），整体总生存（OS；13.8 个月 vs 9.7 个月；P ＝ 0.006），和 3 年总生存（23% vs 11%）。放化疗通常与严重感染（7% vs 3%）和体重显著减轻（14% vs 6%）有关，但两组均无治疗相关死亡。

  一些试验曾尝试确定最佳的化疗和放疗方法。The Radiation Therapy Oncology Group（RTOG）9410 试验将 610 名患者随机分为 3 组。第一组为顺铂（100mg/m² 第 1 天和第 29 天用药）加长春碱（每周 5mg/m²，共 5 周）序贯第 50 天开始放疗（60Gy）；第二组是同样的方案，但第 1 天起同步放化疗；第三组，第 1 天起同步放疗（1.2Gy 每天 2 次，共 69.6Gy）和顺铂（50mg/m² 第 1、8、29、36 天）以及口服依托泊苷（50mg 每天 2 次，第 1、2、5 和 6 天，共 10 周）[8]。第 1 组至 3 组的中位 OS 分别为 14.6 个月、17.0 个月和 15.6 个月。与序贯放化疗相比，同步放化疗 5年生存率略高（16% vs 10%；HR = 0.812；95% CI 0.663 ~ 0.996；P = 0.046）。急性 3 ~ 5 级不良反应包括为食管炎、黏膜炎、恶心、呕吐，多见于同步治疗组。三组间晚期毒性相似。

一项 6 组随机试验的荟萃（Meta）分析比较了局部晚期期 NSCLC 同步和序贯放化疗的疗效，结果显示同步策略显著改善了中位 OS（HR = 0.84；95% CI 0.74 ~ 95；P = 0.004）[9]。3 年和 5 年绝对生存获益分别为 5.7% 和 4.5%。与序贯治疗策略相比，同步放化疗发生 3 ~ 4 级急性食管毒性的比例增加（18% vs 4%；P < 0.001）。

2.2　基于紫杉醇的研究

Locally Advanced Multimodality Protocol（LAMP）Ⅱ期研究检测了紫杉醇和卡铂联合放疗治疗Ⅲ期 NSCLC 的方案[10]。276 名患者被随机分为 3 组。贯序组：2 个周期的紫杉醇（200mg/m²）加卡铂（AUC = 6）序贯 63Gy 放疗；诱导组：2 个周期的诱导紫杉醇（200mg/m²）和卡铂（AUC = 6）伴每周紫杉醇（45mg/m²）和卡铂（AUC = 2）与同步放疗 63Gy；巩固组：每周紫杉醇（45mg/m²）加卡铂（AUC = 2），同步放疗 63Gy，伴两个周期紫杉醇（200mg/m²）加卡铂（AUC = 6）巩固治疗。平均随访 39.6 个月，序贯组、诱导组和巩固组的中位总生存分别为 13.0 个月、12.7 个月和 16.3 个月。3 组患者的 3 年生存率基本相同（序贯组 17%，诱导组 15%，巩固组 17%）。中位 PFS 和 1 年无进展率分别为：序贯组 9.0 个月和 54%，诱导组 6.7 个月和 46%，巩固组 8.7 个月和 46%。巩固组 3 ~ 4 级食管炎、肺毒性和骨髓抑制发生率升高。

RTOG 0617 是一项Ⅲ期研究，用来评估高剂量放疗与标准剂量放疗的作用以及加用西妥昔单抗的效果[11]。不可切除的Ⅲ期 NSCLC 患者随机分为标准剂量放疗（60Gy）伴或不伴西妥昔单抗，或大剂量放疗（74Gy）伴或不伴西妥昔单抗。所有患者同时接受紫杉醇（45mg/m²）和卡铂（AUC = 2）以及放疗后，巩固给予紫杉醇（200mg/m²）和卡铂（AUC = 6）两个周期。接受西妥昔单抗的患者，第 1 天给予西妥昔单抗 400mg/m²，接下来每周给予西妥昔单抗 250mg/m² 并持续巩固治疗。试验共纳入 544 例患者。与大剂量放疗相比，标准剂量放疗的中位 OS 得到改善（28.7 个月 vs 20.3 个月；HR = 1.38；95% CI 1.09 ~ 1.76；P = 0.004）。大剂量放疗导致严重食管炎发生率增高（21 例 vs 7 例；P < 0.0001）。与单纯化疗相比，添加西妥昔单抗并没有改善中位 OS（25 个月 vs 24 个月；HR = 1.07；95% CI 0.84 ~ 1.35；P = 0.29）或中位 PFS（中位 10.8 个月 vs 10.7 个月，27.5%；HR = 0.99；95% CI

0.80~1.22；$P=0.89$）。然而，在一个计划的亚组分析中，EGFR 过表达（H-score≥200）的患者使用西妥昔单抗提高了中位 OS（42.0 个月 *vs* 21.2 个月）；HR=1.72；95%CI 1.04~2.84；$P=0.032$）。由于本研究未提示大剂量放疗或西妥昔单抗对Ⅲ期非小细胞肺癌患者的生存有好处，联合紫杉醇和卡铂标准剂量放疗后再进行两周期巩固紫杉醇和卡铂仍是不可切除Ⅲ期非小细胞肺癌的标准治疗方法之一。

2.3 基于依托泊苷的研究

Southwest Oncology Group（SWOG）9019 Ⅱ期试验评价顺铂和依托泊苷联合放疗方案[12]。Ⅲ期 NSCLC 患者给予顺铂（50mg/m²，第 1、8、29、36 天）、依托泊苷（50mg/m²/d，第 1~5 天和第 29~33 天）联合同步放疗 45Gy。在没有疾病进展的情况下，患者接受进一步放疗，总剂量为 61Gy，并接受 2 个周期的顺铂和依托泊苷。50 例入组患者中位 OS 为 15 个月，3 年 OS 和 5 年 OS 分别为 17% 和 15%。主要不良反应包括中性粒细胞减少症（4 级，32%）、贫血（3~4 级，28%）、食管炎（3~4 级，20%）和呼吸道感染（3~4 级，8%）。本研究确定了顺铂与依托泊苷联合放疗是局部晚期非小细胞肺癌的标准治疗方法之一。

在Ⅱ期 SWOG 9504 研究中，ⅢB 期非小细胞肺癌患者在接受 SWOG 1909 相同的放化疗方案基础上，在没有肿瘤进展的情况，放化疗结束后 4~6 周使用多西他赛（docetaxel，75mg/m²）进行 2 个周期的巩固治疗[13]。83 例患者的应答率、中位 PFS 和中位 OS 分别为 67%、16 个月和 26 个月，3 年生存率为 37%。中性粒细胞减少症（74%）、感染（21%）和食管炎（17%）是最常见的严重不良事件。4 例患者死于与治疗有关的毒性，2 例死于肺炎，2 例死于感染。

2.4 基于培美曲塞的研究

CALGB 30407 Ⅱ期研究检测了Ⅲ期 NSCLC 患者应用培美曲塞和卡铂同步放化疗联合或不联合西妥昔单抗[14]。患者随机分为两组，培美曲塞（500mg/m²）和卡铂（AUC=5）4 个周期联合放疗 70Gy，或在相同的放化疗方案基础上加用西妥昔单抗（400mg/m² 负荷剂量，然后每周 250mg/m²，共 12 周）。所有患者接受 4 个周期的培美曲塞（500mg/m²）巩固治疗。101 例患者中，65% 患者为非鳞组织学类型。使用西妥昔单抗和不使用西妥昔单抗的患者中位 OS 分别为 25.2 个月和 21.2 个月。两组的毒性相似。常见的 3 级及以上不良事件包括骨髓抑制、食管炎、吞咽困难、肺炎、脱水、恶心和呕吐。本研究证实了与卡铂和培美曲塞同步放化疗的可行性，但添加西妥昔单抗没有任何益处。

Choy 和同事在一项Ⅱ期试验中比较了基于培美曲塞的放化疗方案中采用顺铂和

卡铂的差别[15]。当这项研究刚开始时,认为组织学为鳞状细胞癌的患者是合适的。在Ⅲ期研究中发现培美曲塞在非鳞状细胞组织学方面的优势后[16],2008 年修订了方案,将鳞状细胞组织学排除在外。将 98 例不可切除Ⅲ期 NSCLC 患者随机分为培美曲塞（500mg/m²）联合卡铂（AUC = 5）或顺铂（75mg/m²）。同步进行放射治疗采用总剂量 64 ~ 68Gy。患者也接受了 3 个周期培美曲塞巩固治疗。与卡铂组相比,顺铂组的患者中位 OS 升高（27 个月 vs 18.7 个月）,2 年 OS 升高（58.4% vs 45.4%）,中位 PFS 升高（13.1 个月 vs 8.8 个月）。由于样本量较小和研究设计局限,所以未将这两种方案进行比较。然而,这两种方案都被认为是有效且耐受性良好。脱水是两组最常见的 3 ~ 4 级非血液学毒性反应（卡铂组 6.5%,顺铂组 9.6%）。卡铂组食管炎发生率为 4.3%,顺铂组为 5.7%。与顺铂相比,卡铂组有更严重的血液不良反应（贫血 10.9% vs 7.7%；发热性中性粒细胞减少 4.3% vs 0%；血小板减少 8.6% vs 5.7%）。

2.5　化疗方案的比较

Ⅲ期非小细胞肺癌最常用的两种化疗联合放疗方案是顺铂加依托泊苷和卡铂加紫杉醇。Dr. Wang 及其同事在一项小型研究中,将 65 例Ⅲ期非小细胞肺癌患者随机分为顺铂加依托泊苷或卡铂加紫杉醇联合放疗 60Gy 剂量[17]。顺铂加依托泊苷组中位 OS 增加（20.2 个月 vs 13.5 个月）,3 年 OS 增加（33.1% vs 13%, P = 0.04）相关。

美国退伍军人事务中心癌症登记处（Department of Veterans Affairs Central Cancer Registry）的一项回顾性分析发现,2001—2010 年间共有 1842 名接受顺铂加依托泊苷或卡铂加紫杉醇联合放疗的患者[18]:27% 的患者使用顺铂加依托泊苷,在单变量分析中与中位 OS 升高相关（17.3 个月 vs 14.6 个月,HR = 0.88；95% CI 0.79 ~ 0.98, P = 0.02）。然而,由于接受顺铂加依托泊苷治疗的患者在总体有利特征中所占比例较高,如年龄更小、体重减轻更少、合并症评分更高,因此进行了倾向评分匹配数据集。经分析,顺铂加依托泊苷对 OS 的改善未达到统计学意义（HR 0.97；95% CI 0.85 ~ 1.10）。相比卡铂加紫杉醇组,顺铂加依托泊苷组的住院率（2.4 vs 1.7；P < 0.001）,门诊次数（17.6 vs 12.6；P < 0.001）,感染（47.3% vs 39.4%；P = 0.002）,急性肾病/脱水（30.5% vs 21.2%；（P < 0.001）,以及黏膜炎和食管炎（18.6% vs 14.4%；P = 0.0246）的比例升高。

PROCLAIM 研究是一项比较同步放化疗期间顺铂加培美曲塞与顺铂加依托泊苷疗效的Ⅲ期试验[19]。Ⅲ期 NSCLC 患者被随机分配接受 3 个周期的顺铂（75mg/m²）和培美曲塞（500mg/m²）（每 3 周 1 次）,或顺铂（50mg/m²第 1、8、29 和 36 天）+ 依托泊苷（50mg/m², 第 1 ~ 5 天和第 29 ~ 33 天）,两组都同步给予 66Gy 放疗。

同步放化疗后，患者接受进一步巩固化疗。顺铂加培美曲塞组加用4周期培美曲塞，或顺铂加依托泊苷组3种方案选择。顺铂加培美曲塞治疗组比顺铂加依托泊苷组的有效率（36% vs 33%，$P = 0.458$）、中位 PFS（11.4 个月 vs 9.8 个月；HR = 0.86；95% CI 0.71 ~ 1.04）、中位 OS（26.8 个月 vs 25.0 个月；HR = 0.98；95% CI 0.79 ~ 1.20；$P = 0.831$）略有增加，但是差异没有统计学意义。培美曲塞组患者严重中性粒细胞减少（24.4% vs 44.5%）、食管炎（15.5% vs 20.6%）发生率降低。本研究证实顺铂加培美曲塞联合放疗与顺铂加依托泊苷疗效相同，但安全性更高。

2.6　巩固性化疗

虽然有几项研究包含了巩固化疗的使用，但是其在治疗不可切除期Ⅲ期 NSCLC 患者中的作用仍未明确（表 7.1）。

表 7.1　Ⅲ期 NSCLC 巩固化疗的临床试验

试验	年份	试验组	中位总生存期（月）	存活率
HOG/USO[20]	2008	顺铂/依托泊苷 + 放疗组 vs 顺铂/依托泊苷 + 放疗，多西他赛巩固组	23.2 vs 21.2（$P = 0.08$）	26.1% vs 27.1%（3 年）
GILT[21]	2012	顺铂/长春瑞滨 + 放疗组 vs 顺铂/长春瑞滨 + 放疗，顺铂/长春瑞滨巩固组	18.5 vs 20.8（$P = 0.87$）	21.4% vs 25.3%
KCSG – LU05 – 04[22]	2015	顺铂/多西他赛 + 放疗组 vs 顺铂/多西他赛 + 放疗，顺铂/多西他赛巩固组	20.6 vs 21.8（$P = 0.44$）	不详

在 HOG/USO 研究中，采用 SWOG 9504 方案中使用的放化疗后巩固多西他赛与单独放化疗进行比较[20]。虽然计划的累积治疗人数为 259 名，但在 203 名患者入组后，由于一项中期分析显示试验失败，试验提前结束。与观察结果相比，多西他赛组的中位总生存率（21.2 个月 vs 23.2 个月，$P = 0.883$）和 3 年总生存率（27.1% vs 26.1%）相似。巩固多西他赛治疗与发热性中性粒细胞减少和 3 ~ 5 级肺炎的发生率增加有关（9.6% vs 1.4%）。多西他赛组 5% 的患者死于 5 级毒性。

Ⅲ期 GILT 研究观察了同步放化疗后顺铂和口服长春瑞滨的巩固作用[21]。患者每 4 周接受 2 个周期的口服长春瑞滨（50mg/m²，第 1、8 和 15 天）和顺铂（第 1 ~ 4 天，20mg/m²），并同步接受 66Gy 放疗。未发生疾病进展的患者被进一步随机分为两组，每 3 周分别给予口服长春瑞滨（第 1 天和第 8 天，60 ~ 80mg/m²）和顺铂

（80mg/m^2，第 1 天）巩固治疗，并与观察组进行比较。共纳入 279 例患者。放化疗组总反应率为 60.7%。合并化疗并没有改善中位 PFS（6.4 个月 vs 5.5 个月，P = 0.63）或中位 OS（20.8 个月 vs 18.5 个月，P = 0.87）。巩固组和观察组 4 年生存率分别为 25.3% 和 21.4%。同步放化疗引起食管炎发生率为 8.6%，恶心 5.0%，疲劳 3.3%，肺炎 2.6%。中性粒细胞减少和贫血是最常见的严重血液毒性（中性粒细胞减少 11.2% 和贫血 3.2%）。与观察组相比，巩固化疗导致更多的中性粒细胞减少症（11.7% vs 5.7%）、贫血（3.5% vs 1.1%）、恶心（4.7% vs 2.9%）和疲劳（2.3% vs 1.0%）。

KCSG － LU05 － 04 试验是一项Ⅲ期研究，目的是检测顺铂联合多西他赛同步放化疗后继续巩固顺铂联合多西他赛治疗的疗效[22]。同步放化疗包括采用 6 周期的每周顺铂（20mg/m^2）和多西他赛（20mg/m^2）加 66Gy 剂量的放疗。巩固多西他赛给药剂量为 35mg/m^2，第 1 天和第 8 天，每 3 周一次，共 3 个周期。在韩国、中国共有 437 名患者被随机分为单独同步放化疗组和同步放化疗巩固多西他赛组。尽管数据更好一些，但是中位 PFS（9.1 个月 vs 8.1 个月，HR = 0.91；95% CI 0.73 ~ 1.12；P = 0.36）和中位 OS（20.6 个月 vs 21.8 个月；HR = 0.91；95% CI 0.72 ~ 1.25；P = 0.44）的获益均无统计学意义。放化疗阶段最常见的 3 ~ 4 级毒性反应为食管炎（9.5%）、感染（6.4%）、厌食症（4.0%）、贫血（5.4%）。与观察组相比，巩固化疗组的中性粒细胞减少（6.9% vs 2.9%）、发热性中性粒细胞减少（1.8% vs 0%）、疲劳（4.6% vs 0%）和厌食症（3.5% vs 1.2%）发生率更高。

在一项包括 41 项研究 3479 名患者的汇总分析中，与观察组相比，巩固化疗组并没有延长中位总生存率（19.0 个月 vs 17.9 个月；HR = 0.94；95% CI 0.81 ~ 1.09；P = 0.40）[23]。巩固组与观察组 3 年生存率相似（27.0% vs 24.8%）。两组患者 3 ~ 5 级毒性反应如中性粒细胞减少症、食管炎、肺炎及治疗相关死亡情况相似。

由于 3 个随机临床试验和 1 项汇总分析中缺乏巩固化疗的获益证据，美国放射肿瘤学会（ASTRO）指南建议在同步放化疗后不要常规使用巩固化疗[24]。然而，在放射治疗期间未接受全剂量全身化疗的患者可以考虑进行巩固化疗。

3　分子靶向治疗

一些用于晚期 NSCLC 的靶向药物已经在局部晚期患者中进行了试验。贝伐单抗是一种针对血管内皮生长因子受体（VEGFR）的单克隆抗体，也是一种被批准用于晚期非鳞状非小细胞肺癌患者的治疗方案[25]。然而，在放化疗期间使用贝伐单抗会增加出血和气管食管瘘发生的风险[26]。由于严重的毒性，贝伐单抗在放化疗期间不再被研究应用。

针对Ⅲ期 NSCLC 患者的表皮生长因子受体的相关研究，包括单克隆抗体西妥昔单抗和酪氨酸激酶抑制剂吉非替尼和厄洛替尼。在 NEAR 试验中，30 名不适合或不愿接受放化疗的患者在放疗期间接受每周 1 次的西妥昔单抗治疗以及 13 周的西妥昔巩固治疗[27]。治疗耐受性良好，中位 OS 19.5 个月，2 年 OS 率 34.9%，与标准放化疗结果相当。N0422 研究采用相似的试验设计，只是没有西妥昔单抗巩固治疗。57 例Ⅲ期 NSCLC 老年或体力评分差的患者中位 OS 为 15.1 个月[28]。瑞典肺癌组试验检测了顺铂和多西他赛诱导化疗 2 个周期后采用西妥昔单抗联合胸部放疗（68Gy，共 7 周）[29]。12 个月临床获益率为 30%，中位 OS 为 17 个月。3 级食管炎1.4%，3 级皮肤毒性 4.2%。Ramalingam 及其同事进行了一项多中心、单臂Ⅱ期临床试验。40 例不可切除的ⅢA 或ⅢB 期 NSCLC 患者接受胸部放疗（剂量为 73.5Gy，35 次，共 7 周）结合每周西妥昔单抗，然后继续巩固卡铂和紫杉醇最多 26 次[30]。研究首要终点中位 OS 为 19.4 个月。西妥昔单抗联合胸部放疗和巩固化疗耐受性良好，3 例患者出现 3 级皮疹。未见 3 级或 4 级食管炎。通过荧光原位杂交（FISH）检测 EGFR 基因拷贝数并不能预测药物疗效。Radiation Therapy Oncology Group（RTOG）0324 和 Cancer and Leukemia Group B（CALGB）30407 试验也证实了西妥昔单抗联合特定放化疗在 NSCLC 中的安全性，联合化疗和西妥昔单抗的毒副作用与单独化疗相当[14, 31]。

The Southwest Oncology Group（SWOG）S0023 试验旨在评估吉非替尼维持治疗在顺铂和依托泊苷同步放化疗伴随 3 个周期巩固多西他赛治疗后是否提高整体生存[32]。243 例分子未经选择的Ⅲ期 NSCLC 患者，经顺铂、依托泊苷联合多西他赛同步放化疗后，随机给予吉非替尼或安慰剂。虽然吉非替尼耐受性良好，但生存指标更差，主要是由于该组出现肿瘤进展。The Japanese Cooperative Oncology Group（JCOG）0402 研究探讨很少或从不吸烟的不可切除的腺癌患者接受诱导化疗后给予吉非替尼和同步胸部放疗。由于毒性的增加，主要是 3 和 4 级肝酶升高，导致不符合预先确定的可行性标准[33]。在一项Ⅱ期研究中，46 名未经选择的Ⅲ期 NSCLC 患者在标准放化疗（每周卡铂加紫杉醇）和两周期巩固化疗期间接受厄洛替尼150mg/d 的治疗。研究的中位 OS 和 5 年 OS 率分别为 36.5 个月和 39.5%[34]。值得注意的是，本研究中有 4 例 EGFR 突变患者，5 例 EGFR 状态未知，排除了该突变对结果的影响。

RTOG 1306 是一项Ⅱ期研究，评估靶向药物在经分子选择的局部晚期 NSCLC 患者中的作用。在这项研究中，EGFR 突变Ⅲ期肺癌患者和 ALK 阳性 NSCLC 患者随机分为 12 周的厄洛替尼（EGFR 突变）或克唑替尼（ALK 阳性）诱导，然后进行放化疗或单独化疗（图 7.1）[35]。

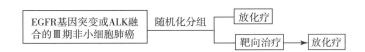

图 7.1　RTOG1306 图解·对于 **EGFR** 突变给予靶向治疗厄洛替尼治疗或对于 **ALK** 融合患者给予克唑替尼治疗 **12** 周。如果靶向治疗 **6** 周后 **CT** 扫描未见部分缓解，患者直接给予放化疗。化疗为顺铂加依托泊苷，或依托泊苷加紫杉醇；放疗 **30** 次，共 **60Gy**，采用调强放疗（**IMRT**）或三维适形放疗（**3D－CRT**）

4　免疫治疗

在Ⅲ期肺癌患者中，免疫治疗使用最多的是 tecemotide（脂质体 BLP25），这是一种以肽为基础的疫苗，是由合成黏液 1（黏蛋白 1，MUC－1）脂肽结合辅佐单磷脂酰脂质 A 和 3 个脂质组成的脂质体产物。在一项Ⅱ期研究中，171 例ⅢB 期或Ⅳ期 NSCLC 患者在初始治疗后无肿瘤进展，随机分为 tecemotide 每周 100μg（共 8 周）伴随维持治疗（每 6 周 1 次）直至肿瘤进展，或者进入观察组[36]。虽然这项研究人群中没有发现疫苗的益处，但一项后续分析显示，tecemotide 组肿瘤进展时间中位数（未明确 vs 13.3 个月）和 2 年 OS 率（60% vs 36.7%）增加。Ⅲ期 NSCLC 患者令人鼓舞的结果开启了 START 试验即一项Ⅲ期研究，1513 名患者在特定放化疗后，随机接受 tecemotide 和安慰剂治疗[37]。虽然在整个患者群体中 tecemotide 与中位 OS 改善无相关性（25.6 个月 vs 22.3 个月，HR = 0.88，95% CI 0.75～1.03，$P = 0.12$），但在同步放化疗患者的亚组分析中，它改善了中位 OS（30.8 个月 vs 20.6 个月；HR = 0.78；95% CI 0.64～0.95，$P = 0.01$）。在 58 个月中位随访的最新分析中，接受 tecemotide 与同步放化疗患者中位 OS 升高相关（29.8 个月 vs 20.8 个月，HR = 0.81；95% CI 0.68～0.98，$P = 0.026$），但在序贯治疗组没有作用（20.7 个月 vs 25.5 个月，HR = 1.04；95% CI 0.82～1.31，$P = 0.76$）[38]。可溶性 MUC 和抗核抗体与 tecemotide 治疗的患者生存率提高有关。EMR 63325－009 研究结果显示，放化疗中加入 tecemotide 没有发现任何获益。因此，TART2 和 INSPIRE 两项探讨 tecemotide 用于同步放化疗的大型随机研究中止。

免疫检查点抑制剂代表了一种很有前景的治疗 NSCLC 的新方法，纳武单抗和派姆单抗被批准用于经治的晚期 NSCLC 患者[39-41]。目前正在研究免疫检查点抑制剂在局部晚期 NSCLC 患者中的作用。抗程序性死亡 1（PD－1）和抗程序性死亡细胞配体 1（PD－L1）抗体均作为Ⅲ期 NSCLC 患者标准放化疗后的巩固治疗方法进行研究[42]。

5　小结

对局部晚期 NSCLC 患者进行标准放化疗的治愈率仍不理想。同期放疗期间有几种可接受的化疗方案，放疗剂量的增加与预后改善无关。巩固化疗虽然常用，但与单纯放化疗相比，并没有提高生存，仅在某些病例中应予以考虑。经分子检测筛选的患者接受靶向治疗的作用，正在这个潜在获益患者群体中进行评估，尽管其适用性可能受到携带靶向驱动基因的患者概率比较低的限制。目前一些研究正在尝试基于免疫检查点抑制剂的巩固疗法，其结果值得期待。

（王延烨　徐嵩　陈军）

参考文献

[1]　Siegel RL，Miller KD，Jemal A（2015）Cancer statistics, 2015. CA Cancer J Clin 65（1）：5 – 29

[2]　Govindan R，Page N，Morgensztern D et al（2006）Changing epidemiology of small – cell lung cancer in the United States over the last 30 years：analysis of the surveillance, epidemiologic, and end results database. J Clin Oncol：Official J Am Soc Clin Oncol 24（28）：4539 – 4544

[3]　Morgensztern D，Ng SH，Gao F，Govindan R（2010）Trends in stage distribution for patients with non – small cell lung cancer：a national cancer database survey. J Thorac Oncol：Official Publ Int Assoc Study of Lung Cancer 5（1）：29 – 33

[4]　Morgensztern D，Waqar S，Subramanian J，Trinkaus K，Govindan R（2012）Prognostic impact of malignant pleural effusion at presentation in patients with metastatic non – small – cell lung cancer. J Thorac Oncol：Official Publ Int Assoc Study of Lung Cancer 7（10）：1485 – 1489

[5]　Goldstraw P，Crowley J，Chansky K et al（2007）The IASLC Lung Cancer Staging Project：proposals for the revision of the TNM stage groupings in the forthcoming（seventh）edition of the TNM Classification of malignant tumours. J Thorac Oncol：Official Publ Int Assoc for the Study of Lung Cancer 2（8）：706 – 714

[6]　Ettinger DS，Akerley W，Borghaei H et al（2012）Non – small cell lung cancer. J Nat Compr Cancer Network：JNCCN 10（10）：1236 – 1271

[7]　Dillman RO，Seagren SL，Propert KJ et al（1990）A randomized trial of induction chemotherapy plus high – dose radiation versus radiation alone in stage III non – small – cell lung cancer. The New England J Med 323（14）：940 – 945

[8]　Curran WJ Jr，Paulus R，Langer CJ et al（2011）Sequential versus concurrent chemoradiation for stage III non – small cell lung cancer：randomized phase III trial RTOG 9410. J Natl Cancer Inst 103（19）：1452 – 1460

[9]　Auperin A，Le Pechoux C，Rolland E et al（2010）Meta – analysis of concomitant versus sequential radiochemotherapy in locally advanced non – small – cell lung cancer. J Clin Oncol：

Official J Am Soc Clin Oncol 28（13）：2181－2190

[10] Belani CP, Choy H, Bonomi P et al（2005）Combined chemoradiotherapy regimens of paclita-xel and carboplatin for locally advanced non－small－cell lung cancer：a randomized phase Ⅱ locally advanced multi－modality protocol. J Clin Oncol：Official J Am Soc Clin Oncol 23（25）：5883　5891

[11] Bradley JD, Paulus R, Komaki R et al（2015）Standard－dose versus high－dose conformal radiotherapy with concurrent and consolidation carboplatin plus paclitaxel with or without cetux-imab for patients with stage IIIA or IIIB non－small－cell lung cancer（RTOG 0617）：a ran-domised, two－by－two factorial phase 3 study. Lancet Oncol 16（2）：187－199

[12] Albain KS, Crowley JJ, Turrisi AT 3rd et al（2002）Concurrent cisplatin, etoposide, and chest radiotherapy in pathologic stage IIIB non－small－cell lung cancer：a Southwest Oncology Group phase II study, SWOG 9019. J Clin Oncol：Official J Am Soc Clin Oncol 20（16）：3454－3460

[13] Gandara DR, Chansky K, Albain KS et al（2003）Consolidation docetaxel after concurrent che-moradiotherapy in stage IIIB non－small－cell lung cancer：phase II Southwest Oncology Group Study S9504. J Clin Oncol：Official J Am Soc of Clin Oncol 21（10）：2004－2010

[14] Govindan R, Bogart J, Stinchcombe T et al（2011）Randomized phase II study of pemetrexed, carboplatin, and thoracic radiation with or without cetuximab in patients with locally advanced unresectable non－small－cell lung cancer：Cancer and Leukemia Group B trial 30407. J Clin Oncol：Official J Am Soc of Clin Oncol 29（23）：3120－3125

[15] Choy H, Schwartzberg LS, Dakhil SR et al（2013）Phase 2 study of pemetrexed plus carbopla-tin, or pemetrexed plus cisplatin with concurrent radiation therapy followed by pemetrexed con-solidation in patients with favorable－prognosis inoperable stage IIIA/B non－small－cell lung cancer. J Thorac Oncol：Official Publication Int Assoc Study of Lung Cancer 8（10）：1308－1316

[16] Scagliotti GV, Parikh P, von Pawel J et al（2008）Phase III study comparing cisplatin plus gemcitabine with cisplatin plus pemetrexed in chemotherapy－naive patients with advanced－stage non－small－cell lung cancer. J Clin Oncol：Official J Am Soc Clin Oncol 26（21）：3543－3551

[17] Wang L, Wu S, Ou G et al（2012）Randomized phase II study of concurrent cisplatin/etopo-side or paclitaxel/carboplatin and thoracic radiotherapy in patients with stage III non－small cell lung cancer. Lung Cancer 77（1）：89－96

[18] Santana－Davila R, Devisetty K, Szabo A et al（2015）Cisplatin and etoposide versus carbopl-atin and paclitaxel with concurrent radiotherapy for stage III non－small－cell lung cancer：an analysis of Veterans Health Administration data. J Clin Oncol：Official J Am Soc Clin Oncol 33（6）：567－574

[19] Senan S, Brade AM, Wang L et al（2015）Final overall survival（OS）results of the phase III PROCLAIM trial：Pemetrexed（Pem）, cisplatin（Cis）or etoposide（Eto）, Cis plus thoracic radiation therapy（TRT）followed by consolidation cytotoxic chemotherapy（CTX）in locally advanced nonsquamous non－small cell lung cancer（nsNSCLC）. ASCO Meet Abs. 2015；33（15_ suppl）：7506

[20] Hanna N, Neubauer M, Yiannoutsos C et al（2008）Phase III study of cisplatin, etoposide, and concurrent chest radiation with or without consolidation docetaxel in patients with inoperable stage III non－small－cell lung cancer：the Hoosier Oncology Group and U. S. Oncology.

Journal of Clincal Oncology: Official Journal of the American Society of. Clin Oncol 26 (35): 5755 - 5760

[21] Huber RM, Engel – Riedel W, Kollmeier J et al (2012) GILT study: oral vinorelbine (NV-Bo) and cisplatin (P) with concomitant radiotherapy (RT) followed by either consolidation (C) with NVBo plus P plus best supportive care (BSC) or BSC alone in stage (st) III non – small cell lung cancer (NSCLC): final results of a phase (ph) III study. ASCO Meet Abs. 2012; 30 (15_ suppl): 7001

[22] Ahn JS, Ahn YC, Kim JH et al (2015) multinational randomized phase iii trial with or without consolidation chemotherapy using docetaxel and cisplatin after concurrent chemoradiation in inoperable stage iii non – small – cell lung cancer: KCSG – LU05 – 04. J Clin Oncol

[23] Tsujino K, Kurata T, Yamamoto S et al (2013) Is consolidation chemotherapy after concurrent chemo – radiotherapy beneficial for patients with locally advanced non – small – cell lung cancer?: A pooled analysis of the literature. J Thorac Oncol 8 (9): 1181 - 1189

[24] Bezjak A, Temin S, Franklin G et al (2015) Definitive and adjuvant radiotherapy in locally advanced non – small – cell lung cancer: American Society of Clincal oncology Clincal practice guideline endorsement of the american society for radiation oncology evidence – based Clincal practice guideline. J Clin Oncol. 2015; 33 (18): 2100 - 2105

[25] Sandler A, Gray R, Perry MC et al (2006) Paclitaxel – carboplatin alone or with bevacizumab for non – small – cell lung cancer. The New England J Med 355 (24): 2542 - 2550

[26] Spigel DR, Hainsworth JD, Yardley DA et al (2010) Tracheoesophageal fistula formation in patients with lung cancer treated with chemoradiation and bevacizumab. J Clin Oncol 28 (1): 43 - 48

[27] Jensen AD, Munter MW, Bischoff HG et al (2011) Combined treatment of nonsmall cell lung cancer NSCLC stage III with intensity – modulated RT radiotherapy and cetuximab: the NEAR trial. Cancer 117 (13): 2986 - 2994

[28] Jatoi A, Schild SE, Foster N et al (2010) A phase II study of cetuximab and radiation in elderly and/or poor performance status patients with locally advanced non – small – cell lung cancer (N0422). Annals of Oncol: Official J Euro Soc Med Oncol/ESMO 21 (10): 2040 - 2044

[29] Hallqvist A, Wagenius G, Rylander H et al (2011) Concurrent cetuximab and radiotherapy after docetaxel – cisplatin induction chemotherapy in stage III NSCLC: satellite – a phase II study from the Swedish Lung Cancer Study Group. Lung Cancer 71 (2): 166 - 172

[30] Ramalingam SS, Kotsakis A, Tarhini AA et al (2013) A multicenter phase II study of cetuximab in combination with chest radiotherapy and consolidation chemotherapy in patients with stage III non – small cell lung cancer. Lung Cancer 81 (3): 416 - 421

[31] Blumenschein GR Jr, Paulus R, Curran WJ et al (2011) Phase II study of cetuximab in combination with chemoradiation in patients with stage IIIA/B non – small – cell lung cancer: RTOG 0324. J Clin Oncol: Official J Am Soc Clin Oncol 29 (17): 2312 - 2318

[32] Kelly K, Chansky K, Gaspar LE et al (2008) Phase III trial of maintenance gefitinib or placebo after concurrent chemoradiotherapy and docetaxel consolidation in inoperable stage III non – small – cell lung cancer: SWOG S0023. J Clin Oncol 26 (15): 2450 - 2456

[33] Niho S, Ohe Y, Ishikura S et al (2012) Induction chemotherapy followed by gefitinib and concurrent thoracic radiotherapy for unresectable locally advanced adenocarcinoma of the lung: a multicenter feasibility study (JCOG 0402). Annals of Oncol: Official J Euro Soc Med Oncol/ESMO 23 (9): 2253 - 2258

［34］　Komaki R，Allen PK，Wei X et al（2015）Adding Erlotinib to Chemoradiation Improves Over-
　　　all Survival but Not Progression – Free Survival in Stage III Non – Small Cell Lung Cancer. Int
　　　J Radiat Oncol Biol Phys 92（2）：317 – 324

［35］　Devarakonda S，Morgensztern D，Govindan R（2013）Molecularly targeted therapies in locally
　　　advanced non – small – cell lung cancer. Clin lung Cancer 14（5）：467 – 472

［36］　Butts C，Murray N，Maksymiuk A et al（2005）Randomized phase IIB trial of BLP25 liposome
　　　vaccine in stage IIIB and IV non – small – cell lung cancer. J Clin Oncol：Official J Am Soc
　　　Clin Oncol 23（27）：6674 – 6681

［37］　Butts C，Socinski MA，Mitchell PL et al（2014）Tecemotide（L – BLP25）versus placebo af-
　　　ter chemoradiotherapy for stage III non – small – cell lung cancer（START）：a randomised,
　　　double – blind，phase 3 trial. Lancet Oncol 15（1）：59 – 68

［38］　Mitchell P，Thatcher N，Socinski MA，et al（2015）Tecemotide in unresectable stage III non –
　　　small – cell lung cancer in the phase III START study：updated overall survival and biomarker
　　　analyses. Ann Oncol

［39］　Brahmer J，Reckamp KL，Baas P et al（2015）Nivolumab versus docetaxel in advanced squa-
　　　mous – cell non – small – cell lung cancer. The New England J Med 373（2）：123 – 135

［40］　Sul J，Blumenthal GM，Jiang X，He K，Keegan P，Pazdur R（2016）FDA approval summary：
　　　Pembrolizumab for the treatment of patients with metastatic non – small cell lung cancer whose
　　　tumors express programmed death – ligand 1. Oncologist 21（5）：643 – 650

［41］　Kazandjian D，Suzman DL，Blumenthal G，Mushti S，He K，Libeg M，Keegan P，Pazdur R.
　　　FDA approval summary：Nivolumab for the treatment of metastatic non – small cell lung cancer
　　　with progression on or after platinum – based chemotherapy. Oncologist 2016 May；21（5）：
　　　634 – 642

［42］　Mamdani H，Jalal SI，Hanna N（2015）Locally advanced non – small cell lung cancer：Opti-
　　　mal chemotherapeutic agents and duration. Curr Treat Options Oncol 16（10）：364

第 8 章
肺癌的靶向治疗

Thomas E. Stinchcombe

摘要

靶向治疗已成为非小细胞肺癌（NSCLC）患者的标准疗法。在非鳞癌的晚期 NSCLC 患者中，卡铂和紫杉醇联合贝伐单抗的Ⅲ期试验表明，疗效有统计学意义上的显著改善。对于具有活化表皮生长因子受体（EGFR）突变（定义为外显子 19 缺失和外显子 21 L858R 点突变）的 NSCLC 患者的一线治疗方案，EGFR 酪氨酸激酶抑制剂（TKI）与铂类化疗相对照的Ⅲ期试验已证明，具有更好的疗效。对于具有间变性淋巴瘤激酶（ALK）重排的 NSCLC 患者，与一线治疗中的铂类 – 培美曲塞和二线治疗中的标准化疗相比，克唑替尼的Ⅲ期试验表现出更高的疗效。第二代 ALK 抑制剂，色瑞替尼可用于克唑替尼后进展或不耐受的患者。克唑替尼也显示出对 ROS1 重排患者的疗效，而 BRAF 抑制剂（达拉菲尼、维莫非尼）在有 BRAF V600E 突变的 NSCLC 患者中具有疗效。对靶向治疗敏感的致癌突变主要见于非鳞癌的 NSCLC。由于在鳞癌中观察到的基因组复杂性以及 EGFR、ALK 和 ROSI 分子的低突变率，在鳞癌患者中开展靶向治疗更具挑战性。顺铂和吉西他滨联合妥珠单抗治疗晚期鳞癌患者的Ⅲ期试验中，在无进展生存期和总生存期方面显示出具有统计学意义的显著改善。

关键词

表皮生长因子受体（EGFR）突变；间变性淋巴瘤激酶（ALK）重排；血管生成；ROS1 重排；BRAF 突变

T. E. Stinchcombe (✉)
University of North Carolina at Chapel Hill, 170 Manning Drive,
Physician's Office Building, 3rd Floor, Chapel Hill, NC 27599 – 7305, USA
e – mail：Thomas_ stinchcombe@ med. unc. edu

目录

1 引言

肺癌仍然是美国乃至全球癌症相关死亡的主要原因[1-3]。大多数患者具有非小细胞肺癌（NSCLC）亚型，并且在明确诊断时大多已到晚期[4]。对于晚期 NSCLC（定义为ⅡB 期或Ⅳ期）的患者，铂类化疗是几十年来全身治疗的主要方案。然而，各种铂类联合用药的临床试验显示已达到了一个治疗平台[5,6]。因此，药物开发的焦点转变成为开发针对关键细胞信号转导途径或特定致癌过程的药剂。几种靶向药物现已成为治疗 NSCLC 的标准治疗方法，而其他药物的开发也在紧锣密鼓地进行中。靶向治疗的预测性生物标志物的鉴定和开发加速了药物开发的步伐，并显著改善了晚期 NSCLC 患者的临床治疗。目前靶向疗法最常用于非鳞癌的 NSCLC 患者。而用于小细胞肺癌（SCLC）和肺鳞癌的靶向疗法的开发则更具挑战性。

2 抗血管生成剂

新生血管的能力是癌症的标志之一，新生血管通过运输氧和营养物，以维持肿瘤生长，并转移性病灶提供了通道[7]。因此，有大量的研究开始关注于破坏血管生成的过程。可用于晚期 NSCLC 的第一种抗血管生成剂是贝伐单抗，是一种靶向血管内皮生长因子（VEGF）A 的单克隆抗体，它是一种与 VEGF 受体结合的配体。一项晚期 NSCLC 患者的 II 期随机试验研究中，单独使用卡铂和紫杉醇以及联合贝伐单抗（用量为每 3 周 1 次，7.5mg/kg 或每 3 周 1 次，15mg/kg）的疗效对比[8]。该试验确定在后续试验中贝伐单抗与卡铂和紫杉醇联合的首选剂量为每 3 周 1 次，15mg/kg。而贝伐单抗所治疗的鳞癌患者的肺出血发生率极高，故鳞癌患者被排除在后续试验之外。III 期临床试验比较了卡铂和紫杉醇联合贝伐单抗治疗晚期非鳞癌的 NSCLC 的疗效。排除了咯血、高血压未控制、临床有显著的心血管疾病和在进行抗凝治疗的患者。该试验显示，在加用贝伐单抗后，客观缓解率（ORR），无进展生存期（PFS）和总生存期（OS）均有统计学意义上的改善（表 8.1）[9]。一项关于晚期非鳞 NSCLC 患者的三臂 II 期试验，用于对比研究顺铂和吉西他滨联合安慰剂或贝伐单抗（剂量分为每 3 周 1 次，7.5mg/kg；或每 3 周 1 次，15mg/kg）（表 8.1）[10, 11]。这项研究的主要研究终点是 PFS，而不是为了研究比较两种剂量贝伐单抗的疗效。与安慰剂组相比，每 3 周给贝伐单抗 7.5mg/kg 组或 15mg/kg 组的患者具有统计学上更好的 ORR 和 PFS；本研究次要研究目的为 OS，与安慰剂组相比，两个贝伐单抗组并未显现出有统计学意义的明显 OS 改善。在这些试验中观察到的唯一的与贝伐单抗相关的 3 级或 4 级毒性反应是高血压、蛋白尿和出血（肺或胃肠道）。贝伐单抗与铂类疗法相结合是第一个靶向联合治疗方案，与单独使用铂类化疗相比，结果被证实有所改善。然而，由于毒性反应，与合并症相关的治疗限制以及缺乏预测性生物标志物限制了靶向药物的未来发展。

雷莫芦单抗是一种针对 VEGFR2 细胞外结构域的单克隆抗体，一项关于铂类治疗后疾病进展患者的 III 期试验中，研究了多西他赛联合安慰剂或雷莫芦单抗的疗效对比[12]。入组患者没有相关的病理类型限制，其中，大约 25% 的患者为鳞癌。与安慰剂组相比，在雷莫芦单抗组患者观察到有统计学意义的显著增高的 ORR，且 PFS 和 OS 显著延长（表 8.1）。

表 8.1　所选的晚期非小细胞肺癌抗血管生成药的 III 期试验

比较（患者数）	治疗线	客观缓解率	中位无进展生存期	中位总生存期
卡铂 + 紫杉醇 ± 贝伐单抗[9]（$n = 838$）	一线	35% vs 15% $P < 0.001$	6.2 个月 vs 4.5 个月 HR = 0.66, $P < 0.001$	12.3 个月 vs 10.3 个月，HR = 0.79, $P = 0.003$
顺铂/吉西他滨联合安慰剂[10,11]	一线	20.1%	6.1 个月	13.1 个月
贝伐单抗 7.5mg/kg		34.1% （$P < 0.001$）	6.7 个月 HR = 0.75, $P = 0.003$	13.6 个月 HR = 0.93, $P = 0.420$
贝伐单抗 15mg/kg （$n = 1043$）[a]		30.4% （$P = 0.0023$）	6.5 个月 HR = 0.82, $P = 0.03$	13.4 个月 HR = 1.03, $P = 0.761$

续表

比较（患者数）	治疗线	客观缓解率	中位无进展生存期	中位总生存期
多西他赛联合安慰剂或雷莫芦单抗[12]（n = 1253）	二线	23% vs 14% P < 0.0001	4.5 个月 vs 3.0 个月 HR = 0.76 P < 0.0001	10.5 个月 vs 9.1 个月 HR = 0.86, P = 0.023

ᵃ这是一个三臂研究，贝伐单抗 7.5mg/kg 剂量组和 15mg/kg 剂量组与安慰剂组相对比；HR：风险比

在鳞癌亚分组中未发现有更高的毒性反应率。与多西他赛单药组相比，雷莫芦单抗联合组的中性粒细胞减少发生率更高（10% vs 6%；）3 级以上的出血发生率相似（均为 2%）。但尚未研究出雷莫芦单抗的预测性生物标志物。

3 表皮生长因子受体（EGFR）酪氨酸激酶抑制剂在 EGFR 突变的 NSCLC 中的作用

在表皮生长因子受体（EGFR）酪氨酸激酶抑制剂（TKI）的早期试验中，轻度或从不吸烟的亚裔肺腺癌患者被观察到更高的反应率[13]。随后发现具有这些临床特征的患者激活 EGFR 突变的概率高，突变类型被定义为 19 外显子缺失或 21 外显子 L858R 点突变[14, 15]。基于这些临床观察，一项关于轻度或从不吸烟的亚裔晚期肺腺癌患者的前瞻性Ⅲ期试验，比较了吉非替尼与卡铂/紫杉醇两者之间的疗效[16]。与卡铂和紫杉醇组相比，在有治疗意向的患者人群中，被分配到吉非替尼组的患者，在统计学上具有明显增高的 ORR 和明显延长的 PFS。在被确诊 EGFR 突变的患者亚组（n = 261）中，与卡铂和紫杉醇相比，吉非替尼组患者的 ORR 和 PFS 均有统计学意义上的增高（表 8.2）。吉非替尼组中没有 EGFR 突变的患者（n = 176）与卡铂和紫杉醇组相比，ORR 减低（1.1% vs 23.5%，P < 0.001），PFS 缩短（HR = 2.85；95% CI 2.05~3.98，P < 0.001；中位 PFS 为 1.5 个月和 5.5 个月）均有统计学意义[16, 17]。该临床富集队列中 EGFR 突变的概率约为 60%。该试验建立的 EGFR 突变而不是以 EGFR 荧光原位杂交（FISH）和 EGFR 免疫组织化学（IHC）为目的，而是用于选择 EGFR TKI 治疗的生物标志物[17]。该试验结果表明，临床特征不适合作为确定患者是否应将 EGFR TKI 作为一线治疗的依据，而是需要进行进一步的 EGFR 突变检测。此外，其他已经进行了的关于比较 EGFR TKI 与铂类双药化疗的试验在表 8.2 中一一列出，这些试验均要求以 EGFR 突变为纳入标准（表 8.2）。在这些试验中，EGFR TKI 组的 ORR、PFS 和生活质量均有改善[18-26]。EGFR TKI 最常见的不良反应是皮疹和腹泻，不太常见的严重不良反应包括口腔炎、甲沟炎和间质性肺炎。

表 8.2　所选的表皮生长因子受体酪氨酸激酶抑制剂与铂类化疗对比

比较（患者数）	对比	客观缓解率	中位无进展生存期	中位总生存期
IPASS[16,17] （N = 261）[a]	吉非替尼 vs 卡铂 + 紫 杉醇	71.2% vs 47.3% P < 0.001	9.5 vs 6.3 个月 HR = 0.48 P < 0.001	21.6 vs 21.9 个月 HR = 1.00， P = 0.990
NEJSG[18]（n = 200）	吉非替尼 vs 卡铂 + 紫 杉醇	73.7% vs 30.7% P < 0.001	10.8 vs 5.4 个月 HR = 0.30， P < 0.001	30.5 vs 23.6 个月 P = 0.31
WJTOG[19]（n = 172）	吉非替尼 vs 顺铂 + 多西 他赛	62.1% vs 32.2% P < 0.0001	9.2 vs 6.3 个月 HR = 0.489， P < 0.0001	30.9 个月 vs 未达到 HR = 1.638， P = 0.211
CTONG[24]（n = 165）	厄洛替尼 vs 卡铂 + 吉西 他滨	83.0% vs 36% P < 0.0001	13.1 vs 4.6 个月 HR = 0.16， P < 0.001	22.69 vs 28.85 个月 HR = 1.04， P = 0.6915
EURTAC[23]（n = 174）	厄洛替尼 vs 含铂两药 化疗	58% vs 15%	9.7 vs 5.2 个月 HR = 0.37 P < 0.0001	19.3 vs 19.5 个月 HR = 1.04 P = 0.87
LUX Lung - 3[21]（n = 345）	阿法替尼 vs 顺铂 + 培美 曲塞	56% vs 23% P < 0.001	11.1 vs 6.9 个月 HR = 0.58， P < 0.0001	28.2 vs 28.2 个月 HR = 0.88， P = 0.39
LUX Lung - 6[20]（n = 364）	阿法替尼 vs 顺铂 + 吉西 他滨	66.9% vs 23.0% P < 0.0001	11.0 vs 5.6 个月 HR = 0.28， P < 0.0001	23.1 vs 23.5 个月 HR = 0.93， P = 0.61

　　IPASS：易瑞沙泛亚研究；NEJSG：北东日本研究机构；WJTOG：西日本胸部肿瘤学组；CTONG：中国胸部肿瘤学组；EURTAC：欧洲特罗凯与化疗对比研究；HR：风险比；[a]数据代表具有确认的 EGFR 突变的亚组

　　回顾性分析观察到有 EGFR 19 外显子缺失的患者，与有 21 外显子 L858R 缺失患者相比，EGFR TKI 的疗效更好，但临床上对具有 19 或 21 外显子 EGFR 突变患者的治疗方案是相同的。最近对两个阿法替尼试验的综合分析比较基于铂类的化学疗法已经对 EGFR 外显子 19 和外显子 21 治疗方式相同的假设提出了挑战[27]。在两项试验的联合分析中，在 EGFR 外显子 19 和外显子 21 L858R 突变（n = 631）的患者中，与铂类化疗相比，阿法替尼组患者的 OS 更长，具有统计学意义（HR = 0.81，95% CI 0.66 ~ 0.99；P = 0.037；中位 OS 分别为 27.3 个月和 24.3 个月）。当通过突变类型分析患者时，外显子 19 缺失患者亚组的 OS 差异仍然具有统计学意义（n = 355，HR = 0.59，95% CI 0.45 ~ 0.77；P = 0.0001；中位 OS 分别为 31.7 个月和 20.7

个月）。然而，在 21 外显子 L858R 缺失亚组中未观察到 OS 的统计学显著差异（$n = 276$，$HR = 1.25$，$95\% CI\ 0.92 \sim 1.71$；$P = 0.16$；中位 OS 分别为 22.1 个月和 26.9 个月）。这一观察结果提出了这样一个问题，阿法替尼是否是更适合 EGFR 外显子 19 缺失的患者的 EGFR TKI。因为 EGFR TKI 与铂类化疗相比，有意向治疗的患者人群中 21 外显子缺失亚组的 ORR 和 PFS 均有所改善，而 OS 却无改善。

EGFR TKI 用于 EGFR 突变 NSCLC 患者的治疗是一项重大的治疗进展；然而，疾病进展是不可避免的，通常在 10 ~ 15 个月内发生。已经确定了多种耐药机制，但 50% ~ 60% 的 EGFR 突变 NSCLC 会发展出 T790M 抗性突变[28-30]。另一章则重点介绍了该患者群体的耐药机制和药物开发。

4 EGFR 酪氨酸激酶抑制剂在二、三线治疗中的应用

厄洛替尼目前可用于铂类化疗后进展的患者，这是基于厄洛替尼的Ⅲ期试验的结果，试验中厄洛替尼与最佳支持治疗相比，ORR、PFS、OS 和生活质量均得到改善[31, 32]。根据肿瘤分子特征分析疗效结果，发现 OS 不受 EGFR 突变状态的影响[33]。因此，无论 EGFR 突变状态如何，厄洛替尼都可作为二线和三线治疗中的一种治疗方法。然而，EGFR 野生型 NSCLC 在一线治疗中观察到的有限活性引发了对 EGFR TKIs 用于二、三线治疗的质疑。一项关于在铂类化疗后进展的患者的前瞻性试验中，对比了多西他赛和厄洛替尼的疗效（$n = 222$）[34]。与厄洛替尼组相比，多西他赛组患者有更好的 OS（$HR = 0.73$，$95\% CI\ 0.523 \sim 1.00$；$P = 0.05$；中位 OS 分别为 8.2 个月和 5.4 个月）和 PFS（$HR = 0.71$，$95\% CI\ 0.53 \sim 0.95$；$P = 0.02$；中位数为 2.9 个月和 2.4 个月）。这些数据支持化学疗法应为首选的二线治疗方案。

人们对通过观察临床因素或预测生物标志物来识别 EGFR 野生型突变患者群体中哪些能在二和三线 EGFR TKI 治疗中受益，有相当大的兴趣。多变量血清蛋白质组学检测可将患者分为 EGFR TKI 疗效良好或不良两组[35]。一项Ⅲ期临床试验前瞻性评估了蛋白质组学特征，并根据状态良好或不良分层患者，随后将患者随机分配至厄洛替尼或二线化疗[36]。结果显示治疗和蛋白质组学分类之间的相互联系具有统计学意义（$P = 0.017$）。在蛋白质组学分类良好的患者中，厄洛替尼组与化疗组的患者 OS 相仿（$HR = 1.06$，$95\% CI\ 0.77 \sim 1.47$；$P = 0.714$；中位 OS 为 10.9 个月和 11.0 个月）。在蛋白质组学分类较差的患者中，与化疗组相比，分配到厄洛替尼组的患者的 OS 缩短，且具有统计学意义（$HR = 1.72$，$95\% CI\ 1.08 \sim 2.74$，$P = 0.022$；中位 OS 为 3.0 个月和 6.4 个月）。因此，血清蛋白质组学状况差的患者不应接受厄洛替尼治疗，而且该试验的主要用于 EGFR 野生型突变的 NSCLC 患者。

5　表皮生长因子酪氨酸激酶抑制剂在辅助治疗中的应用

鉴于 EGFR TKIs 在转移性 EGFR 突变 NSCLC 患者中具有良好的疗效，将 EGFR TKIS 用于已进行了手术病灶切除的 EGFR 突变 NSCLC 患者的辅助治疗具有重要意义。一项单臂 II 期试验中，已切除病灶的 I A 期至 III A 期 EGFR 突变型 NSCLC 的 100 名患者每日口服 150mg 厄洛替尼治疗，并维持 2 年时间[37]，2 年无病生存率（DFS）为 86%，在入选的患者中，69% 的患者接受厄洛替尼治疗至少 22 个月，40% 的患者经历了至少一次减少药量的调整。试验结果显示 2 年的 DFS 为 89%，中位 DFS 未达标。29 例患者复发，停用厄洛替尼后中位复发时间为 8.5 个月（范围未 0~47 个月）。OS 数据尚未得出。

在一项关于经手术完全切除的 I B 期至 III A 期 NSCLC 并经 IHC 或 FISH 鉴定 EGFR 突变的患者的 III 期试验中，对比研究了厄洛替尼辅助治疗与安慰剂之间的疗效差异。有些患者已经接受过辅助化疗。本研究主要目的是 DFS，与安慰剂相比，有治疗意向的厄洛替尼辅助治疗组的患者表现出相似的 DFS（HR = 0.90；95% CI 0.741~1.104；P = 0.3235；中位 DFS 分别为 50.2 个月和 48.2 个月）。在入选的 973 名患者中，161 名为有 EGFR 突变的 NSCLC。在有 EGFR 突变的 NSCLC 患者中，与安慰剂组相比，厄洛替尼组具有更长的 DFS（HR = 0.61，95% CI 0.384~0.981；P = 0.0391）。由于试验对象分层，所以该结果不被认为具有统计学意义。

综上，所得数据不支持在未筛选患者的前提下使用 EGFR TKI 进行辅助治疗。在 EGFR 突变的 NSCLC 患者中，EGFR TKI 辅助治疗似乎可以延缓疾病复发，但是没有明确的数据证明 OS 有所改善。使用 EGFR TKI 进行辅助治疗仍存在一些重要问题，包括 EGFR TKI 耐药性的可能，以及长期维持治疗的剂量选择问题。美国国家癌症研究所的肺癌辅助富集标志物鉴定和测序试验（ALCHEMIST，NCTO2194738）目前正在筛查手术切除患者的分子异常[38]。有 EGFR 突变的 NSCLC 患者将被纳入 ALCHEMIST – EGFR 临床试验（NCT02193282），该试验通过对比安慰剂与维持两年的厄洛替尼辅助治疗（每日 150mg），研究是否对 OS 有影响，该试验将招募 410 名患者。与此同时，在临床试验范围之外不建议使用 EGFR TKI 作为辅助治疗，并应鼓励患者积极参加 ALCHEMIST 试验。

6　间变性淋巴瘤激酶抑制剂

2007 年首次在 NSCLC 中检测到间变性淋巴瘤激酶（ALK）重排，估计腺癌患者的 ALK 易位率约为 8%[3]。ALK 重排在肺腺癌患者和从不或轻度吸烟史的患者中更常见[39, 40]。一项关于确认存在 ALK 重排的晚期 NSCLC 患者的I期扩展队列研究中观察到，间变性淋巴瘤激酶抑制剂克唑替尼具有显著活性[41]，因此，克唑替尼于 2011 年被批准用于临床。早期预测生物标志物的确定显著加速了克唑替尼的药物开发和批准过程。随后的两项试验对有 ALK 重排的晚期 NSCLC 患者进行克唑替尼与一线治疗铂类＋培美曲塞或与二线多西他赛或培美曲塞单药化疗进行疗效对比研究[42, 43]。在两项试验中，与化疗相比，克唑替尼组的患者具有更高的 ORR 和更长的 PFS，以及更好的 QoL，且具有统计学意义（表 8.3）。与接受培美曲塞的未经分子筛选的非鳞癌 NSCLC 患者相比，ALK 重排患者使用培美曲塞后具有更高的 ORR[42, 44]。克唑替尼的最常见不良反应是视觉障碍、腹泻、水肿、呕吐、便秘和肝酶升高。最常见的 3 级或 4 级不良反应是肝酶升高和中性粒细胞减少，发生率 >5%。

表 8.3　有 ALK 重排的晚期 NSCLC 患者采用 ALK 抑制剂治疗的疗效对比试验

比较项目	客观反应率	中位无进展生存期	中位总生存时间
克唑替尼 vs 化疗 （多西他赛或培美曲塞） （n = 347）[44]	65% vs 20% $P < 0.001$	7.7 vs 3.0 个月 HR = 0.49， $P < 0.001$	20.3 vs 22.8 个月 HR = 1.02， $P = 0.54$
克唑替尼 vs 铂类 – 培美曲塞 （n = 343）[42]	74% vs 45% $P < 0.001$	10.9 vs 7.0 个月 HR = 0.45， $P < 0.001$	未明确 HR = 0.82， $P = 0.36$
色瑞替尼[45] （n = 114）	58%	7.0 个月	未明确
色瑞替尼（在克唑替尼之前用） （n = 80）	56%	6.9 个月	未明确
色瑞替尼（在克唑替尼治疗后疾病 　进展或无法耐受克唑替尼后用） （n = 34）	62%	未明确	未明确
艾乐替尼（在克唑替尼之前用）[47] （n = 47）	55%	未明确	未明确
艾乐替尼（在克唑替尼治疗后疾病进 　展或无法耐受克唑替尼后用）[46] （n = 43）	93.5%	未明确	未明确

ALK：间变性淋巴瘤激酶；HR：危险度；a：患者每天服用 400mg 最小剂量色瑞替尼后得到的数据

色瑞替尼是比克唑替尼有效 20 倍的第二代 ALK 抑制剂，色瑞替尼在经克唑替尼治疗后疾病进展患者或无法耐受克唑替尼治疗的患者中均显示了疗效（表 8.3）[45]。3 级或 4 级不良事件是肝酶升高、腹泻、脂肪酶升高、恶心、疲劳和呕吐，发生率 >5%。大约 60% 按批准剂量 750mg 治疗的患者至少需要减少一剂药量。由于许多患者呈现或进展为脑转移，所以在试验中可观察到具有临床相关性的未经治疗的中枢神经系统转移的患者。

艾乐替尼是一种高选择性 ALK 抑制剂，已证实具有抗 L1196M 突变的活性，这种突变往往导致克唑替尼耐药[46]。在并未行 ALK 抑制剂治疗的有 ALK 重排的 NSCLC 患者的 I / II 期试验中进行了艾乐替尼研究，II 期的主要研究目的是 ORR。II 期的推荐剂量为每天两次，每次 300mg，II 期队列中观察到的 ORR 为 93.5%（95% CI 82.1%~98.6%）。观察到的 3 级治疗相关不良反应为中性粒细胞计数减少（4%），肌酸磷酸激酶升高（4%），肝酶升高（2%），胆红素升高（2%）和皮疹（2%）。PFS 的数据在公布时尚不成熟。在治疗和未治疗的脑转移患者中也证实了其活性。一项 I / II 期试验对有 ALK 重排并有疾病进展或对克唑替尼耐药的 NSCLC 患者进行了艾乐替尼治疗研究，II 期试验的主要研究目的是 ORR[47]。基于在试验的 I 期部分和 II 期部分观察到的毒性和耐受性，艾乐替尼的剂量选择为 600mg，每天 2 次，ORR 为 55%，PFS 数据在发表时尚不成熟。在基线治疗中有 21 例中枢神经系统转移患者，52% 有客观缓解，38% 达到稳定状态。最常见的 3 级或 4 级不良反应是 γ - 谷氨酰转肽酶升高，中性粒细胞计数减少和低磷血症。研究证实，艾乐替尼和色瑞替尼对中枢神经系统疾病患者、对克唑替尼耐受或疾病进展，未接受 ALK 抑制剂治疗的患者中均表现出疗效。

在大约 1% 的 NSCLC 病例中可检测到 ROS1 重排，并且更常见于从未或轻度吸烟者和肺腺癌患者[48]。临床前数据显示，克唑替尼在 ROS1 重排细胞系中具有显著活性[48]。一项单臂 II 期试验研究了 50 名有 ROS1 重排的患者经克唑替尼治疗后，ORR 为 72%（95% CI 58%~84%），中位 PFS 为 19.2 个月（95% CI 14.4 至未达到）[49]。30 例患者的第二阶段研究显示，ORR 为 80%，中位 PFS 为 9.1 个月[50]。这两项试验的样本量都很小，但证实了克唑替尼对有 ROSI 重排的 NSCLC 患者有显著疗效。

7　BRAF 抑制剂

在 2%~3% 的肺腺癌 NSCLC 患者中可检测到 BRAF 突变，而且在有吸烟史的患者中更常检测到 BRAF 突变，并且 50%~75% 的 BRAF 突变是在黑素瘤中也出现的 BRAF V600E 突变[3, 51]。维罗非尼和达拉菲尼携带 BRAF V600E 突变的转移性黑色素瘤患者中表现出显著活性。一项单臂 II 期试验研究了达拉菲尼在有 BRAF V600E 突变的晚期 NSCLC 患者中的疗效（$n = 84$）[52]。独立检查委员会评估的 ORR 为 28%（95% CI 18%~41%）。因为在 BRAF V600E 突变黑色素瘤中观察到 BRAF 抑制剂与 MEK 抑制剂联合应用具有活性，所以一项单臂 II 期临床试验尝试研究了达拉菲尼和曲美替尼联用对 BRAF V600E 突变 NSCLC 患者的疗效（$n=33$）[53]。中期分析显示 ORR 为 63%（95% CI 40.6%~81.2%），试验符合继续第二阶段的标准。其中 39% 的患者发生 3 级不良反应，最常见的 3 级不良反应为低钠血症（6%）、中性粒细胞减少（6%）和脱水（6%）。而其中 1 名患者出现 4 级低钠血症，另 1 名患者出现 5 级胸腔积液。病例报告证实了维罗非尼对 BRAF 突变体 V600E NSCLC 患者的疗效[54, 55]。虽然这些数据不是确定的，但它们确实表明 BRAF 抑制剂单独或与 MEK 抑制剂联合用于患有 BRAF V600E 突变的 NSCLC 患者的潜在活性。

8　鳞状细胞非小细胞肺癌

用于鳞状组织学的 NSCLC 靶向治疗的开发更加困难，并且这种 NSCLC 亚型具有较低的 EGFR 突变和 ALK 重排率。回顾性发现基于免疫组织化学测定的鳞癌患者的 EGFR 突变率为 0（95% CI 0~3.8%）[56]。鉴于 EGFR 突变和 ALK 重排的发生率较低，不建议进行常规分子检测。具有鳞状组织学的 NSCLC 也具有更大的基因组复杂性，并且通常单个肿瘤具有多个致癌突变，这使得其对抑制单一致癌途径的药剂不太敏感[57]。

一项Ⅲ期临床试验对比研究了顺铂、吉西他滨与耐昔妥珠单抗联用在晚期鳞癌患者中的疗效，耐昔妥珠单抗是一种针对 EGFR 受体细胞外结构域的单克隆抗体[58]。与单独化疗组相比，联用耐昔妥珠单抗的患者缓解率相似（31.2% vs 28.8%，$P=0.400$），但 PFS（HR = 0.85；95% CI 0.74~0.98；$P=0.20$；中位数分别为 5.7 个月和 5.5 个月）和 OS（HR = 0.84，95% CI 0.74~0.96；$P=0.012$；中位 OS 为 11.5 个月和 9.9 个月）更长，均有统计学意义。与单独化疗组相比，联用耐昔妥珠单抗组患者的 3 级以上不良反应，如低镁血症（9.3% vs 1.1%）和皮疹（7.1% vs 0.4%）的发生率更高。使用 H 评分对 EGFR 表达的探索性分析发现，H 评分不能预测联用耐昔妥珠单抗是否会延长 PFS 或 OS。虽然 OS 的延长是适度的，但该试验是第一次代表性地将铂类化疗结合靶向疗法与单用铂类化疗相比较，提示联合疗法对鳞癌患者的 OS 可以有所改善。

一项Ⅲ期研究对比了阿法替尼与厄洛替尼分别作为经铂类化疗后疾病进展的鳞癌患者的二线治疗的疗效（$n=795$）[59]。研究主要终点是 PFS，次要终点是 OS。与厄洛替尼相比，阿法替尼组 PFS（HR = 0.81，95% CI 0.69~0.96；$P=0.01$；中位 PFS 分别为 2.6 个月和 1.9 个月）和 OS（HR = 0.81，95% CI 0.69~0.95；$P=0.008$；中位 OS 分别为 7.9 个月和 6.8 个月）均显著延长，且有统计学意义。阿法替尼组与厄洛替尼组相比，治疗相关的 3 级或 4 级腹泻（10.4% vs 2.6%），3 级口腔炎（4.1% vs 0%）的发生概率更高，而 3 级皮疹的发生率更低（5.9% vs

10.4%）。与厄洛替尼相比，阿法替尼组患者在整体生活质量的提升和咳嗽及呼吸困难症状改善方面具有统计学意义。阿法替尼目前可用于 EGFR19 和 21 外显子突变的 NSCLC 患者的一线治疗，并可作为转移性鳞癌型 NSCLC 患者的二线治疗。

9 小细胞肺癌

小细胞肺癌（SCLC）经常表现出多种致癌突变并使肿瘤抑制基因 p53 和 RB1 失活，并且，迄今为止，尚未鉴定出对酪氨酸激酶抑制剂敏感的突变[60, 61]。抗血管生成治疗已经在广泛期小细胞肺癌（ES - SCLC）进行了研究，并且已经证明抗血管生成药可以延长 PFS，但对 OS 无明显作用。一项 Ⅱ 期随机对照试验研究了铂类 + 依托泊苷联用贝伐单抗的疗效，主要终点是 PFS（$n = 102$）[62]。贝伐单抗组患者的 PFS 延长具有统计学意义（HR = 0.53；95% CI 0.32~0.86；中位数分别为 5.5 个月和 4.40 个月），而 OS 相仿（HR = 1.16；95% CI 0.66~2.04；中位数分别为 9.4 个月和 10.9 个月）。一项 Ⅱ 期随机对照临床试验研究了在达到稳定期或经过 4~6 周期铂类 + 依托泊苷治疗的患者中，与安慰剂组相比，舒尼替尼维持治疗的疗效是否更佳[63]。在开始化疗的 138 名患者中，85 名患者被随机分配到舒尼替尼组或安慰剂组。安慰剂组患者与舒尼替尼相比具有统计学上显著更差的 PFS（HR = 1.62；95% CI 1.02~2.60；P = 0.02；中位 PFS 分别为 2.1 个月和 3.7 个月）和类似的 OS（HR = 1.28；95% CI 0.79~2.10；P = 0.16；中位 OS 分别为 6.9 个月和 9.0 个月）。虽然这两项试验都达到了 PFS 改善的主要终点，但是这些试剂中的任何一种都不可能在 Ⅲ 期试验中进行研究。

10 小结

目前有几种标准靶向治疗方法可用于晚期 NSCLC 患者，靶向治疗通常分为两类：针对特定靶标的单克隆抗体或酪氨酸激酶的抑制剂。一般而言，已证明单克隆抗体在药效上存在微小的差异，并且在治疗时没有用于患者选择的生物标志物。而 TKI 已显示出显著的疗效，并且可获得若干可预测性分子标记物（例如，EGFR 突变状态和 ALK 或 ROSI 重排）。用于靶向治疗的预测性生物标志物的开发明显加速了药物研发并在相对短的时间内改善了临床治疗方案。靶向治疗是肺癌药物研发的重点，许多有前景的药物正在开发中。用途广泛的下一代肿瘤测序的开发将使针对靶向治疗患者的鉴定变得更加方便和有效。

（刘明辉　陈军）

参考文献

［1］ Torre LA, Bray F, Siegel RL, Ferlay J, Lortet – Tieulent J, Jemal A (2015) Global cancerstatistics, 2012. CA Cancer J Clin 65: 87 – 108

［2］ Siegel R, Ma J, Zou Z, Jemal A (2014) Cancer statistics, 2014. CA Cancer J Clin 64: 9 – 29

［3］ Kris MG, Johnson BE, Berry LD, Kwiatkowski DJ, Iafrate AJ, Wistuba II, Varella – Garcia M, Franklin WA, Aronson SL, Su PF, Shyr Y, Camidge DR, Sequist LV, Glisson BS, Khuri FR, Garon EB, Pao W, Rudin C, Schiller J, Haura EB, Socinski M, Shirai K, Chen H, Giaccone G, Ladanyi M, Kugler K, Minna JD, Bunn PA (2014) Using multiplexed assays of oncogenic drivers in lung cancers to select targeted drugs. JAMA 311: 1998 – 2006

［4］ Govindan R, Page N, Morgensztern D, Read W, Tierney R, Vlahiotis A, Spitznagel EL, Piccirillo J (2006) Changing epidemiology of small – cell lung cancer in the United States over the last 30 years: analysis of the surveillance, epidemiologic, and end results database. J Clin Oncol 24: 4539 – 4544

［5］ Schiller JH, Harrington D, Belani CP, Langer C, Sandler A, Krook J, Zhu J, Johnson DH (2002) Comparison of four chemotherapy regimens for advanced non – small – cell lung cancer. N Engl J Med 346: 92 – 98

［6］ Breathnach O, Freidlin B, Conley B, Green M, Johnson D, Gandara D, O'Connell M, Shepherd F, Johnson B (2001) Twenty – two years of phase III trials for patients with advanced non – small cell lung cancer: sobering results. J Clin Oncol 19: 1734 – 1742

［7］ Hanahan D, Weinberg RA (2011) Hallmarks of cancer: the next generation. Cell 144: 646 – 674

［8］ Johnson DH, Fehrenbacher L, Novotny WF, Herbst RS, Nemunaitis JJ, Jablons DM, Langer CJ, DeVore RF 3rd, Gaudreault J, Damico LA, Holmgren E, Kabbinavar F (2004) Randomized phase II trial comparing bevacizumab plus carboplatin and paclitaxel with carboplatin and paclitaxel alone in previously untreated locally advanced or metastatic non – small – cell lung cancer. J Clin Oncol 22: 2184 – 2191

［9］ Sandler A, Gray R, Perry MC, Brahmer J, Schiller JH, Dowlati A, Lilenbaum R, Johnson DH (2006) Paclitaxel – carboplatin alone or with bevacizumab for non – small – cell lung cancer. N Engl J Med 355: 2542 – 2550

［10］ Reck M, von Pawel J, Zatloukal P, Ramlau R, Gorbounova V, Hirsh V, Leighl N, Mezger J, Archer V, Moore N, Manegold C (2009) Phase III trial of cisplatin plus gemcitabine with either placebo or bevacizumab as first – line therapy for nonsquamous non – small – cell lung cancer: AVAil. J Clin Oncol 27: 1227 – 1234

［11］ Reck M, von Pawel J, Zatloukal P, Ramlau R, Gorbounova V, Hirsh V, Leighl N, Mezger J, Archer V, Moore N, Manegold C (2010) Overall survival with cisplatin – gemcitabine and bevacizumab or placebo as first – line therapy for nonsquamous non – small – cell lung cancer: results from a randomised phase III trial (AVAiL). Ann Oncol 21: 1804 – 1809

［12］ Garon EB, Ciuleanu TE, Arrieta O, Prabhash K, Syrigos KN, Goksel T, Park K, Gorbunova V, Kowalyszyn RD, Pikiel J, Czyzewicz G, Orlov SV, Lewanski CR, Thomas M, Bidoli P, Dakhil S, Gans S, Kim JH, Grigorescu A, Karaseva N, Reck M, Cappuzzo F, Alexandris E, Sashegyi A, Yurasov S, Perol M (2014) Ramucirumab plus docetaxel versus placebo plus docetaxel for second – line treatment of stage IV non – small – cell lung cancer after disease progression on platinum – based therapy (REVEL): a multicentre, double – blind, randomised phase 3 trial. Lancet 384: 665 – 673

[13] Miller VA, Riely GJ, Zakowski MF, Li AR, Patel JD, Heelan RT, Kris MG, Sandler AB, Carbone DP, Tsao A, Herbst RS, Heller G, Ladanyi M, Pao W, Johnson DH (2008) Molecular characteristics of bronchioloalveolar carcinoma and adenocarcinoma, bronchioloalveolar carcinoma subtype, predict response to erlotinib. J Clin Oncol 26: 1472 – 1478

[14] Lynch TJ, Bell DW, Sordella R, Gurubhagavatula S, Okimoto RA, Brannigan BW, Harris PL, Haserlat SM, Supko JG, Haluska FG, Louis DN, Christiani DC, Settleman J, Haber DA (2004) Activating mutations in the epidermal growth factor receptor underlying responsiveness of non – small – cell lung cancer to gefitinib. N Engl J Med 350: 2129 – 2139

[15] Paez JG, Janne PA, Lee JC, Tracy S, Greulich H, Gabriel S, Herman P, Kaye FJ, Lindeman N, Boggon TJ, Naoki K, Sasaki H, Fujii Y, Eck MJ, Sellers WR, Johnson BE, Meyerson M (2004) EGFR mutations in lung cancer: correlation with clinical response to gefitinib therapy. Science 304: 1497 – 1500

[16] Mok TS, Wu YL, Thongprasert S, Yang CH, Chu DT, Saijo N, Sunpaweravong P, Han B, Margono B, Ichinose Y, Nishiwaki Y, Ohe Y, Yang JJ, Chewaskulyong B, Jiang H, Duffield EL, Watkins CL, Armour AA, Fukuoka M (2009) Gefitinib or carboplatin – paclitaxel in pulmonary adenocarcinoma. N Engl J Med 361: 947 – 957

[17] Fukuoka M, Wu YL, Thongprasert S, Sunpaweravong P, Leong SS, Sriuranpong V, Chao TY, Nakagawa K, Chu DT, Saijo N, Duffield EL, Rukazenkov Y, Speake G, Jiang H, Armour AA, To KF, Yang JC, Mok TS (2011) Biomarker analyses and final overall survival results from a phase III, randomized, open – label, first – line study of gefitinib versus carboplatin/paclitaxel in clinically selected patients with advanced non – small – cell lung cancer in Asia (IPASS). J Clin Oncol 29: 2866 – 2874

[18] Maemondo M, Inoue A, Kobayashi K, Sugawara S, Oizumi S, Isobe H, Gemma A, Harada M, Yoshizawa H, Kinoshita I, Fujita Y, Okinaga S, Hirano H, Yoshimori K, Harada T, Ogura T, Ando M, Miyazawa H, Tanaka T, Saijo Y, Hagiwara K, Morita S, Nukiwa T (2010) Gefitinib or chemotherapy for non – small – cell lung cancer with mutated EGFR. N Engl J Med 362: 2380 – 2388

[19] Mitsudomi T, Morita S, Yatabe Y, Negoro S, Okamoto I, Tsurutani J, Seto T, Satouchi M, Tada H, Hirashima T, Asami K, Katakami N, Takada M, Yoshioka H, Shibata K, Kudoh S, Shimizu E, Saito H, Toyooka S, Nakagawa K, Fukuoka M (2010) Gefitinib versus cisplatin plus docetaxel in patients with non – small – cell lung cancer harbouring mutations of the epidermal growth factor receptor (WJTOG3405): an open label, randomised phase 3 trial. Lancet Oncol 11: 121 – 128

[20] Sequist LV, Yang JC, Yamamoto N, O'Byrne K, Hirsh V, Mok T, Geater SL, Orlov S, Tsai CM, Boyer M, Su WC, Bennouna J, Kato T, Gorbunova V, Lee KH, Shah R, Massey D, Zazulina V, Shahidi M, Schuler M (2013) Phase III study of afatinib or cisplatin plus pemetrexed in patients with metastatic lung adenocarcinoma with EGFR mutations. J Clin Oncol 31: 3327 – 3334

[21] Yang JC, Hirsh V, Schuler M, Yamamoto N, O'Byrne KJ, Mok TS, Zazulina V, Shahidi M, Lungershausen J, Massey D, Palmer M, Sequist LV (2013) Symptom control and quality of life in LUX – Lung 3: a phase III study of afatinib or cisplatin/pemetrexed in patients with

advanced lung adenocarcinoma with EGFR mutations. J Clin Oncol 31：3342 – 3350

[22] Wu YL, Zhou C, Hu CP, Feng J, Lu S, Huang Y, Li W, Hou M, Shi JH, Lee KY, Xu CR, Massey D, Kim M, Shi Y, Geater SL (2014) Afatinib versus cisplatin plus gemcitabine for first – line treatment of Asian patients with advanced non – small – cell lung cancer harbouring EGFR mutations (LUX – Lung 6)：an open – label, randomised phase 3 trial. Lancet Oncol 15：213 – 222

[23] Rosell R, Carcereny E, Gervais R, Vergnenegre A, Massuti B, Felip E, Palmero R, Garcia – Gomez R, Pallares C, Sanchez JM, Porta R, Cobo M, Garrido P, Longo F, Moran T, Insa A, De Marinis F, Corre R, Bover I, Illiano A, Dansin E, de Castro J, Milella M, Reguart N, Altavilla G, Jimenez U, Provencio M, Moreno MA, Terrasa J, Munoz – Langa J, Valdivia J, Isla D, Domine M, Molinier O, Mazieres J, Baize N, Garcia – Campelo R, Robinet G, Ro- driguez – Abreu D, Lopez – Vivanco G, Gebbia V, Ferrera – Delgado L, Bombaron P, Bern- abe R, Bearz A, Artal A, Cortesi E, Rolfo C, Sanchez – Ronco M, Drozdowskyj A, Queralt C, de Aguirre I, Ramirez JL, Sanchez JJ, Molina MA, Taron M, Paz – Ares L (2012) Erlo- tinib versus standard chemotherapy as first – line treatment for European patients with advanced EGFR mutation – positive non – small – cell lung cancer (EURTAC)：a multicentre, open – la- bel, randomised phase 3 trial. Lancet Oncol 13：239 – 246

[24] Zhou C, Wu YL, Chen G, Feng J, Liu XQ, Wang C, Zhang S, Wang J, Zhou S, Ren S, Lu S, Zhang L, Hu C, Hu C, Luo Y, Chen L, Ye M, Huang J, Zhi X, Zhang Y, Xiu Q, Ma J, Zhang L, You C (2011) Erlotinib versus chemotherapy as first – line treatment for patients with advanced EGFR mutation – positive non – small – cell lung cancer (OPTIMAL, CTONG – 0802)：a multicentre, open – label, randomised, phase 3 study. Lancet Oncol 12：735 – 742

[25] Thongprasert S, Duffield E, Saijo N, Wu YL, Yang JC, Chu DT, Liao M, Chen YM, Kuo HP, Negoro S, Lam KC, Armour A, Magill P, Fukuoka M (2011) Health – related quality – of – life in a randomized phase III first – line study of gefitinib versus carboplatin/paclitaxel in clinically selected patients from Asia with advanced NSCLC (IPASS). J Thorac Oncol 6：1872 – 1880

[26] Oizumi S, Kobayashi K, Inoue A, Maemondo M, Sugawara S, Yoshizawa H, Isobe H, Hara- da M, Kinoshita I, Okinaga S, Kato T, Harada T, Gemma A, Saijo Y, Yokomizo Y, Morita S, Hagiwara K, Nukiwa T (2012) Quality of life with gefitinib in patients with EGFR – muta- ted non – small cell lung cancer：quality of life analysis of North East Japan study group 002 tri- al. Oncologist 17：863 – 870

[27] Yang JC, Wu YL, Schuler M, Sebastian M, Popat S, Yamamoto N, Zhou C, Hu CP, O' Byrne K, Feng J, Lu S, Huang Y, Geater SL, Lee KY, Tsai CM, Gorbunova V, Hirsh V, Bennouna J, Orlov S, Mok T, Boyer M, Su WC, Lee KH, Kato T, Massey D, Shahidi M, Zazulina V, Sequist LV (2015) Afatinib versus cisplatin – based chemotherapy for EGFR mu- tation – positive lung adenocarcinoma (LUX – Lung 3 and LUX – Lung 6)：analysis of overall survival data from two randomised, phase 3 trials. Lancet Oncol 16：141 – 151

[28] Yu HA, Arcila ME, Rekhtman N, Sima CS, Zakowski MF, Pao W, Kris MG, Miller VA, Ladanyi M, Riely GJ (2013) Analysis of tumor specimens at the time of acquired resistance to EGFR – TKI therapy in 155 patients with EGFR – mutant lung cancers. Clin Cancer Res 19： 2240 – 2247

[29] Sequist LV, Waltman BA, Dias – Santagata D, Digumarthy S, Turke AB, Fidias P, Bergethon K, Shaw AT, Gettinger S, Cosper AK, Akhavanfard S, Heist RS, Temel J, Christensen JG,

Wain JC, Lynch TJ, Vernovsky K, Mark EJ, Lanuti M, Iafrate AJ, Mino – Kenudson M, Engelman JA (2011) Genotypic and histological evolution of lung cancers acquiring resistance to EGFR inhibitors. Sci Transl Med 3：75ra26

[30] Ohashi K, Sequist LV, Arcila ME, Moran T, Chmielecki J, Lin YL, Pan Y, Wang L, de Stanchina E, Shien K, Aoe K, Toyooka S, Kiura K, Fernandez – Cuesta L, Fidias P, Yang JC, Miller VA, Riely GJ, Kris MG, Engelman JA, Vnencak – Jones CL, Dias – Santagata D, Ladanyi M, Pao W (2012) Lung cancers with acquired resistance to EGFR inhibitors occasionally harbor BRAF gene mutations but lack mutations in KRAS, NRAS, or MEK1. Proc Natl Acad Sci U S A 109：E2127 – E2133

[31] Shepherd FA, Rodrigues Pereira J, Ciuleanu T, Tan EH, Hirsh V, Thongprasert S, Campos D, Maoleekoonpiroj S, Smylie M, Martins R, van Kooten M, Dediu M, Findlay B, Tu D, Johnston D, Bezjak A, Clark G, Santabarbara P, Seymour L (2005) Erlotinib in previously treated non – small – cell lung cancer. N Engl J Med 353：123 – 132

[32] Bezjak A, Tu D, Seymour L, Clark G, Trajkovic A, Zukin M, Ayoub J, Lago S, de Albuquerque Ribeiro R, Gerogianni A, Cyjon A, Noble J, Laberge F, Chan RT, Fenton D, von Pawel J, Reck M, Shepherd FA (2006) Symptom improvement in lung cancer patients treated with erlotinib：quality of life analysis of the National Cancer Institute of Canada clinical trials group study BR. 21. J Clin Oncol 24：3831 – 3837

[33] Tsao MS, Sakurada A, Cutz JC, Zhu CQ, Kamel – Reid S, Squire J, Lorimer I, Zhang T, Liu N, Daneshmand M, Marrano P, da Cunha Santos G, Lagarde A, Richardson F, Seymour L, Whitehead M, Ding K, Pater J, Shepherd FA (2005) Erlotinib in lung cancer—molecular and clinical predictors of outcome. N Engl J Med 353：133 – 144

[34] Garassino MC, Martelli O, Broggini M, Farina G, Veronese S, Rulli E, Bianchi F, Bettini A, Longo F, Moscetti L, Tomirotti M, Marabese M, Ganzinelli M, Lauricella C, Labianca R, Floriani I, Giaccone G, Torri V, Scanni A, Marsoni S, trialists T (2013) Erlotinib versus docetaxel as second – line treatment of patients with advanced non – small – cell lung cancer and wild – type EGFR tumours (TAILOR)：a randomised controlled trial. Lancet Oncol 14：981 – 988

[35] Taguchi F, Solomon B, Gregorc V, Roder H, Gray R, Kasahara K, Nishio M, Brahmer J, Spreafico A, Ludovini V, Massion PP, Dziadziuszko R, Schiller J, Grigorieva J, Tsypin M, Hunsucker SW, Caprioli R, Duncan MW, Hirsch FR, Bunn PA Jr, Carbone DP (2007) Mass spectrometry to classify non – small – cell lung cancer patients for clinical outcome after treatment with epidermal growth factor receptor tyrosine kinase inhibitors：a multicohort cross – institutional study. J Natl Cancer Inst 99：838 – 846

[36] Gregorc V, Novello S, Lazzari C, Barni S, Aieta M, Mencoboni M, Grossi F, De Pas T, de Marinis F, Bearz A, Floriani I, Torri V, Bulotta A, Cattaneo A, Grigorieva J, Tsypin M, Roder J, Doglioni C, Levra MG, Petrelli F, Foti S, Vigano M, Bachi A, Roder H (2014) Predictive value of a proteomic signature in patients with non – small – cell lung cancer treated with second – line erlotinib or chemotherapy (PROSE)：a biomarker – stratified, randomised phase 3 trial. Lancet Oncol 15：713 – 721

[37] Pennell NA, Neal JW, Chaft JE, Azzoli CG, Janne PA, Govindan R, Evans TL, Costa DB, Rosovsky RPG, Wakelee HA, Heist RS, Shaw AT, Temel JS, Shapiro MA, Muzikansky A, Lanuti M, Lynch TJ, Kris MG, Sequist LV (2014) SELECT：a multicenter phase II trial of adjuvant erlotinib in resected early – stage EGFR mutation – positive NSCLC. J Clin Oncol 32：

（suppl：abstract 7514）

[38] Gerber DE, Oxnard GR, Govindan R（2015）ALCHEMIST：bringing genomic discovery and targeted therapies to early – stage lung cancer. Clin Pharmacol Ther 97：447 – 450

[39] Soda M, Choi YL, Enomoto M, Takada S, Yamashita Y, Ishikawa S, Fujiwara S, Watanabe H, Kurashina K, Hatanaka H, Bando M, Ohno S, Ishikawa Y, Aburatani H, Niki T, Sohara Y, Sugiyama Y, Mano H（2007）Identification of the transforming EML4 – ALK fusion gene in non – small – cell lung cancer. Nature 448：561 – 566

[40] Shaw AT, Yeap BY, Mino – Kenudson M, Digumarthy SR, Costa DB, Heist RS, Solomon B, Stubbs H, Admane S, McDermott U, Settleman J, Kobayashi S, Mark EJ, Rodig SJ, Chirieac LR, Kwak EL, Lynch TJ, Iafrate AJ（2009）Clinical features and outcome of patients with non – small – cell lung cancer who harbor EML4 – ALK. J Clin Oncol 27：4247 – 4253

[41] Kwak EL, Bang YJ, Camidge DR, Shaw AT, Solomon B, Maki RG, Ou SH, Dezube BJ, Janne PA, Costa DB, Varella – Garcia M, Kim WH, Lynch TJ, Fidias P, Stubbs H, Engelman JA, Sequist LV, Tan W, Gandhi L, Mino – Kenudson M, Wei GC, Shreeve SM, Ratain MJ, Settleman J, Christensen JG, Haber DA, Wilner K, Salgia R, Shapiro GI, Clark JW, Iafrate AJ（2010）Anaplastic lymphoma kinase inhibition in non – small – cell lung cancer. N Engl J Med 363：1693 – 1703

[42] Solomon BJ, Mok T, Kim DW, Wu YL, Nakagawa K, Mekhail T, Felip E, Cappuzzo F, Paolini J, Usari T, Iyer S, Reisman A, Wilner KD, Tursi J, Blackhall F, The PI（2014）First – line crizotinib versus chemotherapy in ALK – positive lung cancer. N Engl J Med 371：2167 – 2177

[43] Shaw AT, Kim DW, Nakagawa K, Seto T, Crino L, Ahn MJ, De Pas T, Besse B, Solomon BJ, Blackhall F, Wu YL, Thomas M, O'Byrne KJ, Moro – Sibilot D, Camidge DR, Mok T, Hirsh V, Riely GJ, Iyer S, Tassell V, Polli A, Wilner KD, Janne PA（2013）Crizotinib versus chemotherapy in advanced ALK – positive lung cancer. N Engl J Med 368：2385 – 2394

[44] Shaw AT, Varghese AM, Solomon BJ, Costa DB, Novello S, Mino – Kenudson M, Awad MM, Engelman JA, Riely GJ, Monica V, Yeap BY, Scagliotti GV（2013）Pemetrexed – based chemotherapy in patients with advanced, ALK – positive non – small cell lung cancer. Ann Oncol 24：59 – 66

[45] Shaw AT, Kim DW, Mehra R, Tan DS, Felip E, Chow LQ, Camidge DR, Vansteenkiste J, Sharma S, De Pas T, Riely GJ, Solomon BJ, Wolf J, Thomas M, Schuler M, Liu G, Santoro A, Lau YY, Goldwasser M, Boral AL, Engelman JA（2014）Ceritinib in ALK – rearranged non – small – cell lung cancer. N Engl J Med 370：1189 – 1197

[46] Seto T, Kiura K, Nishio M, Nakagawa K, Maemondo M, Inoue A, Hida T, Yamamoto N, Yoshioka H, Harada M, Ohe Y, Nogami N, Takeuchi K, Shimada T, Tanaka T, Tamura T（2013）CH5424802（RO5424802）for patients with ALK – rearranged advanced non – small – cell lung cancer（AF – 001JP study）：a single – arm, open – label, phase 1 – 2 study. Lancet Oncol 14：590 – 598

[47] Gadgeel SM, Gandhi L, Riely GJ, Chiappori AA, West HL, Azada MC, Morcos PN, Lee RM, Garcia L, Yu L, Boisserie F, Di Laurenzio L, Golding S, Sato J, Yokoyama S, Tanaka T, Ou SH（2014）Safety and activity of alectinib against systemic disease and brain metastases in patients with crizotinib – resistant ALK – rearranged non – small – cell lung cancer（AF – 002JG）：results from the dose – finding portion of a phase 1/2 study. Lancet Oncol 15：1119

－ 1128

[48] Bergethon K, Shaw AT, Ignatius Ou SH, Katayama R, Lovly CM, McDonald NT, Massion PP, Siwak－Tapp C, Gonzalez A, Fang R, Mark EJ, Batten JM, Chen H, Wilner KD, Kwak EL, Clark JW, Carbone DP, Ji H, Engelman JA, Mino－Kenudson M, Pao W, Iafrate AJ (2012) ROS1 rearrangements define a unique molecular class of lung cancers. J Clin Oncol 30： 863 － 870

[49] Shaw AT, Solomon BJ (2015) Crizotinib in ROS1－rearranged non－small－cell lung cancer. N Engl J Med 372： 683 － 684

[50] Mazieres J, Zalcman G, Crino L, Biondani P, Barlesi F, Filleron T, Dingemans AM, Lena H, Monnet I, Rothschild SI, Cappuzzo F, Besse B, Thiberville L, Rouviere D, Dziadziuszko R, Smit EF, Wolf J, Spirig C, Pecuchet N, Leenders F, Heuckmann JM, Diebold J, Milia JD, Thomas RK, Gautschi O (2015) Crizotinib therapy for advanced lung adenocarcinoma and a ROS1 rearrangement： results from the EUROS1 cohort. J Clin Oncol 33： 992 － 999

[51] Paik PK, Arcila ME, Fara M, Sima CS, Miller VA, Kris MG, Ladanyi M, Riely GJ (2011) Clinical characteristics of patients with lung adenocarcinomas harboring BRAF mutations. J Clin Oncol 29： 2046 － 2051

[52] Planchard D, Kim TM, Mazieres J, Quoix E, Riely GJ, Barlesi F, Souquet PJ, Smit EF, Groen HJM, Kelly RJ, Cho BC, Socinski MA, Tucker C, Ma B, Mookerjee B, Curtis J, C. M., Johnson BE (2014) Dabrafenib in patients BRAF V600E mutant advanced non－small cell lung cancer (NSCLC)： a multicenter, open label, phase II trial (BRF113928). Annals of Oncology 2014； 25： abstract： LBA38_ PR

[53] Planchard D, Groen HJM, Kim TM, Rigas JR, Souquet PJ, Baik CS, Barlesi F, Mazières J, Quoix EA, Curtis CM, Mookerjee B, Bartlett－Pandite AN, Tucker C, D'Amelio A, Johnson BE (2015) Interim results of a phase II study of the BRAF inhibitor (BRAFi) dabrafenib (D) in combination with the MEK inhibitor trametinib (T) in patients (pts) with BRAF V600E mutated (mut) metastatic non－small cell lung cancer (NSCLC). J Clin Oncol 33： abstract 8006

[54] Robinson SD, O'Shaughnessy JA, Cowey CL, Konduri K (2014) BRAF V600E－mutated lung adenocarcinoma with metastases to the brain responding to treatment with vemurafenib. Lung Cancer 85： 326 － 330

[55] Peters S, Michielin O, Zimmermann S (2013) Dramatic response induced by vemurafenib in a BRAF V600E－mutated lung adenocarcinoma. J Clin Oncol 31： e341 － e344

[56] Rekhtman N, Paik PK, Arcila ME, Tafe LJ, Oxnard GR, Moreira AL, Travis WD, Zakowski MF, Kris MG, Ladanyi M (2012) Clarifying the spectrum of driver oncogene mutations in biomarker－verified squamous carcinoma of lung： lack of EGFR/KRAS and presence of PIK3CA/AKT1 mutations. Clin Cancer Res 18： 1167 － 1176

[57] Cancer Genome Atlas Research N (2012) Comprehensive genomic characterization of squamous cell lung cancers. Nature 489： 519 － 525

[58] Thatcher N, Hirsch FR, Szczesna A, Ciuleanu T－E, Szafranski W, Dediu M, Ramlau R, Galiulin R, Bálint B, Losonczy G, Kazarnowicz A, Park K, Schumann C, Reck M, Paz－Ares L, Depenbrock H, Nanda S, Kruljac－Letunic A, Socinski MA (2014) A randomized, multicenter, open－label, phase III study of gemcitabine－cisplatin (GC) chemotherapy plus necitumumab (IMC－11F8/LY3012211) versus GC alone in the first－line treatment of patients (pts) with stage IV squamous non－small cell lung cancer (sq－NSCLC). J Clin Oncol

32：（suppl；abstract 8008）

[59] Soria J－C, Felip E, Cobo M, Lu S, Syrigos KN, Lee KH, Goker E, Georgoulias V, Li W, Isla D, Guclu SZ, Morabito A, Min YJ, Ardizzoni A, Gadgeel SM, Wang B, Chand VK, Goss GD (2015) Afatinib (A) vs erlotinib (E) as second－line therapy of patients (pts) with advanced squamous cell carcinoma (SCC) of the lung following platinum－based chemotherapy：Overall survival (OS) analysis from the global phase III trial LUX－Lung 8 (LL8). J Clin Oncol 33：abstract 8002

[60] Rudin CM, Durinck S, Stawiski EW, Poirier JT, Modrusan Z, Shames DS, Bergbower EA, Guan Y, Shin J, Guillory J, Rivers CS, Foo CK, Bhatt D, Stinson J, Gnad F, Haverty PM, Gentleman R, Chaudhuri S, Janakiraman V, Jaiswal BS, Parikh C, Yuan W, Zhang Z, Koeppen H, Wu TD, Stern HM, Yauch RL, Huffman KE, Paskulin DD, Illei PB, Varella－Garcia M, Gazdar AF, de Sauvage FJ, Bourgon R, Minna JD, Brock MV, Seshagiri S (2012) Comprehensive genomic analysis identifies SOX2 as a frequently amplified gene in small－cell lung cancer. Nat Genet 44：1111－1116

[61] Peifer M, Fernandez－Cuesta L, Sos ML, George J, Seidel D, Kasper LH, Plenker D, Leenders F, Sun R, Zander T, Menon R, Koker M, Dahmen I, Muller C, Di Cerbo V, Schildhaus HU, Altmuller J, Baessmann I, Becker C, de Wilde B, Vandesompele J, Bohm D, Ansen S, Gabler F, Wilkening I, Heynck S, Heuckmann JM, Lu X, Carter SL, Cibulskis K, Banerji S, Getz G, Park KS, Rauh D, Grutter C, Fischer M, Pasqualucci L, Wright G, Wainer Z, Russell P, Petersen I, Chen Y, Stoelben E, Ludwig C, Schnabel P, Hoffmann H, Muley T, Brockmann M, Engel－Riedel W, Muscarella LA, Fazio VM, Groen H, Timens W, Sietsma H, Thunnissen E, Smit E, Heideman DA, Snijders PJ, Cappuzzo F, Ligorio C, Damiani S, Field J, Solberg S, Brustugun OT, Lund－Iversen M, Sanger J, Clement JH, Soltermann A, Moch H, Weder W, Solomon B, Soria JC, Validire P, Besse B, Brambilla E, Brambilla C, Lantuejoul S, Lorimier P, Schneider PM, Hallek M, Pao W, Meyerson M, Sage J, Shendure J, Schneider R, Buttner R, Wolf J, Nurnberg P, Perner S, Heukamp LC, Brindle PK, Haas S, Thomas RK (2012) Integrative genome analyses identify key somatic driver mutations of small－cell lung cancer. Nat Genet 44：1104－1110

[62] Spigel DR, Townley PM, Waterhouse DM, Fang L, Adiguzel I, Huang JE, Karlin DA, Faoro L, Scappaticci FA, Socinski MA (2011) Randomized phase II study of bevacizumab in combination with chemotherapy in previously untreated extensive－stage small－cell lung cancer：results from the SALUTE trial. J Clin Oncol 29：2215－2222

[63] Ready NE, Pang HH, Gu L, Otterson GA, Thomas SP, Miller AA, Baggstrom M, Masters GA, Graziano SL, Crawford J, Bogart J, Vokes EE (2015) Chemotherapy with or without maintenance sunitinib for untreated extensive－stage small－cell lung cancer：a randomized, double－blind, placebo－controlled phase ii study－CALGB 30504 (Alliance). J Clin Oncol 33：1660－1665

第 9 章
肺癌治疗的耐药

Gabriel Rivera and Heather A. Wakelee

摘要

目前，肺腺癌的治疗已经从寻找驱动基因发展到了依靠驱动基因进行治疗的时期。因此，目前新诊断的肺腺癌患者的标准治疗是通过寻找 EGFR 的激活突变、ALK 或 ROS1 异位突变来进行靶向治疗。在许多的肺鳞状细胞癌患者中同样会首先考虑靶向治疗。对许多其他的肺癌驱动基因的认识同样可以增加我们的治疗选择。靶向这些突变的治疗可以迅速并且长时间地产生应答反应，但是耐药是一个不可避免的问题。到目前为止，传统的化疗是解决靶向药物耐药后的唯一选择，而对耐药机制的明确可以为治疗提供更多的选择。本章主要总结发生耐药的机制和治疗方面内容，并且还包括化疗耐药和简单的免疫检查点抑制剂的讨论。

关键词

化疗耐药；EGFR 耐药；ALK 耐药

目录

G. Rivera
Stanford University, Kaiser Permanente Fresno, Stanford, USA
e – mail：gabriel. a. rivera@kp. org

H. A. Wakelee (⊠)
Stanford University, Stanford Cancer Institute, 875 Blake Wilbur Drive, Stanford, CA 94305 – 5826, USA
e – mail：hwakelee@stanford. edu

1 引言

  在一部分非小细胞肺癌（NSCLC）患者中，如果患者体细胞发生突变，或者可产生酪氨酸激酶受体蛋白的基因（导致相应受体持续激活）发生重排，就为肿瘤提供了存活条件[1]。这些在非小细胞肺癌中出现的驱动基因突变更易见于不吸烟患者，而且发病人群有明显的地域特征[2-4]。有证据表明，随着新一代的基因检测技术的发展，如二代测序的出现增加了检出基因突变的概率[5]。有活性驱动基因的患者选择服用相对应的靶向药物取得了显著的效果，这明显更新了非小细胞肺癌患者的治疗方法；然而，耐药是一个不可避免的问题。在本章节，我们将详细介绍耐药的相关机制和逆转耐药的方法。我们也会简单介绍非小细胞肺癌治疗中一线双药铂类方案的常见耐药机制，以及进一步探讨逆转耐药方法。

2 分子突变和靶向药物

2.1 表皮生长因子受体（EGFR）

  表皮生长因子（EGF）是在 1962 年由 Cohen 教授[6]在老鼠的唾液腺中发现的。1978 年在表皮样癌细胞系中发现，EGF 可与一种膜受体 EGFR 结合，磷酸化下游通路蛋白[7]。1984 年，Ullrich 等首次在人胎盘组织和一种肿瘤细胞系中测序到全长 EGFR 蛋白[8]。EGFR 激活的机制接着被证明不仅仅依靠与配体的结合，还需要在腺苷三磷酸（ATP）的环境中使 EGF 样受体二聚化，导致酪氨酸残基的磷酸化，从而进一步调控细胞生存和增殖重要的下游信号通路[9-12]。

  相当多的研究目前聚焦于在肿瘤细胞系和人肿瘤组织中确认 EGFR 的存在[13-16]。这些研究的大部分工作通过免疫组织化学来检测 EGFR 和其配体的表达情况。研究认为，这些受体在肿瘤细胞系和人肿瘤组织中过表达，并且通过自分泌方式活化。还有临床前的研究表明 EGFR 的 ATP 结合位点的点突变基本上消除了其酪氨酸激酶活性[17-21]。这种机制的发现促进了小分子 EGFR 靶向药物的发展，最终产生了吉非替尼，一种可逆的酪氨酸激酶抑制剂（TKI）。吉非替尼被证明可以在人类鳞状外阴细胞系中抑制肿瘤的生长，而这种抑制作用不依赖于 EGFR 的表达水平[20,21]。应用这类作用可逆的酪氨酸激酶抑制剂（吉非替尼或厄洛替尼）在非小细胞肺癌中进行了许多的Ⅰ期和Ⅱ期研究。这些研究表明，在一部分非小细胞肺癌中肿瘤缩小的程度令人印象深刻。并且不同的组织类型、种族、吸烟与否，其肿瘤的反应结果不同[22-29]。吉非替尼和厄洛替尼与安慰剂在未经选择的非小细胞肺癌患者中用于二线及以上的Ⅲ期临床研究结果表明，只有厄洛替尼可以在总生存期（OS）中获益。因此在 2004 年，美国 FDA 批准厄洛替尼可用于非小细胞肺癌二线或三线的治疗[30,31]。值得注意的是，吉非替尼基于Ⅱ期临床研究的结果获得了有条件的 FDA 批准，然而在Ⅲ期临床研究失败后，FDA 撤回了之前的批准。于 2015 年，吉非替尼被批准可用于转移的、有 EGFR 突变的非小细胞肺癌患者的一线治疗[32]。

由于在一部分肺癌患者的治疗中取得了临床获益，2004 年几家实验室对 EGFR 基因进行测序，发现了体细胞突变，19 号外显子中的框内缺失和 21 号外显子中的错义突变，这些突变在腺癌组织肿瘤中占主导地位，最常见于不吸烟的患者。回顾性分析发现，这些突变与吉非替尼的有效率和生存率相关[33-37]。Zhang 等[38]通过晶体学证明野生型 EGFR 通常处于不活跃的构象状态，但是可以通过 EGF 样分子以浓度依赖的方式或 EGFR 在激酶结构域中发生突变以激活。其他的一些研究证明，像 EGFR 的激酶结构域中的 L858R 突变使得其对 ATP 不那么有亲和力，而对吉非替尼或厄洛替尼更具有亲和力[39,40]。随后进行了几项试验，旨在通过预先计划的亚组分析或评价吉非替尼或厄洛替尼用于有 EGFR 体细胞突变的患者疗效，并与一线化疗比较在有效率和 PFS 方面的优越性。阿法替尼，一种不可逆的人表皮生长因子受体 2（HER2）抑制剂，用于肺腺癌的治疗，与一线化疗相比获得了更好的无进展生存（PFS）[41-44]。一个头对头的临床试验旨在比较阿法替尼与吉非替尼在 EGFR 突变阳性的非小细胞肺癌患者一线治疗效果的评价已经完成，并且早期的试验结果已经公布。结果证明，服用阿法替尼的患者较服用吉非替尼的患者 PFS 在统计学上有所延长（11 个月 *vs* 10.9 个月），有效率有所增加（70% *vs* 56%）。尽管这些试验取得了显著结果，这些药物的获得性耐药还是不可避免地会发生。在讨论间变性淋巴瘤激酶（ALK）和 ROS 原癌基因 1（ROS1）重排之后的部分中将讨论抗药性机制以及新的治疗方法。

2.2　ALK 和 ROS1 重排

ALK 基因重排首先被发现于间变性大细胞淋巴瘤[46]。2007 年 Soda 在人肺癌组织标本中诸多的基因突变中用 RT - PCR 证明了这种 EML4 - ALK 重排的存在[47]。同样，ROS1 重排最先发现于多型性胶质母细胞瘤细胞系中[48]，接下来 2011 年在人的肺癌组织标本中发现[49]。这些基因重排可以产生持续激活融合蛋白受体，促进细胞的增殖和分裂[50]。ALK 融合蛋白存在于细胞质膜，发挥作用需要像 EGFR 一样二聚化，然而，在 ROS1 中不太清楚，有报道认为其发挥作用主要依靠膜结合和高尔基体装置结合 ROS1。无论哪种方式，ROS1 与 EGFR 和 ALK 使用的细胞通路相同，特别是磷脂酰肌醇 - 3 - 激酶（PI3K）/蛋白激酶 B（PKB 或 Akt）途径导致细胞增殖和存活的作用[51]。ALK 抑制剂克唑替尼 2006 年首先用于人体试验中的可用荧光原位杂交（FISH）分裂探针检测到 ALK 阳性的肿瘤患者，两名患者均有明显效果。2008 年扩展到了非小细胞肺癌群体中，实验结果证明接受二线克唑替尼治疗的反应率达60%，PFS 为 9.2 个月，而在一线服用克唑替尼的患者 PFS 达 19.2 个月[52]。另一组经 FISH 检测有 ROS1 重排的 50 例患者在经克唑替尼治疗后总反应率达72%，中位 PFS 为 19.2 个月[53]。克唑替尼也被用于一线铂类治疗失败的 ALK 阳性 NSCLC 患者的二线治疗。在这项Ⅲ期临床研究中，化疗组采用的药物是多西紫杉醇或培美曲塞。克唑替尼组和化疗组有效率分别为 65% 和 20%，PFS 分别为 7 个月和 3 个月[54]。在一项Ⅲ期的临床研究中，克唑替尼对比顺铂加培美曲塞在一线治疗有 ALK 重排的肺腺癌患者有更高的有效率、更高的生活质量和更好的无进展生存期（PFS）[55]。令人遗憾的是，与 EGFR 小分子抑制一样，ALK 抑制同样也会因其相同或不同的机制而失去疗效，相关耐药机制和目前的逆转耐药的治疗将会在随后的部分介绍。

3 获得性耐药

3.1 耐药机制和目前的靶向治疗

目前文献报道的关于耐药机制主要是三方面：第一，基因的改变，包括基因点突变或基因的扩增；第二，旁路的激活，包括通过其他的细胞膜受体或下游的突变受体；第三，通过组织学的改变。本部分将不会介绍所有的突变或报道的机制，但是会介绍最常见的与临床最为相关的部分。

3.1.1 EGFR

Sequist 等已经通过对 37 例有 EGFR 突变的治疗前和进展的肺腺癌标本的评估，综合分析总结了耐药产生的分子机制。这个团队发现，T790M 突变是最为常见的耐药机制，占到耐药机制的 49%。而有 30% 的机制是不明确的，包括小细胞肺癌转化，肝细胞生长因子受体（HGFR）/MET 原癌基因（MET）扩增和 PIK3CA 突变[56]。除了几种旁路途径之外，其他几位作者也发现了与 Sequist 等提出的相似的耐药机制分布[57,58]。这些突变和信号通路都会在接下来介绍，还有目前正在研究的治疗也会一并介绍。

3.1.2　T790M

Pao 和 Kobayashi 等首次在 EGFR 突变并且服用厄洛替尼耐药患者中确定了 T790M 耐药突变。T790M 突变是在 20 号外显子酪氨酸激酶结构域的 ATP 结合位点。这种突变被发现位于 20 号外显子 ATP 酪氨酸激酶结构域结合位点。他们发现胞嘧啶与胸苷碱基对的变化导致氨基酸残基 790 由苏氨酸变为甲硫氨酸的变化。他们推测，先前描述的对于吉非替尼结合至关重要的氢键受到庞大的蛋氨酸的阻碍。此外，庞大的蛋氨酸虽然阻止了吉非替尼的结合，但它并未阻止 ATP 结合[59,60]。

3.1.3　治疗

阿法替尼在临床前研究中发现有逆转 T790M 耐药的潜力，同时也在服用 EGFR-TKI 耐药的患者中进行了评估。LUX-lung 1 试验是一项Ⅱb/Ⅲ期临床试验，旨在晚期非小细胞肺癌患者中对比阿法替尼组与安慰剂组的疗效，这些非小细胞肺癌患者是接受化疗或厄洛替尼或在厄洛替尼开始取得疗效，但后来又发生了疾病进展的，试验期间均给予最好的支持治疗。本试验的主要重点，总生存时间（OS）未达到，但总体反应率为 7%。96 例 EGFR 突变阳性患者获益，PFS 为 3.3 个月 vs 1 个月（HR＝0.51）。在阿法替尼组里有 4 例患者存在 T790M 突变[61]。LUX-Lung 1 和 LUX-lung 4 试验通过使用 Jackman 标准来筛选耐药患者[62]。然而，回顾性分析发现，T790M 突变的患者数量太少，并且 LUX-Lung 4 证明的反应率为 8.2%，PFS 为 4.4 个月[63]。

上述 LUX-Lung 系列试验由于在二线和三线试验中的反应率低，所以其基本上结果是阴性的。克服 EGFR 耐药性的第一个成功方法是在 126 例 EGFR-TKI 耐药患者中联合使用西妥昔单抗（一种 EGFR 单克隆抗体）和阿法替尼进行的 Ib 期研究，其组内肿瘤均检测 T790M 状态。西妥昔单抗每两周静脉注射 $500mg/m^2$，阿替替尼每天给予 40mg。总体反应率为 29%，中位 PFS 为 4.7 个月。T790M 阳性与 T790M 阴性患者的反应率分别为 32% 和 25%，而 PFS 为 4.6 个月 vs 4.8 个月，两者均无统计学意义。然而，尽管这种组合取得了较大的成功，但毒性很明显：主要表现为腹泻（71%）；当所有组别都包括在内时，皮疹发生率为 97%[64]。尽管反应率有所提高，但毒副作用使得该组合的使用未被广泛采纳。

目前，小分子抑制剂特异性靶向 T790M 突变的单药目前在临床试验中，其似乎比西妥昔单抗加阿法替尼的组合具有更好的毒性耐受和更高的功效。两种针对

T790M 突变的第三代 EGFR - TKI, AZD9291 (osimertinib) 和 CO - 1686 (roci-letinib) 的试验初步的 I 期结果于 2014 年 ASCO 上已公布。在 I／Ⅱ期试验的第一份报告中, CO - 1686 每天服药 2 次, 总共入组 88 名患者, 总反应率为 58%。据报道, 恶心、疲劳和高血糖是常见的副作用[65]。后来发表的 CO - 1686 I／Ⅱ期结果, 包括 130 名患者, T790M 阳性肿瘤的总反应率为 59%, T790M 阴性的患者为 29%[66]; 然而, 临床试验还在继续入组。在 2015 年 ASCO 会议上, 针对 CO - 1686 的Ⅱ期研究结果进行了更新, 总共入组 345 名患者, T790M 状态通过组织基因测序或血液检测被证实, T790M 阳性患者的总体反应率为 48%, T790M 阴性患者的总反应率为 33%~36%[67], 但这些反应率随着进一步的随访而下降, 药物开发于 2016 年 5 月停止。2014 年在数据发布时, 199 例患者每天给予 AZD9291 (osimertinib), 未经证实的确认反应为 51%。在 84 名中心确诊的 T790M 突变患者中, 反应率为 64%, 在 43 名 T790M 阴性患者中, 反应率为 23%。报道的最常见的不良反应是腹泻、皮疹和恶心[68]。Janne 等最近公布的 222 名患者的结果显示, 总体反应率为 51%。122 例确诊的 T790M 阳性患者的反应率为 61%, 61 例 T790M 阴性患者的反应率为 21%[69]。这些结果导致 FDA 于 2015 年底批准了奥西替尼 (Osimertinib) 上市, 现在这种药物可用于已发生 T790M 耐药突变的 EGFR 突变阳性 NSCLC 患者。目前 EGFR - TKI 耐药领域持续快速发展。其他不可逆的 EGFR 抑制剂正在开发中, 包括 EGF816 和 ASP8273、HM61713 等, 它们似乎可安全有效治疗敏感 EGFR 突变的 NSCLC 患者和那些有 T790M 突变的患者[70-72]。第三代 EGFR - TKI 的耐药机制也正在研究中, 包括小细胞转化和耐药突变, 如新描述的 L718Q、L844V 和 C797S 等[73]。

3.1.4 EGFR 旁路激活

如前所述, 肺腺癌可以通过共受体酪氨酸激酶或通过单独的受体来规避膜上持续激活突变受体的抑制。Morgillo 等人发现胰岛素样生长因子 - 1 受体 (IGF - 1R) 是肺癌细胞系中的耐药机制。结果发现, 当 IGF - 1R 与 EGFR 异二聚体化时, 厄洛替尼通过激活下游通路 PI3K/AKT/mTOR 产生耐药性, 有助于抵抗细胞凋亡[74]。此外, 一些实验室通过在体内和体外的研究确定了 MET 扩增和配体肝细胞生长因子的表达为 EGFR - TKI 耐药的机制, 耐药的发生是通过独立于 EGFR 而激活 Akt 通路产生的[75-80]。报道的促进 TKI 耐药的其他受体酪氨酸激酶 (RTKs) 包括成纤维细胞生长因子受体 (FGFR), 如 FGFR1, 该受体被认为通过与配体 FGF2 结合以自分泌方式促进细胞增殖, 而 AXL 被认为可促进 EMT 的发生而导致耐药, EMT 相关机制稍后将更详细地进行讨论[81,82]。这些是在耐药中比较重要的受体, 但也有关于细胞内蛋白的报道, 如磷酸酶和张力蛋白同源物 (PTEN) 的缺失, 这种肿瘤抑制蛋白通过调节 PI3K 导致 Akt 信号通路表达增高。此外, Jak2/STAT3 通路的激活是被报道的另外一种导致 TKI 治疗耐药的机制[83,84]。

3.1.5　肝细胞生长因子（HGF）–MET 途径

Engleman 等人认为，靶向 MET 是极具吸引力的研究方向[77]，他们发现，MET 扩增是一种潜在的耐药原因，用 MET 抑制剂处理可使这些有 EGFR 突变对吉非替尼耐药的肺癌细胞系重新恢复敏感。遗憾的是，这是一项难以捉摸的研究，该研究仅在肺腺癌青年肺癌患者中进行了关于 MET 抑制剂 tivantinib 的 Ⅲ 期临床研究。患者按 KRAS 和 EGFR 状态分层，但未通过突变而分层。在中期分析预计无效后，试验便停止了[78]。类似地，在 ⅢB 期/Ⅳ期 NSCLC 中经过免疫组化证明有 MET 表达的患者中，联合应用厄洛替尼与 MET 单克隆抗体 onartuzumab 进行研究。经过独立评估证明单独使用厄洛替尼效果更好（OS 分别为 6.8 个月 vs 9.1 个月，HR = 1.27），该研究提前终止了[85]。最近对 MET 的分析发现，在大多数情况下 MET 突变与其他突变共同发生，这增加了 MET 抑制剂应用研究的复杂性[86]。

3.1.6　胰岛素生长因子受体（IGF–1R）

关于胰岛素生长因子受体（IGF–1R）及其配体作为潜在靶点的成熟数据较少，但它仍然是抗靶向治疗的耐药通路。关于 OSI–906、IGF–1R 和胰岛素受体的口服抑制剂，在两本出版物中分别报告了其在实体肿瘤中间歇给药和连续给药的 Ⅰ 期临床数据。两项试验都报告了胃肠道（GI）毒性以及高血糖和 QTc 延长是剂量限制性毒性[87,88]。一项评估厄洛替尼单独或联合 OSI–906 治疗未经化疗的 EGFR 突变晚期肺腺癌的 Ⅱ 期研究已经结束 [NCT01221077]。我们等待这项研究的结果，以确定是否值得应用。它在 ALK–TKI 耐药中也很重要。

3.1.7　PTEN/PI3K/AKT

PI3K 通路一直以来被认为是理想的抑制通路，因为它是多个 RTK 的下游通路；然而，由于显著的毒性和缺乏有效性，已经证明难以应用。这可能与 PI3K 的亚基缺乏特异性和 PI3K 下游的突变有关。BKM 120（buparlisib）是一种口服泛 Ⅰ 类 PI3K 抑制剂，一项 ⅠA 期的研究观察了 BKM120 与吉非替尼联合治疗 NSCLC 的疗效，该研究入组的患者为根据 Jackman 标准确定 EGFR–TKI 耐药的 NSCLC 患者[62]。常见的不良反应是腹泻、疲劳、黏膜炎和厌食症。3 级延迟毒性也有报道，这种药物已经不在肺癌中进一步研究了[89]。如前所述，通路下游突变也可发生。阻断该途径的另一种方法是使用泛 PI3K/mTORC1/2 抑制剂。仅仅抑制 mTORC1 不足以完全关闭 PI3K，因为它可以通过哺乳动物雷帕霉素复合物 2（mTORC2）的信号通路发挥作用[90]。BEZ235 是一种口服泛 PI3K/mTORC 抑制剂，在其 Ⅰ 期研究中招募了 3 名 NSCLC 患者。常见的不良反应（AEs）是恶心、呕吐、腹泻和疲劳[91]。还有直接抑制 AKT 的抑制剂，如 MK–2206。该口服化合物在 Ⅱ 期研究中与厄洛替尼联合在未选择的 NSCLC 患者进行研究，入组的 NSCLC 患者均为先前服用厄洛替尼后进展的患者，并且分为 EGFR 突变和 EGFR 野生型群组进行分析。不幸的是，EGFR 突变患者组的反应率仅为 9%，但 EGFR 野生型组的疾病控制率为 47%[92]。该通路仍然很重要，可能会在未来的试验中进行探索。

3.1.8 上皮细胞间质转型（EMT）

据报道，EMT 是 EGFR 靶向治疗的一种耐药机制[56]。EMT 被认为会导致某些恶性肿瘤的侵袭、转移和药物耐药。其标志性的变化是表皮标志物的丢失，如 E-cadherin 和 vimentin[93]。在肿瘤中发现的几种已被证明可以下调 E-cadherin 的转录因子，如 Snail 和 Twist；然而，EMT 的激活尚未得到阐明。它被认为可通过外部因素，如肿瘤微环境，以及内部因素，如改变转录和表观遗传修饰的基因突变[94-97]。虽然转录因子已经被发现通过抑制其启动子来下调 E-cadherin，但是信号通路如 Raf/Ras 和配体 HGF 与其受体 MET 的结合也参与到转变过程[98-102]。从 TRIBUTE 试验入组的 NSCLC 的肿瘤标本中分析了 E-cadherin 表达情况，此试验是一个Ⅲ期对比化疗加厄洛替尼与单独化疗疗效的试验。87 例样本（8%）E-cadherin 表达呈阳性，并且发现厄洛替尼加化疗组患者与单独接受化疗的患者相比，PFS 显著延长。这表明对于具有上皮标志物 E-cadeherin 的患者，可增加对厄洛替尼的敏感性[103]。

3.1.9 关于 EMT 的治疗

有实验证据表明过氧化物酶体增殖物激活受体 γ（PPAR-γ）激动剂是一类称为噻唑烷二酮的化合物，如用于Ⅱ型糖尿病的罗格列酮，可能是阻断 EMT 的潜在药物。在肺癌细胞系中的研究证明，转化生长因子 β（TGF-β）信号通过 Smad3 转录活性诱导 EMT。更重要的是，这项研究发现合成的 PPAR-γ 配体可逆转和阻止 EMT，这种作用是通过体外抑制 TGF-β/Smad3 信号传导来阻止它，并在实验小鼠模型的体内试验中证实可阻止转移[104]。EMT 需要进一步探索研究，以确定它是否可成为具有临床意义的靶标。

3.1.10 ALK & ROS1

前面的部分讨论了 EGFR TKI 治疗的获得性耐药机制和潜在的治疗选择。ALK 耐药的机制更为复杂。EGFR 突变受体是单一显性突变，这也就解释了超过 50% 的获得性耐药，与之相反，ALK 除旁路途径外还存在几种 ALK 受体激酶结构域突变。针对这些抗性突变研发的 RTK 抑制剂最大问题就是敏感性差异很大。这些突变和治疗将在下面详细讨论。

Choi 等[105]是第一个在服用克唑替尼进展的患者通过二代测序确定 ALK 耐药突变的。在酪氨酸激酶结构域内两个独立的克隆突变被证明参与耐药发生，它们是：L1196M 和 C1156Y。Katayama 等在不久之后确定了另外三种从未发现过的激酶域突变：G1202，S1206Y 和 1151Tins。他们还证实了先前已经报道的 L1196M 突变，进而证实这些突变通过空间位阻或对 TKI 的亲和力降低而导致耐药发生。他还发现了其他耐药机制，如 ALK 融合，KIT 或 EGFR 基因扩增[106]。这些耐药机制连同其他新的突变现在已得到广泛认可，并得到了其他学者的证明[107-110]。

Awad 等人[111]还在 ROS1 介导的耐药肺癌患者的激酶结构域发现了 CD47 - ROS1 突变，这种突变是在 ATP 结合口袋中与 ROS1 结合的结构域发现的，通过在克唑替尼与在结晶学确定克唑替尼通常与 ATP 结合口袋中的 ROS1 结合，这种重排导致空间位阻。与 ALK 耐药相似，EGFR 信号通路也被认为是有 ROS1 重排的肺癌患者克唑替尼耐药的机制[112]。

3.1.11 ALK 和 ROS1 抗性治疗

治疗 ALK 阳性肺癌患者的新药获得 FDA 和临床试验集中审批，主要用于一线服用克唑替尼治疗后疾病进展的患者。色瑞替尼又称为 LDK378，现已被批准用于有 ALK 基因重排的肺腺癌患者在服用克唑替尼后疾病进展的治疗。Shaw 等人报告了有 130 名患者参加的色瑞替尼的 Ⅰ 期试验研究结果，最终有 114 名患者每天接受至少 400mg 色瑞替尼治疗，其总反应率为 58%，PFS 为 7 个月。通过对组内的 19 例患者的测序来探究新的或者新的突变缺失和评估反应，发现了一些有趣的结果。其中 5 例患者有二次激酶突变，2 例有基因扩增，余 12 例没有 ALK 突变，但其中 7 例患者服用色瑞替尼是有效的。试验者假设这可能是由于 ALK 肿瘤依赖导致的，或者是色瑞替尼的脱靶效应[113]。通过利用这些患者标本以及克唑替尼耐药细胞系，Friboulet 等确定了色瑞替尼敏感的激酶结构域突变，例如 L1196M、G1269A、S1206Y 和 I1171T。他们还发现了几种不太敏感的激酶突变和两种耐药激酶突变，G1202R 和 F1174V/C[114]。艾乐替尼（Alectinib）是一种二代 ALK 抑制剂，在日本和美国被批准用于在克唑替尼治疗后进展的 ALK 阳性腺癌患者，在 Ⅰ 期研究中证实了对全身和中枢神经系统（CNS）转移灶有效[115]，并因为 Ⅱ 期临床试验的阳性结果而获得 FDA 批准。艾乐替尼的 Ⅱ 期结果显示，138 例 ALK 阳性且服用克唑替尼进展的肺癌患的 ORR 为 49.2%[116]。另一项入组 69 例患者的 ORR 为 47.8%[117]。有趣的是，Katayama 等人[118]在艾乐替尼治疗后发现了两种耐药突变，一种在肿瘤细胞系中，另一种在患者中发现，这两种突变为 V1180L 和 I1171T，它们都对色瑞替尼敏感。

一项关于布加替尼（Brigatinib，EGFR/ALK 双重抑制剂）的 Ⅰ/Ⅱ 期临床研究结果显示，入组的 72 名可评估患者的有效率为 72%，中位 PFS 为 56 周。组内患者大多已经接受过克唑替尼治疗[119]。与艾乐替尼和色瑞替尼相似，该药物也对一些患者的中枢神经系统转移灶有效。一项关于 ALK/原肌球蛋白受体激酶（TRK）抑制剂在 ALK 阳性实体瘤患者的 Ⅰ 期研究也在进行。试验中剂量依赖性毒性包括感觉迟钝和 QTc 延长[120]。

目前有几种其他的化合物正在研究，这些化合物主要是为了逆转 ALK 重排肺腺癌患者服用克唑替尼产生的耐药，包括 ASP3026 ［NCT01401504］ 和 X－396 ［NCT01625234］，其反应率为 44%~63%[121]。据报道，ALK 和 EGFR 的双重抑制剂已经被报道在无 ALK 突变或扩增的患者疾病进展时或有 EGFR 通路被激活证据的患者有潜在治疗价值[122]。

目前，正在研究 ROS1 抗性突变的候选药物，包括 cabozantinib，cMET/原癌基因 c－Ret（RET）/血管内皮生长因子受体（VEGFR）抑制剂；PF－06463922，联合抑制 ALK 和 ROS1 的口服化合物[123,124]。正在进行的 PF－06463922 Ⅰ/Ⅱ期研究的结果显示，其副作用主要为高胆固醇血症和周围神经病变，但具有明显的抗肿瘤活性作用[125]。

3.1.12 热休克蛋白（HSP）90

热休克蛋白或伴侣蛋白在正常组织和恶性组织中参与蛋白质折叠、细胞信号转导及细胞生长和存活作用。HSP 90 能成为特别感兴趣的靶标是由于其在几种肿瘤信号通路中的过度表达和过度依赖[126]。据研究者认为，HSP 90s 稳定必需的致癌蛋白（如突变的 EGFR）的能力可能通过稳定或支持其他蛋白参与旁路激活而导致耐药[127]。有几种临床前 NSCLC 模型已证明应用 HSP 90 抑制剂可以克服 EGFR、ALK 和 ROS1[128－130] 中产生的耐药。

Sequist 等人报道了 IPI－504（retaspimycin）的 Ⅱ 期结果，这是一种口服 HSP90 抑制剂，在 EGFR 突变体中具有一定的活性，在有 ALK 重排的 NSCLC 中更是如此。常见的副反应为疲劳、恶心和腹泻[131]。目前有几种第二代 HSP 90 抑制剂在进行临床试验，例如：AUY－922 ［NCT01784640］，AT13387 ［NCT01712217］ 和 STA－9090 ［NCT01031225］，可作为单一药物或与化疗或 RTK 靶向药物联合[132]。

3.2 化疗

Schiller 等人[133]报道，在晚期 NSCLC 患者中，4 种单独的含铂双药方案（包括一种铂加紫杉烷或铂与抗代谢物吉西他滨）的反应率和存活率无差异。他们发现顺铂加吉西他滨方案可以获得更长的无进展生存期（PFS）。然而，Scagliotti 等人[134]发现，与顺铂加吉西他滨相比，顺铂和培美曲塞在肺腺癌治疗中表现出明显的生存获益，但在肺鳞状细胞癌中没有获益。已经证实鳞状细胞癌通过 mRNA 高表达胸苷酸合成酶（TS）[135]，并且发现培美曲塞与其他叶酸依赖的酶可抑制 TS 的功能[136]。培美曲塞对肿瘤的敏感性可能至少部分取决于 TS 的水平[137]。虽然这些结果作为治疗效果的预测生物标志物令人鼓舞，但目前定论为时尚早。

同样的，也有关于紫杉烷类的耐药（一类微管蛋白结合剂）用作含铂双药方案的一部分的研究。β Ⅲ - 微管蛋白过度表达参与了紫杉烷耐药的发生[138]。顺铂是一种与 DNA 结合的药物，形成共价结合并交联 DNA 的加合物，阻止 DNA 复制。DNA 修复酶，包括切除修复交叉互补组 1（ERCC1），在体外和早期临床研究中被证实是顺铂反应的预测生物标志物[139]。不幸的是，一项在 ERCC1 阴性的晚期非小细胞肺癌中辅助以铂类为基础的化疗的 Ⅲ 期随机临床研究因 IHC 结果不一致，而无法根据 ERCC1 而随机化分组，于是被早早终止了[140]。还发现 IHC 抗体无法在 ERCC1 4 种异构体中区别出 1 种可导致顺铂耐药的异构体[141]。因此，虽然 ERCC1 可能是一种耐药的方式，但是我们目前还没有一种被证实的方法来检测耐药的异构体。未来治疗的希望方向是，全身化疗可根据肺癌的亚型来选择方案，如培美曲塞用于非鳞状细胞肺癌。

3.3 PD1/PD - L1 信号通路

现在已知肿瘤通过表达程序性死亡配体 1（PD - L1）与其受体（程序性死亡 1，PD - 1）结合，诱导 T 细胞失去对肿瘤的抵抗[142]。这种现象被描述为免疫逃逸，并且是免疫周期中仅有的一个检查点，肿瘤可以利用它来避免被破坏。抑制 T 细胞表面的 PD - 1 或肿瘤细胞表面的 PD - L1 已经在肺癌或其他几种肿瘤中被成功证明是可行的[143 - 151]。在 EGFR 突变的肺癌中发现，PD - L1 在 EGFR 激活时高表达，EGFR 靶向抑制时低表达[152 - 154]。在野生型 EGFR 肺癌中，PD - L1 高表达患者比低表达患者预后更差。实验室中同时抑制 EGFR 和 PD - L1 并没有发现协同作用，然而，在交错治疗或服用 EGFR 靶向治疗后疾病进展而无其他 EGFR 抑制剂可用的情况下，有些 EGFR 抑制剂与 PD - 1 或 PD - L1 抑制剂联合应用的实验正在进行，所以 PD1 或 PD - L1 抑制剂可能是更为合理有效的方法。目前，有一项临床试验[NCT02511184] 将克唑替尼与 pembrolizumab 联合用于晚期 NSCLC 的一线治疗，还有其他几项化疗联合 PD1 或 PD - L1 抑制剂［NCT02367794，NCT02578680，NCT02409342，NCT02574598］。

4 小结

肿瘤学领域已经彻底改变为一种个体化基因治疗。肺癌研究以及这些研究结果被应用于临床试验中变得越来越迅速，并引领治疗潮流。虽然精准医学对于该领域来说是令人兴奋的，但随着知识的积累，对耐药机制的复杂性和适应性的认识也越来越多。我们已经跨越了蛋白质催化结构域内的简单突变，转向了一种复杂的分子通路，这种通路绕过或支持结构性激活蛋白受体，但是关键的蛋白例如：EMT 中的转录因子和致癌蛋白中的 HSP 90 蛋白是保持稳定的。而免疫治疗是一种新的尚未完全定论的完全不同的治疗方式，其已经被证实具有积极的临床疗效，但对已知的有驱动基因突变的患者效果平平。它在联合治疗或序贯治疗中的作用需要进一步研究。由于我们逐步认识到哪些基因突变可能是驱动基因突变，所以在减少毒副作用的同时保持有效性和（或）研究针对耐药突变的靶向药变得越来越重要。

（刘明辉　陈军）

参考文献

［1］ Subramanian J, Govindan R（2008）Molecular genetics of lung cancer in people who have never smoked. Lancet Oncol 9（7）：676 – 682

［2］ Chougule A et al（2013）Frequency of EGFR mutations in 907 lung adenocarcioma patients of Indian ethnicity. PLoS ONE 8（10）：e76164

［3］ Couraud S et al（2015）BioCAST／IFCT – 1002：epidemiological and molecular features of lung cancer in never – smokers. Eur Respir J 45：1403 – 1414

［4］ Zhang Y et al（2012）Frequency of driver mutations in lung adenocarcinoma from female never – smokers varies with histologic subtypes and age at diagnosis. Clin Cancer Res 18（7）：1947 – 1953

［5］ Drilon A et al（2015）Broad, hybrid capture – based next – generation sequencing identifies actionable genomic alterations in "driver – negative" lung adenocarcinomas. Clin Cancer Res 21：3631 – 3639

［6］ Cohen S（1962）Isolation of a mouse submaxillary gland protein accelerating incisor eruption and eyelid opening in the new – born animal. J Biol Chem 237：1555 – 1562

［7］ Carpenter G, King L Jr, Cohen S（1978）Epidermal growth factor stimulates phosphorylation in membrane preparations in vitro. Nature 276（5686）：409 – 410

［8］ Ullrich A et al（1984）Human epidermal growth factor receptor cDNA sequence and aberrant expression of the amplified gene in A431 epidermoid carcinoma cells. Nature 309（5967）：418 – 425

［9］ Garrett TP et al（2002）Crystal structure of a truncated epidermal growth factor receptor extracellular domain bound to transforming growth factor alpha. Cell 110（6）：763 – 773

［10］ Lemmon MA et al（1997）Two EGF molecules contribute additively to stabilization of the EGFR dimer. EMBO J 16（2）：281 – 294

［11］ Ogiso H et al（2002）Crystal structure of the complex of human epidermal growth factor and receptor extracellular domains. Cell 110（6）：775 – 787

［12］ Schlessinger J（1988）Signal transduction by allosteric receptor oligomerization. Trends Biochem Sci 13（11）：443 – 447

［13］ Rusch V et al（1997）Over expression of the epidermal growth factor receptor and its ligand transforming growth factor alpha is frequent in resectable non – small cell lung cancer but does not predict tumor progression. Clin Cancer Res 3（4）：515 – 522

［14］ Sizeland AM, Burgess AW（1992）Anti – sense transforming growth factor alpha oligonucleotides inhibit autocrine stimulated proliferation of a colon carcinoma cell line. Mol Biol Cell 3

(11)：1235 - 1243

[15] Tateishi M et al（1990）Immunohistochemical evidence of autocrine growth factors in adenocarcinoma of the human lung. Cancer Res 50（21）：7077 - 7080

[16] Veale D et al（1987）Epidermal growth factor receptors in non - small cell lung cancer. Br J Cancer 55（5）：513 - 516

[17] Honegger AM et al（1987）Point mutation at the ATP binding site of EGF receptor abolishes protein - tyrosine kinase activity and alters cellular routing. Cell 51（2）：199 - 209

[18] Honegger AM et al（1987）A mutant epidermal growth factor receptor with defective protein tyrosine kinase is unable to stimulate proto - oncogene expression and DNA synthesis. Mol Cell Biol 7（12）：4568 - 4571

[19] Redemann N et al（1992）Anti - oncogenic activity of signalling - defective epidermal growth factor receptor mutants. Mol Cell Biol 12（2）：491 - 498

[20] Wakeling AE et al（1996）Specific inhibition of epidermal growth factor receptor tyrosine kinase by 4 - anilinoquinazolines. Breast Cancer Res Treat 38（1）：67 - 73

[21] Wakeling AE et al（2002）ZD1839（Iressa）：an orally active inhibitor of epidermal growth factor signaling with potential for cancer therapy. Cancer Res 62（20）：5749 - 5754

[22] Fukuoka M et al（2003）Multi - institutional randomized phase II trial of gefitinib for previously treated patients with advanced non - small - cell lung cancer（The IDEAL 1 Trial）[corrected]. J Clin Oncol 21（12）：2237 - 2246

[23] Herbst RS et al（2002）Selective oral epidermal growth factor receptor tyrosine kinase inhibitor ZD1839 is generally well - tolerated and has activity in non - small - cell lung cancer and other solid tumors：results of a phase I trial. J Clin Oncol 20（18）：3815 - 3825

[24] Hidalgo M et al（2001）Phase I and pharmacologic study of OSI - 774, an epidermal growth factor receptor tyrosine kinase inhibitor, in patients with advanced solid malignancies. J Clin Oncol 19（13）：3267 - 3279

[25] Kris MG et al（2003）Efficacy of gefitinib, an inhibitor of the epidermal growth factor receptor tyrosine kinase, in symptomatic patients with non - small cell lung cancer：a randomized trial. JAMA 290（16）：2149 - 2158

[26] Miller VA et al（2004）Bronchioloalveolar pathologic subtype and smoking history predict sensitivity to gefitinib in advanced non - small - cell lung cancer. J Clin Oncol 22（6）：1103 - 1109

[27] Nakagawa K et al（2003）Phase I pharmacokinetic trial of the selective oral epidermal growth factor receptor tyrosine kinase inhibitor gefitinib（'Iressa', ZD1839）in Japanese patients with solid malignant tumors. Ann Oncol 14（6）：922 - 930

[28] Perez - Soler R et al（2004）Determinants of tumor response and survival with erlotinib in patients with non - small - cell lung cancer. J Clin Oncol 22（16）：3238 - 3247

[29] Ranson M et al（2002）ZD1839, a selective oral epidermal growth factor receptor - tyrosine kinase inhibitor, is well tolerated and active in patients with solid, malignant tumors：results of a phase I trial. J Clin Oncol 20（9）：2240 - 2250

[30] Shepherd FA et al（2005）Erlotinib in previously treated non - small - cell lung cancer. N Engl J Med 353（2）：123 - 132

[31] Thatcher N et al（2005）Gefitinib plus best supportive care in previously treated patients with refractory advanced non - small - cell lung cancer：results from a randomised, placebo - controlled, multicentre study（Iressa survival evaluation in lung cancer）. Lancet 366（9496）：

1527 - 1537

[32] Peddicord S (2015) FDA approves targeted therapy for first - line treatment of patients with a type of metastatic lung cancer. US Food and Drug Administration 33. Kosaka T et al (2004) Mutations of the epidermal growth factor receptor gene in lung cancer: biological and clinical implications. Cancer Res 64 (24): 8919 - 8923

[34] Lynch TJ et al (2004) Activating mutations in the epidermal growth factor receptor underlying responsiveness of non - small - cell lung cancer to gefitinib. N Engl J Med 350 (21): 2129 - 2139

[35] Paez JG et al (2004) EGFR mutations in lung cancer: correlation with clinical response to gefitinib therapy. Science 304 (5676): 1497 - 1500

[36] Pao W et al (2004) EGF receptor gene mutations are common in lung cancers from "never smokers" and are associated with sensitivity of tumors to gefitinib and erlotinib. Proc Natl Acad Sci U S A 101 (36): 13306 - 13311

[37] Shigematsu H et al (2005) Clinical and biological features associated with epidermal growth factor receptor gene mutations in lung cancers. J Natl Cancer Inst 97 (5): 339 - 346

[38] Zhang X et al (2006) An allosteric mechanism for activation of the kinase domain of epidermal growth factor receptor. Cell 125 (6): 1137 - 1149

[39] Carey KD et al (2006) Kinetic analysis of epidermal growth factor receptor somatic mutant proteins shows increased sensitivity to the epidermal growth factor receptor tyrosine kinase inhibitor, erlotinib. Cancer Res 66 (16): 8163 - 8171

[40] Yun CH et al (2008) The T790M mutation in EGFR kinase causes drug resistance by increasing the affinity for ATP. Proc Natl Acad Sci U S A 105 (6): 2070 - 2075

[41] Fukuoka M et al (2011) Biomarker analyses and final overall survival results from a phase III, randomized, open - label, first - line study of gefitinib versus carboplatin/paclitaxel in clinically selected patients with advanced non - small - cell lung cancer in Asia (IPASS). J Clin Oncol 29 (21): 2866 - 2874

[42] Mitsudomi T et al (2010) Gefitinib versus cisplatin plus docetaxel in patients with non - small - cell lung cancer harbouring mutations of the epidermal growth factor receptor (WJTOG3405): an open label, randomised phase 3 trial. Lancet Oncol 11 (2): 121 - 128

[43] Rosell R et al (2012) Erlotinib versus standard chemotherapy as first - line treatment for European patients with advanced EGFR mutation - positive non - small - cell lung cancer (EURTAC): a multicentre, open - label, randomised phase 3 trial. Lancet Oncol 13 (3): 239 - 246

[44] Zhou C et al (2011) Erlotinib versus chemotherapy as first - line treatment for patients with advanced EGFR mutation - positive non - small - cell lung cancer (OPTIMAL, CTONG - 0802): a multicentre, open - label, randomised, phase 3 study. Lancet Oncol 12 (8): 735 - 742

[45] Sequist LV et al (2013) Phase III study of afatinib or cisplatin plus pemetrexed in patients with metastatic lung adenocarcinoma with EGFR mutations. J Clin Oncol 31 (27): 3327 - 3334

[46] Sandlund JT et al (1994) Clinicopathologic features and treatment outcome of children with large - cell lymphoma and the t (2; 5) (p23; q35). Blood 84 (8): 2467 - 2471

[47] Soda M et al (2007) Identification of the transforming EML4 - ALK fusion gene in non - small - cell lung cancer. Nature 448 (7153): 561 - 566

[48] Birchmeier C, Sharma S, Wigler M (1987) Expression and rearrangement of the ROS1 gene in

human glioblastoma cells. Proc Natl Acad Sci U S A 84 (24)：9270 – 9274

[49]　Li C et al (2011) Spectrum of oncogenic driver mutations in lung adenocarcinomas from East Asian never smokers. PLoS ONE 6 (11)：e28204

[50]　Kwak EL et al (2010) Anaplastic lymphoma kinase inhibition in non – small – cell lung cancer. N Engl J Med 363 (18)·1693 – 1703

[51]　Davies KD, Doebele RC (2013) Molecular pathways：ROS1 fusion proteins in cancer. Clin Cancer Res 19 (15)：4040 – 4045

[52]　Camidge DR et al (2012) Activity and safety of crizotinib in patients with ALK – positive non – small – cell lung cancer：updated results from a phase 1 study. Lancet Oncol 13 (10)：1011 – 1019

[53]　Shaw AT et al (2014) Crizotinib in ROS1 – rearranged non – small – cell lung cancer. N Engl J Med 371 (21)：1963 – 1971

[54]　Shaw AT et al (2013) Crizotinib versus chemotherapy in advanced ALK – positive lung cancer. N Engl J Med 368 (25)：2385 – 2394

[55]　Solomon BJ et al (2014) First – line crizotinib versus chemotherapy in ALK – positive lung cancer. N Engl J Med 371 (23)：2167 – 2177

[56]　Sequist LV et al (2011) Genotypic and histological evolution of lung cancers acquiring resistance to EGFR inhibitors. Sci Transl Med 3 (75)：75ra26

[57]　Arcila ME et al (2011) Rebiopsy of lung cancer patients with acquired resistance to EGFR inhibitors and enhanced detection of the T790M mutation using a locked nucleic acid – based assay. Clin Cancer Res 17 (5)：1169 – 1180

[58]　Yu HA et al (2013) Analysis of tumor specimens at the time of acquired resistance to EGFR – TKI therapy in 155 patients with EGFR – mutant lung cancers. Clin Cancer Res 19 (8)：2240 – 2247

[59]　Kobayashi S et al (2005) EGFR mutation and resistance of non – small – cell lung cancer to gefitinib. N Engl J Med 352 (8)：786 – 792

[60]　Pao W et al (2005) Acquired resistance of lung adenocarcinomas to gefitinib or erlotinib is associated with a second mutation in the EGFR kinase domain. PLoS Med 2 (3)：e73

[61]　Janjigian YY et al (2014) Dual inhibition of EGFR with afatinib and cetuximab in kinase inhibitor – resistant EGFR – mutant lung cancer with and without T790M mutations. Cancer Discov 4 (9)：1036 – 1045

[62]　Jackman D et al (2010) Clinical definition of acquired resistance to epidermal growth factor receptor tyrosine kinase inhibitors in non – small – cell lung cancer. J Clin Oncol 28 (2)：357 – 360

[63]　Katakami N et al (2013) LUX – Lung 4：a phase II trial of afatinib in patients with advanced non – small – cell lung cancer who progressed during prior treatment with erlotinib, gefitinib, or both. J Clin Oncol 31 (27)：3335 – 3341

[64]　Janjigian YY (2014) Dual inhibition of EGFR with Afatinib and Cetuximab in kinase inhibitor – resistant EGFR – mutant lung cancer with and without T790M mutations. Cancer Dis 4：1036 – 1045

[65]　Sequist LV, Soria J – C, Gadgeel SM, Wakelee HA, Camidge DR, Varga A, Solomon BJ, Papadimitrakopoulou V, Jaw – Tsai SS, Caunt L, Kaur P, Rolfe L, Allen AR, Goldman JW (2014) First – in – human evaluation of CO – 1686, an irreversible, highly selective tyrosine kinase inhibitor of mutations of EGFR (activating and T790M). In：2014 ASCO annual meet-

ing on journal of clinical oncology, Chicago

[66] Sequist LV et al (2015) Rociletinib in EGFR – mutated non – small – cell lung cancer. N Engl J Med 372 (18): 17001 – 709

[67] Sequist LV, Goldman JW, Wakelee HA et al (2015) Efficacy of rociletinib (CO – 1686) in plasma – genotyped T790M – positive non – small cell lung cancer (NSCLC) patients (pts). In: 2015 ASCO annual meeting on journal of clinical oncology, Chicago 68. Janne PA, Rama-lingam SS, Yang JC – H, Ahn M – J, Kim D – W, Kim S – W, Planchard D, Ohe Y, Felip E, Watkins C, Cantarini M, Ghiorghiu S, Ranson M (2014) Clinical activity of the mutant – selective EGFR inhibitor AZD9291 in patients (pts) with EGFR inhibitor resistant non – small cell lung cancer (NSCLC). J Clin Oncol (in ASCO. Chicago)

[69] Jäne PA et al (2015) AZD9291 in EGFR inhibitor – resistant non 杣 mall – cell lung cancer. N Engl J Med 372 (18): 1689 – 1699

[70] Tan D, Seto T, Leighl N et al (2015) First – in – human phase I stud; of EGF816, a third generation, mutant – selective EGFR tyrosine kinase inhibitor, in advanced non – small cell lung cancer (NSCLC) harboring T790M. In: 2015 ASCO annual meeting on journal of clinical on-cology, Chicago

[71] Goto Y, Nokihara H, Marakami H et al (2015) ASP8273, a mutant – selective irreversible EGFR inhibitor in patients (pts) with NSCLC harboring EGFR activating mutations: preliminary results of first – in – human phase I study in Japan. In: 2015 ASCO annual meeting on jour-nal of clinical oncology, Chicago

[72] Park K, Lee JS, Lee KH et al (2015) Updated safety and efficacy results from phase I/II study of HM61713 in patients (pts) with EGFR mutation positive non – small cell lung cancer (NSCLC) who failed previous EGFR – tyrosine kinase inhibitor (TKI). In: 2015 ASCO annu-al meeting on journal of clinical oncology, Chicago

[73] Ercan D et al (2015) EGFR mutations and resistance to irreversible pyrimidine – based EGFR inhibitors. Clin Cancer Res 21 (17): 3913 – 3923

[74] Morgillo F et al (2006) Heterodimerization of insulin – like growth factor receptor/epidermal growth factor receptor and induction of survivin expression counteract the antitumor action of er-lotinib. Cancer Res 66 (20): 10100 – 10111

[75] Bean J et al (2007) MET amplification occurs with or without T790M mutations in EGFR mu-tant lung tumors with acquired resistance to gefitinib or erlotinib. Proc Natl Acad Sci U S A 104 (52): 20932 – 20937

[76] Cappuzzo F et al (2009) Increased MET gene copy number negatively affects survival of surgi-cally resected non – small – cell lung cancer patients. J Clin Oncol 27 (10): 1667 – 1674

[77] Engelman JA et al (2007) MET amplification leads to gefitinib resistance in lung cancer by ac-tivating ERBB3 signaling. Science 316 (5827): 1039 – 1043

[78] Scagliotti GV, Novello S, von Pawel J (2013) The emerging role of MET/HGF inhibitors in oncology. Cancer Treat Rev 39 (7): 793 – 801

[79] Yano S et al (2008) Hepatocyte growth factor induces gefitinib resistance of lung adenocarcino-ma with epidermal growth factor receptor – activating mutations. Cancer Res 68 (22): 9479 – 9487

[80] Yano S et al (2011) Hepatocyte growth factor expression in EGFR mutant lung cancer with in-trinsic and acquired resistance to tyrosine kinase inhibitors in a Japanese cohort. J Thorac Oncol 6 (12): 2011 – 2017

［81］ Terai H et al（2013）Activation of the FGF2 – FGFR1 autocrine pathway：a novel mechanism of acquired resistance to gefitinib in NSCLC. Mol Cancer Res 11（7）：759 – 767

［82］ Zhang Z et al（2012）Activation of the AXL kinase causes resistance to EGFR – targeted therapy in lung cancer. Nat Genet 44（8）：852 – 860

［83］ Harada D et al（2012）JAK2 – related pathway induces acquired erlotinib resistance in lung cancer cells harboring an epidermal growth factor receptor – activating mutation. Cancer Sci 103（10）：1795 – 1802

［84］ Sos ML et al（2009）PTEN loss contributes to erlotinib resistance in EGFR – mutant lung cancer by activation of Akt and EGFR. Cancer Res 69（8）：3256 – 3261

［85］ Spigel D, Edelman M, O'Byrne K, Paz – Ares L, Shames DS, Yu W, Paton VE, Mok T（2014）Onartuzumab plus erlotinib versus erlotinib in previously treated stage IIIb or IV NSCLC：results from the pivotal phase III randomized, multicenter, placebo – controlled METLung（OAM4971g）global trial. In：2014 ASCO annual meeting on journal of clinical oncology, Chicago

［86］ Eisert A, Scheffler M, Michels S et al（2015）Genetic variability and clinical presentation of patients with non – small cell lung cancer（NSCLC）harboring MET – amplifications. In：2105 ASCO annual meeting on journal of clinical oncology, Chicago

［87］ Jones RL et al（2015）Phase I study of intermittent oral dosing of the insulin – like growth factor – 1 and insulin receptors inhibitor OSI – 906 in patients with advanced solid tumors. Clin Cancer Res 21（4）：693 – 700

［88］ Puzanov I et al（2015）A phase I study of continuous oral dosing of OSI – 906, a dual inhibitor of insulin – like growth factor – 1 and insulin receptors, in patients with advanced solid tumors. Clin Cancer Res 21（4）：701 – 711

［89］ Tan DS – W, Lim KH, Tai WM, Ahmad A, Pan S, Ng QS, Ang M – K, Gogna A, Ng YL, Tan BS, Lee HY, Krisna SS, Lau DPX, Zhong L, Iyer G, Chowbay B, Lim AST, Takano A, Lim W – T, Tan E – H（2013）A phase Ib safety and tolerability study of a pan class I PI3K inhibitor buparlisib（BKM120）and gefitinib（gef）in EGFR TKI – resistant NSCLC. In：2013 ASCO annual meeting on journal of clinical oncology, Chicago

［90］ Wander SA, Hennessy BT, Slingerland JM（2011）Next – generation mTOR inhibitors in clinical oncology：how pathway complexity informs therapeutic strategy. J Clin Invest 121（4）：1231 – 1241

［91］ Peyton JD, Rodon Ahnert J, Burris H, Britten C, Chen LC, Tabernero J, Duval V, Rouyrre N, Silva AP, Quadt C, Baselga J（2011）A dose – escalation study with the novel formulation of the oral pan – class I PI3K inhibitor BEZ235, solid dispersion system（SDS）sachet, in patients with advanced solid tumors. In：2011 ASCO annual meeting on journal of clinical oncology

［92］ Lara P, Longmate J, Mack PC, Kelly K, Socinski MA, Salgia R, Gitlitz BJ, Li T, Koczywas M, Reckamp KL, Gandara DR（2014）Phase II study of the AKT inhibitor MK – 2206 plus erlotinib（E）in patients（pts）with advanced non – small cell lung cancer（NSCLC）who progressed on prior erlotinib：a California Cancer Consortium Phase II trial（NCI 8698）. In：2014 ASCO annual meeting on journal of clinical oncology

［93］ Nurwidya F et al（2012）Epithelial mesenchymal transition in drug resistance and metastasis of lung cancer. Cancer Res Treat 44（3）：151 – 156

［94］ Batlle E et al（2000）The transcription factor snail is a repressor of E – cadherin gene expression in epithelial tumour cells. Nat Cell Biol 2 (2): 84 – 89

[95] Cano A et al (2000) The transcription factor snail controls epithelial – mesenchymal transitions by repressing E – cadherin expression. Nat Cell Biol 2 (2): 76 – 83

[96] Smit MA et al (2009) A twist – snail axis critical for TrkB – induced epithelial – mesenchymal transition – like transformation, anoikis resistance, and metastasis. Mol Cell Biol 29 (13): 3722 – 3737

[97] Yang J et al (2004) Twist, a master regulator of morphogenesis, plays an essential role in tumor metastasis. Cell 117 (7): 927 – 939

[98] Grunert S, Jechlinger M, Beug H (2003) Diverse cellular and molecular mechanisms contribute to epithelial plasticity and metastasis. Nat Rev Mol Cell Biol 4 (8): 657 – 665

[99] Huber MA, Kraut N, Beug H (2005) Molecular requirements for epithelial – mesenchymal transition during tumor progression. Curr Opin Cell Biol 17 (5): 548 – 558

[100] Savagner P (2001) Leaving the neighborhood: molecular mechanisms involved during epithelial – mesenchymal transition. BioEssays 23 (10): 912 – 923

[101] Lee JM et al (2006) The epithelial – mesenchymal transition: new insights in signaling, development, and disease. J Cell Biol 172 (7): 973 – 981

[102] Garofalo M et al (2012) EGFR and MET receptor tyrosine kinase – altered microRNA expression induces tumorigenesis and gefitinib resistance in lung cancers. Nat Med 18 (1): 74 – 82

[103] Yauch RL et al (2005) Epithelial versus mesenchymal phenotype determines in vitro sensitivity and predicts clinical activity of erlotinib in lung cancer patients. Clin Cancer Res 11 (24 Pt 1): 8686 – 8698

[104] Reka AK et al (2010) Peroxisome proliferator – activated receptor – gamma activation inhibits tumor metastasis by antagonizing Smad3 – mediated epithelial – mesenchymal transition. Mol Cancer Ther 9 (12): 3221 – 3232

[105] Choi YL et al (2010) EML4 – ALK mutations in lung cancer that confer resistance to ALK inhibitors. N Engl J Med 363 (18): 1734 – 1739

[106] Katayama R et al (2012) Mechanisms of acquired crizotinib resistance in ALK – rearranged lung cancers. Sci Transl Med 4 (120): 120ra17

[107] Heuckmann JM et al (2011) ALK mutations conferring differential resistance to structurally diverse ALK inhibitors. Clin Cancer Res 17 (23): 7394 – 7401

[108] Lovly CM, Pao W (2012) Escaping ALK inhibition: mechanisms of and strategies to overcome resistance. Sci Transl Med 4 (120): 120ps2

[109] Sasaki T et al (2011) A novel ALK secondary mutation and EGFR signaling cause resistance to ALK kinase inhibitors. Cancer Res 71 (18): 6051 – 6060

[110] Sun HY, Ji FQ (2012) A molecular dynamics investigation on the crizotinib resistance mechanism of C1156Y mutation in ALK. Biochem Biophys Res Commun 423 (2): 319 – 324

[111] Awad MM et al (2013) Acquired resistance to crizotinib from a mutation in CD74 – ROS1. N Engl J Med 368 (25): 2395 – 2401

[112] Davies KD et al (2013) Resistance to ROS1 inhibition mediated by EGFR pathway activation in non – small cell lung cancer. PLoS ONE 8 (12): e82236

[113] Shaw AT et al (2014) Ceritinib in ALK – rearranged non – small – cell lung cancer. N Engl J Med 370 (13): 1189 – 1197

[114] Friboulet L et al (2014) The ALK inhibitor ceritinib overcomes crizotinib resistance in non –

small cell lung cancer. Cancer Discov 4（6）：662 - 673

[115] Gadgeel SM et al（2014）Safety and activity of alectinib against systemic disease and brain metastases in patients with crizotinib - resistant ALK - rearranged non - small - cell lung cancer（AF - 002JG）：results from the dose - finding portion of a phase 1/2 study. Lancet Oncol 15（10）：1119 - 1128

[116] Ou SHI，Ahn JS，Petris LD et al（2015）Efficacy and safety of the ALK inhibitor alectinib in ALK + non - small cell lung cancer（NSCLC）patients who have failed prior crizotinib：an open - label，single - arm，global phase 2 study（NP28673）. In：2015 ASCO annual meeting on journal of clinical oncology，Chicago

[117] Gandhi L，Shaw A，Gadgeel SM et al（2015）A phase II，open - label，multicenter study of the ALK inhibitor alectinib in an ALK + non - small - cell lung cancer（NSCLC）U. S. / Canadian population who had progressed on crizotinib（NP28761）. In：2015 ASCO annual meeting on journal of clinical oncology，Chicago

[118] Katayama R et al（2014）Two novel ALK mutations mediate acquired resistance to th next - generation ALK inhibitor Alectinib. Clin Cancer Res 20（22）：5686 - 5696

[119] Camidge DR，Bazhenova L，Salgia R et al（2015）Safety and efficacy of brigatinib（AP26113）in advanced malignancies，including ALK + non - small cell lung cancer（NSCLC）. In：2015 ASCO annual meeting on journal of clinical oncology，Chicago

[120] Arkenau HT，Sachdev JC，Mita MM et al（2015）Phase（Ph）1/2a study of TSR - 011，a potent inhibitor of ALK and TRK，in advanced solid tumors including crizotinib - resistant ALK positive non - small cell lung cancer. In：2015 ASCO annual meeting on journal of clinical oncology，Chicago

[121] Pall G（2015）The next - generation ALK inhibitors. Curr Opin Oncol 27（2）：118 - 124

[122] Yamaguchi N et al（2014）Dual ALK and EGFR inhibition targets a mechanism of acquired resistance to the tyrosine kinase inhibitor crizotinib in ALK rearranged lung cancer. Lung Cancer 83（1）：37 - 43

[123] Katayama R et al（2015）Cabozantinib overcomes Crizotinib resistance in ROS1 fusion - positive cancer. Clin Cancer Res 21（1）：166 - 174

[124] Zou HY et al（2015）PF - 06463922 is a potent and selective next - generation ROS1/ALK inhibitor capable of blocking crizotinib - resistant ROS1 mutations. Proc Natl Acad Sci U S A 112：3493 - 3498

[125] Shaw AT，Bauer TM，Felip E et al（2015）Clinical activity and safety of PF - 06463922 from a dose escalation study in patients with advanced ALK + or ROS1 + NSCLC. In：2015 ASCO annual meeting on journal of clinical oncology，Chicago 126. Whitesell L，Lindquist SL（2005）HSP90 and the chaperoning of cancer. Nat Rev Cancer 5（10）：761 - 772

[127] Shimamura T et al（2005）Epidermal growth factor receptors harboring kinase domain mutations associate with the heat shock protein 90 chaperone and are destabilized following exposure to geldanamycins. Cancer Res 65（14）：6401 - 6408

[128] Kobayashi N et al（2012）The anti - proliferative effect of heat shock protein 90 inhibitor，17 - DMAG，on non - small - cell lung cancers being resistant to EGFR tyrosine kinase inhibitor. Lung Cancer 75（2）：161 - 166

[129] Normant E et al（2011）The Hsp90 inhibitor IPI - 504 rapidly lowers EML4 - ALK levels and induces tumor regression in ALK - driven NSCLC models. Oncogene 30（22）：2581 - 2586

[130] Sang J et al（2013）Targeted inhibition of the molecular chaperone Hsp90 overcomes ALK in-

hibitor resistance in non – small cell lung cancer. Cancer Discov 3 (4): 430 – 443

[131] Sequist LV et al (2010) Activity of IPI – 504, a novel heat – shock protein 90 inhibitor, in patients with molecularly defined non – small – cell lung cancer. J Clin Oncol 28 (33): 4953 – 4960

[132] Piotrowska Z, Costa DB, Huberman M et al (2015) Activity of AUY922 in NSCLC patients with EGFR exon 20 insertions. In: 2015 ASCO annual meeting on journal of clinical oncology, Chicago

[133] Schiller JH et al (2002) Comparison of four chemotherapy regimens for advanced non – small – cell lung cancer. N Engl J Med 346 (2): 92 – 98

[134] Scagliotti GV et al (2012) Rationale and design of MARQUEE: a phase III, randomized, double – blind study of tivantinib plus erlotinib versus placebo plus erlotinib in previously treated patients with locally advanced or metastatic, nonsquamous, non – small – cell lung cancer. Clin Lung Cancer 13 (5): 391 – 395

[135] Ceppi P et al (2006) Squamous cell carcinoma of the lung compared with other histotypes shows higher messenger RNA and protein levels for thymidylate synthase. Cancer 107 (7): 1589 – 1596

[136] Shih C et al (1997) LY231514, a pyrrolo [2, 3 – d] pyrimidine – based antifolate that inhibits multiple folate – requiring enzymes. Cancer Res 57 (6): 1116 – 1123

[137] Takezawa K et al (2011) Thymidylate synthase as a determinant of pemetrexed sensitivity in non – small cell lung cancer. Br J Cancer 104 (10): 1594 – 1601

[138] Gan PP, Pasquier E, Kavallaris M (2007) Class III beta – tubulin mediates sensitivity to chemotherapeutic drugs in non small cell lung cancer. Cancer Res 67 (19): 9356 – 9363

[139] Olaussen KA et al (2006) DNA repair by ERCC1 in non – small – cell lung cancer and cisplatin – based adjuvant chemotherapy. N Engl J Med 355 (10): 983 – 991

[140] Wislez M et al (2014) Customized adjuvant phase II trial in patients with non – small – cell lung cancer: IFCT – 0801 TASTE. J Clin Oncol 32 (12): 1256 – 1261

[141] Friboulet L et al (2013) ERCC1 isoform expression and DNA repair in non – small – cell lung cancer. N Engl J Med 368 (12): 1101 – 1110

[142] Hirano F et al (2005) Blockade of B7 – H1 and PD – 1 by monoclonal antibodies potentiates cancer therapeutic immunity. Cancer Res 65 (3): 1089 – 1096

[143] Ansell SM et al (2015) PD – 1 blockade with nivolumab in relapsed or refractory Hodgkin's lymphoma. N Engl J Med 372 (4): 311 – 319

[144] Brahmer JR et al (2012) Safety and activity of anti – PD – L1 antibody in patients with advanced cancer. N Engl J Med 366 (26): 2455 – 2465

[145] Garon EB et al (2015) Pembrolizumab for the treatment of non – small – cell lung cancer. N Engl J Med 372: 2018 – 2028

[146] Patnaik A et al (2015) Phase I study of Pembrolizumab (MK – 3475; Anti – PD – 1 monoclonal antibody) in patients with advanced solid tumors. Clin Cancer Res 21: 4286 – 4293

[147] Petrylak DP, Powles T, Bellmunt J, et al (2015) A phase Ia stu; y of MPDL3280A (anti – PDL1): Updated response and survival data in urothelial bladder cancer (UBC). In: 2015 ASCO annual meeting on journal of clinical oncology, Chicago 148. Rizvi NA et al (2015) Activity and safety of nivolumab, an anti – PD – 1 immune checkpoint inhibitor, for patients with advanced, refractory squamous non – small – cell lung cancer (CheckMate 063): a phase 2, single – arm trial. Lancet Oncol 16 (3): 257 – 265

[149]　Robert C et al（2015）Nivolumab in previously untreated melanoma without BRAF mutation. N Engl J Med 372（4）：320 - 330

[150]　Segal NH，Ou S，Balmanoukian AS et al（2015）Safety；and efficacy of MEDI4736, an anti - PD - L1 antibody，in patient from a squamous cell carcinoma of the head and neck（SC-CHN）expansion cohort. In；2015 ASCO annual meeting on journal of clinical oncology，Chicago

[151]　Sullivan RJ，Flaherty KT（2015）Pembrolizumab for treatment of patients with advanced or unresectable Melanoma. Clin Cancer Res 21：2892 - 2897

[152]　Akbay EA et al（2013）Activation of the PD - 1 pathway contributes to immune escape in EGFR - driven lung tumors. Cancer Discov 3（12）：1355 - 1363

[153]　Chen N et al（2015）Upregulation of PD - L1 by EGFR activation mediates the immune escape in EGFR - driven NSCLC；implication for optional immune targeted therapy for NSCLC patients with EGFR mutation. J Thorac Oncol 10（6）：910 - 923

[154]　Tang Y et al（2015）The association between PD - L1 and EGFR status and the prognostic value of PD - L1 in advanced non - small cell lung cancer patients treated with EGFR - TKIs. Oncotarget 6（16）：14209 - 14219

第 10 章
肺癌的免疫治疗

Emily H. Castellanos and Leora Horn

摘要

  肺癌传统意义上并不被认为是一种与免疫反应有关的肿瘤。然而，越来越多的研究证实，肿瘤诱导的免疫抑制对肿瘤的进展至关重要。免疫疗法通过增强患者的先天免疫反应来发挥作用，并有望在选定的非小细胞肺癌（NSCLC）和小细胞肺癌（SCLC）患者中诱导出长期反应。免疫检查点抑制剂，特别是细胞毒性 T 淋巴细胞相关抗原 4（CTLA-4）抑制剂和程序性死亡 1（PD-1）抑制剂以及程序性死亡受体配体 1（PD-L1）抑制剂在早期研究中显示出了良好的前景，目前正在小细胞肺癌和非小细胞肺癌患者中进行临床试验。最近，两项大型的随机Ⅲ期临床试验显示，与二线化疗相比，抗 PD-1（PD-1 抑制剂）治疗的患者总体生存率（OS）更高。

关键词

  免疫治疗；PD-1；PD-L1；CTLA-4

目录

E. H. Castellanos L. Horn (✉)

Division of Hematology/Oncology, Vanderbilt Ingram Cancer Center, 2220 Pierce Avenue, 777 Preston Research Building, Nashville, TN 37232, USA

e-mail: leora. horn@ vanderbilt. edu

E. H. Castellanos

e-mail: Emily. hon@ vanderbilt. edu

1 癌症与免疫逃逸生物学

免疫系统是预防癌症发展和生长的主要防御系统。通过免疫监视，免疫系统能够识别和清除早期肿瘤细胞[61]。因此，逃逸免疫反应的能力对癌细胞存活和恶性进展至关重要[25]。这种逃逸可以通过肿瘤介导，通常涉及肿瘤细胞自身或肿瘤微环境的改变，或是免疫系统介导的过程，在此过程中肿瘤诱导先天免疫调节机制，抑制免疫应答[17]。

免疫监视涉及先天免疫系统和适应性免疫系统的各个方面[15]。当 NK 细胞识别肿瘤特异性抗原时，先天免疫系统启动抗肿瘤免疫，导致恶性肿瘤转化细胞被破坏[13]。裂解后的肿瘤细胞碎片被巨噬细胞和树突状细胞吸附和处理。巨噬细胞和树突状细胞的激活导致炎症细胞因子的表达和肿瘤特异性配体在 T 细胞和 B 细胞上的表达，从而激活适应性免疫应答[43]。适应性免疫反应包括肿瘤特异性 T 细胞和抗体的产生和扩增[16,17,41]。理想情况下，这些过程最终会消除癌细胞并产生长期免疫记忆[16]。然而，也有可能出现一种被称为癌症平衡的状态，即免疫系统将肿瘤维持在功能休眠状态[16,43]。暴露于持续免疫压力下的肿瘤细胞可能发生遗传和表观遗传改变，最终导致选择较少的免疫原性表型[41,43,63]，从而使免疫逃逸更有可能发生[16]。

抗肿瘤免疫应答的逃逸既发生在肿瘤细胞水平，也发生在肿瘤微环境中。肺癌细胞可通过下调抗原呈递相关的蛋白，如免疫蛋白酶体亚基大型多功能肽酶 2 和 7（LMP2 和 LMP7）、抗原肽转运体 1 和 2（TAP1 和 TAP2）、主要组织相容性复合物（MHC）分子等来保护其不被免疫识别[7]。此外，致癌过程可能导致多种遗传和表观遗传学改变，使潜在的肺癌抗原不稳定，并允许被动免疫逃逸[14]。这种免疫逃逸机制在吸烟和污染相关的肺癌中尤为重要，这些肺癌中存在大量的体细胞突变和表观遗传失调[23,63]。免疫抑制分子的表达是另一种免疫逃避机制，对肺癌的治疗具有重要意义。非小细胞肺癌患者中调节性 T 细胞数量增多，可通过产生 TGF – β 和白细胞介素 –10 抑制 T 细胞活化[37,77,80]，从而诱导免疫耐受。膜结合抑制配体，也称作检查点配体，在肺癌中有扩增表达，包括程序性死亡受体配体 1（PD – L1）、PD – L2、B7 – H3 和 B7 – H4[7,46]。PD – L1 是迄今为止研究最多的检查点配体，研究认为在大约一半的 NSCLC 中表达，在鳞癌和非鳞癌的组织学中比例相同。切除的 NSCLC 标本中发现肿瘤浸润性 CD8 + 和 CD4 + 淋巴细胞的比例在 25% ~ 83% 之间，对切除的早期疾病具有良好的预后意义[28,34,49,58]。

破坏肿瘤诱导的免疫抑制已成为各种免疫疗法发展的目标。肿瘤特异性抗原理论上应该使免疫系统能够区分恶性肿瘤细胞和正常细胞，这一直是治疗性疫苗的研究重点，但迄今为止取得的成效有限。最近，免疫检查点抑制剂在晚期小细胞肺癌（SCLC）和非小细胞肺癌（NSCLC）患者中显示出良好的活性。开发这些药物的目的是克服肿瘤诱导的免疫抑制，并产生潜在的持久的抗肿瘤免疫反应。

2 免疫检查点抑制剂

免疫检查点抑制剂通过调节 T 细胞与抗原呈递细胞（APC）或肿瘤细胞的相互作用，释放先前被抑制的抗肿瘤免疫反应。由于释放的免疫反应被认为也包括免疫记忆，一些患者经历了明显的长期缓解，而没有肿瘤耐药性或复发的证据。目前，针对细胞毒性 T 淋巴细胞抗原 4（CTLA – 4）和程序性细胞死亡受体 1（PD – 1）及其配体 PD – L1 的药物正在临床对晚期肺癌患者进行评估。

2.1 针对 CTLA – 4 的治疗方法

CTLA – 4 抑制剂是最早在临床应用的免疫检查点抑制剂。细胞毒性 T 细胞的激活需要 T 细胞受体与 MHC 分子结合，以及通过 CD28 和 B7 介导的共刺激信号[41]。CTLA – 4 蛋白表达于 T 细胞表面，与 CD28 竞争，是 T 细胞活化的负调控因子。CT-LA – 4 抗体抑制这种关键的 T 细胞活化负调控因子，目的是释放被抑制的抗肿瘤免疫反应[59,76]。由此产生的免疫激活也会引起独特的免疫相关不良反应，包括肺炎、结肠炎、皮炎、肝炎、内分泌疾病和神经病变。

伊匹单抗（Ipilimumab）是一种完全人源化的针对 CTLA – 4 的单克隆抗体，具有阻止受体与同源配体结合的功能。它被批准用于转移性黑色素瘤的治疗，因为与化疗相比，它在转移性疾病患者的总体生存率上有显著改善[30]。随后对伊匹单抗在肺癌中的不同剂量和组合进行了评估。Ⅱ期试验的紫杉醇（175mg/m²）和卡铂（AUC ＝6）、伊匹单抗（10mg/kg）是分阶段（2 个剂量的安慰剂加化疗之后，4 周期伊匹单抗加上化疗）或同期（4 周期伊匹单抗 + 化疗后跟两个剂量的安慰剂加化疗）给药，或安慰剂，在首次治疗晚期非小细胞肺癌患者的无进展生存期（irPFS）分别为 5.7 个月、5.5 个月和 4.6 个月，中位总生存期（OS）分别为 12.2 个月、9.7 个月和 8.3 个月。与安慰剂相比，伊匹单抗分期给药（而不是同期给药方案）对 irPFS 的改善有统计学意义，OS 的改善没有达到统计学意义。在分阶段给药方案中，患者接受两周期安慰剂加紫杉醇和卡铂，然后是 4 周期伊匹单抗加紫杉醇和卡铂。组织学亚组的无计划子集分析显示，对于鳞癌患者，分阶段伊匹单抗组的无进展生存期（PFS）和 OS 均得到改善 ［进展的 HR 为 0.40（95% CI 0.18 ~ 0.87），死亡的 HR 为 0.48（95% CI 0.22 ~ 1.03）］，在非鳞癌患者中未见明显改善。3 级和 4 级免疫相关不良事件（irAE）包括结肠炎、肝炎和垂体炎在安慰剂组、同期伊匹单抗和分期伊匹单抗组中的发生率分别为 6%、20% 和 15%。也有一项类似的 II 期试验将分期或同期伊匹单抗（10mg/kg）联合紫杉醇（175mg/m^2）和卡铂（AUC = 6）治疗广泛期 SCLC 初治患者与单纯化疗进行了对比研究[51]。治疗每 3 周进行一次，最长 18 周，随后每 12 周进行一次伊匹单抗或安慰剂维持治疗。该试验还发现，与安慰剂（5.3 个月）相比，使用分期伊匹单抗（6.4 个月）的 irPFS 有统计学意义上的显著改善，而不是同期使用伊匹单抗（5.7 个月）。分阶段伊匹单抗、同期伊匹单抗和化疗组中位 OS 分别为 12.9 个月、9.1 个月和 9.9 个月，3 级和 4 级 irAE 包括皮疹、结肠炎和肝炎，安慰剂组、同期伊匹单抗和分期伊匹单抗组中发生率分别为 9%、21% 和 17%。伊匹单抗在肺癌患者中的进一步研究推进了伊匹单抗（10mg/kg）联合卡铂（AUC = 6）和紫杉醇（175mg/m^2）与卡铂和紫杉醇单独治疗晚期鳞状 NSCLC 患者的 III 期临床试验（NCT01285609）。伊匹单抗与卡铂和依托泊苷联合作为广泛期 SCLC 患者的一线治疗已完成入组，最近报告为阴性试验（NCT01331525）。

替西木单抗（Tremelimumab）是一种完全人源化的针对 CTLA - 4 的 IgG2 单克隆抗体。与伊匹单抗相比，虽然观察到一些持久的反应，但替西木单抗是作为维持治疗而不是诱导治疗[52]，在治疗晚期黑色素瘤的初治患者中进行的大型 III 期试验并没有显示出与化疗用药相比 PFS、OS 或客观反应率（ORR）的改善。迄今为止，在非小细胞肺癌单一药物替西木单抗治疗中也产生了类似的结果。在一项针对 87 例晚期 NSCLC 患者的 II 期试验中，替西木单抗作为维持治疗在铂类化疗 4 个周期后使用[79]。在本研究中，PFS 没有改善（20.9% vs 14.3%，3 个月时无进展）。大约 20% 使用替西木单抗的患者出现 3/4 级不良反应，最常见的是结肠炎（9.1%）。替西木单抗联合抗 PD - L1 和吉非替尼治疗非小细胞肺癌的研究正在进行中（NCT02000947；NCT02040064）。

2.2　针对 PD－1 的治疗方法

PD－1 受体及其两个配体 PD－L1（B7－H1）和 PD－L2（B7－DC）负调控 T 细胞活化[38]。PD－1 受体是一种跨膜蛋白，可在 T 细胞、B 细胞、自然杀伤 T 细胞、活化单核细胞和树突状细胞上表达。PD－L1 由单核细胞、肺组织、血管内皮细胞、间充质干细胞、角质形成细胞和活化的 T 细胞表达[38]。PD－L1 在近一半的 NSCLC（腺癌和鳞癌）中也表达，可能与预后不良有关[44]。PD－1 受体与其配体结合导致 T 细胞受体信号抑制，PI3K 通路下调，干扰素－γ（IFN－γ）等细胞因子诱导减少[38]。针对 PD－1 的治疗阻断了 PD－1 与其配体的相互作用，从而激活了休眠的 T 细胞介导的免疫反应。PD－L1 常与高水平的肿瘤浸润淋巴细胞结合，提示抗肿瘤 T 细胞反应的衰竭可能有助于肺癌的进展和免疫逃逸[36]。然而，PD－L1 表达与肿瘤浸润性淋巴细胞的这种结合可能有助于将治疗诱导的 T 细胞活化限制在肿瘤微环境中，从而限制全身免疫相关毒性[7]。抗 PD －1 和抗 PD－L1 药物不会诱导抗体依赖细胞介导的细胞毒性（ADCC），这是一个重要的考虑因素，因为 ADCC 可能会耗尽激活的 T 细胞和肿瘤浸润免疫细胞[67]。针对 PD－1 和 PD－L1 的抗体用于治疗肺癌目前正在研发中。

纳武单抗（Nivolumab，BMS936558）是一种针对 PD－1 的人 IgG4 单克隆抗体，是该类药物中研究进展最快的一种。其在肺癌患者中的应用首次在一项大型 I 期试验中得到探索，该试验包括多个扩展队列的肿瘤患者，如 NSCLC、黑色素瘤和肾细胞癌（RCC）[69]。在本试验中，129 例严重预处理的 NSCLC 患者每 2 周接受纳武单抗（1，3 或 10mg/kg 静脉注射）。不同剂量水平的 NSCLC 患者的 ORR 为 17.1%，其中鳞癌患者的 ORR（16.7%，54 例中 9 例）与非鳞癌患者的 ORR（17.6%；74 例中的 13 例）无显著差异。此外，5% 的患者有非常规的免疫反应，10% 的患者至少有稳定的疾病持续时间 24 周。不同剂量的 OS 中值为 9.9 个月，在 3mg/kg 剂量（在随后的试验中选择使用）时 1 年、2 年和 3 年的 OS 为分别为 56、42 和 27%[20,21]。53% 的患者出现药物相关不良反应，其中 6% 为 3/4 级，包括胃肠炎、肺炎、肝炎和输液反应。持久反应常见，平均反应时间为 17 个月（范围为 1.4～36.8 个月）。18 名应答者因其他原因停止使用纳武单抗，与进展性疾病相比，其中 9 例在停止治疗后 9 个月以上仍有反应[20,21]。与野生型相比，子集分析没有显示 EGFR 或 KRAS 突变的任何预测价值（Brahmer JR）[6]。然而，肿瘤内 PD－L1 表达有预测价值（免疫组织化学定义为 5% 的表达阈值）。在 25 名患者中已知 PD－L1 阳性的肿瘤患者 36% 有客观反应，而 17 例 PD－L1 阴性肿瘤患者无反应（P ＝ 0.006）[69]。

CheckMate063 是将纳武单抗（3mg/kg）用于晚期难治性鳞状非小细胞肺癌患者

的Ⅱ期单臂试验[56]。117例患者中，17例（14.5%，95% CI 8.7%～22.2%）有客观反应，其中77%的反应在分析时正在进行。另有30名患者（26%）病情稳定，中位时间为6.0个月（95% CI 4.7～10.9个月）。常见的3/4级不良反应依次为疲劳（4%）、肺炎（3%）、腹泻（3%）。Checkmate017是一项Ⅲ期开放非盲试验，纳入272例先前接受治疗的晚期或转移性鳞状细胞非小细胞肺癌患者[5]。患者随机接受纳武单抗（每2周3mg/kg）或多西他赛（每3周75mg/m²）治疗。当初步分析显示总体生存优势为3.2个月，纳武单抗优于多西紫杉醇时，该试验提前终止（纳武单抗和多西他赛的中位OS分别为9.2个月和6.0个月；风险比0.59；$P < 0.001$）。纳武单抗组的PFS中值为3.5个月，多西他赛组为2.8个月（死亡或疾病进展的HR为0.62）；纳武单抗和多西他赛组的总生存率分别为42%和24%。在研究报告时，纳武单抗组的中位反应时间尚未达到（范围2.9～20.5个月），但多西他赛组的中位反应时间为8.4个月。接受纳武单抗治疗的患者中有7%发生3级和4级不良反应，而接受多西他赛治疗的患者中有55%发生不良反应。83%的患者对PD-L1表达进行了评估，但没有发现PD-L1表达与任何疗效终点之间存在预后或预测关系。这些发现促使FDA于2015年3月批准纳武单抗用于难治性或复发性晚期鳞状非小细胞肺癌患者。Checkmate-057是一项针对早期接受治疗的晚期或转移性非鳞状非小细胞肺癌患者的纳武单抗（每2周3mg/kg）与多西他赛（每3周75mg/m²）的Ⅲ期研究，在报道其达到改善总体生存期的终点时，该研究也提前终止[48]。与多西他赛相比，纳武单抗表现出更好的OS（HR = 0.73，$P = 0.00155$）和ORR（19.2%与12.4%；$P = 0.0235$）。纳武单抗组的中位反应持续时间为17.1个月（范围：8.4个月至无法估计），而多西他赛组为5.6个月（范围：4.4～7.0个月）。与多西他赛相比，纳武单抗组3～5级毒副反应率明显降低（10.5% vs 53.7%）。有趣的是，在本试验中，纳武单抗组中位PFS（2.3个月）低于化疗组（4.2个月），但差异无统计学意义（HR 0.92，95% CI 0.77～1.11；$P = 0.393$）。PD-L1的阳性表达并不是进入研究的先决条件，但我们进行了子集分析，发现PD-L1表达水平越高，受益越高。CheckMate026将EGFR和ALK野生型而PD-L1表达阳性的晚期NSCLC患者首次铂类化疗与纳武单抗进行比较（NCT02041533）。

纳武单抗也正在与化疗以及靶向药物如厄洛替尼和贝伐单抗联合进行评估。CheckMate 012是纳武单抗联合多种药物（包括ipilimumab）和几种可能的铂类双重化疗联合治疗的多臂1b期试验[2]。患者按组织学分组化疗方案：鳞癌患者给予纳武单抗（10mg/kg）加吉西他滨（1250mg/m²）和顺铂（75mg/m²）；非鳞癌患者给予纳武单抗（10mg/kg）、培美曲塞（500mg/m²）和顺铂（75mg/m²）；其他组织学类型患者给予纳武单抗10mg/kg或5mg/kg + 紫杉醇（200mg/m²）和卡铂（AUC = 6）。在2014年胸腔肿瘤学研讨会上报告的早期结果显示，当与吉西他滨/顺铂，培美曲塞/顺铂和紫杉醇/卡铂分别联合使用时，纳武单抗 10mg/kg 的 ORR 分别为 33%、47% 和 47%，18 个月 OS 分别为 33%、60% 和 40%。在 ASCO 2014 年[55] 上报道了另一项对 21 例 EGFR 突变型 NSCLC 患者进行的研究的初步结果。在 20 例厄洛替尼获得性耐药患者中，3 例（15%）发生 PR，9 例（45%）病情稳定。4 例患者发生 3/4 级不良事件，其中 3 例肝酶升高。

派姆单抗（Pembrolizumab，MK3475）是另一种人源化 IgG4 抗 PD－1 抗体，已经显示出在非小细胞肺癌患者中应用的前景。KEYNOTE－001 是派姆单抗在 495 例晚期 NSCLC 患者中不同剂量的大型 I 期研究[19]。本研究还评估了 PD－L1 肿瘤表达作为其适用性的部分标准；采用抗 PD－L1 抗体克隆 22C3 和 Merck 公司研发的免疫组化模型检测 PD－L1 的表达水平。选择单独的验证组患者评估原型试验的有效性。对于这一组，PD－L1 表达 cutoff 值定义为 >50%（强）、1%~49%（弱）或 <1% 的比例分数。在本研究初步筛选的 1143 例患者中，824 例有可评价的样本，原型试验中分别有 23.2%、37.6%、39.2% 的患者评分为 >50%、1%~49%、<1%，ORR 为 19.5%，既往治疗（18%）和未治疗（24.8%）患者的反应率相似。另有 21.8% 的患者病情稳定。与从不吸烟患者相比，现在或以前吸烟者的反应率更高，ORR 分别为 22.5% 和 10.3%。平均反应时间为 12.5 个月（范围为 1.0~23.3 个月），中位 OS 为 12.0 个月。与以前接受治疗的患者相比，未接受治疗的患者存活率更高 [中位 OS 16.2 个月（95% CI 为 16.2 至未达到）和 9.3 个月（95% CI 为 8.4~12.4）]。PD－L1 表达与生存呈正相关，PD－L1 比例评分至少为 50% 的患者中位 PFS（6.3 个月）和 OS（未达到）较评分为 1%~49% 或 <1% 的患者好。然而，各比例得分组的反应持续时间相似：比例得分至少为 50% 者 12.5 个月（范围为 2.1~23.3 个月），比例得分 1%~49% 组 7.2 个月（范围 1.4~8.3 个月），比例得分小于 1% 者为未明确（范围 1.0~10.8）。与治疗相关的 3/4 级毒副反应仅占 9.5%，包括肺炎、疲劳、乏力和厌食症。每 2 周接受 10mg/kg 剂量的患者与每 3 周接受 10mg/kg 剂量的患者在疗效或不良事件方面无显著差异；在研究发表时，缺乏关于 2mg/kg 剂量的数据。尽管 PD－1 药物的大型试验通常排除有活动性中枢神经系统肿瘤的患者，但来自未治疗或进展性脑转移（大小范围 5~20 mm）的 NSCLC 患者的 II 期研究的早期数据表明，派姆单抗具有抗 CNS 转移肿瘤的活性，9 例可评估患者中有 4 例出现部分反应[22]。

KEYNOTE－021 是一项多臂 II 期研究，评估派姆单抗联合铂双联化疗对晚期 NSCLC 患者的安全性、耐受性和有效性[45]。早期结果显示，派姆单抗和卡铂（AUC=5）联合培美曲塞（500mg/m²）具有良好的治疗效果。虽然患者数量很少（每组 n=12），但接受这种三联组合的患者的 ORR 分别为 67% 和 50%，疾病控制率分别为 100% 和 92%，铂类双联和派姆单抗剂量分别为 10 和 2mg/kg。与预期一样，联合用药组 3/4 级毒副反应率为 38%，高于单药派姆单抗。

派姆单抗正在进行或计划进行几项研究，包括单臂单药治疗试验（NCT01295827），以及与多西他赛和派姆单抗相比较的 Ⅲ 期试验（NCT01905657）。这两项试验都需要在研究开始前进行活检，并且只纳入 PD – L1 表达阳性的肿瘤患者。一项 Ⅰ/Ⅱ 期临床试验评估了派姆单抗联合化疗、贝伐单抗、酪氨酸激酶抑制剂或伊匹单抗（NCT02039674）。对新诊断的非小细胞肺癌患者进行以派姆单抗和铂类为基础的化疗的一线试验也正在进行中（NCT02220894）。

2.3 针对 PD – L1 的治疗方法

针对 PD – 1 配体 PD – L1 的几种药物也在研发中。这些药物阻断肿瘤细胞和肿瘤浸润免疫细胞上表达的 PD – L1 与 T 细胞上表达的 PD – 1 和 B7.1 的相互作用。这些药物的作用预计与抗 PD – 1 类似。理论上，与抗 PD – 1 药物相比，这种机制的变化可能导致不同的抗肿瘤作用和毒性。目前还不清楚哪种方法更好。

BMS – 936559 是第一个用于 NSCLC 患者的 PD – L1 抗体。在 49 例可评估的非小细胞肺癌患者中，观察到的 ORR 为 10%[9]。目前该制剂的临床开发已经暂停。MEDI – 4736 是一种抗 PD – L1 抗体，目前正在接受 Ⅰ 期研究的评估，该研究包括一组非小细胞肺癌患者以及其他实体肿瘤恶性肿瘤。早期的一份报告证实，在 13 例经过严格预处理的 NSCLC 患者中，有 3 例出现了部分反应，其毒性与其他抗 PD – L1 药物相似[8]。

阿特珠单抗（Atezolizumab，MPDL3280A）是一种抗 PD – L1 的 IgG1 单克隆抗体，目前在非小细胞肺癌（NSCLC）中应用前景最为广阔。在晚期实体瘤中进行的 Ⅰ 期研究发现在 NSCLC、黑素瘤、RCC、胃癌和头颈部鳞状细胞癌中具有活性。在本研究纳入的 85 例 NSCLC 患者中，按 RECIST 1.1 标准，ORR 为 23%，其中 IHC3 阳性肿瘤的 ORR 较高（83%）（定义为 10% 的肿瘤染色检测到 PD – L1 表达）[62]。与抗 PD – 1 药物相似，与从不吸烟患者相比（10%；$n = 10$），目前/既往吸烟者的 ORR 较高（26%；$n = 43$）。大部分 AEs 为低级别，仅 11% 为 3/4 级，未见肺炎的发生。在这些早期结果的基础上，FDA 于 2015 年 2 月批准阿特珠单抗用于治疗非小细胞肺癌。FIR 中期分析显示，在 ⅢB/Ⅳ 期 NSCLC 患者中，阿特珠单抗单臂研究，肿瘤细胞或肿瘤浸润免疫细胞中 PD – L1 高表达，ORR 为 29%，24 周 PFS 为 45%[64]。2015 年 ASCO 上报道了 POPLAR 的早期结果，POPLAR 是阿特珠单抗（每 3 周静脉注射 1200mg）与多西他赛（每 3 周注射 75mg/m²）在以前治疗过的 NSCLC 患者中的 Ⅱ 期研究。中期结果显示，与多西他赛相比，阿特珠单抗治疗中位 OS 的改善无统计学意义（11.4 个月 vs. 9.5 个月；HR 0.77，$P = 0.11$）在所有患者中，PD – L1 在肿瘤细胞或肿瘤浸润性免疫细胞中高表达的患者获益最大。与多西他赛相比，阿特珠单抗组 3~5 级毒性发生率较低（分别为 43% 和 56%），免疫介导的不良反应（任何级别）包括 AST 升高（4%）、ALT 升高（4%）、肺炎（2%）、结肠炎（1%）和肝炎（1%）[65]。正在进行的临床试验包括对 PD－L1 阳性肿瘤患者（NCT02031458）进行单药研究、用于比较 MDPL3280A 与化疗（NCT02008227），结合靶向治疗和贝伐单抗治疗非小细胞肺癌患者（NCT02013219）的疗效。

2.4 联合治疗

由于抗 PD－1/PD－L1 治疗具有良好的疗效和毒副作用，目前正在进行多项研究，并将这些药物与 CTLA－4 定向药物、靶向治疗和化疗相结合。本文发表时的早期联合研究结果如下。

抗 PD－1/PD－L1 和抗 CTLA－4 抗体激活免疫反应的不同方面，人们认为它们可能是相互补充的。抗 PD－1/PD－L1 治疗针对抗原呈递细胞－T 细胞相互作用，而抗 CTLA－4 治疗作用于效应 T 细胞－肿瘤细胞的相互作用[35]。在一项Ⅲ期试验中，将伊匹单抗和纳武单抗联合治疗与单独使用纳武单抗或单独使用伊匹单抗治疗晚期黑色素瘤的初治患者进行比较，发现联合使用伊匹单抗比单独使用伊匹单抗改善了 PFS 中值（11.5 vs 2.9 个月，HR 0.42，P < 0.001）。虽然 PD－L1 阳性肿瘤患者与伊匹单抗相比，联合使用 PFS 有所改善，但在 PD－L1 阴性肿瘤患者中，联合使用[40]优于两种药物单药治疗。在 46 例非小细胞肺癌化疗初期患者中，纳武单抗和伊匹单抗联合应用Ⅰ期研究的早期结果显示 ORR 为 22%，另有 33% 的患者病情稳定[4]。鳞癌和非鳞癌（27% 和 19%）以及 PD－L1 阳性和 PD－L1 阴性肿瘤（19% 和 14%）患者的反应相似。48% 的患者发生 3/4 级治疗相关 AE，3 例患者死于治疗相关并发症（呼吸衰竭、支气管肺出血、中毒性表皮坏死松解）。Ⅰ期研究评估了派姆单抗联合伊匹单抗治疗晚期复发性非小细胞肺癌的早期结果发现，11 名可评估的[47]患者中，所有剂量组均有临床反应。在 SCLC 患者中，除其他实体肿瘤外，纳武单抗作为单一疗法和联合伊匹单抗的Ⅰ/Ⅱ期试验（NCT01928394）也正在进行评估。Ⅰ期研究评估了 medi－4736 和替西木单抗的联合使用，报道了 63 例 PD－L1 阴性肿瘤患者的总有效率为 27%，疾病控制率为 48%[3]。毒副反应包括腹泻、结肠炎和肝功能升高。剂量组合（MEDI4736 20mg/4 周，替西木单抗 1mg/kg/4 周）的耐受性良好，22 例患者中有 4 例出现 3/4 级不良反应。

2.5 抗 PD－1 和抗 PD－L1 治疗效果的预测因子

虽然靶向 PD－1 和 PD－L1 的药物在治疗 NSCLC 方面显示出了巨大的潜力，但只有一小部分患者获得了持续的临床获益，在早期试验中，未选择的 NSCLC 患者的反应率从 16%~23% 不等[8,9,18,20,21,57]。因此，人们对开发评估治疗效果的可靠预测因子产生了兴趣。免疫组织化学（IHC）检测 PD－L1 的肿瘤表达，被认为是抗 PD－1/PD－L1 反应的潜在生物标志物。然而，关于 PD－L1 作为预测生物标志物的最佳使用的实际结论是复杂的，因为与用于测量的检测方法和细胞类型以及 PD－L1 本身的生物学特性等因素有关。目前试验中的每一种主要 PD－1/PD－L1 抗体都是通过一种独特的辅助诊断试验开发的，每一种抗体都具有各自的性能规范和阳性阈值。在各种研究中 PD－L1 "阳性" 的定义范围为 >1% 至 >50% 的评估细胞，其通常是肿瘤细胞，但在某些情况下可能是肿瘤性免疫细胞。根据这些不同的定义，NSCLC 标本中 PD－L1 阳性细胞占 13%~70%；然而，不同测试平台之间的一致性程度是未知的[39]。

PD－L1 作为预测生物标志物的临床实用性也不清楚。理想情况下，生物标志物在预测个体是否会对治疗产生反应时，应该具有完全的阳性值或阴性值。然而，并不是所有 PD－L1 阳性患者，即使在其最严格的定义下，都会对治疗产生反应，根据使用的药物和检测方法，PD－L1 阳性患者的 ORR 从 16%~83% 不等。相反，有 PD－L1 "阴性" 的患者仍然对治疗有反应，在各种研究中 ORR 从 3%~20% 不等[39]。PD－L1 表达的动态特性也表明它可能是一个不完善的生物标志物。PD－L1 的表达受肿瘤微环境中表达因子的刺激，如 IFN－γ[66,70]，从一个远程时间点采集的活检标本可能不能准确反映治疗开始时的表达水平。PD－L1 表达的预测价值是否依赖于组织学还不清楚。例如，在 Checkmate 057 中，对非鳞 NSCLC 中纳武单抗与多西他赛的 III 期研究中，PD－L1 表达（定义为 1%、5% 和 10%）似乎与应答和生存率[48]呈正相关。然而，在 III 期试验中将纳武单抗和多西他赛用于先前治疗的鳞状非小细胞肺癌的比较中，Checkmate 017 发现 PD－L1 表达与临床反应或生存期[5]无相关性。此外，预测反应的最佳表达模式尚未确定。PD－L1 检测通常用于评估肿瘤细胞，但肿瘤浸润免疫细胞的表达似乎也可以预测[27]。在 PD－L1 定向抗体阿特珠单抗的研究中，我们评估了肿瘤细胞和肿瘤浸润免疫细胞群的 PD－L1 表达[20]。有趣的是，虽然肿瘤细胞和肿瘤浸润性免疫细胞在低－中表达水平同时表达 PD－L1，但高 PD－L1 表达的肿瘤细胞群体似乎排斥高 PD－L1 表达的肿瘤浸润性免疫细胞群体。此外，肿瘤细胞（TC3）中 PD－L1 表达高的肿瘤表现为致密的促纤维化和硬化的肿瘤微环境，免疫浸润相对较少，而肿瘤浸润性免疫细胞（IC3）中 PD－L1 表达高，免疫浸润的频率较高，并且具有 B 细胞和 NK 细胞的特征。尽管这两组患者均表现出明显的组织病理学特征，但两组患者 PD－L1 表达的增加均与阿特珠单抗治疗的反应率增加有关（OS HR，0.47；TC3 或 IC3 患者的 PFS HR，0.56；ORR 38% *vs* 13%）[65]。在这些研究的基础上，PD－L1 的表达似乎是一个复杂的动态过程，此时没有一个标准的测量方法。因此，尽管 PD－L1 的表达可能反映了肿瘤微环境中免疫活动的一般状态[62,68]，并且可能与 PD－1/PD－L1 定向治疗的临床效益有关，但目前其实际应用还有待确定。

在几项 PD－1 和 PD－L1 药物的研究中，吸烟状况似乎具有预测价值。据报道，与不吸烟者相比，目前或既往吸烟者的反应率更高[18,26,31]。有吸烟史者的肿瘤可能具有更高的体细胞突变[1,11,63]，而更高的非同义突变负荷与使用派姆单抗[54]治疗的 NSCLC 患者的反应改善、持久的临床获益和无进展生存相关。检测发现，多种 T 细胞特异性、抗原表达相关和 IFN－γ 信号相关基因与黑色素瘤患者对派姆单抗的应答有关，这表明在预先存在干扰素介导的适应性免疫应答的情况下，应答得到改善[53]。

2.6　免疫相关反应标准

免疫检查点抑制剂对传统的临床反应评估方法提出了挑战。伊匹单抗治疗黑色素瘤的早期试验表明，按照传统的 RECIST 标准，部分早期进展性疾病（肿瘤负荷增加或出现新病变）的患者最终表现出临床反应。因此，进展的确认必须是发生在至少间隔 4 周的连续两个时间点上，以确定治疗失败，其定义为肿瘤负荷比最低点增加 25%。这些用于评估治疗反应的修订标准被称为免疫相关反应标准[75]，现在通常用于不进行化疗的免疫检查点抑制剂的试验。

2.7　免疫相关毒性

正如免疫疗法包含了一种新的肿瘤生物学方法一样，与这些药物相关的毒性也给临床带来了新的挑战。与细胞毒性化疗的毒性不同，与免疫检查点抑制剂相关的副作用本质上是自身免疫性的。一般来说，与抗 PD－1 和抗 PD－L1 药物相比，伊匹单抗免疫相关毒性的发生率更频繁、更严重；然而，在这两种治疗方案中，与免疫相关的毒性都可能危及生命。

综合分析伊匹单抗对黑色素瘤的研究发现，大约 2/3 的患者经历了 irAE，其中大多数被认为是 1 级和 2 级[33]。胃肠道和皮肤毒性是最常见的，但其他重要的免疫相关毒性包括内分泌、肝和神经毒性。内分泌毒性可能是多方面的，包括甲状腺功能减退症、甲状腺功能亢进症、垂体炎和肾上腺功能不全。伊匹单抗似乎具有相对可预测的毒性动力学特征，发病时间取决于所涉及的器官系统。皮肤病变往往出现在治疗的前 2~3 周，6~7 周后出现胃肠道病变，9 周左右出现内分泌病变[74]。然而，这些指导方针并不是绝对的，因为即使在治疗停止后，也有报道称存在迟发毒性[12]。

与抗 CTLA－4 治疗相比，与抗 PD－1 和抗 PD－L1 药物相关的毒性通常较轻，但也可能出现危及生命的症状。通常报告的免疫相关不良反应包括皮肤（皮疹、瘙痒）和胃肠道（腹泻、结肠炎），严重程度通常为 1 级或 2 级；其他特异性的 irAE 包括肝炎、垂体炎、甲状腺炎和白癜风[9,56,69]。内分泌毒性可能是潜在的，在治疗期间监测甲状腺功能对于明确内分泌毒性可能是有帮助的。肺炎虽然罕见，却是肺癌患者需要特别关注的一种独特的毒性，可能与抗 PD－L1 治疗相比，肺炎的发生与抗 PD－1 药物关系更相关[36]。大多数低等级的 irAE 可以通过支持治疗措施来解决，并且可能不需要停止治疗。3/4 级 irAE 的管理通常需要停止治疗，以及使用高剂量静脉注射类固醇。一般建议在症状缓解后减量，延长类固醇使用时间（最多 1 个月）[32]。

3 疫苗疗法

旨在引发抗原特异性免疫反应的抗癌疫苗已在肺癌中得到研究，尽管其效果不如免疫检查点抑制剂。

黑色素瘤相关抗原 a3（MAGE－A3）是一种抗原，在约 35% 的 NSCLC 中表达，表达水平越高，病情越严重，预后越差[24,60]。重组的 MAGE－A3 蛋白作为治疗性疫苗的疗效在 182 例早期 NSCLC 切除患者的 Ⅱ 期临床试验中进行了评估[73]。患者每 3 周接种一次 MAGE－A3 蛋白或安慰剂，进行 5 个周期，然后每 3 个月接种 8 次疫苗。与安慰剂相比，疫苗治疗在进展时间、无病生存或总体生存方面没有统计学上显著的改善。MAGRIT 试验是一项 Ⅲ 期临床试验，对切除的 NSCLC 患者进行肿瘤表达 MAGE－A3 蛋白的筛选[71]。尽管该疫苗耐受性良好，但该试验未能达到添加该疫苗后改善无病生存的主要终点[72]。

Tecemotide（L－BLP25）是一种基于脂质体的疫苗，来自 MUC1 的串联重复区，MUC1 是一种在 NSCLC 中表达的肽。临床前研究发现，MUC1 定向免疫治疗成功诱导非小细胞肺癌小鼠模型产生以 T 细胞增殖和 IFN－γ 产生为特征的细胞免疫反应[78]。在非小细胞肺癌患者中，总生存率与内源性 MUC1 抗体的存在也有相关性[29]。START 试验纳入了 1513 例不能进行手术切除的 NSCLC 患者，他们在接受同步放化疗或序贯放化疗后均获得了稳定的疾病或客观反应。患者按 2:1 的比例分配到 tecemotide 组或安慰剂组，每周治疗，共进行 8 周，然后每 6 周一次，直到病情进展。尽管该试验未能达到总体生存率改善的终点，但对同时接受放化疗的患者进行的亚组分析发现，与安慰剂相比，tecemotide 总体生存率有所改善（中位 OS 30.8 个月 *vs* 20.6 个月；HR = 0.78；P = 0.016）[10]。START2 是一项对同步放化疗后的Ⅲ期 NSCLC 患者应用 tecemotide 的验证性试验，目前正在进行（NCT02049151）。

肿瘤相关抗原的免疫耐受已被确定为肺癌治疗疫苗开发的一个重要障碍[50]。尽管肺癌疫苗的研究相对缺少进展，但人们对将癌症疫苗与免疫检查点抑制剂结合起来，以诱导更强的肿瘤特异性免疫反应的目标很感兴趣。疫苗是否可能成为未来免疫检查点抑制剂的一种有用的辅助疗法还有待确定。

4 未来的发展方向

有效的肺癌免疫疗法的出现有可能产生具有新毒性的新一代有希望的治疗方法。早期关于免疫检查点抑制剂作为单药治疗非小细胞肺癌以及与化疗联合治疗非小细胞肺癌和小细胞肺癌的研究结果令人鼓舞。在对抗 PD－1 和 PD－L1 治疗有反应的患者中，即使停止治疗，反应也似乎是迅速和持久的。然而，仍有许多悬而未决的问题，包括这些药物受益的最佳患者群体（PD－L1 阳性或阴性、特定的分子特征），治疗时间（1 年与 2 年），治疗顺序（化疗前、联合化疗或维持治疗），以及适当的组合（化疗、靶向治疗或联合抗 PD1 和抗 CTLA 抗体）。

由于目前只有一小部分患者获得了预期的持续反应，因此需要识别生物标志物来预测免疫检查点治疗的益处，以及可能更积极的联合治疗方案。此外，尽管这些药物的毒性相对较低，但与免疫相关的副作用在临床管理中存在独特的挑战，因为它们与化疗的毒副反应确定有显著相关性。目前正在进行许多Ⅲ期试验，比较抗 PD－1 和抗 PD－L1 抗体作为单一疗法以及与标准的一线和二线疗法联合治疗的效果。鉴于其可控制的毒性和快速、持久反应的潜力，预计这些新疗法将继续在肺癌治疗的未来发挥重要作用。

这些药物的巨大成本也同样值得注意，2015 年纳武单抗和派姆单抗用于每位患者的平均成本为每月 12 500 美元。考虑到这些药物的最大毒性似乎是"财务方面的"，免疫疗法虽然为 NSCLC 患者提供了巨大的临床进展，但不幸的是，它也将增加医疗体系内日益增长的财务挑战。为这些药物制定经济合理的价格将是优化其对肺癌患者预后可能产生的积极影响的重要考虑因素。

参考文献

［1］ Alexandrov LB, Nik－Zainal S, Wedge DC, Aparicio SA, Behjati S, Biankin AV, Bignell GR, Bolli N, Borg A, Borresen－Dale AL, Boyault S, Burkhardt B, Butler AP, Caldas C, Davies HR, Desmedt C, Eils R, Eyfjord JE, Foekens JA, Greaves M, Hosoda F, Hutter B, Ilicic T, Imbeaud S, Imielinski M, Jager N, Jones DT, Jones D, Knappskog S, Kool M, Lakhani SR, Lopez－Otin C, Martin S, Munshi NC, Nakamura H, Northcott PA, Pajic M, Papaemmanuil E, Paradiso A, Pearson JV, Puente XS, Raine K, Ramakrishna M, Richardson AL, Richter J, Rosenstiel P, Schlesner M, Schumacher TN, Span PN, Teague JW, Totoki Y,

Tutt AN, Valdes – Mas R, van Buuren MM, vant Veer L, Vincent – Salomon A, Waddell N, Yates LR, Australian Pancreatic Cancer Genome I, Consortium IBC, Consortium IM – S, Ped-Brain I, Zucman – Rossi J, Futreal PA, McDermott U, Lichter P, Meyerson M, Grimmond SM, Siebert R, Campo E, Shibata T, Pfister SM, Campbell PJ, Stratton MR (2013) Signatures of mutational processes in human cancer. Nature 500 (7463): 415 – 421. doi: 10. 1038/nature12477

[2] Antonia SJ, Brahmer JR, Gettinger S, Chow LQ, Juergens R, Shepherd FA, Laurie SA, Gerber DE, Goldman J, Shen R, Harbison C, Chen AC, Borghaei H, Rizvi NA (2014) Nivolumab (Anti – PD – 1; BMS – 936558, ONO – 4538) in combination with platinum – based doublet chemotherapy (PT – DC) in advanced non – small cell lung cancer (NSCLC). In: Chicago multidisciplinary symposium in thoracic oncology, Chicago, IL (vol 5). International Jounral of Radiation Oncology, p S2

[3] Antonia SJ GS, Balmanoukian A, Sanborn RE, Steele KE, Narwal R, Robbins PB, Gu Y, Karakunnel JJ, Rizvi N (2015) Phase 1b study of MEDI4736, a programmed cell death ligand – 1 (PD – L1) antibody, in combination with tremelimumab, a cytotoxic T – lymphocyte – associated protein – 4 (CTLA – 4) antibody, in patients with advanced non – small cell lung cancer (NSCLC). In: American Society of clinical oncology annual meeting, Chicago, IL

[4] Antonia SJ GS, Chow LQM, Juergens RA, Borghaei H, et al (2014) Nivolumab (anti – PD – 1; BMS – 936558, ONO – 4538) and ipilimumab in first – line NSCLC: Interim phase I results. In: ASCO annual meeting

[5] Brahmer J, Reckamp KL, Baas P, Crino L, Eberhardt WE, Poddubskaya E, Antonia S, Pluzanski A, Vokes EE, Holgado E, Waterhouse D, Ready N, Gainor J, Aren Frontera O, Havel L, Steins M, Garassino MC, Aerts JG, Domine M, Paz – Ares L, Reck M, Baudelet C, Harbison CT, Lestini B, Spigel DR (2015) Nivolumab versus docetaxel in advanced squamous – cell non – small – cell lung cancer. The New England journal of medicine 373 (2): 123 – 135. doi: 10. 1056/NEJMoa1504627

[6] Brahmer JR Horn L, Antonia SJ, et al (2013) Nivolumab (anti – PD – 1; BMS – 936558; ONO – 4538) in patients with non – small cell lung cancer (NSCLC): overall survival and long – term safety in a phase 1 trial. In: World conference on lung cancer

[7] Brahmer JR, Pardoll DM (2013) Immune checkpoint inhibitors: making immunotherapy a reality for the treatment of lung cancer. Cancer immunology research 1 (2): 85 – 91. doi: 10. 1158/2326 – 6066. CIR – 13 – 0078

[8] Brahmer JR Rizvi NA, Luzky J, Khleif S, Blake – Haskins A, et al (2014) Clinical activity and biomarkers of MEDI4736, an anti – PD – L1 antibody, in patients with NSCLC. In: ASCO annual meeting

[9] Brahmer JR, Tykodi SS, Chow LQ, Hwu WJ, Topalian SL, Hwu P, Drake CG, Camacho LH, Kauh J, Odunsi K, Pitot HC, Hamid O, Bhatia S, Martins R, Eaton K, Chen S, Salay TM, Alaparthy S, Grosso JF, Korman AJ, Parker SM, Agrawal S, Goldberg SM, Pardoll DM, Gupta A, Wigginton JM (2012) Safety and activity of anti – PD – L1 antibody in patients with advanced cancer. The New England journal of medicine 366 (26): 2455 – 2465. doi: 10. 1056/NEJMoa1200694

[10] Butts C, Socinski MA, Mitchell PL, Thatcher N, Havel L, Krzakowski M, Nawrocki S, Ciuleanu TE, Bosquee L, Trigo JM, Spira A, Tremblay L, Nyman J, Ramlau R, Wickart – Johansson G, Ellis P, Gladkov O, Pereira JR, Eberhardt WE, Helwig C, Schroder A, Shep-

herd FA, team St (2014) Tecemotide (L － BLP25) versus placebo after chemoradiotherapy for stage III non － small － cell lung cancer (START)：a randomised, double － blind, phase 3 trial. The Lancet Oncology 15 (1)：59 － 68. doi：10. 1016/S1470 － 2045 (13) 70510 － 2

[11] D' Incecco A, Andreozzi M, Ludovini V, Rossi E, Capodanno A, Landi L, Tibaldi C, Minuti G, Salvini J, Coppi E, Chella A, Fontanini G, Filice ME, Tornillo L, Incensati RM, Sani S, Crino L, Terracciano L, Cappuzzo F (2015) PD － 1 and PD － L1 expression in molecularly selected non － small － cell lung cancer patients. Br J Cancer 112 (1)：95 － 102. doi：10. 1038/bjc. 2014. 555

[12] Di Giacomo AM, Biagioli M, Maio M (2010) The emerging toxicity profiles of anti － CTLA － 4 antibodies across clinical indications. Semin Oncol 37 (5)：499 － 507. doi：10. 1053/ j. seminoncol. 2010. 09. 007

[13] Diefenbach A, Raulet DH (2002) The innate immune response to tumors and its role in the induction of T － cell immunity. Immunol Rev 188：9 － 21

[14] Domagala － Kulawik J (2015) The role of the immune system in non － small cell lung carcinoma and potential for therapeutic intervention. Translational lung cancer research 4 (2)：177 － 190. doi：10. 3978/j. issn. 2218 － 6751. 2015. 01. 11

[15] Dranoff G (2004) Cytokines in cancer pathogenesis and cancer therapy. Nat Rev Cancer 4 (1)：11 － 22. doi：10. 1038/nrc1252

[16] Finn OJ (2008) Cancer immunology. The New England journal of medicine 358 (25)：2704 － 2715. doi：10. 1056/NEJMra072739

[17] Finn OJ (2012) Immuno － oncology：understanding the function and dysfunction of the immune system in cancer. Annals of oncology：Official Journal of the European Society for Medical Oncology/ESMO 23 (Suppl 8：viii6 － viii9. doi：10. 1093/annonc/mds256

[18] Garon EB GL, Rizvi N, Hui R, Balmanoukian AS, Patnaik A, et al (2014) Antitumor activity of pembrolizumab (Pembro；MK － 3475) and correlation with programmed death ligand 1 (PD － L1) expression in a pooled analysis of patients (pts) with advanced non － small cell lung carcinoma (NSCLC). In：European Society for medical oncology 2014 congress, Madrid, Spain

[19] Garon EB, Rizvi NA, Hui R, Leighl N, Balmanoukian AS, Eder JP, Patnaik A, Aggarwal C, Gubens M, Horn L, Carcereny E, Ahn MJ, Felip E, Lee JS, Hellmann MD, Hamid O, Goldman JW, Soria JC, Dolled － Filhart M, Rutledge RZ, Zhang J, Lunceford JK, Rangwala R, Lubiniecki GM, Roach C, Emancipator K, Gandhi L, Investigators K － (2015) Pembrolizumab for the treatment of non － small － cell lung cancer. New Engl J Med 372 (21)：2018 － 2028. doi：10. 1056/NEJMoa1501824

[20] Gettinger SN, Kowanetz M, Koeppen H., Wistuba II, et al (2015) Molecular, immune and histopathological characterization of NSCLC based on PDL1 expression on tumor and immune cells and association with response to the anti － PDL1 antibody MPDL3280A. In：American Society of clinical oncology annual meeting, Chicago, IL. J Clin Oncol

[21] Gettinger SN, Horn L, Gandhi L, Spigel DR, Antonia SJ, Rizvi NA, Powderly JD, Heist RS, Carvajal RD, Jackman DM, Sequist LV, Smith DC, Leming P, Carbone DP, Pinder － Schenck MC, Topalian SL, Hodi FS, Sosman JA, Sznol M, McDermott DF, Pardoll DM, Sankar V, Ahlers CM, Salvati M, Wigginton JM, Hellmann MD, Kollia GD, Gupta AK, Brahmer JR (2015) Overall survival and long － term safety of nivolumab (Anti － Programmed Death 1 Antibody, BMS － 936558, ONO － 4538) in patients with previously treated advanced

non – small – cell lung cancer. J Clin Oncol: Official J Am Soc Clin Oncol 33 (18): 2004 – 2012. doi: 10. 1200/JCO. 2014. 58. 3708

[22] Goldberg SM, Gettinger SN, Mahajan A, et al (2015) Activity and safety of pembrolizumab in patients with metastatic non – small cell lung cancer with untreated brain metastases. In: American society of clinical oncology annual meeting, Chicago, IL. J Clin Oncol

[23] Govindan R, Ding L, Griffith M, Subramanian J, Dees ND, Kanchi KL, Maher CA, Fulton R, Fulton L, Wallis J, Chen K, Walker J, McDonald S, Bose R, Ornitz D, Xiong D, You M, Dooling DJ, Watson M, Mardis ER, Wilson RK (2012) Genomic landscape of non – small cell lung cancer in smokers and never – smokers. Cell 150 (6): 1121 – 1134. doi: 10. 1016/j. cell. 2012. 08. 024

[24] Gure AO, Chua R, Williamson B, Gonen M, Ferrera CA, Gnjatic S, Ritter G, Simpson AJ, Chen YT, Old LJ, Altorki NK (2005) Cancer – testis genes are coordinately expressed and are markers of poor outcome in non – small cell lung cancer. Clin Cancer Res: Official J Am Assoc Cancer Res 11 (22): 8055 – 8062. doi: 10. 1158/1078 – 0432. CCR – 05 – 1203

[25] Hanahan D, Weinberg RA (2011) Hallmarks of cancer: the next generation. Cell 144 (5): 646 – 674. doi: 10. 1016/j. cell. 2011. 02. 013

[26] Hellmann MD, Creelan BC, Sima CS, Iams WT, Antonia SJ, Horn L, Brahmer JR, Gettinger S, Harbison C, Rizvi N (2014) Smoking history and response to nivolumab in patients with advanced NSCLCs. In: Annals of Oncology (Supplement 4, pp iv426 – iv470)

[27] Herbst RS, Soria JC, Kowanetz M, Fine GD, Hamid O, Gordon MS, Sosman JA, McDermott DF, Powderly JD, Gettinger SN, Kohrt HE, Horn L, Lawrence DP, Rost S, Leabman M, Xiao Y, Mokatrin A, Koeppen H, Hegde PS, Mellman I, Chen DS, Hodi FS (2014) Predictive correlates of response to the anti – PD – L1 antibody MPDL3280A in cancer patients. Nature 515 (7528): 563 – 567. doi: 10. 1038/nature14011

[28] Hiraoka K, Miyamoto M, Cho Y, Suzuoki M, Oshikiri T, Nakakubo Y, Itoh T, Ohbuchi T, Kondo S, Katoh H (2006) Concurrent infiltration by CD8 + T cells and CD4 + T cells is a favourable prognostic factor in non – small – cell lung carcinoma. Br J Cancer 94 (2): 275 – 280. doi: 10. 1038/sj. bjc. 6602934

[29] Hirasawa Y, Kohno N, Yokoyama A, Kondo K, Hiwada K, Miyake M (2000) Natural autoantibody to MUC1 is a prognostic indicator for non – small cell lung cancer. Am J Respir Crit Care Med 161 (2 Pt 1): 589 – 594. doi: 10. 1164/ajrccm. 161. 2. 9905028

[30] Hodi FS, O' Day SJ, McDermott DF, Weber RW, Sosman JA, Haanen JB, Gonzalez R, Robert C, Schadendorf D, Hassel JC, Akerley W, van den Eertwegh AJ, Lutzky J, Lorigan P, Vaubel JM, Linette GP, Hogg D, Ottensmeier CH, Lebbe C, Peschel C, Quirt I, Clark JI, Wolchok JD, Weber JS, Tian J, Yellin MJ, Nichol GM, Hoos A, Urba WJ (2010) Improved survival with ipilimumab in patients with metastatic melanoma. New England J Med 363 (8): 711 – 723. doi: 10. 1056/NEJMoa1003466

[31] Horn L Horn R, Spigel DR, et al (2013) An analysis of the relationship of clinical activity to baseline EGFR status, PD – L1 expression and prior treatment history in patients with non – small cell lung cancer (NSCLC) following PD – L1 blockade with MPDL3280A (anti – PDL1). In: World conference on lung cancer

[32] Howell M, Lee R, Bowyer S, Fusi A, Lorigan P (2015) Optimal management of immune – related toxicities associated with checkpoint inhibitors in lung cancer. Lung Cancer 88 (2): 117 – 123. doi: 10. 1016/j. lungcan. 2015. 02. 007

[33] Ibrahim R, Berman D, DePril V, Humphrey R, Chen T (2011) Ipilimumab safety profile: summary of findings from completed trials in advanced melanoma. In: American society of clinical oncology annual meeting

[34] Ikeda S, Funakoshi N, Inagaki M, Shibata T (2006) Clinicopathologic roles of tumor – infiltrating lymphocytes and CD8 – positive lymphocytes in lung cancer imprint smears in squamous cell carcinoma and adenocarcinoma. Acta Cytol 50 (4): 423 – 429

[35] Johnson DB, Peng C, Sosman JA (2015) Nivolumab in melanoma: latest evidence and clinical potential. Ther Adv Med Oncol 7 (2): 97 – 106. doi: 10. 1177/1758834014567469

[36] Johnson DB, Rioth MJ, Horn L (2014) Immune checkpoint inhibitors in NSCLC. Curr Treat Options Oncol 15 (4): 658 – 669. doi: 10. 1007/s11864 – 014 – 0305 – 5

[37] Ju S, Qiu H, Zhou X, Zhu B, Lv X, Huang X, Li J, Zhang Y, Liu L, Ge Y, Johnson DE, Ju S, Shu Y (2009) CD13 + CD4 + CD25hi regulatory T cells exhibit higher suppressive function and increase with tumor stage in non – small cell lung cancer patients. Cell Cycle 8 (16): 2578 – 2585

[38] Keir ME, Butte MJ, Freeman GJ, Sharpe AH (2008) PD – 1 and its ligands in tolerance and immunity. Annu Rev Immunol 26: 677 – 704. doi: 10. 1146/annurev. immunol. 26. 021607. 090331

[39] Kerr KM, Tsao M – S, Nicholson A, Yasushi Y, Wistuba II, Hirsch FR (2015) Programmed death – ligand 1 immunohistochemistry in lung cancer: in what state is this art? J Thoracic Oncol 10 (7): 985 – 989

[40] Larkin J, Chiarion – Sileni V, Gonzalez R, Grob JJ, Cowey CL, Lao CD, Schadendorf D, Dummer R, Smylie M, Rutkowski P, Ferrucci PF, Hill A, Wagstaff J, Carlino MS, Haanen JB, Maio M, Marquez – Rodas I, McArthur GA, Ascierto PA, Long GV, Callahan MK, Postow MA, Grossmann K, Sznol M, Dreno B, Bastholt L, Yang A, Rollin LM, Horak C, Hodi FS, Wolchok JD (2015) Combined nivolumab and ipilimumab or monotherapy in untreated melanoma. New England J Med. doi: 10. 1056/NEJMoa1504030

[41] Lesokhin AM, Callahan MK, Postow MA, Wolchok JD (2015) On being less tolerant: enhanced cancer immunosurveillance enabled by targeting checkpoints and agonists of T cell activation. Sci Trans Med 7 (280): 280sr281. doi: 10. 1126/scitranslmed. 3010274

[42] Lynch TJ, Bondarenko I, Luft A, Serwatowski P, Barlesi F, Chacko R, Sebastian M, Neal J, Lu H, Cuillerot JM, Reck M (2012) Ipilimumab in combination with paclitaxel and carboplatin as first – line treatment in stage IIIB/IV non – small – cell lung cancer: results from a randomized, double – blind, multicenter phase II study. J Clin Oncol: Official J Am Soc Clin Oncol 30 (17): 2046 – 2054. doi: 10. 1200/JCO. 2011. 38. 4032

[43] Mittal D, Gubin MM, Schreiber RD, Smyth MJ (2014) New insights into cancer immunoediting and its three component phases – elimination, equilibrium and escape. Curr Opin Immunol 27: 16 – 25. doi: 10. 1016/j. coi. 2014. 01. 004

[44] Mu CY, Huang JA, Chen Y, Chen C, Zhang XG (2011) High expression of PD – L1 in lung cancer may contribute to poor prognosis and tumor cells immune escape through suppressing tumor infiltrating dendritic cells maturation. Med Oncol 28 (3): 682 – 688. doi: 10. 1007/ s12032 – 010 – 9515 – 2

[45] Papadimitrakopoulou V, Patnaik A, Borghaei H, et al (2015). Pembrolizumab (pembro; MK – 3475) plus platinum doublet chemotherapy (PDC) as front – line therapy for advanced non – small cell lung cancer (NSCLC): KEYNOTE – 021 Cohorts A and C. In: American society of

clinical oncology annual meeting, Chicago, IL. J Clin Oncol

[46] Pardoll DM (2012) The blockade of immune checkpoints in cancer immunotherapy. Nat Rev Cancer 12 (4): 252 - 264. doi: 10. 1038/nrc3239

[47] Patnaik A, Socinski MA, Gubens MA, et al (2015) Phase 1 study of pembrolizumab (pembro; MK - 3475) plus ipilimumab (IPI) as second - line therapy for advanced non - small cell lung cancer (NSCLC): KEYNOTE - 021 cohort D. In: American society of clinical oncology annual meeting, Chicago, IL. J Clin Oncol

[48] Paz - Ares L Horn L, Borghaei H, Spigel DR, et al (2015) Phase III, randomized trial (CheckMate 057) of nivolumab (NIVO) versus docetaxel (DOC) in advanced non - squamous cell (non - SQ) non - small cell lung cancer (NSCLC). In: American society of clinical oncology annual meeting, Chicago, IL, 2015. J Clin Oncol

[49] Petersen RP, Campa MJ, Sperlazza J, Conlon D, Joshi MB, Harpole DH Jr, Patz EF Jr (2006) Tumor infiltrating Foxp3 + regulatory T - cells are associated with recurrence in pathologic stage I NSCLC patients. Cancer 107 (12): 2866 - 2872. doi: 10. 1002/cncr. 22282

[50] Ramlogan - Steel CA, Steel JC, Morris JC (2014) Lung cancer vaccines: current status and future prospects. Trans Lung Cancer Res 3 (1): 46 - 52. doi: 10. 3978/j. issn. 2218 - 6751. 2013. 12. 01

[51] Reck M, Bondarenko I, Luft A, Serwatowski P, Barlesi F, Chacko R, Sebastian M, Lu H, Cuillerot JM, Lynch TJ (2013) Ipilimumab in combination with paclitaxel and carboplatin as first - line therapy in extensive - disease - small - cell lung cancer: results from a randomized, double - blind, multicenter phase 2 trial. Annals Oncol: Official J Eur Soc Med Oncol/ESMO 24 (1): 75 - 83. doi: 10. 1093/annonc/mds213

[52] Ribas A, Kefford R, Marshall MA, Punt CJ, Haanen JB, Marmol M, Garbe C, Gogas H, Schachter J, Linette G, Lorigan P, Kendra KL, Maio M, Trefzer U, Smylie M, McArthur GA, Dreno B, Nathan PD, Mackiewicz J, Kirkwood JM, Gomez - Navarro J, Huang B, Pavlov D, Hauschild A (2013) Phase III randomized clinical trial comparing tremelimumab with standard - of - care chemotherapy in patients with advanced melanoma. J Clin Oncol: Official J Am Soc Clin Oncol 31 (5): 616 - 622. doi: 10. 1200/JCO. 2012. 44. 6112

[53] Ribas A, Robert C, Hodi FS, Wolchok JD, et al. printer - friendly version. Association of response to programmed death receptor 1 (PD - 1) blockade with pembrolizumab (MK - 3475) with an interferon - inflammatory immune gene signature. In: American society of clinical oncology annual meeting, Chicago, IL, 2015. J Clin Oncol

[54] Rizvi NA, Hellmann MD, Snyder A, Kvistborg P, Makarov V, Havel JJ, Lee W, Yuan J, Wong P, Ho TS, Miller ML, Rekhtman N, Moreira AL, Ibrahim F, Bruggeman C, Gasmi B, Zappasodi R, Maeda Y, Sander C, Garon EB, Merghoub T, Wolchok JD, Schumacher TN, Chan TA (2015a) Cancer immunology. Mutational landscape determines sensitivity to PD - 1 blockade in non - small cell lung cancer. Science 348 (6230): 124 - 128. doi: 10. 1126/ science. aaa1348

[55] Rizvi NA, Man Chow LQ, Borghaei H, Shen Y, Harbison C, Alaparthy S, Chen AC, Gettinger S (2014) Safety and response with nivolumab (anti - PD - 1; BMS - 936558, ONO - 4538) plus erlotinib in patients (pts) with epidermal growth factor receptor mutant (EGFR MT) advanced NSCLC (vol 5s). In: American society of clinical oncology annual meeting, Chicago, IL. J Clin ONcol

[56] Rizvi NA, Mazieres J, Planchard D, Stinchcombe TE, Dy GK, Antonia SJ, Horn L, Lena H,

Minenza E, Mennecier B, Otterson GA, Campos LT, Gandara DR, Levy BP, Nair SG, Zalcman G, Wolf J, Souquet PJ, Baldini E, Cappuzzo F, Chouaid C, Dowlati A, Sanborn R, Lopez – Chavez A, Grohe C, Huber RM, Harbison CT, Baudelet C, Lestini BJ, Ramalingam SS (2015b) Activity and safety of nivolumab, an anti – PD – 1 immune checkpoint inhibitor, for patients with advanced, refractory squamous non – small – cell lung cancer (CheckMate 063): a phase 2, single – arm trial. The Lancet Oncology 16 (3): 257 – 265. doi: 10. 1016/S1470 – 2045 (15) 70054 – 9

[57] Rizvi NA Shepherd FA, Antonia SJ, Brahmer JR, Chow LQ, Goldman J, et al (2014) First – line monotherapy with nivolumab (anti – PD – 1; BMS – 936558, ONO – 4538) in advanced non – small cell lung cancer (NSCLC): safety, efficacy and correlation of outcomes with PD – L1 status. Int J Radiat Oncol

[58] Ruffini E, Asioli S, Filosso PL, Lyberis P, Bruna MC, Macri L, Daniele L, Oliaro A (2009) Clinical significance of tumor – infiltrating lymphocytes in lung neoplasms. Annals Thorac Surgery 87 (2): 365 – 371; discussion 371 – 362. doi: 10. 1016/j. athoracsur. 2008. 10. 067

[59] Selby MJ, Engelhardt JJ, Quigley M, Henning KA, Chen T, Srinivasan M, Korman AJ (2013) Anti – CTLA – 4 antibodies of IgG2a isotype enhance antitumor activity through reduction of intratumoral regulatory T cells. Cancer immunology research 1 (1): 32 – 42. doi: 10. 1158/2326 – 6066. CIR – 13 – 0013

[60] Sienel W, Varwerk C, Linder A, Kaiser D, Teschner M, Delire M, Stamatis G, Passlick B (2004) Melanoma associated antigen (MAGE) – A3 expression in Stages I and II non – small cell lung cancer: results of a multi – center study. Eur J Cardiothorac Surg 25 (1): 131 – 134

[61] Smyth MJ, Dunn GP, Schreiber RD (2006) Cancer immunosurveillance and immunoediting: the roles of immunity in suppressing tumor development and shaping tumor immunogenicity. Adv Immunol 90: 1 – 50. doi: 10. 1016/S0065 – 2776 (06) 90001 – 7

[62] Soria JC et al (2013) Clinical activity, safety and biomarkers of PD – L1 blockade in non – small cell lung cancer (NSCLC): additional analyses from a clinical study of the engineered antibody MPDL3280A (anti – PDL1). In: ECCO annual congress

[63] Soria JC, Marabelle A, Brahmer JR, Gettinger S (2015) Immune checkpoint modulation for non – small cell lung cancer. Clinical Cancer Res: Official J Am Assoc Cancer Res 21 (10): 2256 – 2262. doi: 10. 1158/1078 – 0432. CCR – 14 – 2959

[64] Spigel DR Chart JE, Gettinger SN, Chao BH, et al (2015) Clinical activity and safety from a phase II study (FIR) of MPDL3280A (anti – PDL1) in PD – L1 – selected patients with non – small cell lung cancer (NSCLC). In: American society of clinical oncology annual meeting, Chicago, IL. J Clin Oncol

[65] Spira A. I. Park K, Mazieres J, Vansteenkiste JF, et al (2015) Efficacy, safety and predictive biomarker results from a randomized phase II study comparing MPDL3280A vs docetaxel in 2L/3L NSCLC (POPLAR). In: American society of clinical oncology annual meeting, Chicago, IL. J Clin Oncol 66. Spranger S, Spaapen RM, Zha Y, Williams J, Meng Y, Ha TT, Gajewski TF (2013) Up – regulation of PD – L1, IDO, and T (regs) in the melanoma tumor microenvironment is driven by CD8 (+) T cells. Sci Transl Med 5 (200): 200ra116. doi: 10. 1126/scitranslmed. 3006504

[67] Sundar R, Cho BC, Brahmer JR, Soo RA (2015) Nivolumab in NSCLC: latest evidence and clinical potential. Therapeutic advances in medical oncology 7 (2): 85 – 96. doi: 10.

1177/1758834014567470

[68] Taube JM, Klein A, Brahmer JR, Xu H, Pan X, Kim JH, Chen L, Pardoll DM, Topalian SL, Anders RA (2014) Association of PD-1, PD-1 ligands, and other features of the tumor immune microenvironment with response to anti-PD-1 therapy. Clin Cancer Res: Official J Am Assoc Cancer Res 20 (19): 5064 - 5074. doi: 10. 1158/1078 - 0432. CCR - 13 - 3271

[69] Topalian SL, Hodi FS, Brahmer JR, Gettinger SN, Smith DC, McDermott DF, Powderly JD, Carvajal RD, Sosman JA, Atkins MB, Leming PD, Spigel DR, Antonia SJ, Horn L, Drake CG, Pardoll DM, Chen L, Sharfman WH, Anders RA, Taube JM, McMiller TL, Xu H, Korman AJ, Jure - Kunkel M, Agrawal S, McDonald D, Kollia GD, Gupta A, Wigginton JM, Sznol M (2012) Safety, activity, and immune correlates of anti - PD - 1 antibody in cancer. New England J Med 366 (26): 2443 - 2454. doi: 10. 1056/NEJMoa1200690

[70] Tumeh PC, Harview CL, Yearley JH, Shintaku IP, Taylor EJ, Robert L, Chmielowski B, Spasic M, Henry G, Ciobanu V, West AN, Carmona M, Kivork C, Seja E, Cherry G, Gutierrez AJ, Grogan TR, Mateus C, Tomasic G, Glaspy JA, Emerson RO, Robins H, Pierce RH, Elashoff DA, Robert C, Ribas A (2014) PD-1 blockade induces responses by inhibiting adaptive immune resistance. Nature 515 (7528): 568 - 571. doi: 10. 1038/nature13954

[71] Tyagi P, Mirakhur B (2009) MAGRIT: the largest - ever phase III lung cancer trial aims to establish a novel tumor - specific approach to therapy. Clin Lung Cancer 10 (5): 371 - 374. doi: 10. 3816/CLC. 2009. n. 052

[72] Vansteenkiste J, Cho B, Vanakesa T, De Pase T, et al (2014) MAGRIT, a double - blind, randomized, placebo - controlled Phase III study to assess the efficacy of the recMAGE - A3 + AS15 cancer immunotherapeutic as adjuvant therapy in patients with resected MAGE - A3 - positive non - small cell lung cancer (NSCLC). In: European society of medical oncology, Madrid, Spain

[73] Vansteenkiste J, Zielinski M, Linder A, Dahabreh J, Gonzalez EE, Malinowski W, Lopez - Brea M, Vanakesa T, Jassem J, Kalofonos H, Perdeus J, Bonnet R, Basko J, Janilionis R, Passlick B, Treasure T, Gillet M, Lehmann FF, Brichard VG (2013) Adjuvant MAGE - A3 immunotherapy in resected non - small - cell lung cancer: phase II randomized study results. J Clin Oncol: Official J Am Soc Clin Oncol 31 (19): 2396 - 2403. doi: 10. 1200/JCO. 2012. 43. 7103

[74] Weber JS, Kahler KC, Hauschild A (2012) Management of immune - related adverse events and kinetics of response with ipilimumab. J Clin Oncol: Official J Am Soc Clin Oncol 30 (21): 2691 - 2697. doi: 10. 1200/JCO. 2012. 41. 6750

[75] Wolchok JD, Hoos A, O'Day S, Weber JS, Hamid O, Lebbe C, Maio M, Binder M, Bohnsack O, Nichol G, Humphrey R, Hodi FS (2009) Guidelines for the evaluation of immune therapy activity in solid tumors: immune - related response criteria. Clin Cancer Res: Official J Am Assoc Cancer Res 15 (23): 7412 - 7420. doi: 10. 1158/1078 - 0432. CCR - 09 - 1624

[76] Wolchok JD, Saenger Y (2008) The mechanism of anti - CTLA - 4 activity and the negative regulation of T - cell activation. Oncologist 13 (Suppl 4): 2 - 9. doi: 10. 1634/theoncologist. 13 - S4 - 2

[77] Woo EY, Chu CS, Goletz TJ, Schlienger K, Yeh H, Coukos G, Rubin SC, Kaiser LR, June CH (2001) Regulatory CD4 (+) CD25 (+) T cells in tumors from patients with early -

stage non – small cell lung cancer and late – stage ovarian cancer. Cancer Res 61 （12）: 4766 – 4772

[78] Xia W, Wang J, Xu Y, Jiang F, Xu L （2014） L – BLP25 as a peptide vaccine therapy in non – small cell lung cancer: a review. J Thorac Dis 6 （10）: 1513 – 1520. doi: 10. 3978/j. issn. 2072 – 1439. 2014. 08. 17

[79] Zatloukal P, Heo DS, Park K, Kang J, Butts C, Bradford D, Graziano S, Huang B, Healey D （2009） Randomized phase II clinical trial comparing tremelimumab （CP – 675, 206） with best supportive care （BSC） following first – line platinum – based therapy in patients （pts） with advanced non – small cell lung cancer （NSCLC）. In: American society of clinical oncology annual meeting, Chicago, IL. J Clin Oncol

[80] Zou W （2006） Regulatory T cells, tumour immunity and immunotherapy. Nat Rev Immunol 6 （4）: 295 – 307. doi: 10. 1038/nri1806

第 11 章
肺癌的姑息治疗

Arvind M. Shinde and Azadeh Dashti

摘要

  肺癌是世界上最常见的癌症，并且是美国男性和女性癌症死亡的主要原因。晚期肺癌患者的生活质量非常差。姑息治疗关注于症状管理，解决身体、社会心理和精神上的痛苦，同时适当地与患者及其家属交流，以此提高晚期肺癌患者的生活质量。美国临床肿瘤学会（American Society of Clinical Oncology，ASCO）的暂行临床意见（Provisional Clinical Opinion，PCO）以及美国国家综合癌症网络（National Comprehensive Cancer Network's，NCCN）临床实践指南建议将早期姑息治疗纳入常规癌症治疗。在本章中，我们将概述肺癌的姑息治疗，并将简述有关症状管理的综合和跨学科方法的证据和建议，以及进行关于治疗目标、预先治疗计划和治疗决策权的讨论。

关键词

  肺癌；姑息治疗；症状管理；治疗目标；预先治疗计划

目录

A. M. Shinde (✉)
Department of Hematology and Oncology, Samuel Oschin Cancer Center, 8700 Beverly Blvd, AC1045, Los Angeles, CA 90048, USA
e – mail：ashinde@gmail. com

A. M. Shinde, A. Dashti
Department of Medicine, Supportive Care Medicine Program, Cedars Sinai Medical Center, Becker Bldg., B224, 8700 Beverly Blvd, Los Angeles, CA 90048, USA
e – mail：Azadeh. dashti@cshs. org

1　引言

在美国，肺癌占所有新发癌症病例的 13.5%，据国家癌症研究所（National Cancer Institute，NCI）估计，2014 年约有 159 260 人死亡，而局部肺癌和支气管癌的 5 年生存率为 54%，远处转移患者的 5 年生存率仅降低 4%[1]。晚期肺癌的症状对患者生活质量（quality of life，QOL）有很大的负面影响[2]。全面的肿瘤治疗旨在提高患者的生活质量，而姑息治疗的重点是症状管理，缓解身体、心理和精神上的痛苦[3]，适当地与患者及其家属交流，以此提高晚期肺癌患者的生活质量[4]。

1.1　姑息治疗的定义

姑息治疗的定义是逐渐发展而来的。在 20 世纪 60 年代，当姑息治疗的唯一方法是在生命的最后阶段进行临终关怀时，它被视为仅用于不再接受癌症治疗的人。而今天，人们普遍认为姑息治疗的原则在治疗任何严重疾病时都适用，并且应该在整个治疗过程中，治疗期间或直至死亡时继续这种治疗[5]。

世界卫生组织（The World Health Organization，WHO）将姑息治疗定义为"通过早期识别、准确评估和治疗疼痛、身体、心理、精神方面的问题，来预防和减轻痛苦，从而解决患者及其家庭面临的与疾病相关问题，改善患者生活质量的方法"[3]。由于姑息治疗的目标是预测、预防和减少痛苦，并为患者提供最佳的 QOL，所以癌症患者的姑息治疗应在诊断时开始，与延长癌症患者寿命的治疗同时进行[6]。

在回顾了姑息治疗产生更好疗效的实质性证据后[4]，美国临床肿瘤学会（American Society of Clinical Oncology，ASCO）的暂行临床意见（Provisional Clinical Opinion，PCO）[7]以及国家综合癌症网络（National Comprehensive Cancer Network's，NCCN）的临床实践指南[6]，建议将早期姑息治疗纳入常规癌症治疗，作为常规肿瘤学评估和专业姑息治疗评估的一部分。在本章中，我们将概述肺癌的姑息治疗，并将审查有关症状管理的综合和跨学科方法的证据和建议，以及进行关于治疗目标，预先治疗计划和治疗决策权的讨论。

1.2 肺癌的姑息治疗

在过去的几十年中，许多研究已确定了姑息治疗早期介入对癌症患者疗效的影响。其中最有力的证据来自于 Temel 等人 2010 年进行的随机临床试验研究，该研究早期姑息治疗结合常规癌症治疗对转移性非小细胞肺癌患者的影响。与单独接受标准肿瘤治疗的患者相比，标准癌症治疗结合姑息治疗的患者具有更好的生活质量、更少的抑郁症状，并且有趣的是，尽管在临终时接受了较少的积极治疗，但是中位生存时间更长[4]。

1.3 姑息治疗的范畴

国家质量姑息治疗共识项目（National Consensus Project，NCP）是一项合作性和开创性的倡议，由 6 个主要的姑息治疗组织参与，旨在进一步明确和强调姑息治疗的价值，并改善美国姑息治疗[8]。NCP 制定的临床实践指南将重要的质量评估和改进措施纳入姑息治疗，旨在提高美国姑息治疗的质量。

2013 年更新的姑息治疗临床实践的国家共识指南，定义了综合姑息治疗评估的 8 个主要领域：①治疗结构和程序；②物理治疗；③精神和心理治疗；④社会学治疗；⑤心灵、宗教、存在主义治疗；⑥文化领域治疗；⑦临终关怀；⑧治疗的伦理和法律。

2 症状评估和管理

肺癌的患者有很大的症状负担。在最近一项针对 2411 名肺癌患者的队列研究中，超过 98% 的患者在调查的前 4 周内至少出现过一种症状，73% 的患者至少有一种中至重度症状[2]。常见症状包括呼吸道和胃肠道症状、疲劳、睡眠障碍和抑郁症。症状管理需要频繁和准确的评估以及记录症状。详细地询问病史和查体是确定症状病因和制订下一步治疗策略的关键步骤。由于改善症状的方法可能涉及额外的负担和风险，所以了解患者的预后和治疗目标是至关重要的。一旦开始治疗，最重要的就是频繁重新评估疗效和调整治疗方案以缓解症状，因为症状的特征和强度可在整个疾病进程中存在波动。

2.1 疼痛

国际疼痛研究协会（International Association for Study of Pain，IASP）定义的疼痛是与实际或潜在的组织损伤相关的令人不愉快的、多维的感觉及情绪体验[9]。对超过 50 项研究的荟萃（Meta）分析显示，美国超过 50% 的癌症患者会出现疼痛，且疼痛在疾病负担较高的患者中最为普遍[10]。最近一项收集全美代表性队列研究数据的研究报告显示，肺癌患者早期和晚期疼痛的发病率均高于 50%。此外，早期和晚期肺癌患者的中晚期疼痛的发病率分别为 17% 和 20%[2]。

不幸的是，尽管在过去的几十年中已经建立了有效的治疗癌痛的指南[11,12]，但是对于癌症患者来说，充分的疼痛控制仍然是一个严峻的问题，并且以往针对疼痛的研究报告相对不足[13,14]。同时，越来越多的肿瘤学证据表明，患者的生存期与症状控制有关，疼痛管理有助于改善生活质量[4,12]。不受控制的疼痛会导致不必要的痛苦，并且还会对患者的身体状态、睡眠、食欲和治疗依从性产生不利影响[15]。有效的疼痛管理有助于最大限度地提高患者的治疗效果，是肿瘤治疗的重要组成部分。

虽然药物和如放疗等其他非药物缓解措施被用于治疗癌痛，但疼痛不是纯粹的身体体验，也有心理、精神和社会因素的作用[16,17]。这一点尤其重要，因为仅仅针对疼痛的物理方面的治疗可能不足以有效控制疼痛和改善患者的 QOL。因此，建议采用多学科联合的方法来解决癌痛。

2.1.1 疼痛评估

解决癌痛的最重要的方法是疼痛评估。通过常规病史采集、体格检查以及实验室和影像学检查来确定疾病的原因、程度和其他合并症[16]，以此指导治疗方案。该治疗策略除镇痛药物外，还可包括其他非药理学方法，多种方式结合以优化疼痛治疗。此外，疼痛的多个维度的特征，例如强度、位置、辐射范围和时间特征，对于确定疼痛的原因和类型以及建立适当的治疗计划是尤为重要的。

2.1.2 疼痛量表

每次治疗时都应对患者进行疼痛筛查。疼痛强度必须用适当的评定量表来量化。至少，患者应该被问及当前疼痛的情况以及过去 24 小时内的"常见"疼痛、"最重"疼痛和"最轻"疼痛。对于全面的疼痛评估,还应包括"上周最严重的疼痛"、"休息时的疼痛"和"运动时的疼痛"等。最常用的标准化量表有:数字语言或书面量表(从 0 表示没有疼痛到 10 表示最严重的疼痛),分类量表(无,轻度,中度或重度),以及视觉面部疼痛评定量表[12]。在无语言能力并且没法自我表达的患者中,观察行为是评估疼痛的有效方法,但需要注意的是,其他病因(如谵妄或呼吸困难)也可能导致疼痛[12]。

2.1.3　疼痛的病理生理学类型

了解疼痛的病因和病理生理类型还可以指导镇痛药物的选择。临床上,癌症疼痛分为两类。

伤害性疼痛:

伤害性疼痛是由肿瘤浸润到组织中的伤害感受器的直接激活,或由于癌症治疗导致的组织损伤引起的炎性疼痛。它表示正在进行的组织损伤,分为躯体疼痛和内脏疼痛[18]。

- 躯体疼痛是由骨骼和肌肉引起的疼痛。转移性骨痛是最常见的躯体疼痛。
- 内脏疼痛也很常见,是由内脏器官拉伸或扩张引起的(如肝包膜疼痛)。这种类型的疼痛难以定位,通常可能会误导检查者[18]。其另一个特征是它与运动和自主神经反射有关,如恶心和呕吐[19]。

神经性疼痛:

神经性疼痛是外周或中枢神经系统损伤的并发症。这种类型的疼痛通常难以忍受并且难以控制。同时,痛苦的刺激会导致夸张的疼痛(痛觉过敏)。它通常被描述为阵发性的灼烧、刺痛和电击般的疼痛。化疗引起的周围神经病变,以及术后疼痛综合征,是肺癌患者常见的神经性疼痛[18]。

2.1.4　癌症疼痛的药理学管理

为了改善癌症疼痛管理,世界卫生组织于 1986 年发布的指南建议采用三步法根据严重程度控制疼痛:

步骤 1:非阿片类药物,如对乙酰氨基酚或非甾体类抗炎药(NSAIDs),用于轻度疼痛;

步骤 2:向非阿片类药物中加入弱阿片类药物(曲马多、可待因,或低剂量强效阿片类药物,如吗啡),以缓解中度疼痛;

步骤 3:继续使用更强的阿片类药物(吗啡、氢吗啡酮等)治疗剧烈疼痛。

然而值得注意的是,最近的一些研究结果对 WHO 镇痛阶梯进行了修改,甚至完全取消了第 2 步。尽管如此,如本指南首次提出的,阿片类药物用于癌症疼痛的治疗现已得到近 30 年临床经验的支持,并且是癌症疼痛药理学管理的基石[20]。

2.1.5　阿片类药物选择

癌症疼痛通常选择 μ 激动剂阿片类药物。研究表明，对不同类型的阿片类药物的反应存在个体差异，除非先前已经尝试过，否则无法预测。任何 μ 激动剂阿片类药物，如吗啡或羟考酮，都可用于治疗中重度癌症[20]，但肾脏或肝脏疾病等因素可能会限制其选择、使用剂量和频率[21,22]。

2.1.6　阿片类药代动力学

也许考虑是否使用阿片类药物治疗癌症疼痛最重要的因素是药代动力学。肝脏是大多数阿片类药物代谢的主要部位[21]，大部分阿片类代谢物通过肾脏排出[22]。因此，在肝脏疾病患者中，需要较低剂量的阿片类药物或较长的给药间隔，以减轻药物体内累积的风险。此外，在肾功能衰竭的患者中，特定代谢物（尤其是吗啡的代谢产物吗啡－3－葡糖苷酸）可能会累积，从而导致显着的神经毒性[18]。值得注意的是，尽管这些制剂具有不同的效力，但可以通过静脉内（IV），皮下（SC）或口服途径递送特定阿片类药物（表 11.1）[23]。然而，时间到峰值效应存在差异。

表 11.1　常见的阿片类镇痛药

止痛药	静脉/肌肉注射	口服（mg）
吗啡	10mg	30
羟考酮	不详	20
氢吗啡酮	1.5mg	7.5
氢可酮	不详	30
可待因	不详	200

阿片类药物的峰药时间：

大多数常用的阿片类药物是在静脉注射后6～10分钟，皮下注射后30分钟，或口服后60～90分钟达到峰药浓度[23]。知晓这一点非常重要，在阿片类药物已经过了峰药时间之后（静脉注射后10～15分钟，皮下注射后30分钟，口服后2小时）再次给药是一种安全可靠的疼痛控制方法。静脉注射给药达峰药浓度时间最短，不经胃肠途径给药被认为是患者出现重度癌痛期间的最佳给药方式。

阿片类药物的给药途径：

由于其方便性和灵活性，口服途径通常是优选的。一些立即释放的阿片类药物，如吗啡、氢吗啡酮和羟考酮，也可用于液体制剂，可用于吞咽困难的患者，或那些只能通过胃管接受药物治疗的患者。对于不能耐受口服药物或需要更快缓解疼痛的患者，可以使用皮下和静脉内制剂。皮下注射是递送止痛药的可靠且有效的方法，并且广泛用于治疗癌症疼痛。不推荐肌肉注射，因为它们很痛，并且没有药理学上的优势[16]。偶尔，患者可接受直肠给药阿片类药物治疗[24]。直肠给予阿片类药物的效力被认为接近口服给药，但吸收效果不确定并且相对效果可能高于或低于预期。

2.1.7　短效口服阿片类药物

市场上最常见的短效阿片类药物包括吗啡、氢吗啡酮、羟考酮和氢可酮（通常与对乙酰氨基酚组合）。短效阿片类药物特别适用于急性间歇性、偶然性或突发性疼痛。阿片类药物初治患者的起始剂量是每 4 小时口服吗啡 5mg，视需要而定；已证明低至 2.5mg 吗啡的口服剂量对于治疗老年患者和潜在肝脏疾病患者的疼痛是安全有效的。应密切和频繁地监测临床反应和副作用，并应调整剂量以维持所需的疼痛控制。对于无法控制疼痛的患者，初始剂量无效时，根据先前剂量的疼痛严重程度可将后续剂量的阿片类药物增加 30%～100%[16]。一般来说，可以增加阿片类药物的剂量，直到获得镇痛和副作用之间的有利平衡，或者患者产生难以忍受和难以控制的副作用。

2.1.8　长效阿片类药物

长效阿片类药物可有效地为慢性持续性癌症疼痛患者提供基础水平的镇痛[12]。这类药物提供更持续的疼痛控制，改善患者的依从性和总体生活质量，同时降低药物滥用的风险[16]。这类药物用于给予持续固定的基础阵痛，通常与"按需"用药的短效制剂组合用于突发性疼痛。

2.1.9　阿片类药物副作用的管理

阿片类药物副作用的有效管理可提高患者的依从性，最终实现更好的疼痛控制。便秘是一种非常常见的副作用。高龄、不动、不良饮食、高钙血症等因素可以加重便秘，另外还会引起恶心、食欲不振和腹痛。大多数患者在阿片类药物使用期间仍需要使用泻药。所有阿片类药物都会引起便秘，尽管有人认为芬太尼和美沙酮可能比吗啡和其他类似阿片类药物引起的便秘更少[18]。当开始使用阿片类药物和泻药时，应首先考虑如何预防便秘。纠正电解质紊乱及停用其他非必需和潜在导致便秘的药物，可以缓解阿片类药物引起的便秘。对于严重便秘的患者，FDA 批准皮下甲基纳曲酮，它是一种外周作用的阿片类拮抗剂，可有效治疗便秘而不影响镇痛镇痛效果[18]。恶心和呕吐常见于刚开始使用阿片类药物或药量增加时，通常对止吐药如抗多巴胺类药物反应良好，且通常在三到四天内自行消退。神经毒性、尿潴留和瘙痒也是阿片类药物公认的副作用[18]。

2.1.10　辅助药物

辅助药物是具有除镇痛药以外的药物，当与镇痛药一起施用时，可以增强缓解疼痛的药效，解决对阿片类药物无效的疼痛，或可减少阿片类药物剂量。因此，它们可以减少阿片类药物引起的副作用。许多药物已被证明对某些疼痛综合征（如神经性疼痛或骨痛）有效。抗抑郁药、类固醇、抗惊厥药、精神抑制药、NMDA 受体拮抗剂、双膦酸盐和抗胆碱能药均是广泛使用的用于缓解癌症疼痛的辅助用药。类固醇、二膦酸盐、降钙素和放射性药物均对骨痛有效。加巴喷丁（加巴喷丁或普瑞巴林）、镇痛抗抑郁药（三环类或 5－羟色胺－去甲肾上腺素抑制剂）和利多卡因常用于神经性疼痛[18]。

2.1.11　其他治疗

虽然全身性药物镇痛可使大多数癌症患者的疼痛显著缓解，但也可通过其他方式控制疼痛。神经阻滞、神经轴镇痛和姑息性放射是缓解癌症疼痛的有效方式。此外，心理治疗、综合治疗和康复治疗，如放松训练、冥想、催眠和生物反馈治疗，亦可减轻疼痛和焦虑，达到辅助治疗的目的。这些疗法强调了癌症疼痛不是纯粹的身体体验，认知和情绪也起着至关重要的作用[16]。

2.2　呼吸系统症状：呼吸困难、咳嗽和咯血

呼吸道症状是肺癌患者的常见症状。常见的呼吸道症状包括呼吸困难、咳嗽、喘息和咯血。这些症状的发病率各不相同，呼吸困难可高达95%，咳嗽高达93%，喘憋为31%，咯血为63%[25-27]。这些症状可能在诊断时出现，也可在疾病过程中进展[28]。其中呼吸困难为肺癌患者中最痛苦的症状。这些症状的患病率因肿瘤类型、位置、疾病分期、年龄、性别而异[15]。此外，它们可以显著影响患者的日常生活，导致生活质量下降[26,29]。因此，缓解这些症状可显著提高患者的生活质量。

2.2.1　呼吸困难

呼吸困难为不同程度上的呼吸不适的主观体验，要注意呼吸困难的感觉与氧饱和度水平无关[30]。呼吸困难多为慢性呼吸困难，可伴有持续数分钟的呼吸困难加重。其在老年患者和男性中更常见，患有高度疼痛和焦虑的患者呼吸困难更严重[15]。呼吸困难可能由肺癌病灶直接引起的呼吸道并发症（如阻塞性肺炎、胸腔积液）所致，或由针对肺癌的化疗、放疗所致，亦可由心脏病、既往肺切除术、营养不良、社会环境等多种因素所致[30]。

鉴于呼吸困难病因的复杂性，常需要多种手段综合治疗，以逐步缓解呼吸困难症状。呼吸困难的治疗可分为侵入性干预、药物疗法和行为疗法。治疗方案的选择取决于呼吸困难的病因。如果未发现原因，或呼吸困难不可逆，则应采用非病因学的特异性治疗。

呼吸道症状的介入性干预：

气道阻塞、胸腔积液和咯血所致的呼吸困难，可从介入性治疗中受益。气道阻

塞可能由气道内部或外部引起气道压迫引起[31]。肿瘤出血或肿瘤侵犯气道可能导致严重的咯血。出现进行性或大量咯血时，应考虑行气管镜检查。气管镜检查可作为治疗呼吸道症状的姑息治疗方法，包括肿瘤切除、激光治疗、球囊扩张、气道支架置入、出血处电凝、氩等离子体凝固、光动力疗法和冷冻疗法等。此外，也可以进行短期气管插管以便进一步治疗[15,32]。

恶性胸腔积液是肺癌患者呼吸困难的常见原因。而胸腔穿刺术可起到诊断及治疗的目的。通常针对肿瘤的治疗可控制恶性胸腔积液的产生，如果胸腔积液再次增多，可行胸腔穿刺。对于预期寿命较短的患者，其目标是短期缓解呼吸困难，可直接行治疗性胸腔穿刺。而对于预后数周至数月的患者，可行胸腔穿刺置管引流术或胸膜摩擦固定术。化学性胸膜固定术可以在床边进行，成功率为 50%~90%，但需要住院治疗以观察和治疗相关的炎性疼痛。对于可耐受手术的患者，手术胸膜固定术成功率更高[34]。也可以放置相对便宜的胸腔留置导管（indwelling - tunneled pleural catheter，IPC），这样患者可在家中排出胸腔积液。已经证明用于恶性胸腔积液的 IPC 的感染率更低，并可持续使用数月。此外，与胸膜固定术相比，放置 IPC 住院天数更少，安全性更高[35,36]。与恶性胸腔积液相关的呼吸困难的治疗方案选择，应基于患者偏好，并考虑预后、可接受的治疗负担和 QOL 的最大化。

少量咯血在肺癌中很常见，尽管它通常不需要积极干预，但可能对患者和家属造成情绪上的痛苦。然而，大量咯血（在 24 小时内咳血量大于 200ml）可引起明显的呼吸困难并且危及生命。虽然咯血可行手术治疗，但是大多数大量咳血的患者为晚期肺癌，并且不适合进行积极的手术治疗。对于这些患者，如动脉栓塞血管造影、气囊填塞治疗，或气管镜下电凝、激光凝固或于出血点注射血管收缩剂，可有助于控制咯血[15]。对于不能耐受介入性治疗的患者，亦可考虑行放射治疗[37]。

呼吸道症状的药物干预：

呼吸困难的药物治疗包括使用支气管扩张剂、类固醇、利尿剂、阿片类药物、抗焦虑药和吸氧治疗等。此外，化疗可缓解肿瘤所致的呼吸困难。并应同时治疗慢性阻塞性肺疾病、充血性心力衰竭等导致呼吸困难的并发症。吸入性支气管扩张剂（β_2 受体激动剂，抗胆碱能药）、雾化或口服皮质类固醇可以治疗支气管痉挛和炎症，利尿剂可以治疗肺水肿。呼吸困难相关的缺氧应该采用吸氧治疗。对于无低氧血症的患者，尽管通过鼻导管输送的室内空气可有效缓解呼吸困难，但也可以考虑进行氧疗试验以改善运动耐量[38]。

阿片类药物也被推荐用于肺癌呼吸困难的对症治疗。针对 18 项随机临床试验的荟萃分析显示，阿片类药物可有效治疗呼吸困难[39]。此类药物可以口服、皮下注射、静脉注射或雾化[40]。有研究表明，低剂量的缓释口服制剂可显著改善肺癌患者呼吸困难[41]。此外，患有严重疼痛的患者呼吸困难可能更严重，而阿片类药物可有效治疗这两种症状。阿片类药物对呼吸系统的影响是，可作用于中枢内的阿片受体以及气道和肺实质的周围神经。据推测，它们在缓解呼吸困难的机制有以下几种：①代谢率和通气需求下降；②中枢神经系统对高碳酸血症/缺氧的敏感性减弱；③抑制呼吸中枢；④减轻疼痛引起的呼吸驱动；⑤抗焦虑作用；⑥减弱从肺部感受器到中枢神经系统的传入感觉；⑦使血管舒张，从而改善心功能[30,42]。重要的是，尽管阿片类药物可以影响呼吸运动，但是没有研究表明适当使用阿片类药物治疗呼吸困难会增加呼吸抑制所致的死亡[43]。如果无法逆转呼吸困难的病因，或者不足以缓解呼吸困难症状，则应使用阿片类药物治疗呼吸困难。

对于阿片类药物不可充分控制并可疑由焦虑导致的呼吸困难，可使用低剂量苯二氮䓬类药物。然而对于呼吸困难的治疗，并无研究证实单独使用抗焦虑药优于安慰剂[15]。此外，阿片类药物和苯二氮䓬类药物的组合可能导致在阿片类药物剂量较低时出现呼吸抑制。

呼吸道症状的行为干预：

多学科综合治疗，不仅需要评估和解决患者身体上的痛苦，还需要解决心理上的痛苦。

行为干预可解决导致呼吸困难感觉的多种相互作用因素，因此可以有效地控制呼吸困难[44]。提供的干预措施应适合患者本人，并应考虑身体条件、疾病发展进程和预后。呼吸困难的行为干预可分为直接干预和间接干预。直接干预旨在直接减少呼吸困难的程度；间接干预旨在减少呼吸困难所带来的严重影响，通常是管理呼吸困难的多因素干预的一部分。运动和身体康复等干预措施既可以改善身体健康，也可以使患者耐受呼吸困难的感觉，起到脱敏疗法的作用。适当的脱敏和康复治疗，不仅有助于保持健康，还可使患者分散注意力，减少患者呼吸困难的不适感。针对焦虑的治疗（即认知行为疗法、放松疗法）已被证明可减少呼吸困难。助行器可以帮助减少可活动患者的呼吸困难。此外，使用风扇进行面部冷却有助于减少呼吸困难的感觉，适合所有患者[45]。鉴于这些治疗所需的专业培训以及更高水平的支持，专业人员（职业治疗师、物理治疗师）应尽早参与管理呼吸困难患者[44]。

2.2.2 咳嗽

咳嗽是一种突发的、经常重复的反射，可导致强烈的空气呼出，这有助于清除气道内的刺激物、分泌物和外来颗粒。它可以表现为非产生性（"干性"）的或产生性的，是肺癌患者的常见症状。作为初始症状，咳嗽存在于81%的早期肺癌和84%的晚期肺癌患者[2]，其中49%是产生性的[46]。尽管它可以加剧呼吸困难的感觉，并严重影响生活质量，但是经常被人们忽视[47]。因此，及时的诊断和治疗很重要。咳嗽可能是由肿瘤对呼吸道的影响所致（即气道阻塞、淋巴管扩散、胸腔积液、气道内肿物），也可由放疗或化疗引发的肺炎或并发症（慢性阻塞性肺疾病、心力衰竭、胃食管反流）所致，当然吸烟也可导致咳嗽。然而，肺癌患者咳嗽的潜在病因往往是多因素的。与呼吸困难一样，咳嗽的治疗需首先确定咳嗽的根本原因，然后根据患者具体情况解决咳嗽的可逆原因[48]。

以往小型研究的数据有限，无法指导肺癌咳嗽的治疗。尽管如此，也已经根据这些研究和专家共识制定了临床指南[48,49]。咳嗽疗法可分为药物治疗和非药物治疗。

药物干预：

肺癌并发症所致的咳嗽，可用药物治疗。例如，当支气管痉挛导致咳嗽时，尤其是合并慢性阻塞性肺疾病或感染时，可使用支气管扩张剂。肺癌患者感染细菌、病毒或机会性真菌的风险会增加。特别是使用免疫抑制剂治疗时，上述风险可能会加剧。因此，临床医生应该认识到这种风险，并在必要时给予抗生素治疗。对化疗或放射性肺炎引起的咳嗽，或气道水肿引起的咳嗽，可使用皮质类固醇治疗。一线或二线化疗也可缓解继发于肿瘤的咳嗽。

阿片类药物，包括可待因、右美沙芬、氢考酮和吗啡，可作为中枢性止咳药治疗肺癌患者的咳嗽，但应与其他更有针对性的止咳治疗一起应用[49,50]。根据病情，起始剂量可为口服 5mg 氢考酮（相当于 5mg 吗啡），每 4 小时一次。苯佐那酯是一种外周性镇咳药，已证实对肺癌患者的咳嗽具有镇咳作用，特别是与阿片类药物联合使用时[51]。对于痰多的患者，可给予黏液溶解剂（例如乙酰半胱氨酸）和祛痰剂（例如愈创甘油醚）。

非药物干预：

咳嗽的非药物干预包括戒烟、手术、放射治疗和支气管镜治疗。对于吸烟的肺癌患者，应鼓励戒烟，并提供咨询、行为治疗、尼古丁替代治疗和其他形式的帮助[49]。对于Ⅰ期或Ⅱ期非小细胞肺癌患者，切除肿瘤一般可以解决咳嗽，但术后咳嗽可持续 1 年以上[52]。小剂量的姑息性放射治疗可缓解咳嗽，并且已在随机对照临床试验中证明可以持久缓解咳嗽[53]。大气道阻塞可引起咳嗽，同时伴有呼吸困难和咯血症状。虽然内镜干预很少用于治疗咳嗽，但支气管内治疗气道阻塞、呼吸困难或咯血可改善大多数患者的咳嗽[50]。尽管咳嗽无法完全治愈，但是降低咳嗽的程度可以显著提高患者的生活质量[49,50]。

2.3　胃肠道症状

癌症患者常见的胃肠道症状包括恶心、呕吐、腹泻和便秘。虽然与妇科和消化道癌症相比，胃肠道症状在肺癌中更不普遍，但它们会显著减低患者的生活质量。在各种临床指南中充分描述了化疗相关胃肠道症状的评估和管理，但这些症状大多具有多种病因，因此通常以经验方式进行治疗。

2.3.1 恶心和呕吐

肺癌患者中恶心和呕吐的患病率很难统计，部分原因是由于缺乏标准定义[54]。然而许多研究表明，肺癌姑息治疗中恶心呕吐较为常见，且需要治疗[55]。了解病因有助于制定治疗方案。恶心和呕吐的病因可分为 4 大类：癌症（如肝转移、腹膜癌、高钙血症），治疗副作用（如化疗、放射或阿片类药物引起），患者体质差（如食管癌、恶液质），合并症（即糖尿病性胃轻瘫）[54]。

大脑和胃肠道拥有复杂的神经网络，在受刺激时可引发恶心。胃肠道通过病理性黏膜刺激、扩张或阻塞、炎症等通路，并利用各种因子（包括血清素、多巴胺、大麻素、乙酰胆碱、P 物质）诱发恶心呕吐。阿片类药物也可通过组胺和胆碱能神经传递诱发眩晕。位于第四脑室底部的化学感受器触发区（chemoreceptor trigger zone，CTZ）感知血液和脑脊液（cerebral spinal fluid，CSF）中的毒素和有害物质，并利用多巴胺、5 - 羟色胺和神经激肽 - 1 受体系统传递这些信息。大脑皮质整合了更高级的思维过程，如记忆和焦虑，可以导致恶心。脑膜刺激和颅内压增高，也可导致恶心。多方面的因素汇集在脑髓质，使其产生催吐因子导致呕吐（图 11.1）。以往关于姑息治疗的研究表明，靶向特定的神经递质受体可减轻恶心。虽然没有证据表明这种治疗优于经验性选择的止吐药治疗，但是它确实为制定治疗方案奠定了基础[54,56]。

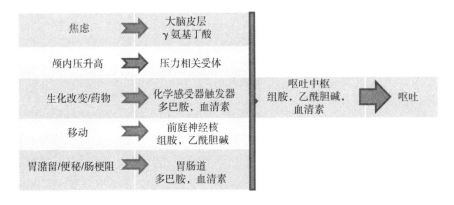

图 11.1　恶心和呕吐的机制

准确的询问病史和体格检查对于确定恶心呕吐的病因和制定治疗方案至关重要。呕吐的频率和时间与用药的关系，以及肠鸣音等体征可明确呕吐病因。腹痛、腹胀、便秘、眩晕的相关症状可以支持特定的呕吐病因。可以选择特定的止吐药以抑制相关致吐通路。例如，5 - HT_3 受体拮抗剂（如昂丹司琼）或多巴胺拮抗剂（如氟哌啶醇或甲氧氯普胺）可用于治疗与毒素相关的恶心，例如与药物相关的恶心。针对前庭器官中的毒蕈碱受体的药物（如东莨菪碱），可用于治疗与眩晕相关的恶心。

作用于大脑皮质的糖皮质激素和苯二氮䓬类药物可用于皮质介导的恶心。虽然这些药物很有效，但恶心的病因通常是多因素的，经常需要对多个因素进行治疗。因此，可作用于多个通路的止吐药可能更加有效（表 11.2）。如奥氮平，可拮抗多种多巴胺、胆碱和组胺受体，已被证实在治疗化疗患者的呕吐方面有更好的疗效[57,58]。

表 11.2 止吐药及其相应的靶点

药物	多巴胺拮抗剂	组胺拮抗剂	乙酰胆碱拮抗剂	血清素拮抗剂
氯丙嗪	+ +	+ +	+	
氟哌啶醇	+ + +			
东莨菪碱			+ + +	
胃复安				+ / + +
昂丹司琼				+ + +
丙氯拉嗪	+ +	+		
异丙嗪	+	+ + +	+ +	
奥氮平	+ + +	+ +	+	+ + / + + +

+ + +：高亲和力； + +：中亲和力； +：低亲和力

2.3.2 便秘

便秘是癌症患者常见的症状[59]。病因通常是多因素的，包括药物诱导的便秘（如阿片类药物、$5-HT_3$ 拮抗剂、抗胆碱能药和化疗药物），运动减少，饮水少，代谢异常和自主神经功能障碍等。便秘可导致许多并发症，包括恶心呕吐、营养不良、腹胀和疼痛，以及溢出性尿失禁，从而使 QOL 减少。准确地询问病史和体格检查对于确定潜在的病因至关重要。具体而言，腹部、直肠和相应的神经系统检查很重要，病史中的药物史、便秘频率、便秘持续时间也很重要。有时，电解质和甲状腺功能的实验室检查以及腹部平片也有助于确定便秘病因。针对便秘的管理首先要确定便秘的病因，给予对症治疗及针对病因治疗，在此基础上预防未来可能发生的便秘。预防包括鼓励活动、定期上厕所、充足饮水，并尽可能避免服用致便秘的药物。然而，大多数患有晚期肿瘤的患者需要经常服用泻药来预防便秘。在食量足够的患者中，可以安全地多次使用渗透性泻药，如聚乙二醇或乳果糖。虽然患者不喜欢，但栓剂和灌肠剂也可有效治疗便秘。如果患者几天没有大便，应该指导患者积极治疗便秘，因为早期用药的疗效更好。鉴于晚期疾病的患者不太可能解决便秘的病因（如服用阿片类药物、活动少），应鼓励患者继续每天的便秘治疗。对于因泻药导致大便失禁的患者，原剂量泻药继续使用一天，然后以较低剂量重新开始，或少用一种泻药。

2.3.3 腹泻

腹泻定义为 24 小时内有大于 3 次的未成形的大便。腹泻是癌症患者的普遍症状，它可以显著影响患者的生活质量并导致社会孤立，因为它将限制患者不能远离家门。此外，如果不及时治疗，腹泻会导致营养不良和脱水。腹泻的原因包括治疗的副作用（如化疗或放射诱导腹泻、抗生素相关腹泻），感染（如艰难梭菌感染），吸收不良和肠道阻塞（如肿瘤、粪便梗阻）。此外，过度使用泻药可导致腹泻。腹泻的治疗，应始于准确的病史询问和体格检查，以及相关实验室检查。首先应确定病因并给予对应治疗。如除外感染，可给予促胃肠动力治疗。洛哌丁胺、地芬诺酯、阿托品可有效减少大便次数。大便成形剂可以用于治疗肠切除病史的患者。消化酶可能对吸收不良的患者有效。在严重的情况下，奥曲肽可能有助于减少胃肠道分泌物[60,61]。

2.4 癌症相关性疲劳

NCCN 将癌症相关性疲劳（cancer – related fatigue，CRF）描述为"与癌症或癌症治疗相关的、持久的、主观的令人痛苦的疲倦或疲惫感，与近期活动不成比例并干扰正常功能"[62]。超过 3/4 的肺癌患者有 CRF，43% 的晚期疾病患者表现为中度至重度的 CRF，仅次于该人群咳嗽和呼吸困难的发生率[2]。事实上，癌症患者将疲劳描述为与癌症和癌症相关治疗相关的最令人痛苦的症状[63]。CRF 可以显著影响患者的生活质量，因为它限制了他们参与有意义的生活活动的能力。尽管 CRF 具有普遍性和影响力，但有针对性的研究较少。疲劳评估应该是肿瘤学评估的一部分，要重点关注疲劳对日常生活的影响。虽然对 CRF 病理生理学研究有限，并且尚未有针对 CRF 病因且能有效缓解 CRF 的特异性治疗，但有一些特殊干预措施可用于治疗疲劳所致的合并症。研究表明，很少有无合并症的疲劳。通常，疲劳与睡眠困难、疼痛、焦虑和抑郁合并出现。对这些合并症的积极管理可以改善疲劳[64,65]。营养不良和电解质异常也会导致疲劳，必要时需及时给予治疗。药物可能导致疲劳，因此，对药物副作用的审查应该是 CRF 评估的一部分。优化对甲状腺功能减退症、心脏病和 COPD 等合并症的管理也可以缓解疲劳。保存体力（即确定优先次序，推迟不必要的活动，设定切合实际的期望）和分散注意力已被证明有助于最大限度地减少 CRF。如果夜间睡眠不受影响，可以鼓励午后小睡。此外，在积极的癌症治疗期间和治疗之后的适当活动，可改善疲劳，应鼓励患者适当地活动。一些小型研究证实，瑜伽和针灸等辅助疗法也有助于缓解 CRF，适合于体力较好的患者。评估药物干预（如哌醋甲酯和莫达非尼）对 CRF 影响的研究结果不明确，不建议作为标准治疗。

对于患有晚期疾病的患者，有证据表明皮质激素可在短期内改善 CRF 和整体 QOL。因此，当治疗的疗效超过长期治疗相关的副作用时，可以考虑在晚期疾患者群中使用皮质激素[65,66]。

2.5　睡眠障碍

睡眠障碍在癌症患者中很常见，包括失眠和白天嗜睡[67]。研究表明，癌症患者的睡眠模式经常被打乱，导致睡眠不足[68]。睡眠障碍的管理首先要对病史和日常行为进行适当的评估。对于睡眠呼吸紊乱或有呼吸系统恶性肿瘤病史的患者，应考虑行多导睡眠图进行进一步评估。原发性睡眠障碍，如阻塞性睡眠呼吸暂停和不安腿综合征，应分别用呼吸辅助装置和药物解决。这些患者应接受评估和治疗，以治疗伴随的情况，如抑郁症和可能影响睡眠的焦虑症。应同时评估患者的行为，例如深夜摄入咖啡因或酒精，深夜看电视或手机，这些行为均不提倡。应与患者讨论积极的睡眠卫生习惯并积极推广好习惯。应尽可能检查和调整可能干扰夜间睡眠或引起白天嗜睡的药物。对于持续性失眠的患者，特别是如果存在共存的抑郁症，可给予镇静抗抑郁药，如曲唑酮或米氮平。在治疗失眠时也可使用苯二氮䓬类药物（如劳拉西泮）或非苯二氮䓬类催眠药（如唑吡坦），但老年人应避免服用这些药物。对于持续白天嗜睡的患者，可考虑给予哌醋甲酯、莫达非尼或咖啡因，但不应在晚上给予，因为它们可能会影响夜间睡眠。

2.6　抑郁症

抑郁症状在晚期癌症患者中很常见，这也许是患者作为应对社会心理脆弱、身体痛苦和接近死亡的悲伤情绪的最终表现[69]。研究发现，转移性非小细胞肺癌患者的临床主要抑郁症状的发病率为 17%～25%[4]，最近的一项研究表明，早期和晚期肺癌患者的抑郁症状总患病率分别为 79% 和 83%[2]。虽然研究表明肺癌的各种身体症状导致了抑郁症的高患病率，但抑郁症本身也会对患者的症状、功能、QOL[70] 甚至生存时间[71] 产生不良影响。

癌症患者抑郁症的治疗尤其具有挑战性，因为治疗需要在体力进行性下降的情况下给予迅速有效的治疗[72]。虽然目前几乎没有研究结论可以指导癌症患者抑郁症的治疗，但两项随机对照临床试验[72,73] 证明了多模式和协作方法的有效性，包括抗抑郁药物治疗，护理人员对患者的心理支持，初级保健医生、精神科医生以及与肿瘤科医生的相互合作，可以成功改善癌症患者的抑郁症状负担。这些方法不仅可以全面评估和管理抑郁症状，还可以评估疾病相关的症状负担和导致这些患者抑郁症进展的心理社会因素。

心理治疗可能是轻度至中度抑郁的唯一治疗方法。然而，在心理治疗对抑郁症无效时，也可以尝试使用抗抑郁药物[74]。尽管抗抑郁药的副作用可影响癌症患者的药物选择，但没有研究证明哪种抗抑郁药物对治疗抑郁症最有效。在选择性5 - 羟色胺再摄取抑制剂（SSRIs）中，舍曲林、西酞普兰和依他普仑被认为副作用最少且具有相对良好的耐受性。抗抑郁药（如米氮平、度洛西汀、文拉法辛）的选择也需要考虑其对改善其他癌症相关症状（如厌食症、失眠、疲劳和神经性疼痛）的作用[74]。大多数抗抑郁药需要3~6周才能出现治疗效果。因此，在需要更快速起效时，特别是在预后较短的情况下，可应用哌醋甲酯等精神兴奋剂改善抑郁症状[75]，尽管其应用较少[74,76]。

3 治疗目标

疾病的严重症状和知道生存时间有限都会严重影响晚期癌症患者的情绪，需要给予多种方案结合的治疗。此外，患者还面临着保持希望和实现治疗目标的挑战。患者与其临床医生之间的有效沟通可以很大地改善患者对疾病的理解和体验，影响他们的治疗方案，并使他们在整个病程中相对轻松地度过。如果做得好，以患者为中心的沟通可以使治疗计划与患者的喜好、目标和价值观更好地保持一致。

NCI 以患者为中心的沟通过程和癌症治疗方案，围绕着患者与临床医师沟通的六个核心方面：交换信息、做出决策、促进医患关系、实现患者自我管理、管理和应对情绪[77]。临床医生必须与来自不同的个体、社会、文化、精神和宗教背景的患者建立信任和治疗关系。了解患者的独特特征和背景，将使临床医生能够站在患者的角度，在疾病的每个阶段为患者提供支持。此外，一套独特的沟通技巧将使临床医生与患者进行更诚实和共情的沟通。在过去的二十年中，新的沟通方式层出不穷，使医生能够与患者建立更有效的沟通，例如：用于传递坏消息的 SPIKES 协议（设置访谈、评估患者的感知、获得患者的邀请、提供知识和信息、通过共情反应改善患者的情绪、策略和总结）[78]，Ask - tell - ask 回应信息问题，NURSE（命名情绪、理解情绪、尊重情绪、通过分享资源和相关保证支持患者和家庭、探索患者的感受）对情绪问题的言语同情反应[79]。

评估治疗目标的核心是持续不断地讨论患者的希望、优先事项、在疾病的各个阶段出现的可接受和不可接受的治疗负担。在癌症晚期，医生面临的挑战是支持患者的希望，同时承认患者疾病的严重程度。在癌症治疗中，当患者不适合化疗时，便达到了"转折点"[80]。虽然诚实和开放的沟通已达成共识[7]，但熟练的沟通和自我意识[81]可以极大地帮助临床医生有效地完成这项艰巨的任务。

3.1　预先治疗方案

预先治疗方案（advanced care planning，ACP）是个人与其医疗单位之间的沟通过程，用于在个人不再能够做出自己的医疗决策时，理解、讨论和规划未来的医疗决策[82]。虽然 ACP 适用于任何成年人，但是在各个年龄段，它都会增加患者的紧迫感。美国临终医学研究所建议将预先治疗方案的讨论作为医患沟通的重要组成部分，以确保患者选择能反映其价值观、目标和偏好的治疗[83]。由于许多肺癌患者的长期预后较差，所以 ACP 是该患者群体中以患者为中心的治疗的一部分。及时完成 ACP，如长期有效的授权书、生前遗嘱、概述治疗目标和关于维持生命治疗的文件非常重要，应与患者协商来完成这些文件[84]。医疗团队应将这部分内容纳入患者的医疗记录中。

3.2　治疗的转变

当关于癌症的治疗不再能有效地满足患者时，无论是延长或改善生活质量，治疗的重点应该转变为纯粹的缓解症状，以提高患者剩余的生命质量。理想情况下，将姑息治疗早期纳入常规癌症治疗，可以顺利有效地实现这种转变。当患者的预后恶化至约 6 个月或更短时间时，应考虑临终关怀以确保最佳症状管理，并为患者和家属提供全面支持。虽然历史上临终关怀已经在癌症治疗的停止后不再提倡，但是如今一些新的临终关怀模式已经发展成为一种更加平衡、开放的治疗方法，允许同时进行癌症治疗和姑息治疗，如全肠外营养、胸导管、姑息性放疗等，使患者避免肿瘤治疗和姑息治疗之间的"可怕选择"[85]。这种方法允许患者获得最全面的支持，专注于优化患者的 QOL。

4　小结

肺癌是全球最常见的癌症，在美国是死亡率最高的癌症。此外，特别是在晚期阶段，其显著的症状负担可能对患者的生活质量产生不利影响，增加患者的身体、情感、社会心理方面的痛苦。以跨学科的方式及时有效地评估和管理症状，以及开放式沟通和动态设定目标，可以改善生活质量，改善患者和家属对疾病的整体体验，这意味着患者即使在病情持续进展的过程中也能找到并保持希望。因此，必要时的姑息治疗应成为常规癌症治疗的一个组成部分。

参考文献

［1］ SEER stat fact sheets: lung and bronchus cancer. Available from: http://seer. cancer. gov/statfacts/html/lungb. html

［2］ Walling AM et al (2015) Symptom prevalence in lung and colorectal cancer patients. J Pain Symptom Manage 49 (2): 192 – 202

［3］ WHO definition of palliative care. Available from: http://www. who. int/cancer/palliative/definition/en/

［4］ Temel JS et al (2010) Early palliative care for patients with metastatic non – small – cell lung cancer. N Engl J Med 363 (8): 733 – 742

［5］ Hennessy JE et al (2013) Practical issues in palliative and quality – of – life care. J Oncol Pract 9 (2): 78 – 80

［6］ Palliative Care (Version 1. 2014) (2015) NCCN clinical practice guidelines in oncology. Available from: http://www. nccn. org/professionals/physician_ gls/pdf/palliative. pdf. 5 Jan 2015

［7］ Smith TJ et al (2012) American society of clinical oncology provisional clinical opinion: the integration of palliative care into standard oncology care. J Clin Oncol 30 (8): 880 – 887

［8］ Clinical practice guidelines for quality palliative care 3rd edition 2013. Available from: http:// www. nationalconsensusproject. org. 5 Jan 2015

［9］ Merskey H, Bogduk N (1994) Classification of chronic pain. Descriptions of chronic pain syndromes and definitions of pain terms, 2nd edn. IASP Press, Seattle

［10］ van den Beuken – van Everdingen MH et al (2007) Prevalence of pain in patients with cancer: a systematic review of the past 40 years. Ann Oncol 18 (9): 1437 – 1449

［11］ Stjernsward J (1988) WHO cancer pain relief programme. Cancer Surv 7 (1): 195 – 208

［12］ Adult Cancer Pain (Version 2. 2014) (2015) NCCN clinical practice guidelines in oncology. Available from: http://www. nccn. org/professionals/physician_ gls/pdf/pain. pdf. 5 Jan 2015

［13］ Fisch MJ et al (2012) Prospective, observational study of pain and analgesic prescribing in medical oncology outpatients with breast, colorectal, lung, or prostate cancer. J Clin Oncol 30 (16): 1980 – 1988

［14］ Deandrea S et al (2008) Prevalence of undertreatment in cancer pain. A review of published literature. Ann Oncol 19 (12): 1985 – 1991

［15］ Kvale PA et al (2007) Palliative care in lung cancer: ACCP evidence – based clinical practice guidelines (2nd edn). Chest 132 (3 Suppl): 368S – 403S

［16］ Portenoy RK (2011) Treatment of cancer pain. Lancet 377 (9784): 2236 – 2247

［17］ Total Cancer Pain (2015) Global year against cancer pain. Available from: https://www. iasppain. org/files/Content/ContentFolders/GlobalYearAgainstPain2/CancerPainFactSheets/Total CancerPain_ Final. pdf. 5 Jan 2015

［18］ Bruera E et al (2006) Textbook of palliative medicine. Oxford University Press, New York

［19］ Cervero F, Laird JM (1999) Visceral pain. Lancet 353 (9170): 2145 – 2148

［20］ Vargas – Schaffer G, Cogan J (2014) Patient therapeutic education: placing the patient at the centre of the WHO analgesic ladder. Can Fam Physician 60 (3): 235 – 241

［21］ Tegeder I, Lotsch J, Geisslinger G (1999) Pharmacokinetics of opioids in liver disease. Clin

Pharmacokinet 37 (1): 17 - 40

[22] Davies G, Kingswood C, Street M (1996) Pharmacokinetics of opioids in renal dysfunction. Clin Pharmacokinet 31 (6): 410 - 422

[23] McPherson ML (2010) Demystifying opioid conversion calculations: a guide for effective dosing. American Society of Health - System Pharmacists, Bethesda

[24] Bruera E et al (1995) Clinical efficacy and safety of a novel controlled - release morphine suppository and subcutaneous morphine in cancer pain: a randomized evaluation. J Clin Oncol 13 (6): 1520 - 1527

[25] Cooley ME (2000) Symptoms in adults with lung cancer. A systematic research review. J Pain Symptom Manage 19 (2): 137 - 153

[26] Tishelman C et al (2007) Symptom prevalence, intensity, and distress in patients with inoperable lung cancer in relation to time of death. J Clin Oncol 25 (34): 5381 - 5389

[27] Iyer S et al (2014) The symptom burden of non - small cell lung cancer in the USA: a real - world cross - sectional study. Support Care Cancer 22 (1): 181 - 187

[28] Cooley ME, Short TH, Moriarty HJ (2003) Symptom prevalence, distress, and change over time in adults receiving treatment for lung cancer. Psychooncology 12 (7): 694 - 708

[29] Gupta D, Lis CG, Grutsch JF (2007) The relationship between dyspnea and patient satisfaction with quality of life in advanced cancer. Support Care Cancer 15 (5): 533 - 538

[30] Parshall MB et al (2012) An official American Thoracic Society statement: update on the mechanisms, assessment, and management of dyspnea. Am J Respir Crit Care Med 185 (4): 435 - 452

[31] Ernst A et al (2004) Central airway obstruction. Am J Respir Crit Care Med 169 (12): 1278 - 1297

[32] Prakash UB (2005) Bronchoscopy. In: Murray and Nadel's textbook of respiratory medicine. Philadelphia, Saunders, pp 1617 - 1650

[33] Antony VB et al (2001) Management of malignant pleural effusions. Eur Respir J 18 (2): 402 - 419

[34] Shaw P, Agarwal R (2004) Pleurodesis for malignant pleural effusions. Cochrane Database Syst Rev (1): CD002916

[35] Fysh ET et al (2014) Predictors of clinical use of pleurodesis and/or indwelling pleural catheter therapy for malignant pleural effusion. Chest

[36] Fysh ET et al (2012) Indwelling pleural catheters reduce inpatient days over pleurodesis for malignant pleural effusion. Chest 142 (2): 394 - 400

[37] Kwok Y et al (2006) Radiation oncology emergencies. Hematol Oncol Clin North Am 20 (2): 505 - 522

[38] Abernethy AP et al (2010) Effect of palliative oxygen versus room air in relief of breathlessness in patients with refractory dyspnoea: a double - blind, randomised controlled trial. Lancet 376 (9743): 784 - 793

[39] Jennings AL et al (2002) A systematic review of the use of opioids in the management of dyspnoea. Thorax 57 (11): 939 - 944

[40] Zeppetella G (1997) Nebulized morphine in the palliation of dyspnoea. Palliat Med 11 (4): 267 - 275

[41] Abernethy AP et al (2003) Randomised, double blind, placebo controlled crossover trial of sustained release morphine for the management of refractory dyspnoea. BMJ 327 (7414): 523

－ 528

[42] Mahler DA, O'Donnell DE (2015) Recent advances in dyspnea. Chest 147 (1): 232 － 241

[43] Mahler DA et al (2010) American College of Chest Physicians consensus statement on the management of dyspnea in patients with advanced lung or heart disease. Chest 137 (3): 674 － 691

[44] Booth S et al (2011) Nonpharmacological interventions for breathlessness. Curr Opin Support Palliat Care 5 (2): 77 － 86

[45] Galbraith S et al (2010) Does the use of a handheld fan improve chronic dyspnea? A randomized, controlled, crossover trial. J Pain Symptom Manage 39 (5): 831 － 838

[46] Selim AJ et al (1997) A symptom－based measure of the severity of chronic lung disease: results from the Veterans Health Study. Chest 111 (6): 1607 － 1614

[47] Harle AS et al (2012) Understanding cough and its management in lung cancer. Curr Opin Support Palliat Care 6 (2): 153 － 162

[48] Molassiotis A et al (2010) Clinical expert guidelines for the management of cough in lung cancer: report of a UK task group on cough. Cough 6: 9

[49] Simoff MJ et al (2013) Symptom management in patients with lung cancer: diagnosis and management of lung cancer, 3rd ed: American College of Chest Physicians evidence－based clinical practice guidelines. Chest 143 (5 Suppl): e455S － e497S

[50] Kvale PA (2006) Chronic cough due to lung tumors: ACCP evidence－based clinical practice guidelines. Chest 129 (1 Suppl): 147S － 153S

[51] Doona M, Walsh D (1998) Benzonatate for opioid－resistant cough in advanced cancer. Palliat Med 12 (1): 55 － 58

[52] Sawabata N et al (2005) Persistent cough following pulmonary resection: observational and empiric study of possible causes. Ann Thorac Surg 79 (1): 289 － 293

[53] Medical A (1992) Research Council (MRC) randomised trial of palliative radiotherapy with two fractions or a single fraction in patients with inoperable non － small － cell lung cancer (NSCLC) and poor performance status. Medical Research Council Lung Cancer Working Party. Br J Cancer 65 (6): 934 － 941

[54] Glare P et al (2011) Treating nausea and vomiting in palliative care: a review. Clin Interv Aging 6: 243 － 259

[55] von Gunten CF, Gafford E (2013) Treatment of non － pain － related symptoms. Cancer J 19 (5): 397 － 404

[56] Harris DG (2010) Nausea and vomiting in advanced cancer. Br Med Bull 96: 175 － 185

[57] Navari RM, Nagy CK, Gray SE (2013) The use of olanzapine versus metoclopramide for the treatment of breakthrough chemotherapy － induced nausea and vomiting in patients receiving highly emetogenic chemotherapy. Support Care Cancer 21 (6): 1655 － 1663

[58] Prommer E (2013) Olanzapine: palliative medicine update. Am J Hosp Palliat Care 30 (1): 75 － 82

[59] Mancini I, Bruera E (1998) Constipation in advanced cancer patients. Support Care Cancer 6 (4): 356 － 364

[60] Rangwala F, Zafar SY, Abernethy AP (2012) Gastrointestinal symptoms in cancer patients with advanced disease: new methodologies, insights, and a proposed approach. Curr Opin Support Palliat Care 6 (1): 69 － 76

［61］ Fallon M, O'Neill B (1997) ABC of palliative care. Constipation and diarrhoea. BMJ 315 (7118): 1293 – 1296

［62］ Cancer – Related Fatigue (Version 2. 2015). NCCN Clinical Practice Guidelines in Oncology; Available from: http: //www. nccn. org/professionals/physician_ gls/pdf/fatigue. pdf. 25 Jan 2015

［63］ Hinds PS et al (2000) An evaluation of the impact of a self – care coping intervention on psychological and clinical outcomes in adolescents with newly diagnosed cancer. Eur J Oncol Nurs 4 (1): 6 – 17; discussion 18 – 19

［64］ de Raaf PJ et al (2013) Systematic monitoring and treatment of physical symptoms to alleviate fatigue in patients with advanced cancer: a randomized controlled trial. J Clin Oncol 31 (6): 716 – 723

［65］ Bower JE et al (2014) Screening, assessment, and management of fatigue in adult survivors of cancer: an American Society of Clinical oncology clinical practice guideline adaptation. J Clin Oncol 32 (17): 1840 – 1850

［66］ Mock V et al (2000) NCCN practice guidelines for cancer – related fatigue. Oncology (Williston Park) 14 (11A): 151 – 161

［67］ Palesh OG et al (2010) Prevalence, demographics, and psychological associations of sleep disruption in patients with cancer: University of Rochester Cancer Center – Community Clinical Oncology Program. J Clin Oncol 28 (2): 292 – 298

［68］ Roscoe JA et al (2007) Cancer – related fatigue and sleep disorders. Oncologist 12 (Suppl 1): 35 – 42

［69］ Lo C et al (2010) Longitudinal study of depressive symptoms in patients with metastatic gastrointestinal and lung cancer. J Clin Oncol 28 (18): 3084 – 3089

［70］ Kroenke K et al (2010) The association of depression and pain with health – related quality of life, disability, and health care use in cancer patients. J Pain Symptom Manage 40 (3): 327 – 341

［71］ Pirl WF et al (2012) Depression and survival in metastatic non – small – cell lung cancer: effects of early palliative care. J Clin Oncol 30 (12): 1310 – 1315

［72］ Walker J et al (2014) Integrated collaborative care for major depression comorbid with a poor prognosis cancer (SMaRT Oncology – 3): a multicentre randomised controlled trial in patients with lung cancer. Lancet Oncol 15 (10): 1168 – 1176

［73］ Sharpe M et al (2014) Integrated collaborative care for comorbid major depression in patients with cancer (SMaRT Oncology – 2): a multicentre randomised controlled effectiveness trial. Lancet 384 (9948): 1099 – 1108

［74］ Li M, Fitzgerald P, Rodin G (2012) Evidence – based treatment of depression in patients with cancer. J Clin Oncol 30 (11): 1187 – 1196

［75］ Chochinov HM (2001) Depression in cancer patients. Lancet Oncol 2 (8): 499 – 505

［76］ Ng CG et al (2011) The prevalence and pharmacotherapy of depression in cancer patients. J Affect Disord 131 (1 – 3): 1 – 7

［77］ Patient – Centered Care and Communication. Available from: http: //appliedresearch. cancer. gov/areas/pcc/. 5 Jan 2015

［78］ Baile WF et al (2000) SPIKES – A six – step protocol for delivering bad news: application to the patient with cancer. Oncologist 5 (4): 302 – 311

［79］ Back AL et al (2008) Communication about cancer near the end of life. Cancer 113 (7 Suppl): 1897 - 1910

[80] Back AL et al (2014) Reframing the goals of care conversation: "we're in a different place". J Palliat Med 17 (9): 1019 - 1024

[81] Sanders J (2015) Finding the right words at the right time - high - value advance care planning. N Engl J Med 372 (7): 598 - 599

[82] ACP Definition. Available from: http: //acpelsociety. com/acpdefinition. php. 5 Jan 2015

[83] Dying in America: Improving Quality and Honoring Individual Preferences Near the End of Life (2014). Available from: http: //www. iom. edu/Reports/2014/Dying - In - America - Improving - Quality - and - Honoring - Individual - Preferences - Near - the - End - of - Life. aspx. 5 Feb 2015

[84] Advanced Care Planning. Available from: http: //www. cancer. net/navigating - cancer - care/advanced - cancer/advanced - cancer - care - planning. 5 Jan 2015

[85] The debate in hospice care. J Oncol Pract 4 (3): 153 - 157 (2008)

第 12 章

老年人肺癌的治疗

Archana Rao, Namita Sharma and Ajeet Gajra

摘要

在美国，肺癌是癌症相关死亡的主要原因。肺癌诊断的中位年龄为70岁，因此，约有一半的肺癌患者属于老年人群。在早期肺癌、局部晚期肺癌、转移性肺癌的疾病阶段中，缺乏对于老年人肺癌治疗方案及效果评估的高水平证据。临床证据缺乏的一个主要原因是前瞻性随机临床试验中老年人的代表性不足。由于与衰老相关的身体和生理功能的典型下降，大多数老年人不符合无年龄选择性的临床试验中规定的严格的入选标准。除了身体状态之外，理想情况下，在将通常适用于年轻、身体状况较好的患者的现行治疗规范用于老年患者之前，还应考虑合并症、认知功能和心理功能、多药疗法、社会支持和患者偏好。本章的目的是回顾分析现有老年人早期、局部晚期和转移性肺癌治疗的证据。

关键词

肺癌；老年人；老年人评估

目录

A. Rao, N. Sharma, A. Gajra (⊠)
Department of Medicine, Upstate Medical University, 750 E Adams Street, Syracuse, NY 13210, USA
e – mail: gajraa@upstate. edu

老年人肺癌现状

　　肺癌是癌症相关死亡率的主要原因，并且占美国男性和女性癌症相关死亡人数的 1/4 以上。据估计，2016 年新发肺癌患者约 221 200 例，因肺癌死亡患者约 158 040 例[1]。在美国，肺癌确诊的中位年龄为 70 岁，其中 2/3 的病例在 65 岁以上[2]。肺癌的发病率随着年龄的增长而增加，最近的一份报告显示，肺癌的发病率在 75 岁的人群中是最高的，并且随着年龄的减小而降低[3]。虽然世界卫生组织（WHO）将老年人定义为 65 岁及以上，但在美国和其他工业化国家认为年龄 70 岁是更为合适的定义。预计未来 15 年，绝对人数和老年人比例将大幅上升。据估计，到 2030 年，美国 65 岁以上的成年人数量将增加一倍。这将导致肺癌等疾病的发病率急剧上升[4]。因此，研究和标准化老年人中肺癌的管理至关重要，而这一点在很大程度上尚未得到充分研究。本章将重点介绍肺癌中占比 85% 的主要组织学病理类型——非小细胞肺癌（NSCLC）。我们将讨论老年人肺癌管理的早期阶段（手术、放射和辅助化疗的作用）、局部晚期阶段（同步化放疗的作用）和晚期阶段（重点关注化疗毒性）。此外，我们还将对老年医学以及姑息治疗在老年肺癌管理中的应用进行综述。

1 早期肺癌的管理

1.1 外科的作用

老年肺癌的外科治疗仍然是一个有待研究的领域。在老年人群中，没有明确的年龄界限来决定是否能够手术治疗。回顾性试验表明，在接受手术治疗的老年（70 岁）患者或年轻患者中，总体生存率（OS）没有显著差异[5,6]。目前发布的关于老年人与年轻人手术后发病率和死亡率的相关数据存在冲突[7-9]。年龄本身似乎不是决定术后发病率和死亡率的独立危险因素[10]。因此，在老年患者手术之前，有必要根据其他因素对患者情况进行评估。老年人的 5 年生存率随着癌症分期的增加而减少（表 12.1）。鉴于老年患者伴有其他恶性肿瘤的风险较高，尤其是在有肿瘤病史的情况下，确定肺肿块和结节为肺原发性肿瘤而非转移性是至关重要的。如果条件允许的话，在进行全身麻醉或开胸手术之前，应使用纵隔镜或经支气管超声（EBUS）引导的支气管镜进行诊断性结节取样。对于正在进行术前评估的老年患者，在手术前进行 PET/CT 或纵隔镜检查以确定准确的分期非常重要。研究表明，患有 N2 和 N3 疾病的老年患者手术后预后差，他们最好接受非手术治疗[11-17]。对于 T3N0 或ⅢA 期淋巴结阳性的 80 多岁老年人来说更应接受非手术治疗[17]。

表 12.1 1998—2003 年肺癌患者的 5 年总生存率（%）

肺癌分期	<70 岁组	70~79 岁组	≥80 岁组	*P* 值
Ⅰ期	60.6	50.3	41.2	<0.0001
Ⅱ期	38	26.4	21.8	<0.001 † ‡
				<0.001 §
Ⅲ期	13.4	7.7	5.1	<0.0001 *
Ⅳ期	2.2	1.6	0.8	<0.0001 *

  * <70 岁组与 70~79 岁组相比较，<70 岁组与≥80 岁组相比较，70~79 岁组与≥80 岁组相比较；† <70 岁组与 70~79 岁组相比较；‡ <70 岁组与≥80 岁组相比较；§ 70~79 岁组与≥80 岁组相比较

1.1.1 老年患者中微创手术/电视胸腔镜手术的应用

Yan 等人对 VATS 治疗早期 NSCLC 的安全性和有效性进行了系统的回顾和荟萃分析。这不是专指在老年人中的研究。在术后长时间漏气（$P = 0.71$）、心律失常（$P = 0.86$）、肺炎（$P = 0.09$）和死亡率（$P = 0.49$）方面，VATS 与开胸肺叶切除

术之间无统计学差异。与开放性肺叶切除组相比，VATS 对局部复发未显示出任何显著影响（$P = 0.24$），但数据表明全身复发率降低（$P = 0.03$），VATS 的 5 年死亡率提高（$P = 0.04$）[18]。有回顾性研究表明，在老年人群中，VATS 优于肺叶切除术。Jaklitsch 等人的研究结果显示，与开胸手术相比，接受 VATS 治疗的 65 岁以上患者的 30 天手术死亡率更高，住院时间缩短[19]。Koizumi 等人的回顾性研究显示，与开胸手术相比，接受 VATS 治疗的 80 岁以上患者具有更好的 5 例存活率和更低的死亡率[20]。Mun 等人的回顾性研究发现，在 80 岁以上老年患者中，Ⅰ期 NSCLC 发病率、死亡率和 5 年生存率分别为 26%、3.6% 和 66%[21]。Duke 课题组对 338 例 70 岁以上老年患者进行回顾性研究，30 天死亡率为 4.3%，发病率为 52%。多变量 logistic 回归分析显示，VATS 肺叶切除和年龄是发病率的显著预测因子[22]。对平均年龄为 71.2 岁的 1100 例行 VATS 肺叶切除术（伴有淋巴结取样或切除）的患者进行回顾分析，结果显示死亡率（< 1%）和复发率较低，84.7% 的患者无明显并发症[23]。另有研究表明，与年轻患者相比，对于年龄 > 75 岁的患者，肺段切除术和楔形切除术可能是肺叶切除术的可行替代方案，并且具有相似的存活率及局部和远处复发率[24,25]。因此，VATS 肺叶切除术对于老年患者可能是开胸手术的合理替代方案。

1.1.2　术前评估

Pagni 等人列出了老年人术前评估的标准[25]，包括：①肿瘤如果不治疗不能延长患者的预期寿命；②手术所获得的预期寿命应证明手术和恢复时间是合理的；③手术死亡率应足够低；④为保证生活质量，手术的过程不应过长。除了这些因素外，还必须考虑到老年人的心肺状况、营养状况以及社会问题。在某些情况下，这些评估可能有帮助，本章后面将进一步讨论这一点。

1.1.3　术中管理

在对患有肺癌的老年人进行术中管理期间，监测温度、心电图、呼气末二氧化碳和动脉导管的位置至关重要。通过观察尿量来评估术中血容量状态和终末器官灌注也是很重要的[26]。淋巴结取样比根治性纵隔淋巴结清扫术更可取，尤其是老年人，以避免潜在的并发症，如食管、迷走神经或膈神经、气管支气管树并发症，乳糜漏或喉返神经麻痹[14]。更重要的是，淋巴结取样减少了手术时间，从而减少了单肺通气和麻醉并发症的时间[27]。

1.1.4　术后管理

老年患者在术后发生室上性心动过速的风险很大，需要用遥测装置进行监测。对老年人来说，手术后的疼痛管理往往是具有挑战性的。他们对麻醉剂更敏感，因此，需要合理使用药物来优化疼痛管理，同时尽量减少副作用。这通常需要通过硬膜外导管或静脉途径的镇痛给药来实现。非甾体类抗炎药（NSAIDS）可以作为疼痛控制的辅助药物。老年人的谵妄是另一个常见问题，有高达 15%～53% 的术后发生率[26]。早期发现谵妄并评估潜在的可逆原因非常重要，如多种药物作用、电解质紊乱或潜在的感染。服用小剂量氟哌啶醇或利培酮可能有助于缓解症状。应避免使用苯二氮䓬类药物，因为它们可能会加重老年人的谵妄症状。除了早期活动、适当的理疗和肺部清洁，使患者适应目前状态，确保患者能够听见或看见以配合治疗，对改善术后结果也非常重要。

1.1.5 术后预后

大型随机对照试验显示，与肺叶切除术相关的术后死亡率为 1.4%，且并不随年龄的增长而改变[28,29]。然而，在这些研究中没有明确的标准来选择老年患者进行肺部手术。Ginsberg 等人报告了肺叶切除术与局部切除手术（如段切除或楔形切除）相比，在未经选择的人群中的边缘生存优势，这在手术 3 年后变得明显[30]。然而，在 70 岁以上的老年人群中没有发现这种优势。一项研究调查了影响 80 多岁老年人手术后长期存活的因素，结果表明，老年人的生存与病理分期、切除程度和性别有关（女性存活较好），但组织学亚型或合并症与 5 年生存率的差异没有显著相关性[31]。一些研究更加关注老年患者在胸部手术后的生活质量。这些研究表明术后 QOL 有初始的下降，随后有类似于年轻患者的改善[32,33]。术前生活质量是老年患者胸部手术后长期生存的重要预测因素[34]。关于肺切除术和术后死亡率的数据众说不一。一些研究显示，与年轻患者相比，老年患者的发病率和死亡率更高，而另一些研究显示，青年和老年患者之间的预后没有差异[15,35,36]。尽管这些数据结果不太相同，但总的共识是，与肺叶切除相比，在老年人应选择在保证足够手术切缘的情况下最大限度保留肺组织。心肺并发症如心律失常、肺炎和心力衰竭在老年人中更为常见。Osaki 等人发现老年人的心肺并发症发生率高于年轻人。然而，该研究的样本规模很小（$n=33$）[37]。Morandi 等人也得示出相似的结果；然而，所有并发症的发生率在年轻人和老年人之间是相似的[38]。如果可行的话，微创胸腔镜手术对于老年人来说可能比开胸手术更可取[39,40]。Ishida 等人调查结果显示，高龄（>70 岁）患者与年轻（29～69 岁）患者的术后并发症发生率及围手术期死亡率无明显差异[41]。

总之，年龄本身不是肺癌患者长期生存的决定因素。在充分对患者进行评估和制定手术计划后，应为老年早期肺癌患者提供标准手术切除。术前老年评估可能有助于患者选择和未来更好的风险分层。

1.2 放射治疗在早期肺癌中的作用

当老年患者无手术适应证或拒绝手术时，放射治疗是老年早期肺癌患者的合理选择。未治疗的老年早期肺癌患者预后不佳，其中21%患者在90天内死于肺癌[42]。选择侵入性较小的技术，如立体定向放射治疗（SBRT）可以提高生存率[43,44]。SBRT是一种需要先进设备的技术，它包括在单个或在有限数量的部位（放射外科）中提供整体治疗。Louie等人比较SBRT与最佳支持治疗（BSC）对老年COPD合并Ⅰ期肺癌患者预后的影响[45]。在存活率和生存质量方面，虽然SBRT对于较大的肿瘤和较高级别的COPD获益最小，但所有组中SBRT都优于BSC。研究SBRT在早期肺癌中作用的两个前瞻性研究已经显示出良好的前景。多中心放射治疗肿瘤组研究（RTOG 0236）包括59例经活检证实的外周T1-T2N0M0肿瘤患者，放疗总量54Gy，分3次治疗。3年无病生存率和OS率分别为48%和56%[46]。北欧合作组的Ⅱ期研究包括57例T1-T2N0M0肿瘤患者，他们用总量45Gy分3次治疗（15Gy/次），3年的总生存率和肿瘤特异性生存率分别为60%和88%[47]。

目前还没有关于老年早期肺癌中SBRT与手术相比较的随机对照研究。针对Ⅰ期肺癌高危手术患者的SBRT与楔形切除术对比曾在多机构中进行Ⅲ期研究（ACOSOG Z4099，NCT01336894），但该研究由于进展缓慢而关闭。Shirvani等人使用2003年1月1日至2009年12月31日与Medicare相关的SEER数据库进行了一项基于人群的研究，以确定9093例早期淋巴结阴性NSCLC患者的基线特征和结果，这些患者接受了包括肺叶切除术（59%）、亚肺叶切除术（11.7%）、常规放射（14.8%）、观察（12.6%）或立体定向消融放疗（SABR）（1.1%）[42]。与SABR相比，常规放疗具有更差的生存结果，风险比（HR）为2。对匹配良好的SABR组和肺叶切除组的倾向性评分分析显示，两组OS相似。Haasbeek等观察了193例75岁以上Ⅰ期肺癌患者，局部控制89%，1年OS为86%，3年OS为45%[44]。一项回顾性研究对≥70岁的患者进行了SBRT和楔形切除的比较，在两组中均显示出极好的结果和类似的副作用[48]。总之，在可能的情况下，应将手术作为治疗选择。然而，对于那些不接受或不适合手术的患者，应该将SBRT作为合理的替代方案。

1.3　辅助化疗在早期肺癌中的作用

由于手术技术的改进和围手术期护理的进步，越来越多的老年早期肺癌患者获得了手术治疗机会。然而，这部分患者通常会出现局部和远处复发，且单独手术治疗的5年生存率<50%。来自随机对照试验和Meta分析的数据显示，基于顺铂的辅助化疗是Ⅱ期~ⅢA期患者的标准治疗方案（表12.2）[50-54]。目前尚无已发表的比较老年肺癌患者辅助化疗疗效的随机Ⅲ期临床试验。诺维本（Navelbine）国际辅助临床试验协会02（ANITA-02）的研究观察了在老年人的辅助治疗中每周给予30mg/m² 单药长春瑞滨治疗16周的效果，但是由于进展缓慢，尚未公布结果。关于

老年人辅助化疗的数据主要来自以前在未被选定年龄的人群进行的试验中对老年人群的亚组分析[50-52]。然而，这些试验主要使用基于顺铂的化疗方案，顺铂的肾毒性、耳毒性和神经病变等副作用使得老年患者化疗风险增加。在这些试验中，老年患者并不具有代表性，因此，将这些试验的结果用于指导老年肺癌患者治疗可能并不准确。另一方面，由于缺乏老年早期肺癌的肿瘤内科治疗经验，临床医生可能未充分利用潜在的有效的化疗方案[55,56]。

表 12.2　非小细胞肺癌新辅助化疗的试验结果对比

试验 [参考文献]	ANITA[52]	IALT[50]	JBR. 10[51]	All Cis[53]
总例数	840	1867	482	4584
年龄 >65~69 岁 （%）	170 （20）	328 （18）	84 （17）	901 （20）
年龄 >70 岁 （%）	64 （8）	168 （9）	71 （15）	414 （9）
分期	ⅠB~ⅢA	Ⅰ~Ⅲ	ⅠB~Ⅱ	Ⅰ~ⅢA
PS 评分	0~2	0~2	0, 1	NA
顺铂剂量 （mg/sqm）	400	300~400	400	150~400
5 年生存率增加情况 （%）	8.6	4.1	15	5.4

Pepe 等人对 482 例手术切除的老年 NSCLC 患者进行了顺铂和长春瑞滨的亚组分析[57]。482 名患者中共有 155 名患者年龄为 65 岁。他们发现，化疗延长了老年患者的生存期。HR 为 0.61 （95% CI 0.38~0.98；$P = 0.04$），生存获益与年轻患者相似。按年龄分组，在毒副作用、住院时间、治疗相关的死亡方面无显著差异。与年轻患者相比，老年患者使用了较少剂量的顺铂。同样地，老年患者接受了较少剂量的长春瑞滨。与年轻患者相比，更多的老年患者因拒绝而停止化疗（40% *vs* 23%；$P = 0.01$）（表 12.3 和表 12.4）。

表 12.3　老年进展期非小细胞肺癌一线Ⅲ期临床试验对照

研究, 发表时间 [参考文献]	总例数	治疗方案	平均生存（月）	平均 PFS（月）	ORR（%）
ELVIS, 1999[72]	161	Vin *vs*	6.5	NR	19.7
		对照组	4.9		–

续表

研究，发表时间［参考文献］	总例数	治疗方案	平均生存（月）	平均 PFS（月）	ORR（%）
Frasci 等[74]	120	Gem + Vin vs	6.7	NR	22
		Vin	4.2		15
WJTOG 9904[73]	182	Doc vs	14.3	5.5	23
		Vin	9.9	3.1	10
WJCOG0803/WJOG4307L[76]	276	Doc vs	17.3	NR	NR
		Doc + Cis	13.3		
IFCT – 0501[77]	451	Pac + Carbo vs	10.3	6.0	27
		Vin 或 Gem	6.2	2.8	10

　　Carbo：卡铂；Cis：顺铂；Doc：多西他赛；Gem：吉西他滨；ORR：总反应率；Pac：紫杉醇；PFS：无进展生存期；Vin：长春瑞滨；NR：未报告

表 12.4　进展期非小细胞肺癌患者的试验结果：基于年龄的Ⅲ期临床试验的亚组对比分析（≥70 岁组与 <70 岁组比较）

研究和年限［参考文献］	化疗方案	年龄	中位 OS（月）	中位 PFS（月）	ORR（%）
ECOG 5592[80]	Etop + Cis	≥70 岁（86）	6.3	2.7	18
	Pac + Cis ± G – CSF		9.2	5.3	25
	Etop + Cis	<70 岁（488）	NR	NR	12
	Pac + Cis ± G – CSF		NR	NR	27
ECOG 1594[a][79]	Plat – based doublet	≥70 岁（227）	8.3	3.8	25
	Plat – based doublet	<70 岁（912）	8.2	2.7	22
ECOG 4599[87]	Pac + bev + carbo	≥70 岁（224）	11.3	5.9	29
	Pac + carbo		12.4	4.9	17
	Pac + bev + carbo	<70 岁（626）	NR	NR	NR
	Pac + carbo		NR	NR	NR

续表

研究和年限 [参考文献]	化疗方案	年龄	中位 OS （月）	中位 PFS （月）	ORR （%）
Socinski 等[84]	nab – P + carbo	≥70 岁 （156）	19.9	8	34
	Pac + carbo		10.4	6.8	24
	nab – P + carbo	<70 岁 （896）	11.4	6.0	32
	Pac + carbo		11.3	5.8	25
Rodrigues Perei- ra 等[83]	Pem + carbo	≥70 岁 （37）	15.1	6.1	41
	Doc + carbo		12.6	5.8	15
	Pem + carbo	<70 岁 （174）	14.8	5.8	33
	Doc + carbo		14.9	6.0	25

Bev：贝伐单抗；Carbo：卡铂；Cis：顺铂；ECOG PS：东部肿瘤协作组体检状态评分；G – CSF：粒细胞集落刺激因子；nab – P：nab – 紫杉醇；NR：未报告；ORR：总反应率；OS：总生存率；Pac：紫杉醇；Pem：培美曲赛；PFS：无进展生存；Plat：铂类

a：老年患者的 ECOG PS 评分为 0 或 1（适合老年患者）

肺癌顺铂辅助治疗小组（Lung Adjuvant Cisplatin Evaluation，LACE）的汇总分析将年龄视为其中一个因素，发现年龄并不影响生存[53]。通过中位随访时间为 5.2 年的研究发现，化疗的 5 年绝对获益率为 5.4%。Fruh 等使用 LACE 项目对患者年龄进行了重点分析[58]。患者根据年龄分为三组：<65 岁，65~70 岁，>70 岁。然而，年龄 >70 岁的患者数量较少，其中 41% 来自 ALPI 试验，该试验未显示辅助化疗的生存优势[59]。各年龄组之间死亡风险并无显著差异（$P = 0.29$）。更多老年患者死于非肺癌相关原因（年轻人 12%，中年 19%，老年人 22%；$P < 0.0001$）。在严重肺毒副作用方面也未见显著差异。老年患者首次和总顺铂剂量明显降低，化疗周期较少（χ^2 检验，$P < 0.0001$）。因此，老年患者可以安全地接受基于顺铂的化疗，甚至更低的总剂量对老年患者也有好处。

两项以人群为基础的研究观察了辅助化疗对老年人早期肺癌的作用[60,61]。Cuffe 等人对 2001—2006 年安大略省癌症登记处接受手术切除治疗的 6304 例非小细胞肺癌患者进行了分析[60]。对 70 岁以下、70~74 岁、75~79 岁以及 80 岁以上的年龄组接受化疗的情况进行比较。6304 例手术患者中，老年患者（年龄≥70 岁）占 2763 例（43.8%）。老年患者中能够辅助化疗的比例从 2001 – 2003 年的 3.3% 增加到 2004 – 2006 年的 16.2%。在可评估的老年患者中，70% 接受基于顺铂的治疗方案，28% 接受基于卡铂的治疗方案。各年龄组对剂量调整或药物替代的要求相似。手术 6~24 周内的住院率是评估化疗相关毒副作用严重程度的指标，这在各年龄组之间无显著差异。老年患者 4 年生存率明显增加（2001 – 2003 年确诊的患者为 47.1%；

2004 - 2006 年确诊的患者为 49.9% ；$P < 0.01$）。除 80 岁以上患者外，所有亚组的存活率均有改善。

退伍军人管理局（the Veterans Administration）最近的一项回顾性研究中报道了对 7500 多名 IB ~ Ⅲ期患者进行了辅助化疗的情况，其中 38% 的患者年龄在 70 岁以上[61]。老年患者接受辅助化疗的比例约为年轻患者的一半（15.3% vs 31.6% ，$P < 0.0001$）。所有患者使用最多的是基于卡铂的双药联合治疗（64.6%）。该研究发现，接受辅助化疗的年轻患者（HR = 0.79；95% CI 0.72 ~ 0.86）和老年患者（HR = 0.81；95% CI 0.71 ~ 0.92）具有较低的死亡风险。

由于前瞻性试验通常招募身体状态良好的年轻患者，这些以人群为基础的研究提供了一个"真实世界"的观点，这或许比在前瞻性试验中进行的分析要好。值得注意的是，CALGB 9633[62] 报道了基于卡铂的方案在辅助治疗中的应用，这是一项评估卡铂和紫杉醇用于经手术切除的 T2N0M0 NSCLC 患者治疗的随机研究。经中位随访 74 个月后，总的生存率没有显著差异（HR = 0.83；CI 0.64 ~ 1.08；$P = 0.12$）。然而，探索性分析发现，对于直径 ≥4cm 的患者进行辅助化疗生存率具有显著差异（HR = 0.69；CI 0.48 ~ 0.99；$P = 0.043$）。因此，虽然这种治疗方案在经手术切除的更晚分期的肺癌中没有得到广泛研究，但它也经常用于指导临床治疗，特别是当存在顺铂禁忌证时，这在老年患者中非常常见。

综上所述，目前尚无高级别的证据对 75 岁以上的患者提供辅助化疗的建议。来自前瞻性研究分析和人群研究的数据表明，接受辅助化疗的老年患者确实具有生存优势，并且毒副作用与年轻患者相当。即使在老年人群中，基于顺铂的化疗方案仍然可作为标准的治疗方案。然而，对于超过 80 岁的患者不能得出类似的结论，并且在该人群中需要进一步的研究。

基于卡铂的方案的观察性研究似乎具有生存优势，如果存在顺铂禁忌证，则应予以考虑。我们应该努力寻找原因，以便老年患者不会仅因为年龄而被拒绝进行潜在的有效的化疗。新辅助化疗在老年人中的作用尚不确定，相关研究表明老年患者的发病率和死亡率并无差异[25]。

2 局部晚期非小细胞肺癌（LA - NSCLC）的治疗

同步放化疗（CRT）是不可切除的局部晚期 NSCLC（LA - NSCLC）最常用的治疗方式。然而，关于老年人的 LA - NSCLC 相关临床试验仍然不多。目前没有仅限于美国老年人的 LA - NSCLC 大型前瞻性临床试验，仅有日本的一项相关研究。因此，老年患者的大部分数据来源于无年龄限制的临床试验的亚组分析。对来自 Hoosier Oncology Group（HOG）和美国肿瘤学组（US Oncology）的包括 64 名 70 岁及以

上患者的Ⅲ期临床试验分析发现，进行同步放化疗的老年（≥70 岁）和年轻 LA -
NSCLC 患者具有相似的中位 OS 和 PFS，年龄因素对于两组预后无显著影响[63]。然
而，老年患者具有更高的住院率，3~4 级毒性以及由于毒性而中断治疗者更多。同
样，对两项Ⅲ期试验的联合分析显示，与单独放疗相比，老年患者通过同岁放化疗
（CRT）获得了生存益处，但是他们也具有更高的毒副作用发生率[64]。该分析的中
位 OS 在放疗组为 10.5 个月，在放疗加化疗组为 13.7 个月，5 年生存率为 5.4% *vs*
14.7%。联合治疗组 89.9% 的患者伴有 3 级或更高的毒性，而单独放疗组为 32.4%
（$P < 0.01$）。对 RTOG 9401 试验的 104 例患者（≥70 岁）进行的二次分析发现，每
日一次放疗的同时进行化疗比每天两次放疗的同时化疗或放疗后序贯化疗具有更好
的生存率（中位生存期 22.4 个月 *vs* 16.4 个月 *vs* 10.8 个月，$P = 0.069$）。同样，与
年轻患者相比，老年患者的毒性风险增加[65]。

　　两项 Cancer and Leukemia Group B trials（CALGB 8931 和 9130）分析发现，对于
能够耐受治疗的 ≥70 岁患者及年轻患者来说，年龄的增加并不会对治疗反应及 OS
带来负面影响[66]。然而，随着年龄的增长，3 级以上中性粒细胞减少和肾毒性也有
所增加。由于年龄不限的试验只包括 "健康的老年人"（fit elder），所以该发现可能
不能代表全部的老年患者。与试验入选者相比，老年人群可能具有更大的疾病负担
和更差的 PS 评分。对于未进行临床试验的老年 LA - NSCLC 来说，回顾性研究能够
提供一定的临床建议。在对来自亚利桑那州梅奥诊所癌症登记处的资料进行回顾性
分析中，1998—2006 年对 389 例初诊Ⅲ期非小细胞肺癌患者进行了随访[67]。其中，
62% 的患者 <75 岁，38% 的患者 ≥ 75 岁。进行 CRT 的患者比例为 45% *vs* 21%（P
< 0.0001）。在 <75 岁组中，接受 CRT 治疗的患者中位生存时间为 15 个月，未接受
CRT 治疗患者中位生存时间为 14.1 个月（$P = 0.02$）。在老年患者组（≥70 岁），
接受 CRT 治疗的患者中位生存时间为 19.9 个月，未接受 CRT 治疗患者中位生存时
间为 7.8 个月（$P = 0.0048$）。但是，即使 CRT 改善了老年患者的预后，然而接受联
合治疗的患者比例仍然不高。另一项单机构回顾性研究对 1998—2010 年间治疗的
189 例Ⅲ A 或Ⅲ B 期 NSCLC 患者［86 例老年人（70 岁或以上）和 103 例年轻人
（70 岁以下）］的数据进行了分析[68]。老年患者接受单纯放疗的可能性较低（71%
vs 87%，$P < 0.05$），同时进行 CRT 的比例较低（49% *vs* 86%，$P < 0.05$）。在对所
有老年患者的多元分析中，ECOG PS 评分 >2 与死亡风险相关，但年龄（ >70 岁）
对死亡风险无显著影响。单因素分析显示，单纯放疗（$P < 0.05$）、ECOG PS 评分 0
~1（$P < 0.05$）、接受放疗的同时化疗（$P < 0.05$）是改善生存率的相关因素。在日
本临床肿瘤学组（Japan Clinical Oncology Group，JCOG）的Ⅲ期试验中，将 70 岁以
上不能切除的 LA - NSCLC 患者随机分成 CRT 组［60Gy + 同时低剂量卡铂（每天
30mg/m²，每周 5 天，连续 20 天）］或单独放疗组[69]。主要研究终点是 OS。联合治

疗组中位 OS 为 22. 4 个月，单独放疗组中位 OS 为 16. 9 个月（HR = 0. 68；95% CI 0. 47 ~ 0. 98；P = 0. 0179）。CRT 组 3 ~ 4 级血液学毒性和 3 级感染率较高。然而，两组之间的 3 ~ 4 级肺炎和晚期肺毒性发生率没有差异。联合治疗组有 3 例与治疗相关的死亡，单独放疗组有 4 例。因此，联合治疗改善了老年肺癌患者的存活率，但毒副反应增加。

如上述研究显示，同步放化疗可以改善老年患者的预后，但同时也与患者毒副反应增加及治疗中断相关。因此，选择能够耐受此项治疗的患者非常重要。Lee 等人的一项研究评估了不同合并症对老年Ⅲ期非小细胞肺癌患者预后的影响[70]。此研究在 1990 – 2010 年对 125 例 70 岁及以上Ⅲ期 NSCLC 患者进行了随访，其中 82 例接受单纯放疗，43 例接受同步放化疗。使用简单合并症评分（SCS）评估一般合并症状况，包括 7 种合并症，即吸烟状况、糖尿病、肾功能不全、呼吸道合并症、心血管合并症、肿瘤合并症和酗酒情况。患者分为老年组（SCS ≥ 10）和体弱老年组（SCS < 10）。同步放化疗后老年组 OS、PFS 明显优于单纯放疗，而体弱老年组在两种治疗方案间 PFS 与 OS 无显著差异。此外，体弱老年组的严重肺毒性发生率显著高于老年组。本研究强调了老年人群身体状况并不相同，对癌症治疗的反应和耐受性同样也取决于其他一些因素。

欧洲癌症研究（European Organization for Research）、癌症治疗 EORTC 老年人工作组（Treatment of Cancer EORTC Elderly Task Force）、肺癌工作组（Lung Cancer Group）和国际老年肿瘤学会（International Society for Geriatric Oncology）建议，在特定的老年患者中，可以考虑采用序贯或同时联合治疗模式[71]。因为老年人的数据有限，应该谨慎考虑。治疗决策应考虑患者的预期寿命、合并症的存在、功能限制和患者意愿。

3 老年晚期转移性肺癌的治疗

3.1 单药化疗

关于化疗在转移性肿瘤中的作用，需要关注的一个重要问题是，在不影响生活质量的情况下延长患者生存期，对于老年人尤其如此。ELVIS 试验（老年肺癌 Vinorelbine 意大利研究）是在老年人中进行的第一个多中心随机对照试验，该研究将 191 名患者随机分成单药长春瑞滨组和最佳支持治疗组（BSC）[72]。入组患者为 70 岁以上ⅢB 或Ⅳ期 NSCLC 患者，ECOG PS ≤ 2，其中大部分（73%）为Ⅳ期患者。与单纯 BSC 相比，化疗组的平均 OS 提高 7 周（28 周 *vs* 21 周；P = 0. 03，HR = 0. 65；95% CI 0. 45 ~ 0. 93），生活质量也有所提高。然而，由于入组缓慢，该试验只入组了 191 例患者，未完成计划的 350 例；因此，该研究还不确定在完成计划入组的情况下 OS 是否仍会有改善。但到目前为止，这是唯一一项前瞻性研究表明老年晚期 NSCLC 患者化疗优于 BSC。

西日本胸科肿瘤学Ⅲ期试验（WJTOG 9904）评估了 180 名老年患者单药长春瑞滨对比单药多西紫杉醇的疗效[73]。与长春瑞滨比较，多西紫杉醇显著改善了患者的 PFS（5.5 个月 *vs* 3.1 个月）和 ORR（22.7% *vs* 9.9%）（$P < 0.05$），但 OS（14.9 个月 *vs* 9.9 个月，$P = 0.138$）无显著差异。多西紫杉醇组与长春瑞滨组相比，毒性反应如中性粒细胞减少、黏膜炎和呕吐更为明显。

3.2 双药化疗

在意大利南部合作肿瘤学组Ⅲ期研究中，Frasi 等人观察了老年患者非铂双药化疗和单药治疗的效果[74]。该研究表明，与单药长春瑞滨相比，吉西他滨联合长春瑞滨治疗对老年晚期 NSCLC 患者的生存率（4.2 个月 *vs* 6.7 个月）有显著改善（$P < 0.01$）。该研究中患者的平均年龄为 75 岁（71 ~ 83 岁），59% 的患者为Ⅳ期肺癌。两组间 ORR 无明显差异，但联合用药组与单药长春瑞滨组相比，症状恶化时间明显延长（4.9 个月 *vs* 3.0 个月，$P < 0.002$）。联合用药组中性粒细胞减少、血小板减少和呕吐风险明显高于单药长春瑞滨组。多中心意大利老年肺癌研究（MILES）试验比较了 698 名≥70 岁患者的长春瑞滨加吉西他滨、长春瑞滨、吉西他滨三组之间的疗效。这项研究没有显示出双药化疗比单药化疗的生存优势，且副作用发生率升高。然而，这项研究并不包括以铂类为基础的双药化疗。JCOG0803/WJOG4307L Ⅲ期试验比较了一线多西紫杉醇加顺铂和单药多西紫杉醇治疗 276 例 70 岁以上晚期 NSCLC 的疗效[76]。双药组与单药组 OS 中位数分别为 13.3 个月、17.3 个月，统计学上无显著差异。试验在第一次中期分析时提前终止，在最终分析时双药组优于单药组的预测概率为 0.996%。双药组中有 3 例与治疗相关的死亡，单药组治疗 3 个疗程后 QOL 评分改善的患者比例较高。Quiox 等人进行了比较双药与单药（包括吉西他滨和长春瑞滨）疗效的Ⅲ期多中心随机试验。该试验入组了 451 例≥70 岁、PS 评分≤2 的患者[77]。以铂为基础的双药治疗与单药治疗相比，中位 OS 分别为 10.3 个月和 6.2 个月（HR = 0.64；95% CI 0.52 ~ 0.78；$P = 0.001$）。双药治疗会导致更严重的骨髓抑制和肌无力，但是患者仍能耐受治疗。这个试验已经确立了基于卡铂的双药疗法在老年人治疗中的作用。最近对包括 2600 多名老年晚期 NSCLC 患者的 10 项研究进行的荟萃分析显示，含铂剂和第三代化疗剂的双药治疗能够显著改善 ORR，但对 OS 无改善作用，且与骨髓抑制率升高有关[78]。

3.3 Ⅲ期临床试验年龄亚组分析

在 ECOG 5592 试验的亚组分析中，顺铂和依托泊苷与顺铂和紫杉醇的Ⅲ期研究显示，老年人的反应率、毒性和存活率与年轻患者相似。然而，老年患者有更多的合并症，更易出现白细胞减少和神经精神毒性[79]。同样，在 ECOG 1594 研究Ⅲ期的亚分析显示，＜70 岁的患者和老年患者（≥70 岁和 ECOG PS 0 ~1）[80] 之间的预后没有显著差异。考虑到老年人的合并症显著高于＜70 岁的人群，这也表明老年患者确实可从基于卡铂双药治疗中获益。

在非鳞癌患者中，基于培美曲塞的方案应用越来越多。一项基于年龄的回顾性Ⅲ期试验分析对比了顺铂加培美曲塞和吉西他滨加培美曲塞的疗效，结果显示培美曲塞加顺铂改善了 65 岁以上患者的 OS（HR = 0.75，95% CI 0.59 ~ 0.94），但 70 岁以上患者的 OS 并没有改善（HR = 0.85，95% CI 0.59 ~ 1.22）[81]。老年患者（年龄≥70 岁）采用单药培美曲塞与培美曲塞联合卡铂对比的Ⅲ期试验的亚组分析结果显示，老年（年龄≥70 岁）晚期 NSCLC 患者（ECOG PS 2）单药和联合用药的中位生存期分别为 5.3 和 9.9 个月（HR = 0.49；95% CI 0.29 ~ 0.82；P = 0.006），年轻患者分别为 5.9 个月和 2.8 个月（HR = 0.49；95% CI 0.34 ~ 0.70；P = 0.001）[82]。Pereira 等人对一项比较培美曲塞加卡铂和多西紫杉醇加卡铂作为局部晚期或转移性 NSCLC 患者一线治疗的随机Ⅲ期研究进行了亚组分析，结果显示，多西紫杉醇加卡铂治疗的 65 岁及以上患者的中位 OS 高于多西紫杉醇加卡铂治疗的≥70 岁患者或 ＜70 岁患者（17.9 个月，后两者分别为 12.6 个月和 14.9 个月），而接受培美曲塞加卡铂治疗的患者各年龄组的中位 OS 相似（约为 15 个月）。与其他年龄组相比，70 岁以上的患者 ORR 最高。

也有研究观察了以铂为基础的紫杉醇双药疗法，包括白蛋白结合型紫杉醇。Socinski 等人对 156 例 70 岁以上晚期 NSCLC 患者的一线白蛋白结合型紫杉醇加卡铂或紫杉醇加卡铂的Ⅲ期试验的进行了亚组分析[84]。研究发现，白蛋白结合型紫杉醇组比紫杉醇组的 OS 明显改善（19.9 个月 vs 10.4 个月；P = 0.009）。白蛋白结合型紫杉醇组 ORR、PFS 无明显改善，中性粒细胞减少和神经病变发生率显著降低，贫血发生率显著升高。没有确切的机制可以解释这项研究的结果。目前正在进行第四阶段 ABOUND.70 + 试验，该试验将提供关于老年人群中白蛋白结合型紫杉醇加卡铂获益的更为明确的答案。

3.4 基于人群的老年人研究

最近一项针对 SEER – Medicare 相关数据的基于人群的研究为我们提供了关于老年晚期 NSCLC 患者一线化疗方案真实世界的生存数据[85]。该研究对 10 000 多例 ≥65 岁晚期 NSCLC 患者一线应用卡铂联合紫杉醇、吉西他滨、多西紫杉醇治疗进行分析。紫杉醇加卡铂是本研究中最常用的一线方案。紫杉醇、吉西他滨和多西紫杉醇组的平均 OS 分别为 8.0、7.3 和 7.5 个月。根据多变量 COX 比例风险模型，接受吉西他滨和多西紫杉醇方案的患者与接受紫杉醇方案［HR = 1.10（95% CI 1.05 ~ 1.16）vs HR = 1.09（95% CI 1.03 ~ 1.06）］的患者相比，死亡风险稍高。

综上所述，有证据表明，与BSC相比，化疗提高了老年人的存活率。虽然在老年患者提供基于铂的双药化疗是目前治疗标准，但对于体弱老年人的治疗仍然存在争议。在仔细评估危险因素和使用诸如综合老年评估（CGA）、PS评分等工具后，应根据个人情况作出关于转移性肺癌化疗的决定。

3.5 基于老年医学评估的相关研究

在最近报道的一项多中心、开放的Ⅲ期试验中，基于PS和年龄将494例70岁以上的Ⅳ期、PS为0~2的NSCLC患者随机分成两组（标准组：PS≤1和年龄≤75岁患者行基于卡铂的双药化疗，多西紫杉醇组：PS = 2或年龄 >75岁）或基于CGA进行治疗（CGA组：身体状况好的患者使用基于卡铂的双药化疗；身体弱的患者使用多西紫杉醇，特别虚弱的患者使用BSC）[86]。主要终点是治疗无失败存活（TFFS），次要终点是OS、PFS、耐受性和QOL。更多的患者在CGA组接受基于卡铂的双药化疗（46% vs 35%），23.0%的患者接受BSC。标准组和CGA组平均TFFS时间分别为3.2和3.1个月（HR = 0.91；95% CI 0.76 ~ 1.1），平均OS时间分别为6.4和6.1个月（HR = 0.92；95% CI 0.79 ~ 1.1）。CGA组患者与标准组患者相比，所有级别的毒性反应均显著降低（分别为85.6%和93.4%，P = 0.015），因毒性反应导致的治疗失败显著减少（分别为4.8%和11.8%，P = 0.007）。本研究提示，CGA可以限制治疗相关的毒副反应，并应适当选择患者进行双药化疗。关于双药化疗数据的亚组分析结果以及对医疗费用的影响并没有报道。

3.6 靶向治疗在老年转移性肺癌治疗中的应用

3.6.1 贝伐单抗的作用

Sandier等人研究结果表明，贝伐单抗联合紫杉醇和卡铂治疗转移性非鳞状NSCLC，可使OS从10.3个月提高到12.3个月（HR = 0.79；P = 0.003）。然而，通过4项研究对老年人群进行的亚组分析并没有发现这些获益。Ramalingam等人对年龄≥70岁的患者进行了post hoc亚组分析发现，有效率（29% vs 17%，P = 0.067）和无进展生存率（5.9个月 vs 4.9个月，P = 0.063）均有改善[88]。但在OS方面无显著差异（11.3个月 vs 12.1个月；P = 0.4）。与未接受贝伐单抗的老年患者相比，接受贝伐单抗治疗的老年患者3级或更严重的不良反应发生率更高（87% vs 61%）。Avastin in Lung cancer（AVAiL）是一个研究顺铂加吉西他滨联合或不联合贝伐单抗化疗方案的Ⅲ期临床试验[89]。

对该试验中 >65 岁患者的亚组分析显示，每 3 周 7.5mg/kg 低剂量的贝伐单抗与无进展生存期的改善相关（HR = 0.71，P = 0.023），但在每 3 周 15mg/kg 剂量的贝伐单抗中没有观察到无进展生存期的改善（HR = 0.84，P = 0.25）。各个贝伐单抗组与安慰剂组的 OS 相似（7.5mg/kg 贝伐单抗：HR = 0.84，P = 0.31；15mg/kg 贝伐单抗：HR = 0.88，P = 0.44），并且两组之间的不良事件相当。对 623 例 >65 岁的患者进行安维汀（Avastin）在肺部试验的安全性亚组分析结果表明，老年人和年轻人特别关注的不良反应（AEs）的发生率相似（任何级别的出血，38.2% vs 38.3%；任何级别的高血压，33.1% vs 30.6%；任何级别的蛋白尿，33.4% vs 29.3%）[90]。大多数 AE 的等级 ≤2。严重的 AE 在老年人和年轻患者中发生率分别为 45.3 和 34.7%。老年人和年轻患者的中位 OS（两个年龄组均为 14.6 个月），TTP（8.2 个月 vs 7.6 个月），反应率（49.3% vs 52.4%）和疾病控制率（89.3% vs 88.4%）均相似。在一项来自两项大型的前瞻性非特定年龄研究评估贝伐单抗或不用贝伐单抗化疗的、基于年龄的汇总分析中，≥75 岁患者加用贝伐单抗后并没有发现获益（HR = 1.05；95% CI 0.70 ~ 1.57）[91]。

在 E4599 研究中，贝伐单抗组与单纯化疗组相比 3 级 AE 发病率增加，65 ~ 74 岁患者分别为 63% 和 48%（P < 0.05），在 75 岁以上老年患者分别为 81% 和 56%（P < 0.05）。其他一些评估贝伐单抗和/或培美曲塞维持治疗作用的前瞻性随机对照试验没有专门报道老年亚组的结果[92,93]。一项基于 SEER 的研究提供了贝伐单抗使用的"真实世界"观点，比较卡铂加紫杉醇联合或不联合贝伐单抗的治疗对老年患者生存期的影响[94]。紫杉醇加卡铂联合贝伐单抗对老年晚期 NSCLC 患者的生存率无明显影响。这些结果与 ECOG 4599 试验中老年人的亚组分析相似。

总之，在老年人群中的使用贝伐单抗与生存优势无关。老年人中 AEs 通常更为严重。因此，在晚期 NSCLC 的老年人群中使用该药物时要谨慎。

3.6.2　雷莫芦单抗（Ramucirumab）的作用

雷莫芦单抗（Ramucirumab）是一种针对 VEGFR - 2 胞外结构域的人 IgG1 单克隆抗体。REVEL 试验是一项 Ⅲ 期随机对照试验，将基于铂类的第一线化疗方案期间或之后进展的患者随机分为多西紫杉醇加安慰剂组或多西紫杉醇加雷莫芦单抗组[95]。在 1253 名患者中，455 名患者 ≥65 岁。雷莫芦单抗加多西紫杉醇组 628 名患者的中位 OS 为 10.5 个月，接受安慰剂加多西紫杉醇组 625 名患者中位 OS 为 9.1 个月（HR = 0.86，95% CI 0.75 ~ 0.98；P = 0.023）。雷莫芦单抗组的中位无进展生存期为 4.5 个月（IQR 2.3 ~ 8.3），而对照组为 3.0 个月（IQR 1.4 ~ 6.9）（0.76，0.68 ~ 0.86；P < 0.0001）。这项研究没有基于年龄进行亚组分析。然而，在年龄 ≥70 岁患者中，OS（HR = 1.07；95% CI 0.8 ~ 1.43）和无进展生存期（HR = 0.94；95% CI 0.73 ~ 1.22）均无统计学意义。因此，仅基于这项研究，没有足够的证据推

荐雷莫芦单抗联合多西紫杉醇用于老年人转移性 NSCLC 的二线治疗。

3.6.3　抗突变基因靶向药的作用

近 10% 的北美 NSCLC 患者在表皮生长因子受体（EGFR）编码基因上存在体细胞突变。当用 EGFR 酪氨酸激酶抑制剂（TKI）治疗时，大约 70% 的肺癌患者出现明显的肿瘤消退[96-98]。最初在未选择的人群中研究了用 EGFR TKI 作为晚期 NSCLC 初始治疗的靶向治疗[99,100]。与老年人的常规化疗相比，这些研究未显示出生存优势。在 EGFR 突变肿瘤患者中，没有针对老年人进行过特异性前瞻性试验。BR. 21 是一项基于年龄（年龄 <70 岁或 ≥70 岁）的回顾性分析研究，结果显示两组 PFS、OS 和反应率相似[101]。然而，老年人群出现皮疹、腹泻和脱水的发生率更高，且毒性反应更严重的（3 级或更高），并且更有可能由于治疗相关的毒性而中断治疗。特罗凯肺癌生存治疗（TRUST）是一项对无法切除的 ⅢB 期/ Ⅳ 期 NSCLC 的未选择患者进行的 Ⅳ 期临床试验，基于年龄的亚组分析显示，≥70 岁的患者使用厄洛替尼一线治疗，中位 OS 和 PFS 分别为 7. 29 和 4. 57 个月[102]，1 年生存率为 36. 6%，27% 患者需要减量治疗，10% 停止治疗。EURTAC（Tarceva 与化疗的欧洲随机试验）试验入组患者为伴有 EGFR 突变的老年肿瘤患者（中位年龄 65 岁）[103]。该试验表明，厄洛替尼比化疗具有更长的无进展生存期。厄洛替尼组的中位 PFS 为 9. 7 个月（95% CI 8. 4 ~ 12. 3），而标准化疗组为 5. 2 个月（4. 5 ~ 5. 8）（HR = 0. 37，95% CI 0. 25 ~ 0. 54；P < 0. 0001）。其他一些可用的 EGFR TKI 包括吉非替尼和阿法替尼。与传统化疗相比，这两种靶向药物在伴有 EGFR 突变的转移性 NSCLC 患者中均显示出无进展生存期的改善，但缺乏针对老年人的具体数据[105-107]。根据吉非替尼的处方信息，在 <65 或 ≥65 岁的患者之间未观察到总体安全性差异。且目前没有足够的证据来评估两组之间的疗效差异。在 Ⅳ 期、开放标签、单臂吉非替尼试验中，年龄亚组（患者 ≤65 岁；患者 >65 和 <75 岁；和 ≥75 岁）的客观缓解率（ORR）与总体人群一致[108]。

综上所述，EGFR TKI 是治疗老年转移性非小细胞肺癌的首选药物。然而，应根据副作用慎重选择患者。

西妥昔单抗是另一种作用于 EGFR 的嵌合抗体。FLEX Ⅲ 期试验研究了化疗加西妥昔单抗在表达 EGFR 的晚期 NSCLC 患者中是否优于单纯化疗[104]。以年龄为基础的亚分析显示，化疗加西妥昔单抗组 65 岁以上患者的死亡 HR 在统计学上无显著差异，而在年轻亚组中有显著差异。

对于有间变性淋巴瘤激酶（ALK）融合癌基因表达的肿瘤患者，特异性 ALK 抑制剂克唑替尼是一种首选的治疗方法[109,110]。这些试验中老年人的入组率有限，但仍被认为是这一部分患者的首选治疗选择。新一代 ALK 抑制剂如色瑞替尼和艾乐替尼，现已在美国上市，对于克唑替尼耐药患者有效，并提供更好的中枢神经系统渗透率[111,112]。

3.6.4 免疫检查点抑制剂的作用

近年来,人们对免疫检查点抑制剂的作用非常感兴趣,这些抑制剂的作用主要是用于黑色素瘤和肺癌的研究,在其他癌症中的研究也在逐步开展。检查点分子包括细胞毒性T淋巴细胞抗原4(CTLA-4)、程序性细胞死亡蛋白-1(PD-1)、T细胞免疫球蛋白和黏蛋白结构域3(TIM3)、淋巴细胞活化基因3(LAG3)和杀伤细胞免疫球蛋白样受体(KIR)[113]。这些检查点在正常生理状态下保护自身免疫。当发生肿瘤发生时,这些检查点蛋白可能会发生功能障碍,导致肿瘤耐药,并发生免疫逃逸。

免疫检查点分子PD-1由T和B淋巴细胞以及NK细胞表达[114]。PD-1的配体包括PD-L1和PD-L2,它们在诸如NSCLC的实体瘤中表达上调[115]。PD-L1与PD-1结合能够逃避免疫监视和死亡。纳武单抗是一种通过基因工程改造的人类免疫球蛋白(Ig)G4单克隆抗体,能够特异性结合PD-L1。Brahmer等研究表明,在经治疗的晚期肺鳞癌患者中,无论PD-L1表达水平如何,使用纳武单抗患者的OS、反应率和无进展生存期均明显优于多西紫杉醇[116]。在Ⅲ期试验中,44%的患者≥65岁,11%的患者≥75岁。基于年龄的子集分析显示,OS和PFS在65~75岁年龄组中仍然具有统计学意义,但在≥75岁时并不显著。纳武单抗组中最常见的副作用是疲劳(16%)、食欲减退(11%)和虚弱(10%)。总体而言,与多西紫杉醇组(年龄未确定)相比,纳武单抗组的不良反应较少。纳武单抗的其他严重副作用包括肾炎、结肠炎和肺炎。肺炎的发生率大约为6%,在因为年龄、吸烟、肺癌等因素导致肺功能受损的患者中应更为关注[117]。Paz Ares等人在先前接受过治疗的晚期或转移性非鳞状NSCLC患者中进行了一项关于纳武单抗与多西他赛的随机开放标签Ⅲ期研究(checkmate 057)。结果表明,在基于铂类的化疗期间或之后进展的晚期非鳞状非小细胞肺癌患者中,纳武单抗组总生存期比多西他赛组更长(12.2个月 vs 9.4个月;死亡风险比为0.73;95% CI 0.59~0.89;P=0.002)。然而,在年龄<65岁和≥75岁的人群中,基于年龄的亚组OS没有统计学意义。研究仍在进行中,目的是回答关于纳武单抗的最佳持续时间、复治和长期毒性的问题。有一些试验着眼于免疫疗法与化疗或分子靶向疗法的结合。目前仍然缺乏使用这些免疫检查点抑制剂的老年人的数据。可以考虑在具有良好反应的老年人中开展进一步研究。

4　针对老年人的具体问题

4.1　老年综合征

老年人有一些不属于任何特定疾病类别的独特的临床状况，可能会对器官功能和生活质量有显著影响[119]。常见的老年综合征包括视力和听力障碍、尿失禁、跌倒、抑郁、认知障碍（痴呆和谵妄）、骨质疏松和营养不良。患有癌症的老年人患老年综合征的风险更高。例如，在患有肺癌的老年患者中，视力或听力受损以及营养不良是很常见的[120]。此外，化疗可导致这些老年综合征恶化。老年综合征本身的存在会使癌症治疗复杂化，增加患者发病率，从而引发恶性循环[121]。

视力障碍：老年人视力损害的最常见原因是老花眼、白内障、年龄相关性黄斑变性、原发性开角型青光眼和糖尿病性视网膜病变。视力障碍会增加跌倒、抑郁和身体残障的风险[122]。由于患者可能无法正确阅读药物标签，所以也可导致依从性差[123]。潜在的恶性肿瘤和随后的化疗可引起周围神经病变、疲劳和头晕，这可能进一步增加跌倒的风险[121]。

听力障碍：在 65 ~ 74 岁的人群中，有近 25% 的人出现听力丧失，在 75 岁或以上的成年人中，有 50% 的人出现听力丧失[124]。听力损失是老年人最常见的感觉障碍，它可以通过损害沟通来影响生活质量[125]。它还与抑郁、社会隔离和功能残疾有关[126]。对老年癌症患者的听力评估尤其重要，因为一些化疗药物具有耳毒性（如顺铂），通常用于肺癌会导致剂量依赖性、高频感音神经性听力损失[127]。听力丧失也会导致认知能力下降，并且与全因痴呆症的发生独立相关[128]。因此，这些患者可能无法理解他们的疾病，这也会影响他们知情同意的能力。

尿失禁：是一种非自愿的尿漏，有 4 种不同类型：压力性、急迫性、混合性和过流性尿失禁[129]。这是一个报告不足和诊断不充分的问题，在长期照护机构中超过 50% 的患者出现过尿失禁[130]。化疗期间使用的液体和利尿剂会进一步加剧潜在的尿失禁[131]。尿路感染有时表现为尿失禁，而对于中性粒细胞减少患者来说，尿失禁有可能进一步导致败血症。

跌倒：多方面的因素增加了老年人跌倒的风险[132]。跌倒可以导致老年人发病率和死亡率显著的增加，并影响其独立性。Carol 等人的一项研究表明，50% 的晚期癌症患者无论年龄大小都会出现跌倒，患有原发性脑肿瘤或转移的患者风险更高。导致跌倒风险增加的各种因素包括认知缺陷、皮质类固醇相关的近端肌病、癌症相关疼痛、抑郁和跌倒病史[133]。如上所述，潜在的恶性肿瘤可导致疲劳和头晕，从而增加跌倒的风险[121]。评估跌倒风险对于有骨转移的患者尤为重要，因为骨骼疾病与骨折风险增加相关[134]。老年患者尤其容易出现因化疗导致的周围神经病变，进而导致功能性损伤，这通常见于紫杉烷衍生物（紫杉醇和多西他赛）、长春新碱（长春新碱）和铂类化合物（顺铂和奥沙利铂）[135]。

抑郁症：65 岁或以上社区居住的老年人中有 1%～5% 的人患有严重抑郁症[136]。晚年抑郁症的危险因素包括女性、社会隔离、丧偶/离婚/分居的个体、较低的社会经济条件、合并症、不受控制的疼痛、失眠、功能和认知障碍[137]。在老年癌症患者中，疼痛、抑郁和癌症之间有很强的关联性。老年抑郁症患者对癌症引起的疼痛更为敏感，并且疼痛本身会导致癌症患者抑郁。疲劳是另一个与癌症患者疼痛和抑郁相关的症状。抑郁症的许多躯体症状，如疲劳、厌食、体重减轻和失眠也是潜在癌症的表现，因此很难诊断抑郁症[138]。

认知障碍：老年人更容易患痴呆和谵妄。痴呆是指涉及一个或多个认知领域的认知能力下降[139]。阿尔茨海默病是最常见的痴呆症，其次是血管性痴呆和混合性痴呆。其他类型包括路易体痴呆、额颞叶痴呆、与帕金森病相关的痴呆和假性痴呆[140]。精神错乱是一种急性精神错乱状态，其特征是意识改变，注意力下降。在住院的老年患者中，精神错乱见于 14%～56% 的患者，他们的死亡率在 25%～33% 之间。精神错乱与癌症发病率/死亡率增加、功能下降、医疗费用增加、住院时间延长和疗养院住院时间过长有关[141]。脑肿瘤会损害认知功能和生活质量[142]。癌症相关的认知障碍（CRCI）也被称为化学性脑损伤，通常是由于化疗相关的神经毒性导致。但在非中枢神经系统癌症中也有这种情况，这主要是在未经化疗的乳腺癌中出现[143]。

骨质疏松症：2% 的男性和 10% 的 50 岁以上女性都会有骨质疏松症[144]。骨质疏松者因骨量减少，骨折的风险增加，从而损害生活质量。骨折与慢性疼痛相关并导致功能性残疾。骨质疏松症是癌症治疗的长期并发症。化疗引起的骨质疏松症的各种机制包括性腺功能减退、骨病、营养不良和生长激素缺乏。在第一次骨折发生之前通过测量骨密度来评估骨质疏松症是非常重要的[145]。

营养不良：老年人的营养状况是生活质量、发病率和死亡率的预测因素。衰老与身体正常生理功能的改变有关，这可能损害营养状况。导致老年人营养不良的其他因素包括功能不稳定、抑郁、使用多种药物、长期住院、社会隔离和虚弱加剧。老年人营养不良的患病率在独立生活的个体中为 5%～10%，在养老院患者中为 85% 左右[146]。在 Dewys 等人的一项研究中，化疗前体重减轻与中位数生存率较短、化疗反应率较低和不良的身体状态有关。此外，疾病负担较高的患者体重减轻的发生率较高[147]。

4.2　综合老年人评估（CGA）

CGA 指的是一种多维度、多学科的方法，用于识别老年人的医疗、社会心理和功能限制。它包括评估他们的功能状态（包括步态）、社会支持、多种药物治疗和预先评估，以及对老年综合征的评估，包括视力和听力障碍、尿失禁、跌倒、抑郁、认知障碍、骨质疏松症和营养不良[148]。有各种版本的 CGA，其中许多是缩写，以方便在繁忙的癌症诊所应用。因此，在本节中将它简单地称为老年评估（GA）。

4.2.1　CGA 和老年癌症患者

老年人在临床试验中的代表性不足，有时由于年龄的原因，无法接受标准化疗方案[149]。我们有足够的数据表明，化疗对老年和年轻患者有相似的益处，但老年人也有化疗毒性的风险。在 Hurria 等人的一项前瞻性多中心研究中，功能状态受损是预测老年患者化疗风险的因素之一[150]。最近一项针对乳腺癌患者的研究表明，功能状态和合并症状对预后和生存率有显著影响，高龄未被发现是化疗的禁忌证[135]。由于存在多种合并症，用 ECOG 表现状态评估老年人的功能状态是不够的[151,152]。根据 NCCN 和 SIOG 指南，CGA 应该用于老年癌症患者，以评估他们的健康问题和功能状态[153]。各种研究表明，CGA 的加入可以预测老年癌症患者的发病率和死亡率，提供化疗对其功能状态和其他老年病的影响的信息，并且还可以改善住院和门诊患者的 QOL 和存活率。功能状态本身可预测生存、化疗毒性、术后发病率和死亡率[154]。在 ELCAPA 研究中，有 375 名癌症患者使用 CGA 进行前瞻性随访和评估，结果显示功能损害和营养不良与最初癌症治疗计划的变化独立相关[155]。在另一项研究中，营养不良和活动能力受损与老年癌症患者的早期死亡有关[156]。影响老年人治疗方案的各种因素包括他们的预期寿命、癌症或化疗并发症的风险以及患者是否能够忍受治疗。将从化疗中受益的患者与有较高并发症和不良反应风险的患者区别开来是很重要的[157]。在 CGA 的帮助下，可以识别出 3 组老年患者。第 1 组健康患者（fit）功能独立，无严重共病；第 2 组体弱患者（vulnerable）一种或多种日常生活工具活动（IADLs）要依赖他人和（或）可能出现一种或两种共病状态；第 3 组虚弱患者（frail）。Fit 患者应接受标准治疗，vulnerable 患者大多适合症状管理；frail 患者应调整治疗[158,159]。

最近，SIOG 国际老年肿瘤学会更新了其关于老年癌症患者使用老年评估的建议，测试的各个领域包括功能状态、合并症、认知、心理健康状态、营养、社会地位和支持、疲劳、多药评估和老年综合征的存在[160]。由于 CGA 可能费时且不可能在一般肿瘤诊所中执行，所以已经测试了各种筛选工具，以确定需要用 CGA 进行更广泛评估的患者。在一项前瞻性研究中，对 43 名患者进行了癌症特异性老年评估，结果发现其在门诊患者中是可行的[161]。体弱老年人调查 – 13（VES – 13）是一个自我管理的筛查工具，其能够将患者分层为健康、体弱和虚弱（healthy, vulnerable, and frail），从而确定那些将从更全面的 CGA 评估中受益的人。因此，先用筛查工具确定高风险患者，然后使用 CGA 的两步法更可行，并且也被推荐用于欧洲研究组织国家综合癌症网络（NCCN）的推荐和癌症治疗（EORTC），以及国际老年肿瘤学会（SIOG）指南[162]。

4.2.2 肺癌患者使用 CGA

在肺癌患者中使用 CGA 可以提供额外的临床信息，这些信息通常在肿瘤评估时无法检测到，但可能具有预后意义。在 Girones 等人的单中心前瞻性研究中，对 83 例在任何阶段被诊断为肺癌（76% NSCLC）的患者进行了 CGA，发现约 48.2% 的患者日常生活活动（ADLs）有依赖性，69.9% 的患者依赖于一种或多种日常生活工具活动（IADLS）；近 1/3 的患者老年抑郁量表呈阳性；55.4% 的患者体重下降，48.2% 的患者有老年综合征；72.3% 的患者诊断为虚弱。ECOG-PS、IADL 依赖性、痴呆、抑郁、体重减轻、白蛋白水平和虚弱均与低生存率相关[163]。CGA 变量还可以预测化疗对老年人的影响。MILES 研究的二次分析显示，生活质量和功能评估可预测预后，因此可以帮助选择出可以进行化疗的老年 NSCLC 患者[164]。

接受手术治疗的老年局限性肺癌患者，随着年龄的增长，术后发病率和死亡率也会增加。术前进行老年评估可以预测术后发病率和死亡率。在 Fujinaga 等人的一项前瞻性研究中，对适合手术切除的老年肺癌患者进行了术前 CGA。术前认知功能障碍增加了术后并发症和谵妄的风险，与单纯 PS 相比，依赖 ADLS 更能预测术后并发症[165]。老年性评估，尤其是认知能力和 IADLs 评估，可以改变老年肺癌患者的治疗决策，相比于身体状况健康和虚弱患者，其对体弱患者的影响最大。在一项研究中，它改变了半数体弱肺癌患者的治疗决策[166]。

因此，CGA 为老年肺癌患者的功能评估增加了实质性的信息。它有助于预测患者的生存率、化疗的效果和术后并发症的风险，以及确定需要改变治疗方法的肺癌患者。

4.3 老年人的偏好和认知

随着全球预期寿命的增加，老龄化人口患癌症的可能性增加。多年来，老年人的癌症治疗发生了显著的变化，人们一直致力于为老年人量身定制更好的治疗方案。老年人口在生理、情感、社会、金融和心理因素方面存在差异。心肺状态和肾功能也在决定化疗中起着重要作用。所有这些因素都导致肿瘤学家对这一人群所制定的化疗方案差异很大[167,168]。

老年患者的目标或期望可能与年轻患者不同，特别是在晚期癌症的情况下。在一项对晚期非小细胞肺癌患者进行至少一个周期化疗的研究中，中位生存预期为 4.5 个月的患者选择了有轻度毒性反应的化疗方案，而中位生存预期为 9 个月的患者选择了有严重毒性的化疗方案。当在支持性治疗和化疗之间的选择时，只有 22%

的患者选择可获得 3 个月生存获益的化疗方案；在不延长寿命但能够大幅度减少症状的情况下，68% 的患者选择化疗。老年患者在接受化疗前往往需要更大的获益，与年轻患者相比，他们更倾向于接受支持性治疗而不是化疗[169]。一项前瞻性、观察性队列研究评估了 710 名接受姑息性意向化疗的晚期非小细胞肺癌患者，以确定这些患者中对化疗治疗肿瘤有效预期的普遍看法[170]。大多数人（69%）给出的答案与化疗不太可能治愈癌症的理解不一致。在多变量 logistic 回归分析中，与白人相比，非白人种族（西班牙裔患者，2.82；95% CI 1.51 ~ 5.27；黑人患者，2.93；95% CI 1.80 ~ 4.78）更容易出现这种明显误解。教育水平、功能状态和患者在治疗选择中的作用与对化疗的认知不准确无关。随着年龄的增长，人们对化疗缺乏了解的趋势越来越明显（70 ~ 79 岁年龄组患者为 1.68；95% CI 1.10 ~ 2.59）。此外，与不友好的患者相比，那些对与医生的沟通评价满意但对化疗缺乏了解的患者的情况可能会更糟（OR = 1.90；95% CI 1.33 ~ 2.72）。

4.4　姑息治疗在晚期肺癌中的作用

一项前瞻性随机对照研究评估了转移性 NSCLC 诊断后早期姑息治疗（EPC）对新诊断的门诊患者的治疗结果和临终关怀的影响。在接受随机分组的 151 例患者中，27 例在 12 周内死亡，107 例（其余患者中 86%）完成评估[171]。

癌症治疗 – 肺功能评估量表（FACT – L）的评分范围从 0 ~ 136，评分越高表明生活质量越好。分配到 EPC 组的患者比分配到标准治疗组的患者有更好的生活质量（平均分 98.0 *vs* 91.5；*P* = 0.03）。此外，与标准治疗组相比，姑息治疗组出现抑郁症状的患者更少（16% *vs* 38%；*P* = 0.01）。尽管 EPC 组的患者数量少于接受积极临终关怀的标准治疗组（33% *vs* 54%；*P* < 0.05），但接受 EPC 的患者中位生存期更长（11.6 个月 *vs* 8.9 个月；*P* = 0.02）。这项研究的基于年龄和性别的亚组分析显示，根据年龄和性别，EPC 干预对患者的生活质量和情绪有不同的影响。具体来说，接受 EPC 治疗的男性和年轻患者比单独接受肿瘤治疗的患者有更好的生活质量和情绪。但对于女性和老年患者没有出现这种治疗效果[172]。一项大型多中心研究正在对此类 EPC 干预进行测试，特别是与老年 NSCC 患者相关的研究结果将具有指导意义。

肿瘤科医生在协助老年患者认识化疗的作用和目的方面发挥着关键作用。鉴于人们对化疗的作用普遍存在误解，尤其是少数民族和老年患者，因此，化疗的目标必须明确传达给患者。

参考文献

［1］　American Cancer Society, Cancer Facts & Figures 2015. Accessed 1 Feb 2016

［2］　Howlader N, Noone AM, Krapcho M, Garshell J, Miller D, Altekruse SF, Kosary CL, Yu M, Ruhl J, Tatalovich Z, Mariotto A, Lewis DR, Chen HS, Feuer EJ, Cronin KA（eds）（2014）. SEER Cancer Statistics Review, 1975 – 2011, National Cancer Institute. Bethesda, MD, http：//seer. cancer. gov/csr/1975_ 2011/, based on November 2013 SEER data submission, posted to the SEER web site, April 2014；Accessed 1 Feb 2016

［3］　Henley SJ, Richards TB, Underwood JM, Eheman CR, Plescia M, McAfee TA（2014）Centers for disease control and prevention（CDC）. Lung cancer incidence trends among men and women—United States, 2005 – 2009. MMWR Morb Mortal Wkly Rep 63（1）：1 – 5

［4］　Federal Interagency Forum on Aging – Related Statistics：Older Americans 2010：Key Indicators of WellBeing. http：//www. agingstats. gov/agingstatsdotnet/ Main_ Site/Data/2010 _ Documents/Docs/OA_ 2010. pdf

［5］　Sterlacci W, Stockinger R, Schmid T et al（2012）The elderly patient with surgically resected non – small cell lung cancer—a distinct situation. Exp Gerontol 47：237 – 242

［6］　Rivera C, Falcoz PE, Bernard A, Thomas PA, Dahan M（2011）Surgical management and outcomes of elderly patients with early stage non – small cell lung cancer. Chest 140：874 – 880

［7］　Chambersa A, Routledge T, Pilling J, Scarci M（2010）In elderly patients with lung cancer is resection justified in terms of morbidity, mortality and quality of life? Interact Cardiovasc Thorac Surg 10：1015 – 1021

［8］　Rivera C, Falcoz PE, Bernard A, Thomas PA, Dahan M（2011）Surgical management and outcomes of elderly patients with early stage non – small cell lung cancer. Chest 140：874 – 880

［9］　Port JL, KentM, Krost RJ, Lee PC, Levin MA, Flieder D et al（2004）Surgical resection for lung cancer in the octogenarian. Chest 126

［10］　Olivia F, Marcello CA, Paolo D, Marco L, Franca M, Federico D et al（2011）Surgical treatment of non – small cell lung cancer in octogenarians. Interact CardioVasc Thorac Surg 12：749 – 753

［11］　Nugent WC, Edney MT, Hammerness PG, Dain BJ, Maurer LH, Rigas JR（1997）Non – small cell lung cancer at the extremes of age：impact on diagnosis and treatment. Ann Thorac Surg 63：193 – 197

［12］　Bernet F, Brodbeck R, Guenin M et al（2000）Age does not influence early and late tumor – related outcome for bronchogenic carcinoma. Ann Thorac Surg 69：913 – 918

［13］　Sherman S, Guidot CE（1987）The feasibility of thoracotomy for lung cancer in the elderly. JAMA 258：927 – 930

［14］　Thomas P, Piraux M, Jacques LF, Gregoire J, Bedard P, Deslauriers J（1998）Clinical patterns and trends of outcome of elderly patients with bronchogenic carcinoma. Eur J Cardiothorac Surg 13：266 – 274

［15］　Mizushima Y, Hirofumi N, Sugiyama S et al（1997）Survival and prognosis after pneumonectomy for lung cancer in the elderly. Ann Thorac Surg 64：193 – 198

［16］　Ciriaco P, Zannini P, Carretta A et al（1998）Surgical treatment of non – small cell lung cancer in patients 70 years of age or older. Int Surg 83: 4 - 7

[17] Pagni S, Federicon JA, Ponn RB (1997) Pulmonary resection for lung cancer in octogenarians. Ann Thorac Surg 63: 785 - 789

[18] Yan T, Black D et al (2009) Systematic review and meta - analysis of randomized and nonrandomized trials on safety and efficacy of video - assisted thoracic surgery lobectomy for early - stage non - small - cell lung cancer. J Clin Oncol 27: 2553 - 2562

[19] Jaklitsch MT, DeCamp MM, Liptay MJ et al (1996) Video - assisted thoracic surgery in the elderly: a review of 307 cases. Chest 110: 751 - 758

[20] Koizumi K, Haraguchi S et al (2003) Lobectomy by video - assisted thoracic surgery for lung cancer patients aged 80 years or more. Ann Thorac Cardiovasc Surg 9 (1): 14 - 21

[21] McKenna RJ Jr, Houck W, Fuller CB (2006) Video - assisted thoracic surgery lobectomy: experience with 1100 cases. Ann Thorac Surg 81: 421 - 425; discussion 425 - 426

[22] Mun M, Kohno T (2008) Video - assisted thoracic surgery for clinical stage I lung cancer in octogenarians. Ann Thorac Surg 85: 406 - 411

[23] Berry MF, Hanna J et al (2009) Risk factors for morbidity after lobectomy for lung cancer in elderly patients. Ann Thorac Surg 88: 1093 - 1099

[24] Okami J, Ito Y, Higashiyama M et al (2010) Sublobar resection provides an equivalent survival after lobectomy in elderly patients with early lung cancer. Ann Thorac Surg 90: 1651 - 6

[25] Pagni S et al (1998) Pulmonary resection for malignancy in the elderly: is age still a risk factor? Eur J Cardiothorac Surg 14 (1): 40 - 4; discussion 44 - 45

[26] Agostini JV, Inouye SK (2003) Delirium. In: Hazzard WR, Blass JP, Halter JB, Ouslander JG, Tinetti ME (eds) Principles of geriatric medicine and gerontology, 5th edn. McGraw - Hill, New York, pp 1503 - 1515

[27] Dexter E, Jahangir N et al (2004) Resection for lung cancer in the elderly patient. Thorac Surg Clin 14: 163 - 171

[28] Schuchert MJ, Pettiford BL, Luketich JD et al (2008) Parenchymal - sparing resections: why, when, and how. Thorac Surg Clin 18: 93 - 105

[29] Allen MS, Darling GE, Pechet TT et al (2006) Morbidity and mortality of major pulmonary resections in patients with early - stage lung cancer: initial results of the randomized, prospective ACOSOG Z0030 trial. Ann Thorac Surg 81: 1013 - 1019

[30] Ginsberg RJ, Rubinstein LV (1995) Randomized trial of lobectomy versus limited resection for T1 N0 non - small cell lung cancer: Lung Cancer Study Group. Ann Thorac Surg 60: 615 - 622

[31] Doninguez - Ventura A, Cassini SD et al (2007) Lung cancer in octogenerians: factors affecting long term survival after resection. Eur J cardiothorac surg 32: 370 - 374

[32] Brunelli A, Socci L, Refai M et al (2007) Quality of life before and after major lung resection for lung cancer: a prospective follow - up analysis. Ann Thorac Surg 84: 410 - 416

[33] Salati M, Brunelli A, Xiumè F et al (2009) Quality of life in the elderly after major lung resection for lung cancer. Interact CardioVasc Thorac Surg 8: 79 - 83

[34] Montazeri A, Milroy R, Hole D et al (2003) How quality of life data contribute to our understanding of cancer patients' experiences? A study of patients with lung cancer. Qual Life Res 12: 157 - 166

[35] Yamamoto K, Padilla Alarcon J, Calvo Medina V et al (2003) Surgical results of stage I non - small cell lung cancer: comparison between elderly and younger patients. Eur J Cardiothorac

Surg 23：21 - 25

［36］ Naunheim KS, Kesler KA, D'Orazio SA, Fiore AC, Judd DR（1994）Lung cancer surgery in the octogenarian. Eur J Cardiothorac Surg 8（9）：453 - 456

［37］ Osaki T, Shirakusa T et al（1994）Surgical treatment of lung cancer in the octogenarian. Ann Thorac Surg 57（1）：188 - 192

［38］ Morandi U, Stefani A et al（1997）Results of surgical resection in patients over the age of 70 years with non small cell lung cancer. Eur J Cardiothorac Surg 11：432 - 439

［39］ Mikami I, Koizumi K, Tanaka S（2001）Changes in right ventricular performance in elderly patients who underwent lobectomy using video - assisted thoracic surgery for primary lung cancer. Jpn J Thorac Cardiovasc Surg 49（3）：153 - 159

［40］ Koizumi K, Haraguchi S, Hirata T, Hirai K et al（2003）Video - assisted lobectomy for a lung cancer patient with chronic obstructive pulmonary disease. Jpn J Thorac Cardiovasc Surg 51（11）：569 - 576

［41］ Ishida T, Yokoyama H, Kaneko S, Sugio K, Sugimachi K（1990）Long - term results of operation for non - small cell lung cancer in the elderly. Ann Thorac Surg 50（6）：919 - 922

［42］ Shirvani S, Jiang J, Chang J et al（2012）Comparative effectiveness of five treatment strategies for early - stage non - small cell lung cancer in the elderly. Int J Radiat Oncol Biol Phys 84（5）：1060 - 1070

［43］ Palma D, Visser O, Lagerwaard FJ et al（2010）Impact of introducing stereotactic lung radiotherapy for elderly patients with stage I non small - cell lung cancer：a population - based time - trend analysis. J Clin Oncol 28：5153 - 5159

［44］ Haasbeek C, Palma D, Visser O et al（2012）Early - stage lung cancer in elderly patients：a population - based study of changes in treatment patterns and survival in the Netherlands. doi：10. 1093/annonc/mds081［e - pubaheadofprint］. Ann Oncol 45. Louie AV, Rodrigues G, Hannouf M et al（2011）Withholding stereotactic radiation therapy in elderly patients with stage I non - small cell lung cancer and coexisting COPD is not justified：outcomes of a Markov model analysis. Radiother Oncol 99：161 - 165

［46］ Timmerman R, Paulus R, Galvin J et al（2010）Stereotactic body radiation therapy for inoperable early stage lung cancer. JAMA 303（11）：1070 - 1076

［47］ Baumann P, Nyman J, Hoyer M et al（2009）Outcome in a prospective phase II trial of medically inoperable stage I non - small - cell lung cancer patients treated with stereotactic body radiotherapy. J Clin Oncol 10；27（20）：3290 - 3296. doi：10. 1200/JCO. 2008. 21. 5681. Epub 4 May 2009

［48］ Parashar B, Patel P, Singh P et al（2011）Management of single malignant lung nodules in elderly patients（70 years or older）who are not candidates for lobectomy. Am J Clin Oncol 35（5）：480 - 485

［49］ Hanagiri T, Muranaka H, Hashimoto M et al（1999）Results of surgical treatment of lung cancer in octogenarians. Lung Cancer 23：129 - 133

［50］ Arriagada R, Bergman B, Dunant A et al（2004）Cisplatin - based adjuvant chemotherapy in patients with completely resected non - small - cell lung cancer. N Engl J Med 350：351 - 360

［51］ Winton T, Livingston R, Johnson D et al（2005）Vinorelbine plus cisplatin vs. observation in resected non - small - cell lung cancer. N Engl J Med 352：2589 - 2597

［52］ Douillard JY, Rosell R, De Lena M et al（2006）Adjuvant vinorelbine plus cisplatin versus observation in patients with completely resected stage IB - IIIA nonsmall - cell lung cancer（Adjuvant Navelbine International Trialist Association [ANITA]): a randomized controlled trial. Lancet Oncol 7: 719 - 727

[53] Pignon JP, Tribodet H, Scagliotti GV et al (2008) Lung adjuvant cisplatin evaluation: a pooled analysis by the LACE Collaborative Group. J Clin Oncol 26: 3552 - 3559

[54] NSCLC Meta - Analyses Collaborative Group, Arriagada R, Auperin A et al (2010) Adjuvant chemotherapy, with or without postoperative radiotherapy, in operable non - small - cell lung cancer: two metaanalyses of individual patient data. Lancet 375: 1267 - 1277

[55] Winget M, Stanger J, Gao Z et al (2009) Predictors of surgery and consult with an oncologist for adjuvant chemotherapy in early stage NSCLC patients in Alberta, Canada. J Thorac Oncol 4: 629 - 634

[56] Kassam F, Shepherd FA, Johnston M et al (2007) Referral patterns for adjuvant chemotherapy in patients with completely resected non - small cell lung cancer. J Thorac Oncol 2: 39 - 43

[57] Pepe C, Hasan B, Winton TL et al (2007) Adjuvant vinorelbine and cisplatin in elderly patients: National Cancer Institute of Canada and Intergroup Study JBR. 10. J Clin Oncol 25: 1553 - 1561 (This important secondary analysis was one of the first to investigate the question of whether adjuvant chemotherapy should be prescribed to older patients)

[58] Fruh M, Rolland E, Pignon J - P et al (2008) Pooled analysis of the effect of age on adjuvant cisplatin based chemotherapy for completely resected non - small cell lung cancer. J Clin Oncol 26: 3573 - 3581

[59] Scagliotti GV, Fossati R, Torri V et al (2003) Randomized study of adjuvant chemotherapy for completely resected stage I, II, or IIIA non - small cell lung cancer. J Natl Cancer Inst 95: 1453 - 1461

[60] Cuffe S, Booth CM, Peng Y et al (2012) Adjuvant chemotherapy for non - small - cell lung cancer in the elderly: a population - based study in Ontario, Canada. J Clin Oncol 30 (15): 1813 - 1821

[61] Ganti AK, Williams CD, Gajra A, Kelley MJ (2015) Effect of age on the efficacy of adjuvant chemotherapy for resected non - small cell lung cancer. Cancer 121 (15): 2578 - 2585

[62] Strauss GM, Herndon JE 2nd, Maddaus MA et al (2008) Adjuvant paclitaxel plus carboplatin compared with observation in stage IB non - small - cell lung cancer: CALGB 9633 with the Cancer and Leukemia Group B, Radiation Therapy Oncology Group, and North Central Cancer Treatment Group Study Groups. J Clin Oncol 26 (31): 5043 - 5051

[63] Jalal SI, Riggs HD, Melnyk A et al (2012) Updated survival and outcomes for older adults with inoperable stage III non - small - cell lung cancer treated with cisplatin, etoposide, and concurrent chest radiation with or without consolidation docetaxel: analysis of a phase III trial from the Hoosier Oncology Group (HOG) and US Oncology. Ann Oncol 23: 1730 - 1738

[64] Schild Steven E et al (2007) The value of combined - modality therapy in elderly patients with stage III nonsmall cell lung cancer. Cancer 110 (2): 363 - 8

[65] Langer C, Hsu C, Curran W et al (2002) Elderly patients (pts) with locally advanced nonsmall cell lung cancer (LA - NSCLC) benefit from combined modality therapy: secondary analysis of radiation therapy oncology group (RTOG) 94 - 10. Proc Am Soc Clin Oncol 21: 299a (Abstr 1193)

[66] Rocha Lima C, Herndon J, Kosty M et al (2002) Therapy choices among older patients with lung carcinoma: an evaluation of two trials of the Cancer and Leukemia Group B. Cancer 94: 181 - 187

[67] Paripatia HR, Karlina NJ, Schild SE, Vorab SA, Dueckc AC, Rossa HJ (2012) Multimodality therapy improves survival in elderly patients with locally advanced non – small cell lung cancer—a retrospective analysis. J Geriatric Oncol 3 (2): 104 – 110

[68] Aridgides PD, Janik A, Bogart JA et al (2013) Radiotherapy for stage III non – small – cell lung carcinoma in the elderly (age 70 years). Clin Lung Cancer 14: 674 – 679

[69] Atagi S, Kawahara M, Yokoyama A et al (2012) Thoracic radiotherapy with or without daily low – dose carboplatin in elderly patients with non – small – cell lung cancer: a randomised, controlled, phase 3 trial by the Japan Clinical Oncology Group (JCOG0301). Lancet Oncol 13: 671 – 678

[70] Lee JH, Wu HG, Kim HJ, Kim DW, Lee SH, Kim TM, Kim YW, Heo DS (2012) Influence of comorbidities on the efficacy of radiotherapy with or without chemotherapy in elderly stage III non – small cell lung cancer patients. Cancer Res Treat 44: 242 – 250

[71] Pallis AG, Gridelli C, Wedding U, Faivre – Finn C, Veronesi G, Jaklitsch M, Luciani A, O' Brien M (2014) Management of elderly patients with NSCLC: updated expert's opinion paper: EORTC elderly task force, lung cancer group and international society for geriatric oncology. Ann Oncol 25 (7): 1270 – 83. doi: 10. 1093/annonc/mdu022. Epub 16 Mar 2014

[72] The Elderly Lung Cancer Vinorelbine Italian Study Group (1999) Effects of vinorelbine on quality of life and survival of elderly patients with advanced non – small – cell lung cancer. J Natl Cancer Inst 91: 66 – 72

[73] Kudoh S, Takeda K, Nakagawa K et al (2006) Phase III study of docetaxel compared with vinorelbine in elderly patients with advanced non – small – cell lung cancer: results of the West Japan Thoracic Oncology Group Trial (WJTOG 9904). J Clin Oncol 24 (22): 3657 – 3663

[74] Frasci G, Lorusso V, Panza N et al (2000) Gemcitabine plus vinorelbine versus vinorelbine alone in elderly patients with advanced non – small – cell lung cancer. J Clin Oncol 18 (13): 2529 – 2536

[75] Gridelli C, Perrone F, Gallo C et al (2003) Chemotherapy for elderly patients with advanced nonsmall – cell lung cancer: the multicenter italian lung cancer in the elderly study (MILES) phase III randomized trial. J Natl Cancer Inst 95: 362 – 372

[76] Abe T, Yokoyama A, Takeda K, Ohe Y (2011) Randomized phase III trial comparing weekly docetaxel (D) – cisplatin (P) combination with triweekly D alone in elderly patients (pts) with advanced non – small cell lung cancer (NSCLC): an intergroup trial of JCOG0803/ WJOG4307L. J Clin Oncol 29 (Suppl. 15), [Abstract 7509]

[77] Quoix E, Zalcman G, Oster JP et al (2011) Carboplatin and weekly paclitaxel doublet chemotherapy compared with monotherapy in elderly patients with advanced non – small – cell lung cancer: IFCT – 0501 randomised, phase 3 trial. Lancet 378: 1079 – 1088

[78] Des Guetz G, Uzzan B, Nicolas P, Valeyre D, Sebbane G, Morere JF (2012) Comparison of the efficacy and safety of single – agent and doublet chemotherapy in advanced non – small cell lung cancer in the elderly: a meta – analysis. Crit Rev Oncol Hematol 84 (3): 340 – 349

[79] Langer CJ, Manola J, Bernardo P et al (2002) Cisplatin – based therapy for elderly patients with advanced non – small – cell lung cancer: implications of Eastern Cooperative Oncology Group 5592: a randomized trial. J Natl Cancer Inst 94 (3): 173 – 181

[80] Langer CJ, Vangel M, Schiller J et al (2003) Age – specific subanalysis of ECOG 1594: fit elderly patients (70 – 80 years) with NSCLC do as well as younger pts (<70). Proc Am Soc Clin Oncol 22: 639 [Abstract 2571]

［81］ Gridelli C，Brodowicz T，Langer CJ et al（2012）Pemetrexed therapy in elderly patients with good performance status：analysis of two Phase Ⅲ trials of patients with nonsquamous non－small－cell lung cancer. Clin Lung Cancer 13（5）：340－346

［82］ Zukin M，Barrios CH，Pereira JR et al（2013）Randomized Phase Ⅲ trial of single－agent pemetrexed versus carboplatin and pemetrexed in patients with advanced non－small－cell lung cancer and Eastern Cooperative Oncology Group performance status of 2. J Clin Oncol 31（23）：2849－2853

［83］ Pereira JR，Cheng R，Orlando M，Kim JH，Barraclough H（2013）Elderly subset analysis of randomized Phase Ⅲ study comparing pemetrexed plus carboplatin with docetaxel plus carboplatin as first－line treatment for patients with locally advanced or metastatic non－small cell lung cancer. Drugs R D 13（4）：289－296

［84］ Socinski MA，Langer CJ，Okamoto I et al（2013）Safety and efficacy of weekly nab® paclitaxel in combination with carboplatin as first－line therapy in elderly patients with advanced non－small－cell lung cancer. Ann Oncol 24（2）：314－321

［85］ Zhu J，Sharma DB，Chen AB，Johnson BE，Weeks JC，Schrag D（2013）Comparative effectiveness of three platinum－doublet chemotherapy regimens in elderly patients with advanced non－small cell lung cancer. Cancer 119（11）：2048－2060

［86］ Corre R，Greillier L，Le Caë H et al（2016）Use of a comprehensive geriatric assessment for the management of elderly patients with advanced non－small－cell lung cancer：the Phase Ⅲ randomized ESOGIA－GFPC－GECP 08－02 Study. J Clin Oncol. pii：JCO635839.［Epub ahead of print］

［87］ Sandler A，Gray R，Perry MC et al（2006）Paclitaxel carboplatin alone or with bevacizumab in non－small cell lung cancer. N Engl J Med 355：2542－2550

［88］ Ramalingam SS，Dahlberg SE，Langer CJ et al（2008）Outcomes for elderly，advanced－stage non small cell lung cancer patients treated with bevacizumab in combination with carboplatin and paclitaxel：analysis of Eastern Cooperative Oncology Group Trial 4599. J Clin Oncol 26：60－65

［89］ Leighl NB，Zatloukal P，Mezger J et al（2010）Efficacy and safety of bevacizumab－based therapy in elderly patients with advanced or recurrent nonsquamous non small cell lung cancer in the phase Ⅲ BO17704 study（AVAiL）. J Thorac Oncol 5：1970－1976

［90］ Laskin J，Crinò L，Felip E et al（2012）Safety and efficacy of first－line bevacizumab plus chemotherapy in elderly patients with advanced or recurrent nonsquamous non small cell lung cancer：safety of avastin in lung trial（MO19390）. J Thorac Oncol 7：203－211

［91］ Langer CJ，Socinski MA，Patel JD，Sandler AB，Schiller JH，Leon L，Hazard SJ，Ramalingam SS（2015）Isolating the role of bevacizumab in elderly patients with previously untreated nonsquamous non－small cell lung cancer：secondary analyses of the ECOG 4599 and Point-Break trials. Am J Clin Oncol

［92］ Barlesi F，Scherpereel A，Rittmeyer A et al（2013）Randomized Phase Ⅲ trial of maintenance bevacizumab with or without pemetrexed after first－line induction with bevacizumab，cisplatin，and pemetrexed in advanced nonsquamous non－small－cell lung cancer：AVAPERL（MO22089）. J Clin Oncol 31（24）：3004－3011

［93］ Patel JD，Socinski MA，Garon EB et al（2013）PointBreak：a randomized Phase Ⅲ study of pemetrexed plus carboplatin and bevacizumab followed by maintenance pemetrexed and bevacizumab versus paclitaxel plus carboplatin and bevacizumab followed by maintenance bevacizumab in patients with stage IIIb or IV nonsquamous non – small – cell lung cancer. J Clin Oncol 31 (34): 4349 – 4357

[94] Zhu J, Sharma DB, Gray SW, Chen AB, Weeks JC, Schrag D (2012) Carboplatin and paclitaxel with vs. without bevacizumab in older patients with advanced non – small cell lung cancer. JAMA 307 (15): 1593 – 1601

[95] Garon EB, Ciuleanu TE, Arrieta O et al (2014) Ramucirumab plus docetaxel versus placebo plus docetaxel for second – line treatment of stage IV non – small – cell lung cancer after disease progression on platinum – based therapy (REVEL): a multicentre, double – blind, randomised phase 3 trial. Lancet 384 (9944): 665 – 673

[96] Costa DB, Kobayashi S, Tenen DG et al (2007) Pooled analysis of the prospective trials of gefitinib monotherapy for EGFR – mutant non – small cell lung cancers. Lung Cancer 58: 95 – 103

[97] Miller VA, Riely GJ, Zakowski MF et al (2008) Molecular characteristics of bronchioloalveolar carcinoma and adenocarcinoma, bronchioloalveolar carcinoma subtype, predict response to erlotinib. J Clin Oncol 26: 1472 – 1478 (Abstract/FREE Full Text)

[98] Jackman DM, Miller VA, Cioffredi LA et al (2009) Impact of epidermal growth factor receptor and KRAS mutations on clinical outcomes in previously untreated non – small cell lung cancer patients: results of an online tumor registry of clinical trials. Clin Cancer Res 15: 5267 – 5273

[99] Crinò L, Cappuzzo F, Zatloukal P et al (2008) Gefitinib versus vinorelbine in chemotherapy – naive elderly patients with advanced non – small – cell lung cancer (INVITE): a randomized, phase II study. J Clin Oncol 26 (26): 4253

[100] Jackman DM, Yeap BY, Lindeman NI et al (2007) Phase II clinical trial of chemotherapy – naive patients > or = 70 years of age treated with erlotinib for advanced non – small – cell lung cancer. J Clin Oncol 25 (7): 760

[101] Wheatley – Price P, Ding K, Seymour L et al (2008) Erlotinib for advanced non – small – cell lung cancer in the elderly: an analysis of the National Cancer Institute of Canada Clinical Trials Group Study BR. 21. J Clin Oncol 26: 2350 – 2357

[102] Merimsky O, Cheng CK, Au JS, von Pawel J, Reck M (2012) Efficacy and safety of first – line erlotinib in elderly patients with advanced non – small cell lung cancer. Oncol Rep 28 (2): 721 – 727

[103] Rosell R, Carcereny E, Gervais R et al (2012) Erlotinib versus standard chemotherapy as first – line treatment for European patients with advanced EGFR mutation – positive non – small – cell lung cancer (EURTAC): a multicentre, open – label, randomized phase 3 trial. Lancet Oncol 13: 239 – 246

[104] Pirker R, Pereira JR, Szczesna A, von Pawel J, Krzakowski M, Ramlau R (2009) Cetuximab plus chemotherapy in patients with advanced non – small – cell lung cancer (FLEX): an open – label randomised Phase III trial. Lancet 373 (9674): 1525 – 1531

[105] Maemondo M, Inoue A, Kobayashi K et al (2010) Gefitinib or chemotherapy for non – small – cell lung cancer with mutated EGFR. N Engl J Med 362: 2380 – 2388

[106] Sequist LV, Yang JCH, Yamamoto N et al (2013) Phase III study of afatinib or cisplatin plus pemetrexed in patients with metastatic lung adenocarcinoma with EGFR mutations. JCO 31 (27): 3327 – 3334

[107] Wu YL, Zhou C, Hu CP et al (2014) Afatinib versus cisplatin plus gemcitabine for first – line

treatment of Asian patients with advanced non – small – cell lung cancer harbouring EGFR mutations（LUX – Lung 6）：an open – label, randomised phase 3 trial. Lancet Oncol 15（2）：213 – 22. doi：10. 1016/S1470 – 2045（13）70604 – 1. Epub 2014 Jan 15

[108] Douillard J – Y, Ostoros G, Cobo M et al（2014）First – line gefitinib in Caucasian EGFR mutation – positive NSCLC patients：a phase – IV, open – label, single – arm study. Br J Cancer 110：55 – 62

[109] Shaw AT, Kim DW, Nakagawa K et al（2013）Crizotinib versus chemotherapy in advanced ALK – positive lung cancer. N Engl J Med 368（25）：2385

[110] Solomon BJ, Mok T, Kim DW et al（2014）First – line crizotinib versus chemotherapy in ALK – positive lung cancer. N Engl J Med 371（23）：2167 – 2177

[111] Shaw AT, Kim DW, Mehra R et al（2014）Ceritinib in ALK – rearranged non – small – cell lung cancer. N Engl J Med 370：1189 – 1197

[112] Santarpia M, Altavilla G, Rosell R（2015）Alectinib：a selective, next – generation ALK inhibitor for treatment of ALK – rearranged non – small – cell lung cancer. Expert Rev Respir Med 9（3）：255 – 68. doi：10. 1586/17476348. 2015. 1009040

[113] Pardoll DM（2012）The blockade of immune checkpoints in cancer immunotherapy. Nat Rev Cancer Nat Rev Cancer 12（4）：252 – 264

[114] Keir ME, Butte MJ, Freeman GJ et al（2008）PD – 1 and its ligands in tolerance and immunity. Annu Rev Immunol 26（1）：677 – 704

[115] Dong H, Strome SE, Salomao DR et al（2002）Tumor – associated B7 – H1 promotes T – cell apoptosis：a potential mechanism of immune evasion. Nat Med 8（9）：1039

[116] Brahmer J, Reckamp KL, Baas P et al（2015）Nivolumab versus docetaxel in advanced squamous – cell non – small – cell lung cancer. N Engl J Med 373（2）：123 – 135

[117] Brahmer JR（2013）Harnessing the immune system for the treatment of non – small – cell lung cancer. J Clin Oncol 31（8）：1021 – 1028

[118] Borghaei H, Paz – Ares L, Horn L et al（2015）Nivolumab versus docetaxel in advanced nonsquamous non – small – cell lung cancer. N Engl J Med 373（17）：1627 – 1639

[119] Inouye SK, Studenski S, Tinetti ME et al（2007）Geriatric syndromes：clinical, research, and policy implications of a core geriatric concept. J Am Geriatr Soc 55（5）：780 – 791

[120] Mohile SG, Fan L, Reeve E et al（2011）Association of cancer with geriatric syndromes in older medicare beneficiaries. J Clin Oncol 29（11）：1458 – 1464

[121] http：//www. cancernetwork. com/review – article/geriatric – syndromes – and – assessment – oldercancer – patients/page/0/1. Accessed 2 Feb 2016

[122] Loh KY, Ogle J（2004）Age related visual impairment in the elderly. Med J Malaysia 59（4）：562 – 8, quiz 569

[123] Kelly M（1996）Medications and the visually impaired elderly. Geriatric Nursing 17（2）：60 – 62

[124] http：//www. nidcd. nih. gov/health/statistics/pages/quick. aspx 125. Ciorba A, Bianchini C, Pelucchi S et al（2012）The impact of hearing loss on the quality of life of elderly adults. CIA, Clin Interv Aging 159

[126] Yueh B, Shekelle P（2007）Quality indicators for the care of hearing loss in vulnerable elders. J Am Geriatr Soc 55

[127] Rademaker – Lakhai JM, Crul M, Zuur L et al（2006）Relationship between cisplatin administration and the development of ototoxicity. J Clin Oncol 24（6）：918 – 924

[128] Lin FR, Metter EJ, O'Brien RJ et al (2011). Hearing Loss and Incident Dementia. Arch Neurol Arch Neurol 68 (2)

[129] Holroyd-Leduc JM, Tannenbaum C, Thorpe KE et al (2008) What type of urinary incontinence does this woman have? JAMA 299 (12): 1446 - 1456. doi: 10. 1001/jama. 299. 12. 1446

[130] Erdem N, Chu FM (2006) Management of overactive bladder and urge urinary incontinence in the elderly patient. Am J Med 119 (3): 29 - 36

[131] Diokno AC, Brown MB, Herzog AR (1991) Relationship between use of diuretics and continence status in the elderly. Urology 38 (1): 39 - 42

[132] Tinetti ME (1995) Shared risk factors for falls, incontinence, and functional dependence. Unifying the approach to geriatric syndromes. J Am Med Assoc 273 (17): 1348 - 1353

[133] Stone CA, Lawlor PG, Savva GM et al (2012) Prospective study of falls and risk factors for falls in adults with advanced cancer. J Clin Oncol 30 (17): 2128 - 2133

[134] Vestergaard P, Rejnmark L, Mosekilde L (2009) Fracture risk in patients with different types of cancer. Acta Oncol 48 (1): 105 - 115

[135] Hile ES, Fitzgerald GK, Studenski SA (2010) Persistent mobility disability after neurotoxic chemotherapy. Phys Ther 90 (11): 1649 - 1657

[136] Fiske A, Wetherell JL, Gatz M (2009) Depression in older adults. Annu Rev Clin Psychol 5 (1): 363 - 389

[137] Cole MG, Dendukuri N (2003) Risk factors for depression among elderly community subjects: a systematic review and meta-analysis. Am J Psychiatry AJP 160 (6): 1147 - 1156

[138] Spoletini I, Gianni W, Repetto L et al (2008) Depression and cancer: an unexplored and unresolved emergent issue in elderly patients. Crit Rev Oncol/Hematol 65 (2): 143 - 155

[139] American Psychiatric Association (2013) Diagnostic and statistical manual of mental disorders, fifth edition (DSM-5). American Psychiatric Association, Arlington, VA 140. Small GW (1998) Differential diagnosis and early detection of dementia. Am J Geriatr Psychiatry 6 (2)

[141] Leslie DL, Inouye SK (2011) The importance of delirium: economic and societal costs. J Am Geriatr Soc 59

[142] Shen C, Bao WM, Yang BJ et al (2012) Cognitive deficits in patients with brain tumor. Chin Med J (Engl) 125 (14): 2610 - 2617

[143] Wefel JS, Kesler SR, Noll KR et al (2014) Clinical characteristics, pathophysiology, and management of noncentral nervous system cancer-related cognitive impairment in adults. CA Cancer J Clin 65 (2): 123 - 138

[144] http: //www. cdc. gov/nchs/fastats/osteoporosis. htm

[145] Pfeilschifter J, Diel IJ (2000) Osteoporosis due to cancer treatment: pathogenesis and management. J Clin Oncol 18 (7): 1570 - 1593

[146] Brownie S (2006) Why are elderly individuals at risk of nutritional deficiency? Int J Nurs Pract 12 (2): 110 - 118

[147] Dewys WD, Begg C, Lavin PT et al (1980) Prognostic effect of weight loss prior to chemotherapy in cancer patients. Eastern cooperative oncology group. Am J Med 69 (4): 491 - 497

[148] Devons CA (2002) Comprehensive geriatric assessment: making the most of the aging years. Curr Opin Clin Nutr Metab Care 5 (1): 19 - 24

［149］　Talarico L（2004）Enrollment of elderly patients in clinical trials for cancer drug registration：a 7 - Year experience by the us food and drug administration. J Clin Oncol 22（22）：4626 - 4631

［150］　Hurria A, Togawa K, Mohile SG et al（2011）Predicting chemotherapy toxicity in older a-dults with cancer：a prospective multicenter study. J Clin Oncol 29（25）：3457 - 3465

［151］　Sonmez OU, Arslan UY, Esbah O et al（2014）Effects of comorbidities and functional living activities on survival in geriatric breast cancer patients. Wo Wspolczesna Onkologia 3：204 - 210

［152］　Repetto L（2002）Comprehensive geriatric assessment adds information to eastern cooperative oncology group performance status in elderly cancer patients：an Italian Group for Geriatric Oncology Study. J Clin Oncol 20（2）：494 - 502

［153］　Extermann M, Aapro M, Bernabei R et al（2005）Use of comprehensive geriatric assessment in older cancer patients：recommendations from the task force on CGA of the International So-ciety of Geriatric Oncology（SIOG）. Crit Rev Oncol Hematol 55（3）：241 - 252

［154］　Extermann M, Hurria A（2007）Comprehensive geriatric assessment for older patients with cancer. J Clin Oncol 25（14）：1824 - 1831

［155］　Caillet P, Canoui - Poitrine F, Vouriot J et al（2011）Comprehensive geriatric assessment in the decision - making process in elderly patients with cancer：ELCAPA study. J Clin Oncol 29（27）：3636 - 3642

［156］　Soubeyran P, Fonck M, Blanc - Bisson C et al（2012）Predictors of early death risk in older patients treated with first - line chemotherapy for cancer. J Clin Oncol 30（15）：1829 - 1834

［157］　Balducci L（2000）Management of cancer in the older person：a practical approach. Oncolo-gist 5（3）：224 - 237

［158］　Balducci L（2000）Management of cancer in the older person：a practical approach. Oncolo-gist 5（3）：224 - 237

［159］　Balducci L, Stanta G（2000）Cancer in the frail patient. Hematol Oncol Clin North Am 14（1）：235 - 250

［160］　Wildiers H, Heeren P, Puts M et al（2014）International society of geriatric oncology consen-sus on geriatric assessment in older patients with cancer. J Clin Oncol 32（24）：2595 - 2603

［161］　Hurria A, Supriya G, Marjorie Z et al（2005）Developing a cancer - specific geriatric assess-ment. Cancer 104（9）：1998 - 2005

［162］　Wildiers H, Cindy K（2012）Comprehensive geriatric assessment（cga）in older oncological patients：why and how? J Geriatr Oncol 3（2）：174 - 176

［163］　Gironés R, Dolores T, Inma M et al（2012）Comprehensive geriatric assessment（CGA）of elderly lung cancer patients：a single - center experience. J Geriatr Oncol 3（2）：98 - 103

［164］　Maione P（2005）Pretreatment quality of life and functional status assessment significantly pre-dict survival of elderly patients with advanced non - small - cell lung cancer receiving chemo-therapy：a prognostic analysis of the multicenter italian lung cancer in the elderly study. J Clin Oncol 23（28）：6865 - 6872

［165］　Fukuse T, Naoki S, Kyoko H, Fujinaga T（2005）Importance of a comprehensive geriatric assessment in prediction of complications following thoracic surgery in elderly patients. Chest 127（3）：886 - 891

［166］　Aliamus V, Adam C, Druet - Cabanac M et al（2011）Geriatric assessment contribution to treatment decision – making in thoracic oncology. Rev Lung Dis 28 (9): 1124 – 1130

[167] Puts MTE, Girre V, Monette J, Wolfson C, Monette M, Batist G et al (2010) Clinical experience of cancer specialists and geriatricians involved in cancer care of older patients: a qualitative study. Crit Rev Oncol Hematol 74: 87 – 96

[168] Wan – Chow – Wah D, Monette J, Monette M, Sourial N, Retornaz F, Batist G et al (2011) Difficulties in decision making regarding chemotherapy for older cancer patients: a census of cancer physicians. Crit Rev Oncol Hematol 78: 45 – 58

[169] Silvestri G, Pritchard R, Welch HG (1998) Preferences for chemotherapy in patients with advanced non – small cell lung cancer: descriptive study based on scripted interviews. BMJ 317: 771 – 775

[170] Weeks JC, Catalano PJ, Cronin A et al (2012) Patients' expectations about effects of chemotherapy for advanced cancer. N Engl J Med 367 (17): 1616 – 1625

[171] Temel J, Greer J et al (2010) Early palliative care for patients with metastatic non – small – cell lung cancer. N Engl J Med 363: 733 – 742

[172] Nipp RD, Greer JA, El – Jawahri A et al (2016) Age and gender moderate the impact of early palliative care in metastatic non – small cell lung cancer. Oncologist 21 (1): 119 – 126

第 13 章
肺癌的多学科管理

Megan E. Daly and Jonathan W. Riess

摘要

　　不管肺癌患者处于哪个分期，最优化的多学科治疗都应该整合关键的相关医学专业，不仅应包括内科、外科和放射肿瘤科，还应包括肺病科、介入治疗、诊断放射学、病理学、姑息治疗和支持治疗（如物理治疗、病例管理、戒烟和营养支持）。多学科管理应始于依靠疾病的病理和分子表型进行分期和组织诊断，延伸到选择一种或多种治疗方式，对治疗及癌症相关症状进行管理，以及患者的生存和临终关怀。优化整合的多学科治疗可以减少治疗延迟，改善癌症相关结局，并提升患者生活质量。我们主要对多学科管理在早期、局部晚期和转移性肺癌患者各个阶段的治疗过程中的关键问题进行讨论。

关键词

　　多学科治疗；非小细胞肺癌；多模式治疗；综合治疗

目录

M. E. Daly (✉)
Department of Radiation Oncology, University of California Davis Comprehensive Cancer Center, 4501 X Street, Sacramento, CA 95817, USA
e – mail: medaly@ucdavis.edu

J. W. Riess (✉)
Department of Internal Medicine, Division of Hematology/Oncology, University of California Davis Comprehensive Cancer Center, 4501 X Street, Sacramento, CA 95817, USA
e – mail: jwriess@ucdavis.edu

1 肿瘤委员会：传统模式和分子模式

肿瘤会议或多学科肿瘤委员会（MTB）可以将患者的影像结果、病理结果和临床信息进行回顾，以提供一致的分期和治疗建议[1]。癌症委员会和美国外科医师学会均要求将 MTB 作为认证标准[2]。胸部肿瘤委员会或讨论组的主要参与者包括内科、外科和放射肿瘤学家、放射科医生、病理学家和肺科医生。此外，社会工作者、营养学家、肿瘤科护士、规培医生、临床研究协调员、疼痛管理和姑息治疗专家的参与也会给患者带来获益[3]。根据不同情况，多学科肿瘤委员会人员可能覆盖所有类型的癌症治疗专家，或是只针对特定类型的癌症治疗专家。

2007 年发表的一篇系统性综述发现，多学科肿瘤委员会的介入提升了癌症诊断、治疗规划、患者预后及满意度[4]。最近一项前瞻性单机构队列研究发现，多学科肿瘤委员会检查对 40% 肺癌患者的治疗方案产生了积极影响[5]。另一机构的队列研究同样发现，多学科小组会议对 58% 患者的共识治疗计划产生了积极影响[6]。对于较小的社区中心来说，无需正式的 MTB 流程，电话会议或"虚拟"肿瘤委员会就可以完成医疗诊所中患者的多学科治疗建议[7, 8]。一个三级护理中心的 1222 名非小细胞肺癌患者在实施 MTB 前（$n = 535$）后（$n = 687$），发现在 MTB 实施可以使接受完整的分期评级的患者数目显著增加（79% vs 93%，$P < 0.0001$），治疗前进行多学科评估的患者显著增加（62% vs 96%，$P < 0.0001$），且参照国家综合癌症网络的指南（NCCN）进行治疗的患者显著增加（81% vs 97%；$P < 0.0001$），

在肿瘤委员会的干预后，从诊断到治疗的间隔减少了 27 ～ 17 天（$P < 0.0001$）[9]。

尽管单中心研究提示多学科肿瘤委员的干预会有很多益处，但很少有研究将肿瘤委员会的干预与癌症特异性生存率联系起来。一项大型多中心回顾性队列研究使

用苏格兰癌症登记处的数据，证实了在苏格兰某健康委员会监管区域采用多学科乳腺癌治疗方式，与不采用多学科的治疗模式相比，有症状的患者的总生存率有所改善[10]。然而，这类研究在肺癌方面还是很少。使用退伍军人事务部中央癌症登记处（包括接受特定分期的推荐治疗）对退伍军人事务系统进行的一项大型分析，评估MTB 的使用与肺癌、前列腺癌、乳腺癌、淋巴瘤、多发性骨髓瘤和结肠癌患者的癌症治疗质量之间的相关性，都未能确定肿瘤委员会对癌症治疗的措施及方法与治疗质量或患者生存期之间有明确的联系[11]。然而，在调整重复测量方法后只有护理质量这项与肿瘤委员会的参与有统计学相关性，而接受同步放化疗的局限期小细胞肺癌患者及无法手术切除的Ⅲ期非小细胞肺癌患者，经过多重统计学比较校正后，仍未显示出其治疗受益与肿瘤委员会参与相关。非小细胞肺癌或小细胞肺癌患者的生存期与肿瘤委员会的介入与否并不相关。这项研究及多篇相关论文[12 - 14]的作者们针对这个失败结果，提出了许多可能的潜在原因，来明确治疗效果和生存期与肿瘤委员会的关系。值得注意的是，肿瘤委员会的具体组织结构，如临床医生参与、参与形式和参与频率都没有记录，也没有说明多学科肿瘤委员会参与会诊的每个退伍军人事务数据库中的癌症患者的所占百分比。此外，肿瘤委员会所讨论的纳入病例究竟是回顾性研究还是前瞻性研究，也不清楚。研究结果显示，仅建立一个多学科肿瘤委员会是不足以广泛影响癌症治疗的质量和结果的。而且，多学科管理的更细微的细节并没有在退伍军人事务部的肿瘤委员会管理中体现出来，这可能是仅在单一机构研究中发现了多学科肿瘤委员会有益处的原因。

许多提升多学科肿瘤委员会的质量和效率的举措已被报道。Lamb 和他的同事提出了一种新的用于提升多组分质量的干预方法，包括通过讲座、交互式研讨会和进行团队培训；设计质量改进检查表用于支持临床决策；培训住院医师掌握多学科肿瘤委员会参与病例讨论的准备及人员结构；向肿瘤委员会成员提供书面材料，列出治疗决策所需的临床信息[15]。本研究以干预前和干预后分析为对照，作者发现经对肿瘤委员会干预后，其达成临床决策的能力、提供的信息质量和团队合作质量均有所提高。本研究发现达成一致临床决策的障碍包括：患者影像、病理资料不足及不合适的患者入组。总之，尽管单机构研究结果表明，多学科肿瘤委员会可能会使患者的肿瘤分期和多学科评估更加完整，改变患者管理，减少治疗延误，但是，为了提升多学科肿瘤委员会对癌症患者预后的干预效果，质量改进过程是必要的。

随着肺癌和其他肿瘤有效靶向治疗的发现及下一代测序技术成本的指数性下降，许多癌症中心正在建立分子肿瘤委员会。成立这些肿瘤委员会的目的是针对发现的患者的肿瘤分子变异从而给予合适的治疗方案。除了标准肿瘤委员会的参与者（如临床医生、病理学家和放射学家）外，分子肿瘤委员会还可能包括基础科学家、遗传学家和生物信息学专家。

在一项单中心评估中，很多在分子肿瘤委员会接受分子诊断治疗指导的患者，对治疗有反应（3/11＝27%）[16]。这些分子肿瘤委员会的一个重要作用是确定那些最有可能驱动肿瘤发生的基因变异，以及不太可能影响肿瘤生长的非功能性突变基因。另一个同样重要的作用是匹配相应潜在可行的分子改变，以进行合适的治疗，而不考虑这种肿瘤是否是美国食品药品监督管理局批准的适应证或是临床试验，例如克唑替尼用于治疗发生 ALK 重排的非小细胞肺癌。越来越多的临床试验是基于分子检测的结果进行匹配治疗，如肺鳞癌 Lung MAP（Master Protocol）[17]或美国国家癌症研究中心的 MATCH 项目[18]。

2 多学科参与的组织学诊断和分期

肺癌患者的管理应从组织学诊断和分期开始，在治疗层面上，多学科的加入往往是至关重要的。获取肿瘤组织是为了证实恶性诊断，建立组织学亚型。测序技术的逐渐应用可以鉴定一些激活突变，这些突变可以预测某些生物制剂（如酪氨酸激酶抑制剂）的反应。预先进行的多学科讨论能够确定适合患者个体的解剖、放射学诊断和潜在的治疗选择，这样可以减少多余的程序，确保获得足够的组织取材标本和分期信息，并使针对性的肿瘤治疗得以开始。决策要点包括是否应该从原发性肿瘤、淋巴结或转移性沉积物中取材组织；是否需要病理分期或只需要简单的组织学诊断；是否需要穿刺抽吸、组织活检或需要更多的肿瘤组织，以建立诊断并进行分子诊断。早期的多学科讨论应该减少多余的步骤，包括避免提供组织不足或分期信息不完整的活检。

局部肿瘤的早期决策要点包括是否有必要进行全面的病理纵隔分期。对于局限于胸部的肿瘤，特别是在考虑手术时，通常建议对多个纵隔淋巴结进行系统性组织取样和全面的淋巴结病理分期。然而，是否需要进行系统的淋巴结分期或简单的组织确认取决于影像的疾病负荷和诊疗计划。对有明确的体积较大的浸润性纵隔淋巴结病变的患者很少进行系统性病理分期，通常直接采用非手术治疗。而影像学检查考虑淋巴结阴性或不确定的患者应进行病理评估，决定是否需要进行手术。对影像学上可疑的淋巴进行活检，对确定计划进行放化疗的非手术患者的放疗范围有重要作用。最终，所有关于诊断和治疗的意见将简化活检和病理分期的过程。

对纵隔的病理分期可以通过超声支气管镜（EBUS）进行，也可以采用纵隔镜或纵隔切开手术。一项随机对照研究通过比较 EBUS 与手术分期方式发现，只有当 EBUS 在病理学上呈阴性时，采用前期内镜检查和手术分期相结合的方法可以提高诊断灵敏度，降低成本，减少不必要的开胸手术[19, 20]。对一种技术的选择应平衡医院的学科专业，所选方法的潜在并发症，系统治疗和分子治疗所需的组织标本类型和数量，预期治疗开始的时间范围以及活检部位的解剖位置局限性。

对于不需要进行全面纵隔病理分期的患者，应选择合适的活检技术和靶部位，包括评估肿瘤位置和选取经皮或支气管的可行性，以及根据组织学诊断对诊疗计划进行全面的评估。在 CT 引导下，可以通过手术或经皮定位到原发性肿瘤处。纵隔和肺门淋巴结取材可以通过手术进行，也可以通过有或没有 EBUS 引导的支气管介入取材，也可以通过经食管超声，或 CT 引导下经皮操作[21]。细针抽吸活组织检查（FNA）可能适用于恶性肿瘤的简单细胞学确诊，但常常不足以进行分子学检测，也无法提供足够的组织来进行大规模的免疫组织化学（IHC）检查。核心样本对于区分某些组织学亚型，如小细胞癌和非典型类癌，是非常重要的，也通常需要进行分子检测。通过纵隔镜或纵隔切开术、电视辅助胸腔镜手术（VATS）或开胸术进行的外科活检常可以获得更多的肿瘤组织，并可以取到经皮 CT 引导或经 EBUS 无法到达部位的肿瘤和淋巴结。准备入组特定临床试验的患者可能需要更多的组织标本用于病理检验评估是否合格[22]。有时，可能需要其他学科的外科专家参与转移部位的组织确认过程，包括切除单发转移灶或有症状的脑转移病灶或在胸部以外的其他部位进行手术活检。

确保取材足够的肿瘤组织样本对于分子检测至关重要，特别是对于有 EGFR 突变和 ALK 重排的患者，FDA 批准的疗法如厄洛替尼和克唑替尼可以显著改变患者的临床进程并引起肿瘤显著消退。目前的指南建议在 2 周或 10 个工作日内获得 EGFR和 ALK 的结果[23]。

3　治疗的及时性

多学科参与对于确保及时、协同的治疗也至关重要。

部分研究表明，肺癌患者治疗的延迟与生存更差之间存在相关性。最近一项使用医疗保险数据（Medicare）的大型分析发现，局限期肿瘤患者和预计生存时间大于 1 年及时开始肿瘤针对性治疗的转移性肿瘤患者，生存率有明显提高。但是，局部进展期疾病的治疗延迟与生存率之间没有特定的相关性，而且有肿瘤转移的患者生存率甚至会减低，虽然这些转患者很快接受治疗，但还是会在一年内死亡[24]。作者推测，对于某些亚组来说，让病情更重、更危急的患者更快开始治疗可能会混淆结果。其他研究也同样发现了临床"应急"治疗与生存率之间呈负相关[25]。尽管现在对生存率和迅速开展治疗之间关系的仍不完全了解，但是考虑到肺癌快速增长及治疗延迟可能导致的分期升高，避免治疗延误被公认是一种更好的做法。几项小型回顾性研究也表明，在等待放化疗开始的期间，疾病进展是一个大问题，会导致部分患者肿瘤体积增大和转移进展[26, 27]。

4 早期疾病的多学科管理

一旦被确诊为肺癌，患者的多学科管理进程会进入治疗阶段。对于早期非小细胞肺癌（NSCLC），其治疗参与者可能涉及胸外科医生、放疗科医生和（或）肿瘤内科医生。对于Ⅰ期非小细胞肺癌，其治疗标准仍是肺叶切除术或肺切除术，纵隔淋巴结取样，并根据病理情况辅助全身治疗。然而，许多患者的身体状况不能耐受肺叶切除术后继发的心脏、肺部或其他部位合并症。临床上不适合手术的患者可能更适合做亚肺叶切除术，但在随机对照试验中发现这些患者的局部失败风险较高[28]。立体定向放射治疗（SBRT）是一种无创性、精确的放射消融性治疗技术，可提供1~5个部位以上的放射治疗，对于不适合手术患者来说是一种不错的选择。在前瞻性临床试验中，SBRT的5年病变部位控制率超过80%，5年生存率约45%~50%[29, 30]。目前SBRT也在可手术切除的人群中进行了研究。放射治疗肿瘤学组（RTOG）0618招募了33例早期可手术的NSCLC患者给予SBRT治疗，患者接受54Gy的3个部位以上的放射治疗，2年内肺叶、局域和远处控制失败的发生率分别为19.2%、11.7%和15.4%。2年无进展生存率为65.4%。

一些研究曾尝试将可手术或介于手术非手术边缘的患者纳入SBRT与肺叶切除[31,32]或亚肺叶切除术[33]的前瞻性随机对照研究，但均失败了。STARS试验是一项国际性的、公司赞助的Ⅲ期随机试验，该试验进行肺叶切除和使用射波刀系统的SBRT的疗效对比。该研究因在4年的时间里只入组了36名患者，故在2013年被终止[31]。ROSEL试验是由阿姆斯特丹自由大学医学中心赞助的一项类似的随机试验，同样由于入组患者太少而提前结束。美国外科医师学会肿瘤组（ACOSOG）Z4099/放疗肿瘤组（RTOG）1021是一项大的组间合作，将高风险的可手术的早期NSCLC患者随机分组到亚叶切除（有或无近距离放射治疗）和SBRT。这项合作由于入组困难而早早关闭。最近对58名参与Stars和Rosel试验的患者进行了汇总和分析。SBRT组3年总生存率为95%，手术组为79%（HR=0.14；CI 0.017~1.190），$P=0.037$[34]。作者得出结论，SBRT可能是可手术患者的一种选择，但考虑到患者入组人数较少和随访时间短，还需要进行额外的随机试验。一项大型单机构回顾性比较发现，SBRT和楔形切除术的病因特异生存率相同[33]。

对于高危患者来说，在治疗前由外科医生和放射肿瘤学家进行早期会诊，可以就每种疗法对特定患者的适用性进行知情讨论，并为患者提供所有治疗选择。在肿瘤委员会或其他多学科的专家对所有影像学资料进行全面的分析，可以确保完整的分期评估。在此基础上，可以充分讨论任何潜在的患者特异性或解剖学障碍，对介于手术非手术边缘的患者选择手术切除或SBRT治疗。由于许多手术切除的患者是可以辅以全身治疗的潜在候选者，包括肿瘤内科医生在内的多学科团队的早期参与也有助于制定辅助治疗策略，并确保对潜在可行的临床试验进行评估。最后，早期多学科投入可以与治疗期间和治疗后的支持性护理服务相结合，包括肺康复、戒烟、社会工作和营养支持。

5 局部晚期疾病的多学科管理

或许没有比多学科综合治疗对局部晚期非转移性肺癌患者更重要的治疗手段了。手术切除治疗Ⅲ期肺癌的潜在益处尚不清楚，且患者选择至关重要。

欧洲癌症治疗与研究组织（EORTC）08941 是一项随机Ⅲ期试验，纳入Ⅲ A（N2）期非小细胞肺癌患者给予诱导化疗，对于有治疗反应的患者继续行手术切除或胸部放疗，比较其疗效[35]。手术组与放疗组的中位生存期（16.4 个月 *vs* 17.5 个月）或 5 年总生存率（15.7% *vs* 14%），差异无显著性（HR = 1.06，95% CI 0.84 ~ 1.35）。同时，Albain 和同事将Ⅲ期（N2）非小细胞肺癌患者随机分为两组，同步放化疗（剂量为 45 Gy）后行手术治疗和巩固化疗，或者继续放化疗（最终放化疗剂量为 61 Gy）[36]。手术组的无进展生存期（PFS）更长，平均 PFS 为 12.8 个月，而化疗组平均 PFS 为 10.5 个月（HR = 0.77，95% CI 0.62 ~ 0.96；*P* = 0.017）。组间总生存中位数相似（23.6 个月 *vs* 22.2 个月；HR = 0.87，CI 0.70 ~ 1.10）。然而，一项探索性分析显示，接受肺叶切除术的患者有中位生存期的获益（33.6 个月 *vs* 21.7 个月），而接受肺大部切除的患者（18.9 个月 *vs* 29.4 个月）中位生存期有不显著的下降。目前的共识和指南，包括美国胸科医师协会（AACP）的指南，支持将同步放化疗作为潜在诊断的 N2/N3 非小细胞肺癌的治疗选择[37]。然而，对于体积小的肿瘤，尤其是体积小的单占位 N2 期肺癌，许多中心仍然采用外科手术[38]。无论是考虑手术切除还是非手术放化疗，综合多学科的决策和管理对于Ⅲ期疾病都十分重要。如前所述，纵隔病理分期，无论是通过手术还是超声检查，都为影像学诊断不明确的患者提供了关于淋巴结侵犯的关键信息，可以防止在不当的情况下对淋巴结进行过多清扫，或者使非恶性肿瘤引起淋巴结病变患者降低分期，可以获得手术根治的机会。

肺癌的三联治疗中，每种治疗方法的实施都会影响到其他治疗方法实施的可能性。术前放化疗有时可用于手术切除前的小体积的 N2 患者，且患者对治疗的病理反应是生存的主要预测因素[39]。然而，术前辐射剂量的选择对手术后的安全性和手术成功与否具有重要意义。早期研究表明，在全剂量放化疗后手术切除增加了手术死亡率，特别是在需要进行肺大部切除术时[36, 40, 41]。然而，随着放射和外科技术的改进，如使用带血管蒂的肌肉皮瓣覆盖支气管残端和术中液体的限制，已经报道 3种治疗合并全剂量（60 ~ 61 Gy）放化疗可以取得可接受发病率和死亡率[42, 43]。在计划和实施三联治疗时，各学科专业之间应进行清晰的沟通和整合，讨论预期要使用的放疗剂量、预期的手术时间和采用何种技术。当计划使用较低剂量（~45 Gy）放化疗时，专科之间的整合也至关重要，以确保患者不会因无法完成不适合的放化疗剂量，而无法进行手术切除。

6 肺癌转移时的多学科治疗

转移性肺癌的一线治疗是全身性治疗，包括化疗和靶向治疗。然而，其他专业医生参与制订治疗方案可能对患者的生活质量和症状控制有益。骨转移可能导致患者疼痛、对阿片类药物需求增加，以及功能的丧失。姑息性放疗是减轻或消除骨转移疼痛的一种很好的方法。前瞻性试验表明，单次和多次放疗方案的疗效相同[44,45]。一项 Cochran Meta 分析发现，放疗的疼痛完全缓解率为 32%~34%，且多次方案的再治疗率比单次方案低（21.5% *vs* 7.4%）[44]。其他对疼痛控制有潜在益处的介入方法包括放射性同位素，如钐-153 和锶-89 的使用，通常由核医学专家提供[46,47]。经皮椎体成形术也是治疗椎体压缩性骨折疼痛的一种有效方法[48]。对于顽固性疼痛，也可以考虑介入神经阻滞，虽然只是小样本病例且缺乏系统的前瞻性研究，但是其仍能表现出良好的镇痛效果[49]。

恶性气道阻塞和肿瘤相关的咯血也可能通过多学科的介入获益。支气管镜和支架植入在相当一部分患者中是有效的。姑息性放射治疗也被证明可以有效缓解相当一部分患者的阻塞性症状和咯血症状[50,51]，且支气管内近距离放疗也偶尔用于支气管内病变，特别是对之前接受过胸前放疗的患者[52,53]。在插管的情况下进行姑息性放射治疗是有争议的，但确实会导致少数患者需要拔管[54]。

有研究已经证实，早期姑息治疗专家的介入不仅可以改善患者生活质量，还可以延长其生存时间。一篇由 Temel 和同事发表的具有里程碑意义的论文中，研究了早期姑息治疗（在 3 周内登记的门诊患者需与经过认证的姑息治疗专家和高级执业护士每月至少会面一次，直至其死亡）对标准肿瘤治疗方案的影响，相比于单独使用标准肿瘤治疗方案的转移性非小细胞肺癌患者，早期进行姑息治疗可以改善患者生活质量，减少抑郁症状，并提高中位生存期（11.6 *vs* 8.9 个月，*P* = 0.02）[55]。

7 支持和辅助治疗

一些特定的支持性治疗已被证明在治疗期间和治疗后都对肺癌患者有好处，包括营养支持、戒烟、肺康复和物理治疗/有组织的锻炼计划等。营养不良，包括体重指数（BMI）偏低、体重减轻和白蛋白低等因素，是公认的危险因素，会增加手术并发症和围手术期死亡率[56-58]，患者对多模式治疗的耐受性差[59]，治疗的效果也不佳[60]。然而，一项已经完成的前瞻性试验随机对接受实体肿瘤化疗的老年（≥70岁）癌症患者（包括 10.4% 的肺癌患者）进行了面对面的饮食咨询，与采用标准治疗的患者相比，并没有发现死亡率或营养状况的变化，作者认为可能是由于癌症恶病质引起的获益缺失[61]。1993 年发表的一项较早的试验也得出了类似结论，随机选取 105 名接受化疗的肺癌、乳腺癌或卵巢癌患者，对他们进行营养咨询，与仅接受标准治疗的患者相比较，研究发现，尽管患者增加了热量和蛋白质的摄入量，但是随机接受营养咨询的受试者化疗应答率、总体生存率或生活质量并没有得到提升[62]。

回顾性研究表明，运动耐受性差的患者在肺癌手术后的生活质量较差[63;64]，因此运动干预已被建议用于改善肺癌治疗期间和治疗后的功能和生活质量[65]。2012年发表的 Cochrane 数据库的一篇系统综述评估了运动干预对癌症患者健康相关生活质量（HR-QOL）的影响。作者评估了 56 个试验，4826 名参与者随机分配到运动组或对照组，发现运动干预可能对 HR-QOL 有积极影响，包括身体功能、社会功能、疲劳和角色功能[66]。2013 年发表的一项更有针对性的 Cochrane 系统综述采用随机对照试验，观察运动训练对非小细胞肺癌切除术患者的影响[67]。作者确定了 3组这样的运动训练试验，共纳入 178 名患者，其中仅 1 项以摘要形式发表[68-70]。这项研究表明，运动训练可以提高运动能力（通过 6 分钟步行测试评估），但并没有明显影响生活质量。鉴于这 3 项研究的方法不同，可能得出的结论价值有限，并强调需要进行更大规模的随机试验，系统地评估运动干预对肺癌患者的运动耐受性和生活质量的影响。

戒烟并保持戒烟状态也是肺癌患者治疗后护理的重要组成部分[71]。与以前吸烟和从不吸烟的癌症患者相比，目前仍吸烟的患者总体死亡率和疾病特异性死亡率均增加[72]。吸烟一直预示着较高的手术风险和肺切除术后的高术后死亡率[57,58]。尽管这些都是众所周知的风险，但基于人群的调查显示，癌症幸存者的吸烟率与非癌症患者相当，且年轻癌症幸存者的吸烟率更高[73]。目前吸烟的肺癌患者中，超过一半的人会在确诊后尝试戒烟[74]。但一项研究表明，近一半的人将在 12 个月内重新开始吸烟[75]。当前急需一个帮助肺癌患者和肺癌幸存者戒烟的综合支持系统。MD安德森癌症中心烟草治疗项目（TTP）就是这样一个基于公共卫生服务烟草治疗指南的模范项目，它是为个体患者量身定做的。TTP 包括面谈，抑郁自我评估，睡眠问题、尼古丁依赖、戒烟和饮酒、综合自我评估，与个性化行为治疗、药物治疗以及频繁的行为咨询相结合。

通过采用这种积极的治疗方法，患者 6 个月的戒烟率为 34%。与其他非癌症人群的戒烟干预方法相比，效果更好[71]。

8 生存期

约 54% 的 I 期 NSCLC 患者可生存 5 年，27% 的局部晚期 NSCLC 患者可生存 5 年[76]。而 IV 期非小细胞肺癌患者的 5 年生存率仅为 4%，但随着分子靶向治疗的出现，选择适合靶向治疗的有酪氨酸激酶突变的转移性疾病患者，其生存率可延长数年或更长时间[77]。

然而，治疗方案的长期并发症可能会严重影响患者的生活质量和生命周期。肺段切除会造成肺功能较术前降低，术后 1 秒用力呼气量（FEV_1）和运动能力在肺叶切除术后减少约 15% 和 16%，全肺切除术后减少 35% 和 23%[78]，且慢性胸壁疼痛是腔镜手术和开胸手术的潜在并发症[79]。胸部放疗的潜在长期并发症包括肺实质瘢痕和纤维化、肋骨骨折[80]、心脏瓣膜病[81]、心肌梗死风险增加、慢性胸壁疼痛[82]、食管狭窄，化疗的继发性并发症可引起神经病变、肾功能不全和其他永久性后遗症。包括抑郁和焦虑在内的精神合并症在肺癌幸存者中也很常见[83]。研究发现，与年龄和性别匹配的对照组相比，长期肺癌幸存者的生活质量有所下降[84]。SEER 数据库分析发现，在 I 期肺癌幸存者中，发生另一种恶性肿瘤的风险持续升高，包括再次发生的原发性非小细胞肺癌、喉癌、食管癌、结肠癌、胃癌和膀胱癌[85]。除了定期到主管医师那里随诊外，肺癌幸存者还应该根据治疗后出现的并发症、不良反应和其他癌症风险，咨询营养学家、精神病学家、胃肠病学家、肺科医生或心脏病专家，并从多学科治疗中获益。

美国医学研究所 2005 年首次建议提供"生存护理计划"[86]，但实施速度很慢。最近，癌症委员会为所有完成明确的癌症治疗的患者制订了生存护理计划并将其作为指南[87]。该指南概述了癌症治疗结束时应向每位癌症患者提供生存期护理计划的细节，其中应包括所接受的治疗、预期的和可能的短期和长期副作用、癌症监测计划和后续护理计划。

然而，这种规范化生存护理方法的具体益处尚未在肺癌患者中深入研究。在乳腺癌患者中进行的两项随机试验，尽管也遵循了治疗后护理计划和生活质量相关健康指导，但未能得出生存期护理计划使患者满意度有获益的结论[88,89]。很明显，还需要进一步研究和评估生存期护理计划在肺癌患者群体中的最佳使用和实施方法。

9 小结

肺癌患者的多学科治疗应开始于诊断和分期，并贯穿患者的整个疾病监测过程和患者生存过程。将外科、内科和放射肿瘤学与其他医学专家以及支持服务整合，可以减少治疗延误，改善健康相关的生活质量，提高特定情况下的生存率。研究表明，综合营养支持、心理治疗、运动训练和戒烟是有必要的，但是设计良好的前瞻性研究证实了特定的整合方法是一个有需求的正在进行中的研究领域。设计良好的前瞻性研究对于优化多学科管理的实施是必要的，包括多学科管理论坛（如 MTB）和生存管理计划等。

（赵世康 徐嵩 陈军）

参考文献

[1] http：//www. cancer. gov/dictionary？cdrid＝322893. Cited 25 May 2015

[2] Cancer，A. C. o. S. C. o（2012）Cancer program standards 2012：ensuring patient－centered care V1. 0，in American College of Surgeons，Chicago

[3] El Saghir N et al（2014）Tumor boards：optimizing the structure and improving efficiency of multidisciplinary management of patients with cancer worldwide，in ASCO Educational Book

[4] Wright FC et al（2007）Multidisciplinary cancer conferences：a systematic review and development of practice standards. Eur J Cancer 43（6）：1002－1010

[5] Schmidt HM et al（2015）Thoracic multidisciplinary tumor board routinely impacts therapeutic plans in patients with lung and esophageal cancer：a prospective cohort study. Ann Thorac Surg 99（5）：1719－1724

[6] Ung，KA et al（2014）Impact of the lung oncology multidisciplinary team meetings on the management of patients with cancer. Asia Pac J Clin Oncol

[7] Hazin R，Qaddoumi I（2010）Teleoncology：current and future applications for improving cancer care globally. Lancet Oncol 11（2）：204－210

[8] Heifetz LJ et al（2011）A model for rural oncology. J Oncol Pract 7（3）：168－171

[9] Freeman RK et al（2010）The effect of a multidisciplinary thoracic malignancy conference on the treatment of patients with lung cancer. Eur J Cardiothorac Surg 38（1）：1－5

[10] Kesson EM et al（2012）Effects of multidisciplinary team working on breast cancer survival：retrospective，comparative，interventional cohort study of 13 722 women. BMJ 344：e2718

[11] Keating NL et al（2013）Tumor boards and the quality of cancer care. J Natl Cancer Inst 105（2）：113－121

[12] Blayney DW（2013）Tumor boards（team huddles）aren't enough to reach the goal. J Natl Cancer Inst 105（2）：82－84

[13] Devitt B，Philip J，McLachlan SA（2013）Re：tumor boards and the quality of cancer care. J Natl Cancer Inst 105（23）：1838

[14] Krasna M，Freeman RK，Petrelli NJ（2013）Re：tumor boards and the quality of cancer care. J Natl Cancer Inst 105（23）：1839－1840

[15] Lamb BW et al（2013）Improving decision making in multidisciplinary tumor boards：prospective longitudinal evaluation of a multicomponent intervention for 1421 patients. J Am Coll Surg 217（3）：412－420

[16] Schwaederle M et al（2014）Molecular tumor board：The University of California San Diego Moores Cancer Center experience. Oncologist 19（6）：631－636

［17］ www. clinicaltrials. gov Lung－MAP：S1400 biomarker－targeted second－line therapy in treating patients with recurrent stage ⅢB－Ⅳ squamous cell lung cancer. Cited 9 June 2015

［18］ www. clinicaltrials. gov NCI－MATCH：targeted therapy directed by genetic testing in treating patients with advanced refractory solid tumors or lymphomas. cited 9 June 2015

［19］ Annema JT et al（2010）Mediastinoscopy vs endosonography for mediastinal nodal staging of lung cancer：a randomized trial. JAMA 304（20）：2245－2252

［20］ Sharples LD et al（2012）Clinical effectiveness and cost－effectiveness of endobronchial and endoscopic ultrasound relative to surgical staging in potentially resectable lung cancer：results from the ASTER randomised controlled trial. Health Technol Assess 16（18）：1－75, iii－iv

［21］ Silvestri GA et al（2013）Methods for staging non－small cell lung cancer：diagnosis and management of lung cancer, 3rd ed：American College of Chest Physicians evidence－based clinical practice guidelines. Chest 143（5 Suppl）：e211S－50S

［22］ Cooke DT et al（2014）Outcomes and efficacy of thoracic surgery biopsy for tumor molecular profiling in patients with advanced lung cancer. J Thorac Cardiovasc Surg 148（1）：36－40

［23］ Lindeman NI et al（2013）Molecular testing guideline for selection of lung cancer patients for EGFR and ALK tyrosine kinase inhibitors：guideline from the College of American Pathologists, International Association for the study of lung cancer, and association for molecular pathology. J Thorac Oncol 8（7）：823－859

［24］ Gomez DR et al（2015）Time to treatment as a quality metric in lung cancer：Staging studies, time to treatment, and patient survival. Radiother Oncol

［25］ Diaconescu R, Lafond C, Whittom R（2011）Treatment delays in non－small cell lung cancer and their prognostic implications. J Thorac Oncol 6（7）：1254－1259

［26］ Everitt S et al（2013）The impact of time between staging PET/CT and definitive chemo－radiation on target volumes and survival in patients with non－small cell lung cancer. Radiother Oncol 106（3）：288－291

［27］ Kishan AU et al（2014）Quantification of gross tumour volume changes between simulation and first day of radiotherapy for patients with locally advanced malignancies of the lung and head/neck. J Med Imaging Radiat Oncol 58（5）：618－624

［28］ Ginsberg RJ, Rubinstein LV（1995）Randomized trial of lobectomy versus limited resection for T1 N0 non－small cell lung cancer. Lung Cancer Study Group. Ann Thorac Surg 60（3）：615－622；discussion 622－623

［29］ Chi A et al（2010）Systemic review of the patterns of failure following stereotactic body radiation therapy in early－stage non－small－cell lung cancer：clinical implications. Radiother Oncol 94（1）：1－11

［30］ Timmerman R et al（2010）Stereotactic body radiation therapy for inoperable early stage lung cancer. JAMA 303（11）：1070－1076

［31］ www. clinicaltrials. gov（2015）Randomized Study to compare cyber knife to surgical resection in stage I non－small cell lung cancer（STARS）. Cited 26 May 2015

［32］ www. clinicaltrials. gov（2015）Trial of either surgery or stereotactic radiotherapy for early stage（IA）lung cancer（ROSEL）. Cited 26 May 2015

［33］ www. clinicaltrials. gov（2015）Surgery with or without internal radiation therapy compared with stereotactic body radiation therapy in treating patients with high－risk stage I non－small cell lung cancer. Cited 26 May 2015

［34］ Chang JY et al（2015）Stereotactic ablative radiotherapy versus lobectomy for operable stage I non－small－cell lung cancer：a pooled analysis of two randomised trials. Lancet Oncol 16 （6）：630－637

［35］ van Meerbeeck JP et al（2007）Randomized controlled trial of resection versus radiotherapy after induction chemotherapy in stage IIIA－N2 non－small－cell lung cancer. J Natl Cancer Inst 99（6）：442－450

［36］ Albain KS et al（2009）Radiotherapy plus chemotherapy with or without surgical resection for stage III non－small－cell lung cancer：a phase III randomised controlled trial. Lancet 374 （9687）：379－386

［37］ Robinson LA et al（2007）Treatment of non－small cell lung cancer－stage IIIA：ACCP evidence－based clinical practice guidelines（2nd edition）. Chest 132（3 Suppl）：243S－265S

［38］ Tanner NT et al（2012）Physician preferences for management of patients with stage IIIA NSCLC：impact of bulk of nodal disease on therapy selection. J Thorac Oncol 7（2）：365－369

［39］ Albain KS et al（1995）Concurrent cisplatin/etoposide plus chest radiotherapy followed by surgery for stages IIIA（N2）and IIIB non－small－cell lung cancer：mature results of Southwest Oncology Group phase II study 8805. J Clin Oncol 13（8）：1880－1892

［40］ Deutsch M et al（1994）Phase II study of neoadjuvant chemotherapy and radiation therapy with thoracotomy in the treatment of clinically staged IIIA non－small cell lung cancer. Cancer 74 （4）：1243－1252

［41］ Fowler WC et al（1993）Postoperative complications after combined neoadjuvant treatment of lung cancer. Ann Thorac Surg 55（4）：986－989

［42］ Suntharalingam M et al（2012）Radiation therapy oncology group protocol 02－29：a phase II trial of neoadjuvant therapy with concurrent chemotherapy and full－dose radiation therapy followed by surgical resection and consolidative therapy for locally advanced non－small cell carcinoma of the lung. Int J Radiat Oncol Biol Phys 84（2）：456－463

［43］ Sonett JR et al（1999）Safe pulmonary resection after chemotherapy and high－dose thoracic radiation. Ann Thorac Surg 68（2）：316－320

［44］ Sze WM et al（2004）Palliation of metastatic bone pain：single fraction versus multifraction radiotherapy—a systematic review of the randomised trials. Cochrane Database Syst Rev 15（2）：CD004721

［45］ Tong D，Gillick L，Hendrickson FR（1982）The palliation of symptomatic osseous metastases：final results of the study by the radiation therapy oncology group. Cancer 50（5）：893－899

［46］ Serafini AN et al（1998）Palliation of pain associated with metastatic bone cancer using samarium－153 lexidronam：a double－blind placebo－controlled clinical trial. J Clin Oncol 16（4）：1574－1581

［47］ Robinson RG et al（1995）Strontium 89 therapy for the palliation of pain due to osseous metastases. JAMA 274（5）：420－424

［48］ Cheung G et al（2006）Percutaneous vertebroplasty in patients with intractable pain from osteoporotic or metastatic fractures：a prospective study using quality－of－life assessment. Can Assoc Radiol J 57（1）：13－21

［49］ Klepstad P et al（2014）The evidence of peripheral nerve blocks for cancer－related pain：a systematic review. Minerva Anestesiol

［50］ Lee JW et al（2015）The efficacy of external beam radiotherapy for airway obstruction in lung cancer patients. Cancer Res Treat 47 (2): 189 - 196

[51] Stevens R et al (2015) Palliative radiotherapy regimens for patients with thoracic symptoms from non – small cell lung cancer. Cochrane Database Syst Rev 1: CD002143

[52] Manali ED et al (2010) High dose – rate endobronchial radiotherapy for proximal airway obstruction due to lung cancer: 8 – year experience of a referral center. Cancer Biother Radiopharm 25 (2): 207 - 213

[53] de Aquino Gorayeb MM et al (2013) High – dose – rate brachytherapy in symptom palliation due to malignant endobronchial obstruction: a quantitative assessment. Brachytherapy 12 (5): 471 - 478

[54] Louie AV et al (2013) Radiotherapy for intubated patients with malignant airway obstruction: futile or facilitating extubation? J Thorac Oncol 8 (11): 1365 - 1370

[55] Temel JS et al (2010) Early palliative care for patients with metastatic non – small – cell lung cancer. N Engl J Med 363 (8): 733 - 742

[56] Thomas PA et al (2014) National perioperative outcomes of pulmonary lobectomy for cancer: the influence of nutritional status. Eur J Cardiothorac Surg 45 (4): 652 - 659; discussion 659

[57] Bagan P et al (2013) Nutritional status and postoperative outcome after pneumonectomy for lung cancer. Ann Thorac Surg 95 (2): 392 - 396

[58] Harpole DH Jr et al (1999) Prognostic models of thirty – day mortality and morbidity after major pulmonary resection. J Thorac Cardiovasc Surg 117 (5): 969 - 979

[59] van der Meij BS et al (2011) Nutrition during trimodality treatment in stage III non – small cell lung cancer: not only important for underweight patients. J Thorac Oncol 6 (9): 1563 - 1568

[60] Illa P, Tomiskova M, Skrickova J (2015) Nutritional risk screening predicts tumor response in lung cancer patients. J Am Coll Nutr 1 - 5

[61] Bourdel – Marchasson I et al (2014) Nutritional advice in older patients at risk of malnutrition during treatment for chemotherapy: a two – year randomized controlled trial. PLoS ONE 9 (9): e108687

[62] Ovesen L et al (1993) Effect of dietary counseling on food intake, body weight, response rate, survival, and quality of life in cancer patients undergoing chemotherapy: a prospective, randomized study. J Clin Oncol 11 (10): 2043 - 2049

[63] Holden DA et al (1992) Exercise testing, 6 – min walk, and stair climb in the evaluation of patients at high risk for pulmonary resection. Chest 102 (6): 1774 - 1779

[64] Marjanski T et al (2015) Patients who do not reach a distance of 500 m during the 6 – min walk test have an increased risk of postoperative complications and prolonged hospital stay after lobectomydagger. Eur J Cardiothorac Surg 47 (5): e213 - e219

[65] Bade BC et al (2015) Increasing physical activity and exercise in lung cancer: reviewing safety, benefits, and application. J Thorac Oncol 10 (6): 861 - 871

[66] Mishra SI et al (2012) Exercise interventions on health – related quality of life for people with cancer during active treatment. Cochrane Database Syst Rev 8: CD008465

[67] Cavalheri V et al (2013) Exercise training undertaken by people within 12 months of lung resection for non – small cell lung cancer. Cochrane Database Syst Rev 7: CD009955

[68] Arbane G et al (2011) Evaluation of an early exercise intervention after thoracotomy for non – small cell lung cancer (NSCLC), effects on quality of life, muscle strength and exercise tolerance: randomised controlled trial. Lung Cancer 71 (2): 229 - 234

[69] Brocki B et al (2010) Rehabilitation after lung cancer operation—a randomised controlled stud-

y. In: Annals ERS Annual Congress 2010

[70] Stigt JA et al (2013) A randomized controlled trial of postthoracotomy pulmonary rehabilitation in patients with resectable lung cancer. J Thorac Oncol 8 (2): 214 - 221

[71] Karam - Hage M, Cinciripini PM, Gritz ER (2014) Tobacco use and cessation for cancer survivors: an overview for clinicians. CA Cancer J Clin 64 (4): 272 - 290

[72] Warren GW et al (2013) Smoking at diagnosis and survival in cancer patients. Int J Cancer 132 (2): 401 - 410

[73] Bellizzi KM et al (2005) Health behaviors of cancer survivors: examining opportunities for cancer control intervention. J Clin Oncol 23 (34): 8884 - 8893

[74] Cooley ME et al (2012) Factors associated with smoking abstinence among smokers and recent - quitters with lung and head and neck cancer. Lung Cancer 76 (2): 144 - 149

[75] Walker MS et al (2006) Smoking relapse during the first year after treatment for early - stage non - small - cell lung cancer. Cancer Epidemiol Biomarkers Prev 15 (12): 2370 - 2377

[76] Surveillance, Epidemiology, and End Results Program (2015) SEER stat fact sheets: lung and bronchus cancer. cited 31 May 2015

[77] Riely GJ et al (2006) Clinical course of patients with non - small cell lung cancer and epidermal growth factor receptor exon 19 and exon 21 mutations treated with gefitinib or erlotinib. Clin Cancer Res 12 (3 Pt 1): 839 - 844

[78] Win T et al (2007) The effect of lung resection on pulmonary function and exercise capacity in lung cancer patients. Respir Care 52 (6): 720 - 726

[79] Kirby TJ et al (1995) Lobectomy - video - assisted thoracic surgery versus muscle - sparing thoracotomy. A randomized trial. J Thorac Cardiovasc Surg 109 (5): 997 - 1001; discussion1001 - 1002

[80] Stanic S et al (2011) Rib fracture following stereotactic body radiotherapy: a potential pitfall. Clin Nucl Med 36 (11): e168 - e170

[81] Cella L et al (2014) Complication probability models for radiation - induced heart valvular dysfunction: do heart - lung interactions play a role? PLoS ONE 9 (10): e111753

[82] Dunlap NE et al (2010) Chest wall volume receiving >30 Gy predicts risk of severe pain and/ or rib fracture after lung stereotactic body radiotherapy. Int J Radiat Oncol Biol Phys 76 (3): 796 - 801

[83] Yun YH et al (2013) Needs regarding care and factors associated with unmet needs in disease - free survivors of surgically treated lung cancer. Ann Oncol 24 (6): 1552 - 1559

[84] Rauma V et al (2015) Long - term lung cancer survivors have permanently decreased quality of life after surgery. Clin Lung Cancer 16 (1): 40 - 45

[85] Surapaneni R et al (2012) Stage I lung cancer survivorship: risk of second malignancies and need for individualized care plan. J Thorac Oncol 7 (8): 1252 - 1256

[86] Hewitt M, Greenfield S, Stovall E (eds) (2005) From cancer patient to cancer survivor: lost in transition. National Academies Press, Washington, DC

[87] Cancer, C. o. (2012) Cancer program standards 2012: Ensuring Patient - Centered Care

[88] Boekhout AH et al (2015) A survivorship care plan for breast cancer survivors: extended results of a randomized clinical trial. J Cancer Surviv

[89] Hershman DL et al (2013) Randomized controlled trial of a clinic - based survivorship intervention following adjuvant therapy in breast cancer survivors. Breast Cancer Res Treat 138 (3): 795 - 806

第 14 章

小细胞肺癌

Erica B. Bernhardt and Shadia I. Jalal

摘要

小细胞肺癌（SCLC）是一种神经内分泌起源的侵袭性癌症，与吸烟密切相关。患者通常表现为症状持续时间短，且通常伴有转移（60%~65%）。SCLC 具有肿瘤异质性，其肿瘤细胞具有高度化学敏感和化学抗性的克隆。因此，大部分患者对一线化疗有很高的反应率，但很快就会复发而死亡。SCLC 通常分为两个阶段，局限期和广泛期。局限期的标准治疗包括顺铂和依托泊苷联合 4 个周期化疗，在第一个化疗周期早期开始胸部放疗，以及具有良好反应的患者中考虑预防性颅照射（PCI）。手术治疗在 TNM Ⅰ 期和 Ⅱ 期小细胞肺癌中可能会发挥作用。在广泛期，铂类药物和依托泊苷联合使用成为美国的一线治疗方案。然而，胸部放射治疗主要用于局部控制，PCI 对于患者获益情况并不明确。即使进行了这些治疗，患者预后仍然很差，需要新的疗法来改善这种疾病的存活率。

关键词

小细胞肺癌；副瘤综合征；放射治疗；化疗；预防性颅内照射；靶向治疗；免疫治疗

E. B. Bernhardt

Dartmouth – Hitchcock Medical Center, One Medical Center Drive, Lebanon, NH 03756, USA

e – mail：ejbaas@iupui.edu

S. I. Jalal (✉)

Department of Hematology and Oncology, Indiana University School of Medicine, Indiana Cancer Pavilion, Suite 473, 535 Barnhill Drive, Indianapolis, IN 46202 – 5289, USA

e – mail：sjalal@iu.edu

目录

1 引言

1.1 流行病学和风险因素

　　SCLC 占所有肺癌的 13% 左右，在美国每年因 SCLC 死亡人数可达 3000 人[1]。它与吸烟密切相关，95% 的患者都有重度吸烟史。随着吸烟率的下降，吸烟习惯的改变以及美国使用过滤卷烟的增加，SCLC 的发病率进一步下降，凸显了这种密切的联系[2]。世界卫生组织肺癌分类的变化使得 SCLC 的诊断更严格，这可能也与 SCLC 的发病率下降有关。SCLC 发生的其他风险因素包括暴露于氡、卤代醚、砷、石棉、铬、多环芳烃和氯乙烯。由于没有明确定义的因素，女性吸烟者与男性吸烟者相比更有可能发展成 SCLC[2]。

1.2 临床表现

　　患者通常表现出短暂的症状，平均为 3 个月。支气管内肿瘤可表现为咳嗽、喘息、呼吸困难或阻塞性肺炎的症状。中心型小细胞肺癌患者可能出现声音嘶哑、胸部或咽喉疼痛、吞咽困难或上腔静脉综合征。转移性小细胞肺癌的患者可能出现腹痛、骨痛、恶心、呕吐、厌食、体重减轻或局灶性神经系统症状。任何阶段的患者都可能出现副瘤综合征。大多数 SCLC 细胞对化疗极为敏感。事实上，肿瘤负荷较大的患者在接受强效化疗时可能会出现肿瘤溶解综合征。然而，由于肿瘤异质性，所以最终会出现部分肿瘤细胞对化疗耐药、存活、增殖，并导致疾病复发和死亡。

1.3 组织学特征

　　SCLC 组织学特征为具有小的、圆形、蓝色的神经内分泌颗粒（图 14.1）[3]。

　　光镜下可见单一的未分化形态，核染色质呈细颗粒状，核仁不明显或缺失，核质比高，有丝分裂频繁[3]。这些细胞分裂迅速，具有高度转移性、侵袭性和血管生成。事实上，60%~65% 的患者存在广泛的转移[2]。有时，SCLC 可能与非小细胞肺癌（NSCLC）一起发生[3]。免疫组化提示，角蛋白阳性和 CD45/白细胞共同抗原（LCA）阴性，神经内分泌标记物如突触蛋白、嗜铬粒蛋白和甲状腺转录因子通常为阳性[4]。

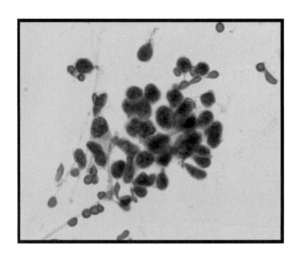

图 14.1　巴氏染色细胞涂片（放大倍数 400×），证实了由寡细胞质、边缘难辨的小细胞组成的上皮肿瘤细胞团（图片由 Dr. Chen Zhang，Indiana University School of Medicine Department of Pathology 惠赠）

2　副瘤综合征

2.1　内分泌副瘤综合征

　　SCLC 能够产生多种激素，与几种副瘤综合征相关。这些包括与抗利尿激素分泌失调综合征（SIADH）相关的低钠血症，与促肾上腺皮质激素分泌相关的库欣综合征，以及与肿瘤细胞分泌生长激素相关的肢端肥大症[5]。事实上，副瘤综合征的症状可能先于肿瘤出现。同样，在达到缓解后，它们可能是复发的第一个迹象。因此，伴有副瘤综合征的典型症状的患者应该警惕肿瘤的可能。事实上，对这些疾病的唯一明确的治疗方法是针对肿瘤本身的化学疗法（或局限期放疗）。

2.2　神经系统副瘤综合征

　　更罕见的是，SCLC 与神经副瘤综合征有关，包括感觉、感觉运动和自身免疫性神经病以及脑脊髓炎。这些综合征被认为与抗体和 SCLC 及中枢神经系统分泌的递质结合后时诱导的自身免疫机制相关。在 SCLC 患者中，最常见的神经副肿瘤疾病是亚急性感觉神经病和（或）副瘤性脑脊髓炎[5]。这些疾病与抗 - Hu 抗体有关，又被称为"抗 - Hu 综合征"。抗 - Hu 相关的亚急性感觉神经病通常表现为远端四肢麻木，包括手和脚。抗 - Hu 相关脑脊髓炎可出现一系列中枢神经系统症状，包括但不限于记忆力丧失、精神错乱、癫痫、肌肉无力、失语症、构音障碍、面部麻木或神经精神障碍，包括焦虑或抑郁。血清和脑脊液 UID（CSF）检查发现副瘤抗体升高时，可明确诊断。兰伯特－伊顿（Lambert－Eaton）综合征与 SCLC 的相关性较低，其由肌肉细胞膜上电压门控钙通道的自身抗体损伤引起[5]。患者表现为近肢端腿部无力，随着身体恢复而改善，可用肌电图进行确诊。SCLC 中罕见的神经系统疾病包括小脑变性、眼阵挛、视网膜失明和僵硬人综合征[5]。

2.3　副瘤综合征的治疗与预后

对于肿瘤的治疗能够改善症状，并通常能够逆转相关副瘤综合征的进程。这尤其适用于 SIADH、Cushing 综合征和肢端肥大症。这些症状因为与激素分泌相关，随着肿瘤负荷的减少而显著减少。然而，神经副瘤性疾病通常涉及继发于自身抗体的炎症和免疫激活不可逆的神经元破坏。因此，即使在治疗恶性肿瘤后，神经系统疾病的表现也可能持续存在[5]。

3　分期

鉴于 SCLC 的快速倍增时间，必须立即进行检查和治疗。事实上，考虑到 SCLC 细胞的高转移潜力，不应该因为确诊检查而推迟化学、放射治疗。由于其与多种副瘤综合征的相关性，应完善病史、体格检查和实验室检查。我们还建议做胸部、腹部和骨盆的 CT 以及头部的磁共振成像（MRI）用于确定分期。如果通过初步成像怀疑患者处于局限期，则可以进行 PET－CT 检查或支气管内超声活检明确纵隔淋巴结转移情况。在一项关于 PET 在临床分期中的应用的研究中，11%被 CT 分类为局限期的患者升级为广泛期，而 18% 最初被认为在广泛期的患者在扫描后被降级为局限期[6]。因此，当通过 CT 和 MRI 进行分期时，PET 可能有助于确定分期。

3.1　局限期与广泛期

局限期（LD）定义为肿瘤局限于一侧胸腔和相关区域的淋巴结。约 35%~40%的 SCLC 患者诊断时为局限期，包括肿瘤淋巴结转移（TNM）的 N1~N3[2]，肿瘤必须能被纳入一个放射治疗野内，并排除胸腔或心包的受累及恶性胸腔积液。广泛期（ED）被定义为有局限期疾病之外的肿瘤，包括恶性心包积液和胸腔积液患者。ED 包括 TNM Ⅳ期患者。

3.2 TNM 分期

近年来，国际肺癌研究协会（IASLC）肺癌分期项目显示，基于 TNM 分期的生存率存在显著差异，这使得 TNM 分期越来越流行[7]。在确定预后方面，TNM 分期系统似乎比退伍军人管理局肺部研究组的局限期和广泛期更准确。特别是在早期阶段更为明显[7]。T1 定义为肿瘤最大径 ≤3cm，周围包绕肺组织及脏层胸膜，支气管镜见肿瘤侵及叶支气管，未侵及主支气管。然后将 T1 进一步分为：T1a：肿瘤最大径 ≤2cm，T1b：肿瘤最大径 > 2cm，≤3cm。T2 定义为肿瘤最大径 > 3cm，≤7cm[8]。T2 进一步细分为 T2a：肿瘤最大径 > 3cm，≤5cm，T2b：肿瘤最大径 > 5cm，≤7cm。无论肿瘤大小符合以下任何一个条件即归为 T2：侵犯主支气管但距离隆突大于 2cm；侵及脏层胸膜；有阻塞性肺炎或者部分或全肺肺不张。T3 为原发肿瘤最大径 >7cm，或任何大小肿瘤有以下情况之一：累及胸壁或横膈或纵隔胸膜，或支气管（距隆突 <2cm，但未及隆突），或心包；产生全肺不张或阻塞性肺炎；原发肿瘤同一肺叶出现卫星结节。T4 被定义为任何大小的肿瘤，侵入以下任何一重要脏器：心脏，纵隔，大血管，气管，喉返神经，食管，椎体，隆突或同侧不同肺叶中的出现卫星结节[8]。N0 定义为无区域淋巴结转移。N1 定义为同侧支气管周围，肺门或肺内淋巴结转移。N2 定义为同侧纵隔或下腔淋巴结转移。N3 定义为对侧纵隔或肺门淋巴结和（或）任何斜角肌或锁骨上淋巴结的转移。M0 定义为不存在远处转移，M1 定义为存在远处转移。分期及预后见表 14.1。

表 14.1　TNM 分期及中位生存期与最优放化疗或化疗方案的相关性

分期	肿瘤	淋巴结	转移	中位生存期（月）
局限的				
Ⅰa	T1a	N0	M0	60
	T1b	N0	M0	
Ⅰb	T2a	N0	M0	43
Ⅱa	T1a	N1	M0	34
	T1b	N1	M0	
	T2a	N1	M0	
	T2b	N1	M0	
Ⅱb	T1b	N1	M0	18
	T3	N0	M0	

分期	肿瘤	淋巴结	转移	中位生存期（月）
Ⅲa	T1	N2	M0	14
	T2	N2	M0	
	T3	N1	M0	
	T3	N2	M0	
	T4	N0	M0	
	T4	N1	M0	
Ⅲb	T4	N2	M0	10
	T1	N3	M0	
	T2	N3	M0	
	T3	N3	M0	
	T4	N3	M0	
Ⅳ（扩散的）	任何 T	任何 N	M1	6

3.3　胸腔积液

在 IASLC 数据库的 SCLC 患者中，68 例患有胸腔积液并进行了相关的细胞学检查。胸腔积液细胞学阴性的 LD 患者的预后比无胸腔积液 LD 预后更差，但优于 ED [7]。此外，胸腔积液细胞学阳性的 LD 患者和其他类型的 LD 患者的生存率均优于 ED 患者[7]。与 ED 不良预后相关的风险因素包括多个转移部位，PS 评分 3~4，恶病质，年龄较大和血清乳酸脱氢酶（LDH）水平升高[9]。有利的预后因素包括单个转移部位，PS 0~2，年龄较小，血清 LDH 正常[9]。虽然对化疗的初始反应率高达70%，但 ED 患者和大部分 LD 患者均会复发，导致 SCLC 预后不良。

4　局限期 SCLC 的治疗

4.1　手术治疗

1994 年进行的一项前瞻性随机试验，旨在评估手术切除在 LD – SCLC 中的作用[10]。患者首先接受 5 个周期的环磷酰胺、阿霉素和长春新碱化疗。患者至少获得部分缓解后，适合手术的患者被随机分为开胸手术组和非手术组。研究显示，两组之间的存活率没有差异。这是唯一一项评估化疗后 LD – SCLC 手术切除残留病灶的作用的Ⅲ期临床试验，2009年，IASLC发布了他们的肺癌研究结果[7]。在IASLC数据库中的8000例SCLC病例中，349例SCLC具有手术切除和病理分期。数据显示，经手术切除分期为Ⅰ期和Ⅱ期患者的生存优势具有统计学意义：ⅠA期，60个月 vs 119个月；ⅠB期，43个月 vs 81个月；ⅡA期，34个月 vs 49个月；ⅡB期，18个月 vs 34个月。单独手术并不是SCLC的首选治疗方法，因为它是一种以早期血行扩散迅速为特征的疾病。我们认为，分期为T1N0M0的周围型SCLC肿瘤患者，手术治疗能够使患者获益。鉴于IASLC数据，这些患者在行切除术后应进行辅助化疗。

4.2 化疗方案的演变

考虑到SCLC的早期转移潜能，大多数LD患者最初接受同步放化疗。这包括4个周期的依托泊苷和顺铂（EP）化疗联合胸部放疗。虽然EP是目前的标准化疗方案，但环磷酰胺是第一种已显示出针对SCLC有抑制活性的药物。随后将蒽环霉素和长春新碱与环磷酰胺合用，组成了CAV方案。直到20世纪80年代后期，CAV仍是局限期SCLC的标准化疗方案。从那时起，有研究数据表明EP在治疗LD SCLC方面可能更有优越性。Einhorn等人于1988年发表的一项研究[11]显示，在对CAV初始治疗有反应后接受EP巩固治疗的患者可持续缓解，并最终存活时间更长。Johnson等人在1993年进行了Ⅲ期研究[12]，该试验比较了CAV治疗患者与CAV加放射治疗患者的反应率和生存率，后者在缓解后再次随机分为EP观察组或巩固化疗组。该研究未显示单独化疗与化放疗组之间有显著统计学差异的反应率或生存优势；然而，与观察组相比，接受EP巩固化疗的患者确实具有更高的中位生存期和2年生存率[12]。1999年Turrisi等人进行了一项更大规模的研究[13]，发现在将EP与胸部放疗相结合时，生存率更高。2002年的一项Ⅲ期试验也证实，在LD－SCLC中，EP优于卡铂、表阿霉素和长春新碱（CEV）。该研究对患者进行了5年随访，结果显示EP组较CEV组的2年和5年生存率显著增加（14% vs 6%；5% vs 2%，P = 0.0004）[14]。然而，对于ED－SCLC患者组，ED组与CEV组相比，没有明显的生存优势。最后，两项Meta分析显示，顺铂联合依托泊苷的治疗方案对生存率有一个微小但有统计学意义的优势[15,16]。基于这些数据，顺铂和依托泊苷联合胸部放疗成为LD－SCLC的首选治疗方案。尽管Einhorn等人的研究显示EP巩固治疗能够获益，但后来的研究未能显示在EP联合放射治疗（XRT）的标准治疗后进行EP巩固治疗能够获益（表14.2）。

表 14. 2 诱导化疗方案和巩固化疗方案的研究比较

作者	诱导化疗方案	标准化疗方案	巩固化疗方案	患者例数	中位生存期（月）	P 值
Thomas[54]	无	Cis, etop, vincris + XRT	Etoposide	114	24. 2	NS
Edelman[55]	无	EP + XRT	Carbo, paclitax	87	17	NS
Maranzano[56]	CAV	EP + XRT	Vincris, MTX, etop, doxorub, cyclophos	55	17	NS
Bogart[57]	拓扑异构酶抑制剂, 紫杉醇	EP + XRT	无	63	22. 4	NS

XRT：放疗；NS：无统计学显著差异

4.3　化疗与化放疗

20 世纪 80 年代早期，研究人员开始研究化疗和放疗可能产生的协同作用。研究发现 SCLC 既是化学敏感性疾病又是放射敏感性疾病。研究认为，放射治疗可以控制体积较大的胸部肿瘤，同时也可以增加原发肿瘤的化疗敏感性。在此期间，一些小型研究将 XRT 加入化疗方案的研究结果并不一致。最后，两项荟萃分析探讨了放射治疗与化疗相结合治疗 LD – SCLC 的益处。Pignon 于 1992 年在《新英格兰医学杂志》上发表的第一篇文章汇集了 13 项试验的数据，包括 2140 名局限期患者和 433 名广泛期患者[17]。结果显示，当患者接受联合化放疗时，死亡率降低 14% ，3 年生存率提高 5.4% 。Warde 和 Payne[18] 在同一年进行的第二项研究证实，同时化放疗患者的 2 年生存率增加了 5.4% ，且有统计学意义。

4.4　同步放化疗与序贯放化疗

学者们对胸部放射治疗的时机也进行了评估。日本的一项Ⅲ期研究将 231 例局限期 SCLC 患者随机分为序贯或同时进行胸部放疗[19]。结果显示同时化放疗具有显著的生存优势。序贯组患者先进行 4 个周期的 EP 化疗，化疗后接受为期大于 3 周的 45Gy 放射治疗。同步放化疗组行 4 个周期的 EP 治疗，每 3 周 1 次，在第一个化疗周期的第 2 天开始放射。序贯组中位生存时间为 19.7 个月，而同步放化疗组为 27.2 个月，但差异无统计学意义。1987 年新英格兰医学杂志上发表的随机试验对放化疗应同时进行还是序贯进行的问题进行了评估[20]。该研究揭示了依次给予放化疗时有轻微生存优势，但并无统计学显著差异（表 14. 3）。目前，对于能够耐受同步放化疗的患者来说，同步放化疗是 LD – SCLC 患者的标准治疗方法。但 5 年生存率也仅有 5% 的改善，许多混杂的患者变量可以增强或消除这种获益。

表 14.3　同步放化疗方案与序贯放化疗方案的临床疗效比较

作者	治疗方案	患者例数	中位生存期（月）	P 值
Perry[20]	CAV + 同步 XRT	125	13.1	NS
	CAV + 序贯 XRT	145	14.6	
Takada[19]	EP + 同步 XRT	114	27.2	0.097
	EP + 序贯 XRT	114	19.7	

XRT：放疗；NS：无统计学显著差异

4.5　早期与晚期化放疗

Murray 等[21]、Work 等[22] 和 Jeremic 等[23] 对于早期与晚期放化疗的益处的探索具有里程碑意义。其中两项研究发现，在早期（化疗的前 2 个周期）给予放射治疗能够使患者生存获益（表 14.4）。早期放疗与晚期放疗的获益对比通过系统评价得到了验证，这使得早期放化疗成为标准治疗方案[24]。

表 14.4　早期放化疗方案与晚期放化疗方案的临床疗效比较

作者	治疗方案	患者例数	中位生存期（月）	P 值
Murray[21]	AV + EP + 早期 XRT	155	21.2	0.008
	CAV + EP + 晚期 XRT	153	16	
Work[22]	EP，然后进行早期 CAV + XRT	99	10.5	NS
	EP，然后进行晚期 CAV + XRT	100	12	
Jeremic[23]	EP + 早期超分割放疗	52	34	0.027
	EP + 晚期超分割放疗	51	26	

XRT：放疗；NS：无统计学显著差异

4.6　标准放疗与超分割放疗

标准放疗与超分割放疗一直是多项 SCLC 研究的主题。两项 Ⅲ 期临床试验将 LD SCLC 患者的标准与超分割胸部放疗联合化疗进行了比较。1999 年 Bonner 等人对 311 名接受晚期化放疗的患者进行了评估[25]。所有患者均预先接受 3 个周期的 EP 方案化疗，然后将在该方案中没有疾病进展的患者随机分组到接受每日两次或每日一次的胸部放疗，并进行了两次额外的 EP 化疗。两组比较疾病进展率或总生存率没有差异；然而，每日两次放疗组发生了 ≥3 级或更高级食管炎发生率[25]。在 Turrisi 等人的试验中，417 名局限期患者随机接受 45 Gy 的早期放射治疗（同时进行 EP 化疗），在 3 周内进行每天 2 次放疗，或在 5 周内每天 1 次放疗。研究表明超分割放疗组生存率有所增加，且有统计学显著意义（23 个月 *vs* 19 个月，*P* = 0.04）[13]。然而，每天 2 次治疗与放疗导致的副作用发生率增加相关，包括 3 级食管炎的发生率增加。每日 2 次放疗的毒性和给患者造成的不便使得超分割放疗在美国没有成为标准治疗方案（表 14 5）。

表 14.5　标准放疗方案与超分割放疗方案的临床疗效比较

作者	治疗方案	患者例数	中位生存期（月）	*P* 值
Bonner[25]	EP（3 周期）随后 EP（2 周期）+ 每天 XRT	132	24.6	NS
	EP（3 周期）随后 EP（2 周期）+ 每天 2 次 XRT	130	23	
Turrisi[13]	EP + 每天 XRT（5 周以上）	185	19	0.04
	EP + 每天 2 次 XRT（3 周以上）	196	23	

XRT：放疗；NS：无统计学显著差异

4.7　预防性颅脑照射（PCI）

即使治疗缓解后，脑转移复发仍然是 SCLC 患者的严峻威胁。虽然没有一项试验显示 PCI 对于生存率有明显获益，但通过 Meta 分析其结果发生了变化。Auperin 等人的一项 Meta 分析[26]1999 年在《新英格兰医学杂志》上发表，审查了 7 项试验，共纳入了 987 名患者。结果显示，完全缓解的局限期患者进行预防性颅脑照射后 3 年存活率增加了 5.4%。不幸的是，预防性颅脑照射并非没有风险。患者可能会出现急性或迟发性神经毒性，包括共济失调、精神错乱、记忆力减退和与生活质量下降相关的痴呆[27]。

4.8　小结

综上所述，LD SCLC 的治疗标准为顺铂和依托泊苷 4 个周期化疗，同步进行胸部放疗。对于一小部分周围性 T1N0M0 SCLC 患者，可以考虑采用手术治疗加辅助化疗。对化疗有良好反应的患者应考虑行 PCI。

5　广泛期 SCLC 的治疗

5.1　化疗方案的选择

在美国，铂类联合依托泊苷是 ED SCLC 的标准一线化疗方案[28]。然而，正如在 LD 的治疗中所讨论的，直到 20 世纪 80 年代后期，CAV 仍是首选治疗方案。1991 年一项比较 CAV 和 EP 初步治疗的研究显示，EP 能够改善反应率并且可降低毒性[28]。该研究将 288 名患者随机分为三组：CAV 组，EP 组，第三组交替用 CAV 和 EP（CAV／EP）。EP 组反应率显著较高（78%），而 CAV/EP 组和 CAV 组反应率分别为 76% 和 55%。三组的完全反应率相似（EP 组 14%，CAV／EP 组 16%，CAV 组 15%）。有趣的是，23% 未能对初始 CAV 治疗有反应的患者在交叉时对 EP 有反应。相反，8% 对 EP 无反应的患者对 CAV 有反应，提示两种方案均为非交叉耐药。CAV 仍被认为是一小部分患者的二线化疗方案，这些患者在 EP 治疗进展后使用 CAV 非常适合。一年后 Roth 等人完成了类似的研究，比较 12 周的 EP 与 18 周的 CAV，以及 18 周的 CAV 和 EP 交替治疗。结果显示，应答率（分别为 61%，51% 和 59%）、完全缓解率（分别为 10%，7% 和 7%）或中位生存期（分别为 8.6，8.3 和 8.1 个月）无显著差异。挪威肺癌研究组将 CEV 与 EP 进行了比较，结果显示 ED 患者没有生存差异[14]。因此，总共 4 个周期的 EP 已成为 LD－SCLC 和 ED－SCLC 的标准治疗方案。来自日本的研究表明，在 ED－SCLC 人群中，铂类联合伊立替康比 EP 更有效[29]。然而，这些数据无法在美国的研究中并没有得到验证[30]。

5.2 用卡铂替代顺铂

1994 年来自希腊合作肿瘤学组的一项随机研究显示，卡铂可以有效地替代顺铂[31]。本研究纳入了 143 名随机接受 EP 或依托泊苷和卡铂（EC）联合胸部放疗的患者。结果显示两组应答率和中位生存期相似，EP 组为 12.5 个月，EC 组为 11.8 个月[31]。此外，该研究还报告了 EC 组中中性粒细胞减少、恶心、呕吐和神经毒性等不良事件发生率减少。一项来自日本的随机Ⅲ期研究证实了这些结果，该研究纳入了老年或低风险 ED 患者[32]。同样发现，接受 EC 治疗的患者与接受 EP 治疗的患者反应率（73% vs 73%）和存活率（中位数 10.6 个月 vs 9.9 个月）相似，且毒性较小[32]。因此，对于老年患者或不能耐受标准顺铂治疗的患者，通常可以用卡铂替代顺铂。

5.3 完善当前化疗的策略

为了改善 ED SCLC 这种化学敏感性疾病的预后，学者们已研究了多种其他策略，包括增加剂量强度、三种药物组合而不是两种，以及维持化疗等。这些研究显示出较高的反应率，但总生存率没有改善，并且毒性增加[33,34]。一项 Meta 分析显示，维持化疗有较小的生存获益成势；但许多随机试验得出了阴性结果[35-37]。大多数研究表明，由于毒性增加而没有全面改善生存，反而导致肿瘤进展[35,36]。

5.4　广泛期 SCLC 放疗

最近的数据表明，胸部放疗不仅对 LD SCLC 有作用，而且对在 ED SCLC 也有疗效。胸部放疗已被证明可以增加 ED SCLC 患者的总体生存率。一项欧洲多中心试验对在全身化疗后至少有部分反应的 ED 患者进行胸部放疗，并对患者的总生存期和无进展生存期进行了评估[38]。值得注意的是，所有患者均接受 PCI 治疗，因为最初的研究表明 PCI 可使 ED 患者 OS 改善。1 年的总生存率仅略微提高；然而，2 年生存率和无进展生存率均显著增加，分别为 13% vs 3%（$P = 0.004$）和 24% vs 7%（$P = 0.001$）。另一项研究评估了放射治疗与进一步化疗[39]。ED – SCLC 患者的入组条件为远处转移病灶有完全反应且原发肺部病灶至少有部分反应。与增加化疗周期的化疗组相比，胸部放疗组总生存期和 5 年生存率增加，分别为 11 个月 vs 17 个月；4% vs 9%。我们认为，胸部放疗可能对一部分 ED SCLC 患者有作用，尤其是那些患有严重纵隔转移的患者，在这些患者中局部控制很重要。

5.5　广泛期预防性头颅照射

以前认为 PCI 可以降低脑转移的风险并延长广泛期 SCLC 患者的生存期[40]。这项研究既未与基于铂的化疗方案做对比，也没有用基线 MRI 来排除入组前已有脑转移的患者。最近，来自日本的一项 2014 年随机Ⅲ期临床试验显示，虽然 PCI 确实可以减少脑转移（32.4%，12 个月时为 58%），但与观察结果相比，却降低了总体生存期（10.1 个月 vs 15.1 个月）[41]。这项研究纳入了 330 名广泛期 SCLC 患者，随机分为一线铂类化疗观察组和接受 PCI 治疗组。但只有基线 MRI 显示没有脑转移的患者才能入组研究。鉴于这一令人信服的证据，需要更多的研究来确定 PCI 在 ED – SCLC 中的作用，我们并不常规建议 ED – SCLC 患者采用 PCI。

5.6　小结

总之，ED – SCLC 的一线化疗包括依托泊苷和铂剂（顺铂或卡铂）的联合化疗。与 LD – SCLC 类似，4 个周期化疗被认为是最佳方案，增加剂量强度和维持治疗并未证实对患者有益。对于老年人或衰弱的患者，可以考虑单独使用减毒 EP 或口服依托泊苷的化疗方案。胸部放疗可能对部分患者有帮助，而 PCI 的作用尚未确定。要想找到适合 ED – SCLC 患者的治疗方案，还需更多的临床试验。

6　二线化疗

大多数患者会在一线 EP 化疗后因化疗耐药性克隆株出现而复发。不幸的是，

SCLC 对二线化疗的反应很差。我们可以基于完成初始治疗到复发的间隔来预测患者对二线化疗的反应。如果该间隔少于 3 个月，则认为患者具有化疗耐药性。在这些人中，对二线药物的反应通常很差，估计低于 10%[9]。如果自初始化疗完成到复发间隔大于 3 个月，则该患者被视为有化疗敏感性，这些患者的预测反应率约为 25%[9]。无论如何，复发性疾病相当难治，即使使用二线化疗，中位生存期也会短于 4~5 个月[9]。

在复发的 SCLC 中，有多种药物表现出活性，包括：铂类药物（顺铂和卡铂）、鬼臼毒素（依托泊苷和替尼泊苷）、喜树碱（伊立替康和拓扑替康）、烷基化合物（环磷酰胺和异环磷酰胺）、蒽环素（阿鲁比星、阿霉素、表阿霉素）、紫杉醇（多西紫杉醇和紫杉醇）、长春新碱（长春新碱和长春瑞滨）、叶酸抗代谢物甲氨蝶呤和嘧啶类似物吉西他滨[9]。但只有拓扑替康是唯一被 FDA 批准的用于治疗复发性 SCLC 的药物。这是基于 2006 年英国的一项研究，该研究将复发的 SCLC 患者随机分配为口服拓扑替康组和单独使用最佳支持疗法（BSC）组进行比较[42]。BSC 组存活期为 13.9 周，而拓扑替康组为 25.9 周。拓扑替康组患者部分应答率为 7%，44% 的患者病情稳定。最常见的毒性包括 4 级中性粒细胞减少（33%）、3~4 级贫血（25%）和 4 级血小板减少（7%）。

1999 年德国的一项研究对复发 SCLC 患者静脉注射（IV）拓扑替康与 CAV 拓扑替康的疗效进行了比较[43]。如果患者在完成一线化疗后至少 60 天后复发，骨髓、肝和肾功能尚可，且 ECOG 评分为 2 分或更低，则符合入组条件。CAV 拓扑替康组的反应率和中位进展时间均明显改善，IV 拓扑替康组和 CAV 拓扑替康组分别为 24.3% 和 18.3%，以及 13.3 周和 12.3 周。由于这些原因，拓扑替康静脉注射或口服通常优先用于复发性 SCLC。

7 靶向治疗

目前已经在 SCLC 患者的肿瘤中发现了多种遗传变异。2010 年，有研究对 SCLC 细胞系（NCI - H209）进行了基因组突变测序。结果显示 22 910 个突变与烟草烟雾中的致癌物有关[44]。从突变数量除以 SCLC 患者的平均吸烟史可知，本研究估计患者平均每吸 15 支烟就会获得一个新的突变。在长期大量吸烟的人中，这些突变会导致侵袭性和复杂的癌症。最值得注意的突变包括肿瘤抑制基因的失活，包括 P53（80%~90%）、RB1（60%~90%）和 PTEN 杂合性缺失（占所有肿瘤的 13%）[41]。已有研究发现在 3p，4p，5q，16q，13q 和 17p 区域中的染色体缺失，但尚不清楚这些染色体缺失与癌变的相关性。肿瘤细胞很少携带原癌基因的激活突变，包括 KRAS、EGFR、C - myc 和 C - KIT[41]。针对这些突变进行了几种靶向治疗的试验，如索拉非尼、吉非替尼、伊马替尼等（表 14.6）。但是绝大多数靶向药物却未能提高生存率。

SCLC 肿瘤也表现出血管内皮生长因子水平升高，这可能使其具有侵袭性和血管生成的潜能；然而，用贝伐单抗治疗尚未显示其可提高 SCLC 的生存率。尽管许多靶向药物用于 SCLC 治疗已多次失败，但早期的体外研究表明，聚腺苷二磷酸核糖聚合酶（PARP）抑制剂显示出可能对治疗 SCLC 具有一定活性[45,46]。还需要更多的临床试验来支持这些积极的初步结果。2015 年发表的一项研究显示，当舒尼替尼（一种多受体酪氨酸激酶抑制剂）被用作广泛期 SCLC 的维持治疗时，无进展生存期从 2.1 个月增加到 3.7 个月，具有统计学意义[47]。SCLC 研究已经清楚地表明，SCLC 具有不同于 NSCLC 的生物学特性，对 NSCLC 具有活性的靶向药物用于 SCLC 治疗并没有显示出相似的结果。

表 14.6　靶向药物治疗小细胞肺癌的临床研究结果

靶向药	作用机制	结论
索拉非尼	Raf 激酶、BRAF、细胞表面激酶受体、VEGFR 抑制剂	无获益
沙利度胺	免疫调节作用和抗血管生成作用	无获益
贝伐单抗	VEGFR 单抗	无获益
马马司他	基质金属蛋白酶抑制剂	无获益
凡德他尼	EGFR 和 VEGF 酪氨酸激酶抑制剂	无获益
吉非替尼	多靶点酪氨酸激酶抑制剂	无获益
伊马替尼	Bcr – ABL 细胞酪氨酸激酶抑制剂	无获益
硼替佐米	蛋白酶抑制剂	无获益
Oblimersen	阻断 Bcl – 2 表达的反义寡核苷酸	无获益
替西罗莫司	mTOR 抑制剂	无获益
AT 101	Bcl – 2，Bcl – XL，Bcl – W, and Mcl – 1 抑制剂，前凋亡蛋白 noxa，puma 诱导剂	无获益
罗咪酯肽	组蛋白去乙酰化酶抑制剂	无获益
达沙替尼	第二代 BCR – ABL TKI	无获益
西地尼布	VEGFR – 1，2，3，PDGFR – α/β，FGFR – 1，c – kit 靶向 TKI 抑制剂	无获益
舒尼替尼	PDGFR，VEGFR1 – 3，FLT3，CSF – R1，RET 靶向 TKI 抑制剂	获益[47]

吸烟是 SCLC 发生发展的最大危险因素，诊断后继续吸烟也与预后较差有关。研究表明，尼古丁能促进肿瘤生长、血管生成、转移潜能和化疗耐药[48]。尼古丁诱导的恶性细胞在胶原基质中的迁移增加可能导致肿瘤生长和转移潜能增加。尼古丁

还可以保护肿瘤细胞不受凋亡的影响，从而产生化疗耐药。有趣的是，在体外研究中，撤除尼古丁后，上述效应是可逆的[48]。这些数据强烈提示，在 SCLC 诊断后戒烟的重要性。

8 免疫治疗

正如在治疗 ED - SCLC 中所讨论的那样，对原发性小细胞肺癌进行胸部放疗可以使转移患者生存获益[38]。在其他实体器官恶性肿瘤中放疗也表现出类似的益处，最显著的是原发肿瘤的切除后的肾细胞癌，放疗能够提高生存率[49]。这一观察结果背后的机制尚未得到很好的解释。一种理论认为原发性肿瘤可能起到了免疫吸纳作用，从而使循环抗体和淋巴细胞远离了远处转移部位[50]；另一种理论认为，大部分原发瘤可能通过增强对肿瘤的耐受性来抑制身体的天然抗肿瘤反应[49]。

还有许多研究进行了多种免疫疗法治疗 SCLC 的尝试。在 2013 年的 II 期研究中，SCLC 患者被随机分为单独化疗组和化疗联合干扰素 α 组，在 LD SCLC 患者中发现了一个微小但有统计学显著差异的生存获益[51]。此外，有些免疫标志物随临床症状的缓解而升高，这些标志物在出现疾病进展时会下降。肿瘤疫苗也被尝试用于治疗 SCLC。高达 90% 的患者在其肿瘤细胞中发现了 p53 突变，并且通过 II 期临床试验评估了通过疫苗靶向 p53 的疗效。总体免疫应答率较低，一项研究中仅 41.8% 的患者发生抗 p53 免疫，第二次研究中发生率为 51.1%[4]。然而，在产生抗 p53 免疫的患者中，应答率显著升高。另外值得注意的是，神经节苷脂抗原 N - 羟乙酰基 - GM3 在 SCLC 细胞中高度表达，这使研究者们开展了 I 期、II 期和 III 期研究，以评估其抗独特型抗体 1E10 疫苗接种的益处[4]。不幸的是，III 期试验并没有提高生存率，可能是因为只有 1/3 的患者在接种疫苗后产生了可检测的抗体反应。

最近，伊匹单抗（一种抗 CTLA4 单克隆抗体）已与卡铂和紫杉醇联合用于一线治疗 ED SCLC[52]。该研究为探讨免疫治疗的可能成功策略提供了一些有用的提示，包括免疫治疗时机的重要性。分阶段伊匹单抗（化疗后给予伊匹单抗）改善了免疫相关的无进展生存期，而同时使用伊匹单抗（伊匹单抗同时给予化疗）则没有[52]。然而，总体存活率没有改善，而免疫相关不良反应发生率显著提高[52]。在 PD L1 阳性 SCLC 患者中派姆单抗显示出一些单一药剂活性，伊匹单抗与纳武单抗合用的活性似乎也很有希望。需要进一步的研究来证明免疫疗法是否会在 SCLC 的治疗中占有一席之地。

9 小结

2012 年美国国会通过了顽固性癌症法案，要求国家癌症研究所（NCI）制定科学框架，以促进针对难治或致命癌症的科学研究和治疗进展[53]。SCLC 被认为是一种难治性癌症，其 5 年生存率低于 7%，每年约有 30 000 人死于此病。NCI 所提出的科学框架包括通过增加肿瘤组织样本的收集，开发新的肿瘤模型（包括基因工程小鼠模型），扩大基因组学以期开发新的靶向治疗，以及研究导致初始化疗高应答率及初步治疗后快速耐药的潜在机制。鉴于过去 30 年来 SCLC 治疗缺乏实质性进展，希望这一新的科学框架将为这种致命的癌症提供更好的治疗选择。

参考文献

[1] Siegel R, Ma J, Zou Z (2014) Cancer statistics, 2014. CA Cancer J Clin 64 (1)：9 - 29

[2] Govindan R, Page N, Morgensztern D et al (2006) Changing epidemiology of small - cell lung cancer in the United States over the last 30 years：analysis of the surveillance, epidemiologic, and end results database. J Clin Oncol 24：4539 - 4544

[3] Oberg K, Hellman P, Kwekkeboom D, Jelic S (2010) Neuroendocrine bronchial and thymic tumours：ESMO Clinical Practice Guidelines for diagnosis, treatment and follow - up. Ann Oncol 21 (Suppl 5)：v220 - v222

[4] Bridle BW (2011) Neuroendocrine cancer vaccines in clinical trials. Expert Rev Vaccines 10 (6)：811 - 823

[5] Kanaji N, Watanabe N, Kita N (2014) Paraneoplastic syndromes associated with lung cancer. World J Clin Oncol 5 (3)：197 - 223

[6] Brink I, Schumacher T, Mix M et al (2004) Impact of [18F] FDG - PET on the primary staging of small - cell lung cancer. Eur J Nucl Med Mol Imaging 31：1614

[7] Vallières E, Shepherd FA, Crowley J et al (2009) The IASLC Lung Cancer Staging Project：proposals regarding the relevance of TNM in the pathologic staging of small cell lung cancer in the forthcoming (seventh) edition of the TNM classification for lung cancer. J Thorac Oncol 4：1049

[8] Shepherd FA, Crowley J, Van Houtte P et al (2007) The international association for the study of lung cancer lung cancer staging project：proposals regarding the clinical staging of small cell lung cancer in the forthcoming (seventh) edition of the tumor, node, metastasis classification for lung cancer. J Thorac Oncol 2 (12)：1067 - 1077

[9] Kalemkerian GP, Akerley W, Bogner P et al (2013) Small cell lung cancer. J Natl Compr Canc Netw 11：78 - 98

[10] Lad T, Piantadosi S, Thomas P et al (1994) A prospective randomized trial to determine the benefit of surgical resection of residual disease following response of small cell lung cancer to combination chemotherapy. Chest 106 (6)：320S - 323S

[11] Einhorn LH, Crawford J, Birch R et al (1988) Cisplatin plus etoposide consolidation following cyclophosphamide, doxorubicin, and vincristine in limited small - cell lung cancer. J Clin On-

col 6 (3): 451 - 456

[12] Johnson DH, Bass D, Einhorn LH et al (1993) Combination chemotherapy with or without thoracic radiotherapy in limited - stage small - cell lung cancer: a randomized trial of the Southeastern Cancer Study Group. J Clin Oncl 11 (7): 1223 - 1229

[13] Turrisi AT, Kyungmann K, Blum R et al (1999) Twice - daily compared with once - daily thoracic radiotherapy in limited small - cell lung cancer treated concurrently with cisplatin and etoposide. N Engl J Med 340: 265 - 271

[14] Sundstrom S, Bremnes RM, Aasebo U et al (2002) Cisplatin and etoposide regimen is superior to cyclophosphamide, epirubicin, and vincristine regimen in small - cell lung cancer: results from a randomized phase III trial with 5 years' follow - up. J Clin Oncol 20 (24): 4665 - 4672

[15] Pujol JL, Carestia L, Dauries JP (2000) Is there a case for cisplatin in the treatment of small cell lung cancer? A meta - analysis of randomized trials of a cisplatin - containing regimen versus a regimen without this alkylating agent. Br J Cancer 83 (1): 8 - 15

[16] Mascaux C, Paesmans M, Berghmans T et al (2000) A systematic review of the role of etoposide and cisplatin in the chemotherapy of small cell lung cancer with methodology assessment and meta - analysis. Lung Cancer 30 (1): 23 - 36

[17] Pignon JP, Arriagada R, Ihde DC et al (1992) A meta - analysis of thoracic radiotherapy for small - cell lung cancer. N Engl J Med 237: 1618 - 1624

[18] Warde P, Payne D (1992) Does thoracic irradiation improve survival and local control in limited - stage small - cell carcinoma of the lung? A meta - analysis. J Clin Oncol 10 (6): 890 - 895

[19] Takada M, Fukuoka M, Kawahara M et al (2002) Phase III study of concurrent versus sequential thoracic radiotherapy in combination with cisplatin and etoposide for limited - stage small - cell lung cancer: results of the Japan Clinical Oncology Group Study 9104. J Clin Oncol 20 (14): 3054 - 3060

[20] Perry MC, Eaton WL, Propert KJ et al (1987) Chemotherapy with or without radiation therapy in limited small - cell carcinoma of the lung. N Engl J Med 316 (15): 912 - 918

[21] Murray N, Coy P, Pater JL et al (1993) Importance of timing for thoracic irradiation in the combined modality treatment of limited - stage small - cell lung cancer. The National Cancer Institute of Canada Clinical Trials Group. J Clin Oncol 11 (2): 336 - 344

[22] Work E, Nielson OS, Bentzen SM, Fode K, Palshof T (1997) Randomized study of initial versus late chest irradiation combined with chemotherapy in limited - stage small - cell lung cancer. Aarhus Lung Cancer Group. J Clin Oncol 15 (9): 3030 - 3037

[23] Jeremic B, Shibamotot Y, Acimovic L, Milisavljevic S (1997) Initial versus delayed accelerated hyperfractionated radiation therapy and concurrent chemotherapy in limited small - cell lung cancer: a randomized study. J Clin Oncol 15 (3): 893 - 900

[24] Fried DB, Morris DE, Poole C et al (2004) Systematic review evaluating the timing of thoracic radiation therapy in combined modality therapy for limited - stage small - cell lung cancer. J Clin Oncol 22 (23): 4837 - 4845

[25] Bonner JA, Sloan JA, Shanahan TG et al (1999) Phase III comparison of twice - daily split-course irradiation versus once - daily irradiation for patients with limited stage small - cell lung carcinoma. J Clin Oncol 17: 2681

[26] Auperin A, Arriagada R, Pignon JP et al (1999) Prophylactic cranial irradiation for patients

with small – cell lung cancer in complete remission. N Engl J Med 341: 476 – 484

[27] DeAngelis LM, Delattre JY, Posner JB (1989) Radiation – induced dementia in patients cured of brain metastases. Neurology 39: 789

[28] Fukuoka M, Furuse K, Saijo N et al (1991) Randomized trial of cyclophosphamide, doxorubicin, and vincristine versus cisplatin and etoposide versus alternation of these regimens in small – cell lung cancer. J Natl Cancer Inst 83: 855

[29] Noda K, Nishiwaki Y, Kawahara M et al (2002) Irinotecan plus cisplatin compared with etoposide plus cisplatin for extensive small – cell lung cancer. N Engl J Med 346: 85 – 91

[30] Lara PN Jr, Natale R, Crowley J, Lenz HJ, Redman MW, Carleton JE, Jett J, Langer CJ, Kuebler JP, Dakhil SR, Chansky K, Gandara DR (2009) Phase III trial of irinotecan/cisplatin compared with etoposide/cisplatin in extensive – stage small – cell lung cancer: clinical and pharmacogenomic results from SWOG S0124. J Clin Oncol 27: 2530 – 2535

[31] Skarlos DV, Samantas E, Kosmidis P et al (1994) Randomized comparison of etoposide – cisplatin vs. etoposide – carboplatin and irradiation in small – cell lung cancer. A Hellenic Co – operative Oncology Group Study. Ann Oncol 5 (7): 601 – 607

[32] Okamoto H, Watanabe K, Kunikane H et al (2007) Randomized phase III trial of carboplatin plus etoposide vs split doses of cisplatin plus etoposide in elderly or poor – risk patients with extensive disease small – cell lung cancer. Br J Cancer 97: 162 – 169

[33] Johnson DH, Einhorn LH, Birch R et al (1987) A randomized comparison of high – dose versus conventional – dose cyclophosphamide, doxorubicin, and vincristine for extensive – stage small – cell lung cancer: a phase III trial of the Southeastern Cancer Study Group. J Clin Oncol 5 (11): 1731

[34] Ihde DC, Mulshine JL, Kramer BS et al (1994) Prospective randomized comparison of high – dose and standard – dose etoposide and cisplatin chemotherapy in patients with extensive – stage small – cell lung cancer. J Clin Oncol 12 (10): 2022

[35] Bozcuk H, Artac M, Ozdogan M, Savas B (2005) Does maintenance/consolidation chemotherapy have a role in the management of small cell lung cancer (SCLC)? A meta – analysis of the published controlled trials. Cancer 104 (12): 2650

[36] Hanna NH, Sandier AB, Loehrer PJ et al (2002) Maintenance daily oral etoposide versus no further therapy following induction chemotherapy with etoposide plus ifosfamide plus cisplatin in extensive small – cell lung cancer: a Hoosier Oncology Group randomized study. Ann Oncol 13 (1): 95

[37] Bleehan NM, Girling DJ, Stephens RJ (1993) A randomised trial of three or six courses of etoposide cyclophosphamide methotrexate and vincristine or six courses of etoposide and ifosfamide in small cell lung cancer (SCLC). Br J Cancer 68 (6): 1157 – 1166

[38] Slotman BJ, van Tinteren H, Praag JO et al (2014) Use of thoracic radiotherapy for extensive stage small – cell lung cancer: a phase 3 randomised controlled trial. Lancet 9962 (385): 36 – 42

[39] Jeremic B, Shibamoto Y, Nikolic N et al (1999) Role of radiation therapy in the combine – modality treatment of patients with extensive disease small – cell lung cancer: a randomized study. J Clin Oncol 17 (7): 2092 – 2099

[40] Slotman BJ, Faivre – Finn C, Kramer G et al (2007) Prophylactic cranial irradiation in extensive small – cell lung cancer. N Engl J Med 357: 664 – 672

[41] Seto T, Takahashi T, Yamanaka T et al (2014) Prophylactic cranial irradiation (PCI) has a

detrimental effect on the overall survival (OS) of patients (pts) with extensive disease small cell lung cancer (ED – SCLC): results of a Japanese randomized phase III trial. J Clin Oncol 32: 5s (suppl; abstr 7503)

[42] O' Brien ME, Ciuleanu TE, Tsekov H et al (2006) Phase III trial comparing supportive care alone with supportive care with oral topotecan in patients with relapsed small – cell lung cancer. J Clin Oncol 24 (34): 5441 – 5447

[43] von Pawel J, Schiller JH, Shepherd FA et al (1999) Topotecan versus cyclophosphamide, doxorubicin, and vincristine for the treatment of recurrent small – cell lung cancer. J Clin Oncol 17: 658 – 667

[44] Pleasance ED, Stephens PJ, O' Meara J et al (2001) A small cell lung cancer genome reports complex tobacco exposure signatures. Nature 463 (7278): 184 – 190

[45] Cardnell RJ, Feng Y, Diao L et al (2013) Proteomic markers of DNA repair and PI3K pathway activation predict response to the PARP inhibitor BMN 673 in small cell lung cancer. Clin Cancer Res 19: 6322

[46] Byers LA, Wang J, Nilsson MB et al (2012) Proteomic profiling identifies dysregulated pathways in small cell lung cancer and novel therapeutic targets including PARP1. Cancer Discov 2: 798

[47] Ready NE, Pang HH, Gu L et al (2015) Chemotherapy with or without maintenance sunitinib for untreated extensive – stage small – cell – lung cancer: a randomized, double – blind, placebo – controlled phase II study. J Clin Oncol. Advanced online publication. doi: 10. 1200/ JCO. 2014. 57. 3105

[48] Martinez – Garcia E, Irigoyen M, Gonzalez – Moreno O et al (2010) Repetitive nicotine exposure leads to a more malignant and metastasis – prone phentotype of SCLC: a molecular insight into the importance of quitting smoking during treatment. Toxicol Sci 116 (2): 467 – 476

[49] Freed SZ (1977) Nephrectomy for renal cell carcinoma with metastases. Urology 9 (6): 613 – 616

[50] Robertson CN, Linehan WM, Pass HI et al (1990) Preparative cytoreductive surgery in patients with metastatic renal cell carcinoma treated with adoptive immunotherapy with interleukin – 2 or interleukin – 2 plus lymphokine activated killer cells. J Urol 144: 614 – 618

[51] Zarogoulidis K, Boutsikou E, Zarogoulidis P et al (2013) Immunomodifiers in combination with conventional chemotherapy in small cell lung cancer: a phase II, randomized study. Drug Des Dev Ther. 7: 611 – 617

[52] Reck M, Bondarenko I, Luft A et al (2013) Ipilimumab in combination with paclitaxel and carboplatin as first – line therapy in extensive – disease – small – cell lung cancer: results from a randomized, double – blind, multicenter phase 2 trial. Ann Oncol 24 (1): 75 – 83

[53] United States (2012) Recalcitrant Cancer Research Act of 2012. Subpart 1 of part C of title IV of the Public Health Service Act (42 U. S. C. 285 et seq.) amended and passed by the House of Representatives, 19 Sept 2012

[54] Thomas CR, Giroux DJ, Janaki LM et al (2001) Ten – year follow – up of Southwest Oncology Group 8269: a phase II trial of concomitant cisplatin – etoposide and daily thoracic radiotherapy in limited small – cell lung cancer. Lung Cancer 33 (2 – 3): 213 – 219

[55] Edelman MJ, Chansky K, Gaspar LE et al (2004) Phase II trial of cisplatin/etoposide and concurrent radiotherapy followed by paclitaxel/carboplatin consolidation for limited small – cell lung cancer: Southwest Oncology Group 9713. J Clin Oncol 22 (1): 127 – 132

[56] Maranzano E, Crino L, Piro F et al (2002) Long – term results of induction chemotherapy followed by concurrent chemotherapy and thoracic irradiation in limited small cell lung cancer. Lung Cancer 37 (1): 79 – 85

[57] Bogart JA, Herndon JE, Lyss AP et al (2004) 70 Gy thoracic radiotherapy is feasible concurrent with chemotherapy for limited – stage small – cell lung cancer: analysis of Cancer and Leukemia Group B Study 39808. Int J Radiat Oncol Biophys 59 (2): 460 – 468